リハビリテーション運動生理学

監修 **玉木 彰**
兵庫医科大学 リハビリテーション学部長/大学院医療科学研究科長

編集 **解良武士**
高崎健康福祉大学大学院 保健医療学研究科
理学療法学専攻 教授

MEDICAL VIEW

本書では，厳密な指示・副作用・投薬スケジュール等について記載されていますが，これらは変更される可能性があります。本書で言及されている薬品については，製品に添付されている製造者による情報を十分にご参照ください。

Exercise Physiology for Rehabilitation
(ISBN 978-4-7583-1719-1 C3047)

Chief Editor: Akira Tamaki
　　　Editor: Takeshi Kera

2016. 10. 10 1st ed

©MEDICAL VIEW, 2016
Printed and Bound in Japan

Medical View Co., Ltd.
2-30 Ichigayahonmuracho, Shinjyukuku, Tokyo, 162-0845, Japan
E-mail   ed@medicalview.co.jp

序　文

　静的状態の身体機能を扱う生理学に対して，運動生理学は主に運動に対する生理反応を理解する学問である。かつてスポーツ関係の書籍では，『オストランド運動生理学』などが運動に関する学問を志す初学者のバイブルとして愛読されてきた。リハビリテーションにおいて，運動に対する生理反応に関する理解は極めて重要である。さらに，運動器障害を有する高齢者，循環器，呼吸器をはじめとする内部障害などをもつ対象者における運動時の呼吸循環反応や運動の効果についての理解は，リハビリテーションを実践するセラピストにとって重要である。一方，リハビリテーション医療に特化した運動生理学の書籍はこれまでほとんどなかったので，臨床現場ではこのような視点で執筆された運動生理学の刊行が待たれていたのだと思う。それらを踏まえて本書を企画/編集した。

　本書の特徴としては，2部構成でまとめたことである。Part Iでは健常者の運動に対する生理反応を中心に，Part IIでは疾患別/障害別の病態生理，運動時の反応や運動の効果の2つに分けた。Part Iもこれまでの運動生理学の書籍から脱却し，基本的な内容からさらに踏み込み，Part IIの疾病の理解を助けるような内容を含むように心がけた。そのため本書は，リハビリテーション医療の現場に則した内容にまとまっていると思う。

　本書の企画は，本邦の呼吸リハビリテーションの第一人者である市立秋田総合病院の高橋仁美先生が，編者の解良武士をメジカルビュー社へ推薦してくださったことから始まった。編者は本書のようなリハビリテーション運動生理学をまとめ上げたいと日頃から考えていたが，これまで実現できなかった編者にとって絶好の機会であった。このような機会を与えていただいた高橋仁美先生やメジカルビュー社の阿部篤仁氏には御礼申し上げる。また，多忙な研究，教育，臨床活動のなか，労を執られた執筆者の皆様にも深謝申し上げる。

　本書がリハビリテーション医療にたずさわる専門家の臨床の一助になること，ひいては，よりよいリハビリテーション医療の発展に貢献することを望む。

2016年9月

玉木　彰，解良武士

執筆者一覧

■ 監　修

玉木　彰	兵庫医科大学 リハビリテーション学部長／大学院医療科学研究科長

■ 編　集

解良武士	高崎健康福祉大学大学院 保健医療学研究科 理学療法学専攻 教授

■ 執筆者（掲載順）

宮本俊朗	関西医科大学 リハビリテーション学部 理学療法学科 准教授
解良武士	高崎健康福祉大学大学院 保健医療学研究科 理学療法学専攻 教授
玉木　彰	兵庫医科大学 リハビリテーション学部長／大学院医療科学研究科長
椿　淳裕	新潟医療福祉大学 リハビリテーション学部 理学療法学科 教授
塚越　累	兵庫医科大学 リハビリテーション学部 理学療法学科 准教授
大谷秀憲	姫路獨協大学 医療保健学部 理学療法学科 教授
武部久美子	つくば国際大学 医療保健学部 保健栄養学科 教授
万行里佳	目白大学 保健医療学部 理学療法学科 教授
有薗信一	聖隷クリストファー大学 リハビリテーション学部 理学療法学科 教授
三川浩太郎	中部学院大学 看護リハビリテーション学部 理学療法学科 准教授
長谷川聡	株式会社テイクフィジカルコンディショニング 代表
木村雅彦	杏林大学 保健学部 リハビリテーション学科理学療法学専攻 教授
森沢知之	順天堂大学 保健医療学部 理学療法学科 准教授
大浦啓輔	関西電力病院 リハビリテーション部
藤田博曉	埼玉医科大学 保健医療学部 理学療法学科 教授
忽那俊樹	東京工科大学 医療保健学部 リハビリテーション学科 理学療法学専攻 講師
河合　恒	東京都健康長寿医療センター研究所 福祉と生活ケア研究チーム 研究員

本書の使い方

　本書『リハビリテーション運動生理学』は，理学療法士，作業療法士といったリハビリテーション専門職を対象に運動生理学を解説した書籍です．Part I「基礎編」，Part II「臨床編」の2部構成となっています．

　Part I「基礎編」では，「運動生理学の基本的知識」を解説しています．主に，健常者が運動を行った際の生理反応を中心に扱っています．養成校の教科書や参考書として利用できる内容となっています．

　Part II「臨床編」では，「疾病の病態と運動制限の原因，および運動が及ぼす影響」を解説しています．Part Iに比べて，より高度な内容を扱っています．臨床の現場で役立つ知識を深く解説していますので，臨床勤務のリハビリテーションスタッフに役立つ内容となっています．養成校の学生さんにとっては，臨床実習の際に役立つ知識が豊富に掲載されています．

　本書では，「サイドノート」として側注解説を掲載しています．用語解説，本文にかかわる重要な情報，計算式などをサイドノートに記載しています．学習の参考としてご活用ください．

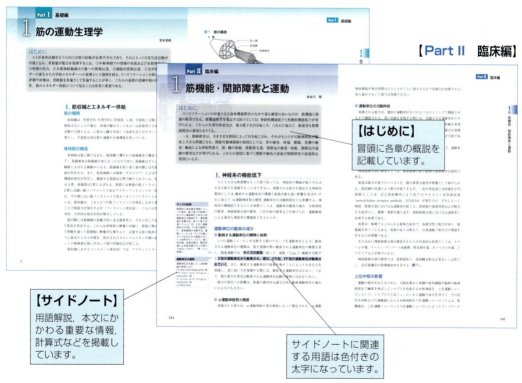

【Part I　基礎編】

【Part II　臨床編】

【サイドノート】
用語解説，本文にかかわる重要な情報，計算式などを掲載しています．

【はじめに】
冒頭に各章の概説を記載しています．

サイドノートに関連する用語は色付きの太字になっています．

目　次

本書の使い方　　v

Part I　基礎編　運動生理学の基本的知識　　1

1　筋の運動生理学　宮本俊朗　　2

1. 筋収縮とエネルギー供給　　2
2. 筋線維の種類とその特徴　　8
3. 筋収縮における神経の役割　　10
4. 筋の収縮様式と筋力　　13

2　換気の運動生理学　解良武士　　18

1. 呼吸器系の構造　　18
2. 換気メカニクス　　25
3. 呼吸筋疲労　　36
4. 呼吸中枢と呼吸調節　　38

3　ガス交換の運動生理学　玉木　彰　　42

1. ガス交換　　42
2. 呼吸代謝　　47
3. 呼吸代謝の指標　　48
4. 運動時の呼吸循環応答　　51

4　循環の運動生理学①　椿　淳裕　　54

1. 循環系の構造　　54
2. 心周期　　59
3. 一回拍出量，心拍数，心拍出量　　63
4. 心血管の機能的特性　　67
5. 心血管の自律神経系の調節　　68
6. 血圧　　70

5 循環の運動生理学② 椿 淳裕 76

1. 重力に対する循環反応　76
2. 運動による循環反応　78
3. 最大酸素摂取量を規定する因子　86

6 関節の運動生理学 塚越 累 92

1. 関節の構造　92
2. 関節の運動学　98
3. 関節の生理学　102

7 体温の運動生理学 大谷秀憲 106

1. 体温と体熱バランス　106
2. 体温調節　110
3. 体温調節と外部環境　118
4. 運動と体温調節　120

8 栄養の運動生理学 武部久美子 134

1. 栄養とは　134
2. 栄養素とその働き　135
3. 食物の摂取と消化・吸収　143
4. エネルギー代謝　150
5. 栄養とリハビリテーション　152

9 内分泌の運動生理学 万行里佳 158

1. ホルモン　158
2. 運動時のホルモン調節　168

10 身体組成 解良武士 172

1. 身体組成モデル　172
2. 基本的な身体計測学的指標　173
3. 身体組成指標とその測定方法　176
4. 身体組成測定法で得られる各指標　179
5. 身体組成の異常　182

11 トレーニングの効果 有薗信一，三川浩太郎 186

1. 体力の概念　186
2. トレーニングの実際　190
3. 体力トレーニング　192

12 運動負荷試験　有薗信一, 三川浩太郎　200

1. はじめに　200
2. 運動負荷試験の目的　201
3. 運動負荷試験の方法　202
4. 心肺運動負荷試験　203
5. 運動負荷試験の結果の読み方と解釈　213

13 フィールドテスト　有薗信一, 三川浩太郎　222

1. フィールドテスト　222

付録 運動に関する諸計算　解良武士　234

1. 物理的運動強度と生理的運動強度　234
2. 運動強度の表し方　234
3. 各種の身体活動におけるエネルギー必要量の計算法　237
4. 求められた$\dot{V}O_2$から消費カロリーを計算する方法　241

Part II 臨床編　疾病の病態と運動制限の原因，および運動が及ぼす影響　243

1 筋機能・関節障害と運動　長谷川 聡　244

1. 神経系の機能低下　244
2. 筋の肥大と萎縮　246
3. 筋疲労の仕組み　256
4. 関節障害：原因と病態　261

2 呼吸機能障害と運動　玉木 彰, 解良武士　264

1. 呼吸不全　264
2. 呼吸不全と運動制限　268

3 心機能障害と運動　木村雅彦　282

1. 心不全　282

  2. 循環と不整脈　290
  3. 心臓弁膜疾患　296

4 末梢循環障害と運動　森沢知之，大浦啓輔 300

  1. 末梢動脈疾患　300
  2. 深部静脈血栓症　308
  3. 血管調節障害　314

5 代謝疾患と運動　万行里佳 318

  1. 糖尿病　318
  2. 脂質代謝異常　322
  3. 肥満症・メタボリックシンドローム　328

6 骨粗鬆症と運動　藤田博曉 336

  1. 骨粗鬆症の背景　336
  2. 骨粗鬆症の定義と疫学　338
  3. 骨粗鬆症の危険因子　341
  4. 骨代謝について　342
  5. 骨粗鬆症の診断　345
  6. 骨粗鬆症に対する薬物療法　347
  7. 骨粗鬆症に対する栄養療法　349
  8. 骨粗鬆症に対する運動の効果　351
  9. おわりに　353

7 腎機能障害と運動　忽那俊樹 356

  1. 腎機能　356
  2. 腎不全　363
  3. 運動と腎機能　368

8 加齢と運動　河合　恒 380

  1. 加齢と老年症候群　380
  2. 加齢による組織/機能への影響　382
  3. サルコペニア，フレイル　387
  4. 高齢者のトレーナビリティ　391

索　引　399

Part I 基礎編

運動生理学の基本的知識

Part I 基礎編

1 筋の運動生理学

宮本俊朗

はじめに

ヒトが身体活動を行うためには筋の収縮が必要不可欠であり，それによって日常生活活動が可能となる。骨格筋が筋力を発揮するには，①中枢神経での情報の形成および末梢神経系への情報の出力，②末梢神経線維から筋への情報伝達，③細胞内情報伝達，④化学的エネルギーの産生から力学的エネルギーへの変換という過程を経る。リハビリテーション分野における評価や治療は，骨格筋を対象として実施することが多く，これらの過程の詳細や筋の構造・特性，筋のエネルギー供給について知ることは非常に重要である。

1. 筋収縮とエネルギー供給

筋の種類

筋組織は，形態学的・生理学的に骨格筋，心筋，平滑筋に分類される。骨格筋はほとんどの場合，両端が腱を介してあるいは直接骨に付着し，身体活動の力源となる。心筋は心臓を形成して血液を送り出すポンプの役割を果たし，平滑筋は消化管の運動や生殖機能を担っている。

骨格筋の構造

骨格筋は筋上膜で包まれ，筋周膜で覆われた筋線維束で構成される（図1）。筋線維束は筋線維が束になったものであり，筋線維はさらに細い筋原線維とよばれる線維からなる。筋線維を取り巻く筋内膜には毛細血管や神経が存在する。また，筋原線維には筋節（サルコメア）とよばれる最小の機能的単位が存在し，隣接する筋節はZ帯で隔てられている。筋節中央部はA帯，両端部はI帯とよばれる。筋節には無数の筋フィラメントがあり，Z帯には細い筋フィラメントであるアクチンフィラメントの一端が固定され，その間に太い筋フィラメントであるミオシンフィラメントが配列している。筋収縮は，これら2つの筋フィラメントが滑走しながら重なり合うことで筋張力が発生するが（フィラメント滑走説[1]），これには複雑な生理学的・力学的な相互作用が関与している。

筋内膜には筋線維の長軸方向に走る縦管系と，それに対して直角に走るT管系が存在する。これらは骨格筋の興奮と収縮に，密接に関連している。T管膜を通じて筋細胞に興奮が伝導すると，近接する筋小胞体からカルシウム放出チャネルが開き，放出されたカルシウムイオンが細い筋フィラメントの制御蛋白質に作用して筋の収縮反応が起こる。

筋収縮におけるフィラメント滑走説[1]では，アクチンフィラメントがミ

図1 筋の構造

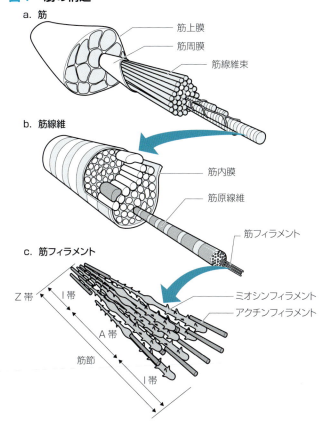

a. 筋
- 筋上膜
- 筋周膜
- 筋線維束

b. 筋線維
- 筋内膜
- 筋原線維
- 筋フィラメント

c. 筋フィラメント
- Z帯
- I帯
- A帯
- 筋節
- ミオシンフィラメント
- アクチンフィラメント

オシンフィラメント上を滑走し，個々のミオシン頭がアクチンフィラメントに連結して連結橋（クロスブリッジ）を形成して力を発生させる。したがって，筋が発生する力は連結橋の数に比例して大きくなるとされている。

形態学的に，骨格筋にはいくつもの形状があり，代表的な形状として**紡錘状筋と羽状筋**がある。

筋収縮におけるエネルギー源

身体活動は骨格筋の収縮によってなされるが，筋収縮にはエネルギー源であるアデノシン三リン酸（adenosine triphosphate：ATP）が必要となる。ATPはアデノシンに3つのリン酸が結合したもので，ATPアーゼ（ATPase）という酵素の働きによってATPがアデノシン二リン酸（adenosine diphosphate：ADP）とリン酸に分解するときにエネルギーが産生される（**図2**）。この産生されたエネルギーを身体活動に利用する。

しかし，体内に貯蔵しているATPの量は多くはなく，常にATPを再合成する必要がある。このATPの再合成に必要となるのが，クレアチンリン酸（creatine phosphatase：CP），**糖質**，脂質，蛋白質である。短時間高強

紡錘状筋，羽状筋
- 紡錘状筋：筋束の大部分が筋の長軸方向に平行して配列している筋（代表例：上腕二頭筋，広背筋，僧帽筋）。
- 羽状筋：筋束がある角度をもって斜めに配列している筋（代表例：ヒラメ筋，大腿四頭筋）。

骨格筋への糖の取り込み
骨格筋への糖の取り込みはGLUT4（Glucose transporter 4）によって行われる。インスリン依存性のGLUT4とインスリン非依存性のGLUT4があり，身体活動時にはインスリン非依存性のGLUT4が優位に取り込みの役割を担う。（Part II, 5章，p.319参照）

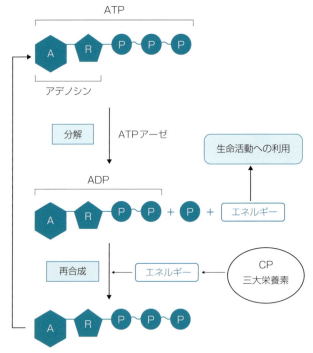

図2 ATPの分解と再合成

A：アデニン　R：リボース　P：リン酸

度では糖質が多く，長時間低強度での筋活動では脂質が多く利用される。蛋白質は体内の糖質が極端に減少した場合に利用される。

ATP供給経路

ATPはCP，糖質，脂質，蛋白質をエネルギー源として再合成される（**図3**）。ATP供給の経路は，①ATP-CP系，②酸素（O_2）を使用しない解糖系，③O_2を使用する有酸素系に大別されることが多い（**表1**）。

● ATP-CP系

ATPは物質自体が不安定であり，体内にたくさん貯蔵することができないため，CPとして貯蔵される。酵素であるクレアチンキナーゼによって，ADP＋CP⇄ATP＋クレアチンの反応が起こり，ATPを再合成する。

ATP-CP系は最も短い時間でATPを再合成でき，その供給速度が速い（13cal/kg/sec）が，CPの貯蔵量にも限度があり，容量が小さい（100cal/kg）ため，ATP-CP系で賄える以上のATPが必要な身体活動の際は，糖質や脂質などその他のエネルギー源を利用してATPが再合成される。

図3　ATP供給経路

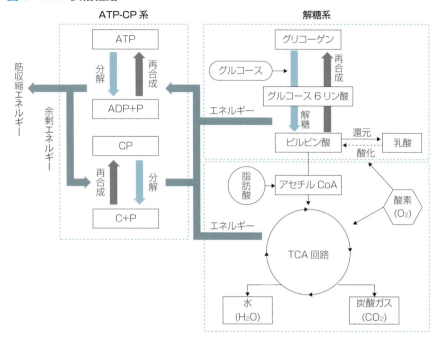

表1　各ATP供給系の特徴

	ATP-CP系	解糖系	有酸素系
酸素	不要	不要	必要
エネルギー源	CP	糖質	糖質，脂質，蛋白質
ATP供給速度	非常に速い（13cal/kg/sec）	速い（7cal/kg/sec）	遅い（3〜6cal/kg/sec）
容量	100cal/kg	230cal/kg	無制限
運動持続時間	8〜10秒	33秒	無制限

◉ 解糖系

　糖質であるグルコースやグリコーゲンからのATP再合成の経路には，O_2を使用する方法とO_2を利用しない方法があり，O_2を利用しない系を解糖系という。

　解糖系はグルコースやグリコーゲンをピルビン酸に分解する過程であり，解糖系でのATPの合成経路ではO_2を必要としないことが特徴的である。解糖系ではグルコース1分子当たりATP2分子が合成される。解糖で生じたピルビン酸はTCA回路で代謝されるが，代謝しきれない一部のピルビン酸は**乳酸**に変換される。

　解糖系はATP-CP系に比べて供給速度は遅いものの（7cal/kg/sec），容量が大きい（230cal/kg）。O_2を利用しないATP-CP系と解糖系は運動持続時間が短く，2つを合わせても40秒足らずとなる。

> **乳酸**
> 乳酸は解糖系で生じる物質であるが，酸化能力の高い筋線維に取り込まれ，エネルギー基質として利用される。乳酸の生成速度が取り込み速度より速い場合，血液中の乳酸濃度は高くなる。

● 有酸素系

　有酸素系では，糖質，脂質，蛋白質をエネルギー源としてATPを再合成する。つまり糖質からは，解糖系だけではなく，O_2を使用して**TCA回路**，電子伝達系の経路でATPを合成することもできる。

> **TCA回路**
> TCA回路はクエン酸回路ともよばれ，ミトコンドリア内でO_2を使用する最も重要な代謝経路である。

　TCA回路では，アセチルCoAを二酸化炭素と水に分解する。ピルビン酸は酵素によってアセチルCoAに変化するが，この過程で発生する水素は電子伝達系でATPの合成に利用される。電子伝達系では，解糖系やTCA回路で生じた水素を使用してADPから多くのATPを生成する。これらの反応は主としてミトコンドリアのマトリックスで行われる。ATPの合成は比較的ゆっくりで，ATP供給速度も遅いが（3～6cal/kg/sec），グルコース1分子当たり38分子ものATPを合成できることが特徴である。

　脂肪酸のβ酸化では，脂肪酸がアセチルCoAとなってTCA回路に入り，その過程で脱水素された水素原子が電子伝達系に伝えられてATPが合成される。β酸化は比較的ゆっくりと進む反応であるため，急速に多量のエネルギーを放出することが困難であるが，エネルギー源である脂質は無制限に供給が可能である。

　蛋白質はアミノ酸に分解された後，脱アミノ反応によってTCA回路の中間基質になったり，あるいはピルビン酸やアセチルCoAなどに変換されたりして，最終的にTCA回路にて代謝された後，電子伝達系に伝えられてATPが合成される。

身体活動時のATP供給

　各ATP供給系によってO_2利用の有無，エネルギー源の種類，ATP供給速度には違いがあるため，身体活動の強度や運動持続時間によって，主に利用される供給系が異なる（**表1**参照，**図4, 5**）。

　運動開始直後は，まず骨格筋内にあるATPを直接利用したり，ATPの供給速度が速いATP-CP系が動員される。この場合，O_2は利用されない。しかし骨格筋内のATPもCPも容量が少なく10秒程度で枯渇するため，さらに運動が持続する場合は解糖系が動員される。

　解糖系はATP-CP系に少し遅れて動員される。この場合もO_2は利用されない。有酸素系エネルギー代謝がまだ動員されていない運動開始直後では，比較的容量が大きくATP供給速度の速い解糖系は重要である。比較的身体活動の強度が高くない場合は，有酸素系が動員されるに伴い，解糖によってATP以外に生成されるピルビン酸はTCA回路に取り込まれて代謝される。しかし強度が強い場合は，有酸素系の仕組みであるTCA回路は動員されるまでに時間がかかるうえ，処理速度が遅いため，代謝しきれなかったピルビン酸は乳酸に還元される。

　運動を開始してから十分に時間が経つと，次第に有酸素系エネルギー代

図4　身体活動の時間とATP供給系の関係

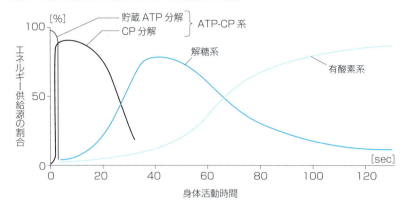

図5　身体活動の強度とエネルギー源の関係

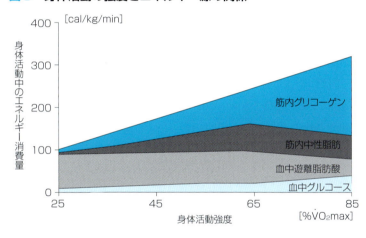

謝が動員され，全エネルギー代謝に対する解糖系の比率は減少していく[2]。この系によるATP供給速度は最も遅いが，身体に多く貯蔵されている脂質を供給源とすることができるため，運動持続時間は事実上無制限である。

　身体活動の強度によって動員されるATP供給系の比率が異なるため，ATPの合成に利用されるエネルギー源の比率にも違いがある（図5参照）。低強度では主に血中遊離脂肪酸と一部血中グルコースを利用した有酸素性エネルギー代謝（有酸素系）が中心となる。しかし，身体活動の強度が増強するに伴い，有酸素系ではATPの供給速度が間に合わなくなると，上流にある解糖系でグルコースからATPを大量に合成する。激しい運動ではエネルギー源として血中のグルコースも利用されるが，筋内に貯蔵されているグリコーゲンからグルコースを分解して利用される。

2. 筋線維の種類とその特徴

筋線維の種類と性質

筋線維は生化学的な性質の違い，代謝や機能の違いによって分類される。ミオシンATPアーゼの観点から分類すると，TypeⅠ（遅筋）線維とTypeⅡ（速筋）線維に大別され，さらにTypeⅡ線維はTypeⅡaとTypeⅡbに分類される（**表2**）。

TypeⅠ線維はミトコンドリア酵素活性が高く，ホスホリラーゼ活性が低いため，疲労耐性に富むが収縮速度が遅い。TypeⅡb線維はミトコンドリア活性が低く，ホスホリラーゼ活性が高いため，疲労耐性が低いが収縮速度が速く，発揮張力が高い特性を有する。TypeⅡa線維は，TypeⅠ線維とTypeⅡb線維の中間的な機能を有しているとされている。

筋線維径は，TypeⅠ線維で細く，TypeⅡb線維では太い。また，ミオグロビン含有量はTypeⅠ線維で高く，TypeⅡ線維で低いため，TypeⅠ線維は一般的に赤く見え，TypeⅡ線維は白く見える。そのため，それぞれ赤筋，白筋とよばれることもある。なお，酸化・解糖の代謝的側面から分類すると，TypeⅠ線維はSO（slow oxidative）線維，TypeⅡaはFOG（fast oxidative glycolytic）線維，TypeⅡbはFG（fast glycolytic）線維とされる。

表2 筋線維の種類と特徴

		TypeⅠ線維	TypeⅡa線維	TypeⅡb線維
ATP供給		酸化的リン酸化	酸化的リン酸化	解糖
ミトコンドリア量		多	多	少
ミオグロビン量		高	高	低
毛細血管密度		高	高	低
グリコーゲン含有量		少	多	多
中性脂肪含有量		多	中間	少
ミトコンドリア活性		高	高	低
ホスホリラーゼ活性		低	高	高
筋線維径		細	中間	太
収縮速度		遅	速	速
疲労		遅	中間	速
代謝的分類		SO線維	FOG線維	FG線維
運動単位	種類	S	FR	FF
	大きさ	小	中間	大

SO：slow oxidative，FOG：fast oxidative glycolytic，FG：fast glycolytic

筋線維組成

骨格筋には前述の3種類の筋線維が混在しており，各筋線維タイプがどのような割合で筋を構成しているかを筋線維組成という。筋によって筋線維組成は異なる。一般に，発揮張力が要求される腓腹筋ではType IIb線維が多く，持久性が要求されるヒラメ筋ではType I線維が多いとされている。人種，個体でも異なるが，一卵性双生児は同一の筋線維組成をもつことから，筋線維組成は遺伝的要因からも影響を受ける。また，筋線維組成は長期臥床や骨折の治療のための免荷など，不動・不活発によって影響を受ける。非荷重による筋の不活動では姿勢保持にかかわる筋が影響を受けやすく，Type II線維よりType I線維のほうが影響を受けるとされている[3]。長期臥床や免荷による不活動によって，Type I線維からType IIa線維への移行やType II線維の萎縮が起こるとされている。

加齢や疾病でも筋線維組成は影響を受ける。一般に高齢者ではType II線維の選択的萎縮が認められ，筋線維総数の減少や筋横断面積の減少がType II線維において著明である。そのため，相対的にはType I線維の比率が高くなり[4]，加齢に伴い最大筋力は著しく低下するが，持久性の低下はそれに比べて緩徐となる。また，運動単位数の減少も認められる。COPD（chronic obstructive pulmonary disease：慢性閉塞性肺疾患），循環器疾患，糖尿病の患者などでは，加齢によるType II線維の絶対的減少に加えてType I線維の減少も著しいため，健常な高齢者に比べてType I線維の比率が低下する。その結果，これらの疾患では有酸素性エネルギー代謝能力が低下する。

解剖学的筋断面積と生理学的筋断面積

筋が太い，すなわち筋断面積が大きいほど筋力は強いが，筋線維の走行も影響する。筋の横断面積には，筋の長軸に対して直角にとった解剖学的断面積と，筋線維の走行に対して直角にとった生理学的断面積がある（図6）。紡錘状筋（例：上腕二頭筋）の場合，筋線維の走行は筋の長軸と平行であるため，解剖学的断面積と生理学的断面積は等しくなるが，羽状筋（例：ヒラメ筋）では筋線維の走行が筋の長軸からは斜行するため，解剖学的断面積よりも生理学的断面積のほうが大きくなる。したがって，生理学的断面積は小さいが，筋長の変化量が大きな紡錘状筋は収縮速度の面で有利であり，生理学的断面積が大きい羽状筋は張力の発揮において有利である。

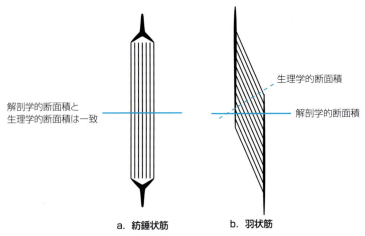

図6 筋の解剖学的断面積と生理学的断面積

a. 紡錘状筋　　b. 羽状筋

(Kahle et al. 1979，文献11より引用)

3. 筋収縮における神経の役割

運動性皮質と錐体路

　随意的な身体活動を遂行するためには骨格筋が収縮する必要があり，骨格筋に指令を出すのが大脳の運動性皮質である．運動性皮質は，骨格筋を支配する脳幹や脊髄の運動ニューロンに対する中枢指令部位であり，一般には一次運動野（4野），運動前野（6野），補足運動野（6野の一部）で構成される．

　運動性皮質からの指令の行き先は，視床，大脳基底核，赤核，橋核，オリーブ核，脳幹網様体，延髄，脊髄と広範である．これらの下行性伝導路は錐体路（図7）と錐体外路に大別される（図8）．

　錐体路は主として運動性皮質より起こり，脳幹にある脳神経の運動核や脊髄前角のα運動ニューロン（前角細胞）へ至る下行性の線維で，延髄の腹側で錐体とよばれる膨隆を形成する．サルでは錐体路線維の大部分は4野と6野から発する．狭義の錐体路は皮質脊髄路である．皮質脊髄路は内包の後脚をとおり，次いで大脳脚から橋底部を経て，延髄で錐体を形成し，ここで錐体路線維の大部分が交叉して反対側に移る（錐体交叉）．交叉した線維は外側皮質脊髄路を形成して脊髄の側索を下行し，介在ニューロンを介して，または直接的に前角のα運動ニューロンにインパルスを伝達する．

　錐体外路は錐体路以外の運動に関与する下行路として扱われることが多く，赤核脊髄路，前庭脊髄路，網様体脊髄路，上丘脊髄路が含まれ，筋緊張や姿勢の制御など運動の遂行に密接にかかわっている．

神経筋接合部

　通常，運動ニューロンは，脊髄前角から筋膜を貫いて運動器である骨格

図7 錐体路

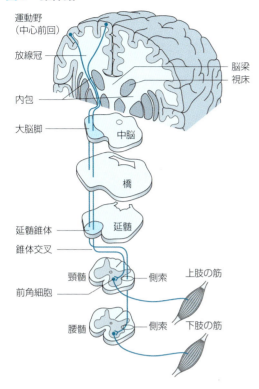

図8 錐体外路

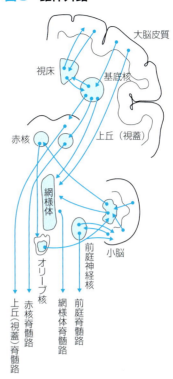

筋に入り，さらに枝分かれして筋線維に至る。最終的に筋形質の一部である終板に埋め込まれて，神経の情報を伝達する場である**神経筋接合部**を形成する。

α運動ニューロンのインパルスが神経終末部に到達すると，終末部の脱分極によってアセチルコリンが放出され，筋の終板膜にあるアセチルコリン受容体と結合して筋線維にインパルスが発生し，細胞膜が興奮する。その後，筋小胞体のカルシウム放出チャネルが開き，カルシウムイオンが放出される。放出されたカルシウムイオンは筋フィラメントの制御蛋白質に作用して筋の収縮が起こる。この骨格筋の活動電位から収縮に至る機構は，興奮収縮連関とよばれる（図9）。

> **神経筋接合部の障害**
> 神経筋接合部が障害される代表的な疾患に，重症筋無力症がある。重症筋無力症は自己抗体によってアセチルコリン受容体が阻害される。そのため，筋力低下や筋持久力低下をきたす。

運動単位

1本のα運動ニューロンと，それに支配されているすべての筋線維群は常に活動をともにするため，運動単位（motor unit）とよばれ，運動系の基本的機能単位である（図10）。

1本のα運動ニューロンが支配する筋線維の数を神経支配比とよび，眼筋など精密な動作に関与する筋では1:3～8と小さく（低神経支配比），粗大な動作に関与する大腿や体幹の筋は1:150程度と大きい（高神経支配比）。

図9　神経筋接合部と興奮伝達

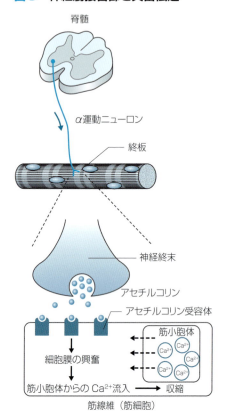

図10　運動単位

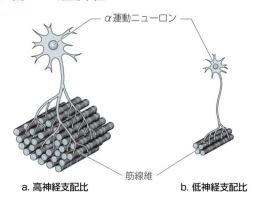

a. 高神経支配比　　　b. 低神経支配比

運動単位の動員

運動単位は，収縮が遅く疲労しにくいS（slow）型運動単位，収縮が速く疲労しにくいFR（fast fatigue-resistant）型運動単位，収縮が速くすぐに疲労するFF（fast fatiguable）型運動単位の3種類に分類される（**表2**参照）。

同一の運動単位に属する筋線維は同じ組織化学的性質を示し，SはType I，FRはType IIa，FFはType IIbの筋線維から構成される[5]。また，それぞれの運動単位型に属するα運動ニューロンは，一般にS型運動単位で最も小さくて興奮の閾値が低く，FF型は最も大きくて興奮の閾値が高いという特徴をもっている。つまり，随意運動の際，運動強度が弱いときは閾値の低いS型運動単位が動員され，運動強度が増強するにしたがって，より閾値の高いFR型運動単位，FF型運動単位が順次動員されていく。このように，サイズの小さな運動単位から順次活動していくことを，Hennemanの**サイズの原理**という（**図11, 12**）。

S型運動単位は持続的な姿勢保持活動に多く活動し，FF型運動単位は瞬発的な動作の際に活動する。

> **逆サイズの原理**
> 遠心性収縮時や神経筋電気刺激による物理療法時には，サイズの大きな運動単位が優先的に動員される。

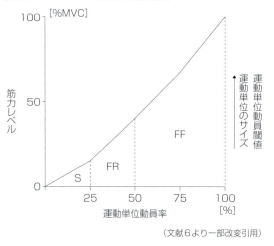

図11　サイズの原理の模式図

（文献6より一部改変引用）

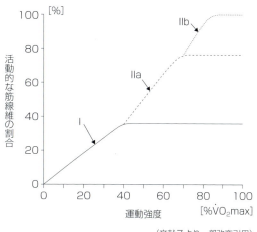

図12　持久的運動における運動強度と筋線維の動員順の関係

（文献7より一部改変引用）

4. 筋の収縮様式と筋力

筋張力と長さの関係

　筋の張力は，筋が収縮した際に生じる自動的な張力（活動張力）と，短縮や伸張によって変化する他動的張力（静止張力）の和である。

　他動的張力は筋個別性で随意運動には左右されない張力であり，筋が伸張されるにしたがって張力は増加する（図13）。一方，自動的張力はアクチンとミオシンが重なる度合いによって左右され，おおよそ**静止長**で最大となる。この自動的張力と他動的張力の和が，筋が発揮する張力であることから，筋張力は筋長によって変化する。

> **静止長**
> 弛緩した状態の筋長

筋の収縮様式とその特徴

　筋の収縮様式には，いくつかのタイプがある（図14）。筋の長さの変化からみると，筋が短縮しながら筋力を発揮する求心性収縮（concentric contraction），筋の長さを一定に保ちながら筋力を発揮する等尺性収縮（isometric contraction），筋を伸長しながら筋力を発揮する遠心性収縮（eccentric contraction）がある。例えば，肩関節を随意的に外転させる場合，三角筋が短縮しながら筋力を発揮するため，求心性収縮である。また，肩関節外転90°で持続的に保持する場合は，三角筋が筋長を一定にして収縮するため，等尺性収縮である。肩関節外転90°からゆっくりと上肢を下垂する際は，三角筋が伸長されながら筋力を発揮するため，遠心性収縮である。一般に，遠心性収縮時が最も筋力が発揮され，次いで等尺性収縮，求心性収縮となる（図15）。

図13　筋の長さ－張力曲線

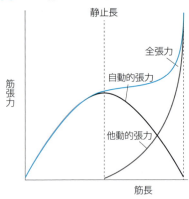

筋の張力は，他動的張力と自動的張力の和である

図14　筋の収縮様式の違い

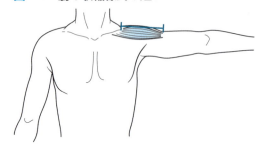

a．等尺性収縮

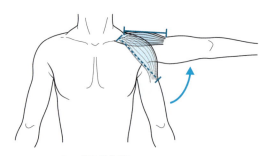

b．求心性収縮

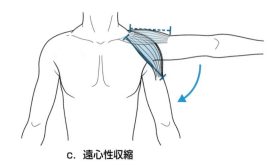

c．遠心性収縮

図15　筋力と収縮速度の関係

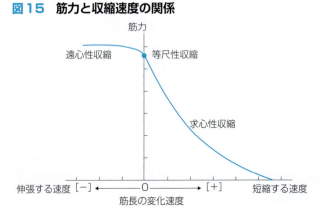

等尺性収縮は，関節運動を伴わないため，関節痛がある場合でも比較的疼痛が出現しにくいが，トレーニングの効果は設定した角度中心に限られることや，血圧が上昇しやすいことが問題である。求心性収縮は，運動療法では最も利用される収縮形態であるが，トレーニング効果は遠心性収縮に比べて低い。遠心性収縮は筋出力が最も高く，筋力増強効果が高いが，その反面，筋の損傷が生じやすい。

また，収縮の強さや速度の変化からみると，筋収縮時の筋張力が一定である等張性収縮（isotonic contraction）と，筋収縮速度が一定である等速性収縮（isokinetic contraction）がある。これらは求心性収縮時にも遠心性収縮時にも起こりうる。しかし，地球上では常に重力の影響を受けているため，実際の関節運動で生じるモーメントや関節角速度を一定にすることは難しく，これらを行うには特殊な機械が必要となる。

筋力，筋パワー，筋持久力

● 筋力

筋力とは，最大努力によって発揮される筋の最大張力のことである（最大筋力）。筋のすべての運動単位が動員された際の発揮筋力を生理学的最大筋力，随意的に発揮される最大筋力を随意最大筋力という。一般に随意最大筋力は，生理学的筋力の70％程度と推測されている。これは，**筋力の大きさは筋断面積や筋線維組成だけではなく，神経系による運動単位の動員数などの神経系要因によっても影響を受ける**ためである。発揮筋力を規定する神経系要因としては，α運動ニューロンの発火頻度（rate cording），活動する運動単位の種類と数（recruitment），各運動単位の活動のタイミングの同期（synchronization）が挙げられる。

筋が発揮する筋力と筋の横断面積は正の相関を認め，筋横断面積が大きいほど筋力は大きい。筋横断面積の拡大には，筋線維の横断面積の増加，筋線維数の増加が関与する[9]。また，横断単位面積当たりの筋力（筋力／横断単位面積）は固有筋力といい，筋線維組成や神経系要因が関与する。したがって，生理学的断面積は小さいが，筋長の変化量が大きな紡錘筋は収縮速度の面で有利であり，生理学的断面積が大きい羽状筋は張力の発揮において有利である。

> **筋力と歩行能力，致死率との関係**
> 高齢者の筋力低下は歩行能力の低下をきたし，転倒リスクを約5倍引き上げる。また，筋力は死亡率と負の相関を認める[8]。

> **筋力増強の過程**
> トレーニングによる筋力増強の初期では神経活動の改善が起こり，後に筋横断面積の増加による筋肥大が生じる。

● 筋パワー

パワー (power：P) とは，単位時間 (time：t) 当たりの仕事 (work：W) であり (仕事率)，短時間により大きな仕事ができればパワーが大きいこととなる。

パワーは次の式で表される。

$$P = W/t$$

W＝力 (force：F) ×距離 (distance：d) であることから，

$$\begin{aligned}P &= W/t \\ &= F \times d/t \\ &= F \times v \text{ (velocity, 速さ)}\end{aligned}$$

> **筋パワーと高齢者**
> 高齢者では筋パワーが低下する。高齢者の身体機能パフォーマンスには，筋力より筋パワーが関連するという報告もある。

となる。したがって，**筋パワー**は，筋収縮力×筋収縮速度ということができる。

図16に，筋収縮速度と筋パワーの関係を示す。求心性収縮における筋パワーは，ある点で最大となることがうかがえる。つまり，収縮速度は遅すぎても速すぎてもパワー (仕事率) が低くなる。一般にはType I線維よりもType II線維のほうが収縮力や収縮速度に秀でているため，筋パワーも大きい。

図16　筋収縮速度と筋パワーの関係

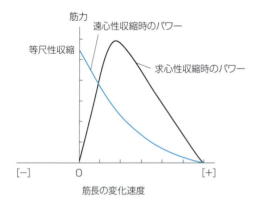

遠心性収縮時のパワーは，外部から受ける仕事である

図17　反復回数と最大トルクの関係

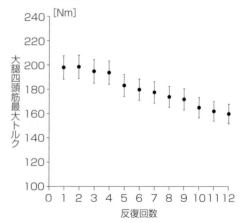

● 筋持久力

筋持久力とは，最大あるいは一定の筋力を持続的に発揮し続ける能力のことである．一般的に，持久性テストを実施した場合，最大筋力は反復回数によって低下していく（図17）．

筋持久力には筋に貯蔵されているエネルギー源，筋へのO_2運搬能力，筋のO_2利用能力が影響する．骨格筋はエネルギー源であるグリコーゲンを貯蔵しており，その貯蔵量は筋重量の1%とされている．この貯蔵量は筋持久力に関与する．また，脂質がエネルギー源として使用される場合は，前述のようにO_2を利用してミトコンドリアでATPの再合成が行われるため，ミトコンドリア数や血液運搬にかかわるヘモグロビン濃度，ミオグロビン濃度，毛細血管密度が影響する．

一般には，Type I 線維が筋持久力に優れている．骨格筋が持続的に収縮するためにはエネルギー源が必要であり，特にO_2を効率的に運搬できないような呼吸器疾患や循環器疾患では，**筋持久力，全身持久力**が低くなる．

> **筋持久力と全身持久力**
> 全身持久力の低下は死亡率と負の相関があり，筋持久力の低下は全身持久力低下の一要因である[10]．

【文 献】

1) Huxley H, et al.: Changes in the cross-striations of muscle during contraction and stretch and their structural interpretation. Nature 173: 973-976, 1954.
2) Keul J, et al.: Effects of carbohydrates on physical performance, heart rate, and arterial glucose and lactate levels in one-hour continuous stress. Med Welt 23(33): 1102-1105, 1972.
3) 山崎俊明 ほか: 荷重がラット後肢筋の廃用性萎縮予防に及ぼす効果: 週内頻度からの検討. 理学療法学 22(3): 108-113, 1995.
4) Nilwik R, et al.: The decline in skeletal muscle mass with aging is mainly attributed to a reduction in type II muscle fiber size. Exp Gerontol 48(5):492-498, 2013.
5) Henneman E, et al.: Functional Significance of Cell Size in Spinal Motoneurons. J Neurophysiol 28: 560-580, 1965.
6) 健康・体力づくり事業財団 編: 健康運動指導士養成講習会テキスト, 2007.
7) Sale DG: Influence of exercise and training on motor unit activation. Exerc Sport Sci Rev 15: 95-151, 1987.
8) Landi F et al.: Sarcopenia and mortality risk in frail older persons aged 80 years and older: results from ilSIRENTE study. Age Ageing 42(2): 203-209 .2013.
9) 小川芳徳 ほか: 筋力増強のメカニズム. 理学療法 16: 437-441, 1999.
10) Lee DC, et al.: Mortality trends in the general population: the importance of cardiorespiratory fitness. J Psychopharmacol 24(4_supple): 27-35, 2010.
11) 深代千之 ほか 編: スポーツバイオメカニクス, 朝倉書店, 2000.

Part I 基礎編

2 換気の運動生理学

解良武士

> **はじめに**
> 人体の生命維持機構として最も重要な構造・機能の一つとして呼吸器系がある。心臓と並んでバイタルポンプともよばれ，酸素(O_2)の取り込みと二酸化炭素(CO_2)の排出を担う。本章では主に換気にかかわる運動生理を扱う。

1. 呼吸器系の構造

口唇から肺胞までの気道，肺を収める胸郭，肺の拡張と縮小を行うための横隔膜をはじめとする呼吸筋などで構成されるのが呼吸器系である。

気道と肺胞

体内に空気が吸い込まれる口腔からガス交換を直接担う肺胞までの気道は，咽頭までの上気道と咽頭から肺胞までの下気道に分けられる。

◉ 下気道の構造

咽頭から最初の分岐である主気管支（左右の肺につながる）までの部分を気管とよぶ。主気管支の分岐部から肺胞までの気道は基本的に2つに分岐し，肺胞に到達するまでには23回分岐する（図1）。

気管から細気管支までは，アルファベットのCの形をした輪状軟骨が気

図1 下気道の模式図

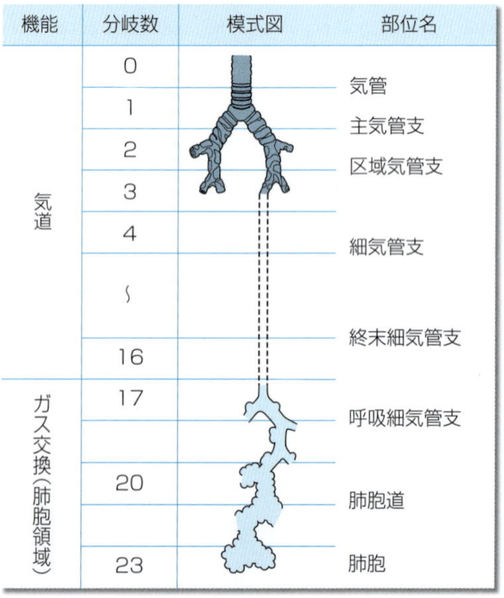

機能	分岐数	模式図	部位名
気道	0		気管
	1		主気管支
	2		区域気管支
	3		
	4		細気管支
	～		
	16		終末細気管支
ガス交換（肺胞領域）	17		呼吸細気管支
	20		肺胞道
	23		肺胞

道を外圧から物理的に支える導管としての役割を担う。さらに分岐が進むと，ガス交換の機構をもつ呼吸細気管支，肺胞道，肺胞（囊）となる。

◉ 肺胞の構造

肺胞（囊）は直径約0.3mm程度の袋状の構造をしており，Ⅰ型肺胞上皮細胞とⅡ型肺胞上皮細胞で構成される。

Ⅰ型肺胞上皮細胞は肺胞面積の95％を占め，ガス交換に関与する。毛細血管を流れる血液は，血漿あるいは赤血球と直接ガス交換を行う。Ⅱ型肺胞上皮細胞は，主に表面活性物質（サーファクタント）の生成の機能をもつ。小さな空洞である肺胞は，表面にある水分の表面張力により簡単に潰れてしまうが（虚脱），サーファクタントはその表面張力を減少させ，肺胞の虚脱を防ぐ。

肺胞は主気道として肺胞道と直接交通しているが，それ以外に副気道としてKohn孔（隣接肺胞との交通），Lambert孔（主気道以外の肺胞道との交通）でも換気が行われる（図2）。

◉ 気道総断面積とガス流速

気道分岐後の気道断面積の合計（気道総断面積）は分岐前の気道総断面積より増加するため，分岐を繰り返すごとに気道総断面積は増加していく。

図3は主気管支から肺胞までの分岐数と気道総断面積，ガスの流速の関係を表している。5分岐までは気道総断面積があまり変わらないのでガスの流速は変わらない。しかし，それ以降は分岐が進むごとに，その区域を流れるガスの絶対量は変わらないにもかかわらず気道総断面積が広がるため，単位面積当たりを流れるガスの量は減少し，流速vは断面積に反比

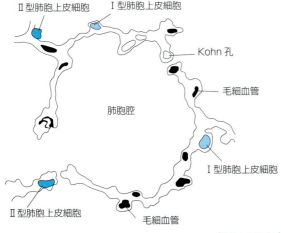

図2　肺胞の構造

（文献1より引用）

図3 分岐と気道総断面積の関係

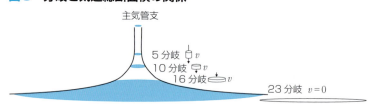

5分岐までは気道総断面積は増えないため，ガスの流速は変わらない。しかし，それ以降は換気量が変わらないにもかかわらず総断面積が増加するため，単位面積当たりの流量が減少し，流速が低下する

例して減少する。

16分岐を超えるとガスの流速vはガスの拡散速度より遅くなるため，これより末梢のガス交換は**拡散**によって起こる。また，ガスの能動的な輸送によって運ばれる微粒物質も16分岐までに落下する。

胸郭の構造と運動

胸郭は，第1〜12肋骨，胸骨，および第1〜12胸椎で構成される，かご状の構造である。呼吸筋の収縮により胸郭の拡張と縮小が起こると胸腔内圧が変化し，それにより肺の拡張と縮小が起こる。

◉ 胸郭の構造

胸郭の主要な構造である肋骨は，肋骨頭関節と肋横突関節によって胸椎と，また肋軟骨を介して胸骨と連結している。第6肋骨より下位の肋骨は，1つの肋軟骨となって胸骨に結合する（肋骨弓）。

◉ 胸郭の運動

肋骨の運動は，上部，下部，浮遊肋の3つの部位に分けられるが，部位によりその運動方向が少しずつ異なる。これは，肋骨頭関節と肋横突関節で構成される肋骨の運動軸が，高さによって異なるためである。

上部肋骨の運動軸は矢状面に対して垂直に近く，吸気時には肋骨が上前方に移動することによって上部胸郭が拡大する（ポンプハンドル運動，pump-handle motion）。それに対して，下部肋骨は運動軸が前額面の垂直に近く，肋骨が外側上方に移動することで下部胸郭が拡大する（バケットハンドル運動，bucket-handle motion）。浮遊肋は運動軸が水平面の垂直に近く，肋骨が後方へ移動することで拡大する（カリパス運動，calipers motion）[2]（図5）。

◉ 呼吸筋とその機能

呼吸筋は，吸気に作用する吸気筋と呼気に作用する呼気筋に大別される。

ガスの拡散

O_2やCO_2などの分子には，分子同士が均等に広がる性質がある。そのため，空間に濃度勾配があると，分子は濃度が高い空間から低い濃度の空間へと，濃度が均等になるまで広がっていく。この性質を拡散とよぶ（図4）。

図4 ガスの拡散

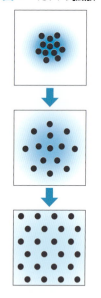

図5 肋骨の運動

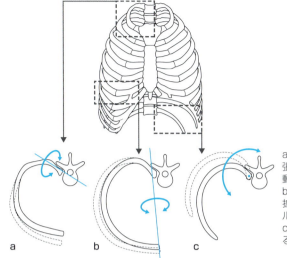

a：上部胸郭は前上方へ拡張する（ポンプハンドル運動）
b：下部胸郭は外側上方へ拡張する（バケットハンドル運動）
c：浮遊肋は後方へ拡張する（カリパス運動）

（文献2より一部改変引用）

安静状態では，**機能的残気量（functional residual capacity：FRC）位**から横隔膜や外肋間筋が収縮し，胸郭が拡張することで吸気が起こる。一方，呼気は拡張した胸郭が呼吸器系（肺，胸郭）の弾性収縮圧によって縮小することで行われる。そのため呼気筋はほとんど動員されない。しかし，運動時や努力呼気時には，腹筋群などの呼気筋が動員される。努力吸気の際には，吸気筋のほか吸気補助筋が動員される。

機能的残気量位
安静呼気時の肺気量位を指す。この肺気量位では，吸気筋も呼気筋も弛緩して，肺の弾性収縮圧と胸郭の弾性拡張圧が釣り合っている。換気のresting positionである。

◆ 吸気筋

主要な吸気筋は横隔膜である。横隔膜は膜状の組織で，脚部，肋骨部，胸骨部で構成される。それぞれ収縮すると横隔膜自体が下方（腹側）へ牽引されるため，胸腔内圧がより陰圧となり肺が拡張する。

横隔膜をピストンに見立てると，脚部は"ピストン"を下方へ牽引する役割が大きい。一方，肋骨部は胸郭（下部肋骨）の内側に接しているが（この部分を **zone of apposition**[3]とよぶ），この部分の横隔膜筋線維の走行は，肋骨を引き上げる方向とも一致している。陰圧である胸腔へ引き上げられている横隔膜肋骨部の収縮により，横隔膜は降下しながら下部胸郭を上方に引き上げる。上方に引き上げられた下部胸郭は，バケットハンドル運動の作用により外側へも拡大する（図7）。

肋骨間に存在する外肋間筋も吸気時に活動する。内肋間筋のうち内肋間筋傍胸骨部（傍胸骨筋）も吸気筋である。外肋間筋と内肋間筋は筋線維の走行が異なる。外肋間筋は上位肋骨の近位部に起始部が，下位肋骨の遠位部に停止があるため，収縮により起始・停止部が近づくと肋間は広がり，肋骨が上方へ引き上げられる（図8）。

◆ 吸気補助筋

運動時や換気が亢進した場合，または深吸気を行った際に，吸気補助筋

zone of apposition（図6）
横隔膜の肋骨部と肋骨が接している部分。おおむね，第7肋骨以下が該当する。慢性閉塞性肺疾患（chronic obstructive pulmonary disease：COPD）ではこの部分が短くなるが，それにより横隔膜の筋長が短縮し，収縮力が低下する。

図6 zone of apposition

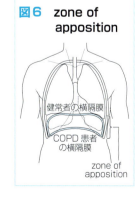

健常者の横隔膜
COPD患者の横隔膜
zone of apposition

図7　横隔膜とその運動

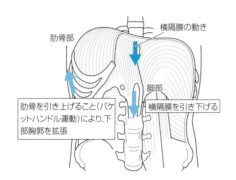

横隔膜が収縮すると腱中央(横隔膜の天井部分)が引き下げられると同時に、肋骨部が下部肋骨を外側上方へ引き上げる。これらの作用により、横隔膜は下方へ下がりつつ胸郭の拡張に作用する

（文献1より改変引用）

図8　肋間筋の作用

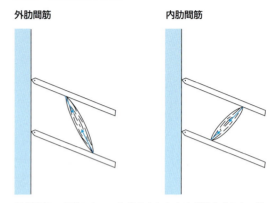

外肋間筋の収縮によって矢印方向にトルクが発生すると、肋間が拡大する(肋骨は挙上する)。一方、内肋間筋の収縮によるトルクは肋間を狭くする(肋骨は下制する)

（文献2より改変引用）

が動員される。吸気補助筋として最も重要なものは、胸鎖乳突筋と斜角筋群である(図9)。これらは起始を上部肋骨に、停止を頭蓋または頸椎にもち、収縮時には上部胸郭(肋骨)を上方に引き上げて拡張させる。

そのほかに、大胸筋、小胸筋、広背筋、僧帽筋、脊柱起立筋、腰方形筋が呼吸補助筋として知られる。

◆ 呼気筋

呼気筋には、内肋間筋、腹筋群(腹横筋、内腹斜筋、外腹斜筋、腹直筋)がある。通常、安静換気では(胸郭の弾性収縮圧に対抗して吸気筋が収縮して吸気運動が起こった後)弾性収縮圧で胸郭が自然に縮小するため、呼気筋はほとんど活動しない。しかし、ゆっくりとした呼吸でも、FRC

図9　呼吸筋と吸気補助筋

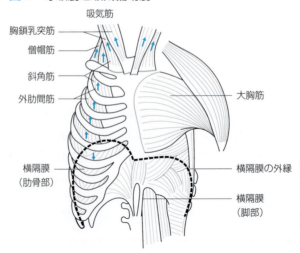

斜角筋と胸鎖乳突筋は上部胸郭を引き上げる。大胸筋は上肢が固定されている条件のときに、下部線維が吸気補助筋として、上部線維が呼気筋として活動する

（文献1より改変引用）

より深い呼気を行う場合は呼気筋が動員される。また，運動や努責，咳嗽，嘔吐などの際には呼気筋が動員される。

腹横筋は腹壁の最も深層にあり，前腹部を半周するように走行している。この走行のため，腹筋群のなかでも腹横筋が最も腹腔容積を減少させる作用をもつ。

内腹斜筋や外腹斜筋は，腹横筋ほど腹腔容積の減少には貢献しないが，肋骨や肋軟骨に起始をもつため，収縮すると腹圧を上昇させる以外にも下部肋骨を下方へと引き下げる作用がある。

腹直筋は剣状突起と肋骨弓内縁に起始をもつため，肋骨を強く下方へ引き下げる作用がある。

● 運動時の呼吸筋の動員

運動時には換気需要に応じて多くの呼吸筋が動員される（図11）。運動強度が強くなると，主動作筋である横隔膜の活動が増加するだけではなく吸気補助筋が動員され[4]，一回換気量（tidal volume：TV または V_T）が増大して呼吸数増加に伴う吸気速度が増加する（呼吸努力で言い換えることもできる）。

◆ 吸気補助筋

安静状態では吸気補助筋は活動しないが，運動に伴い換気量が増大する

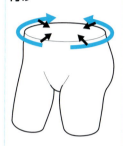

腹横筋

腹横筋はウエストのベルトを締めつけるような作用があるため，収縮すると図10のように腹壁が内側へ引き込まれる。いわゆる，draw in の際に最もよく活動する。

図10　腹横筋の収縮による腹部の締め付け

図11　漸増負荷における呼吸筋動員

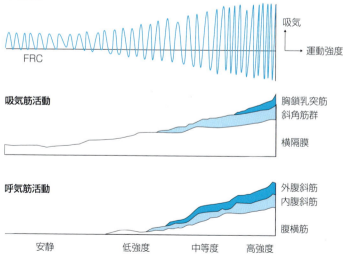

- 安静時：主に吸気運動の際に横隔膜が活動する。呼気筋はほとんど活動しない
- 低強度時：呼吸補助筋はほとんど動員されず，横隔膜の収縮力の増大により吸気量が増加する。腹筋群も活動するが腹横筋から動員される
- 高強度時：運動強度が高くなると，斜角筋，胸鎖乳突筋の順に吸気補助筋として呼吸運動に動員される。また，呼息速度が上昇したり，機能的残気量より深い呼気が行われたりすると内腹斜筋，外腹斜筋が動員される

と動員される。呼吸補助筋は動員される運動強度が筋により異なる。表面筋電図の解析では，最大深吸気操作を行った場合，最大吸気位（maximal inspiratory position：MIP）に近づくと，斜角筋，胸鎖乳突筋，僧帽筋の順に吸気補助筋が動員される[5,6]。ただし，斜角筋は**針筋電図**の詳細な分析によって安静換気においても弱い筋活動があることがわかっており，呼吸補助筋というよりは主動作筋の一つと考えられる[7]。

吸気抵抗に対する筋の動員も同様である。僧帽筋や広背筋は低い強度では呼吸性の活動は示さないが，最大努力に近い運動強度では呼吸性活動が起こる[6,8]。

大胸筋や僧帽筋など，肩甲帯周囲の呼吸補助筋の動員条件は限定的である。大胸筋は激しい運動の直後に観察される**前傾起座位**（forward lean siting，図12）で活動しやすい[9]。

◆ 呼気筋

安静状態ではいずれの筋もほとんど活動しないが，運動や努責，換気需要の増大に応じて腹横筋（深層），内腹斜筋，外腹斜筋（外層）の順に，動員される筋が増えていく[10]。腹横筋が動員されやすいのは，筋線維の走行方向が腹腔容積を効率よく減少させるのに有利なためである（図10参照）。腹直筋は努責などで動員されるが，ほかの腹筋群に比べて呼吸運動への関与は小さい[11]。

> **針筋電図**
> 針状の電極を筋へ直接刺して電気活動を測定する方法である。やや深層の斜角筋の活動を調べるには，表面筋電図よりも針筋電図が適している。

> **前傾起座位**
> この姿勢では上肢が膝で固定されるため，大胸筋や小胸筋が呼吸補助筋として動員されやすい。

図12 前傾起座位

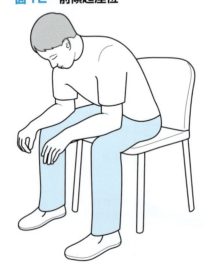

2. 換気メカニクス

肺気量分画

最大吸気位（MIP）や最大呼気位（maximal expiratory position：MEP）などの"呼吸の位置"を，肺気量位とよぶ。肺の弾性収縮圧と胸郭の弾性拡張圧が釣り合う肺気量位が機能的残気量位（FRC位）である。それぞれの肺気量位を区分したものが肺気量分画である。

MIPでの全肺容量を全肺気量（total lung capacity：TLC），MEPでの肺容量を残気量（residual volume：RV）とよぶ。安静時に観察される律動的な1回ごとの換気量を，一回換気量（TV）とよぶ。RV，FRC，TLC以外は，一般的な電子スパイロメトリー（呼吸機能検査）で測定することができる（図13）。

● 肺活量

肺活量（vital capacity：VC）は，最大吸気位から最大呼気位までの口元での呼出量である。ゆっくりとした操作で行うため，SVC（slow vital **capacity**）とも略される。**肺活量は性別，身長，年齢から予測値を算出することが可能である**[12]。予測値に対する実測値の割合である比肺活量（％VC）が重要で，正常値は％VC＞80％である。

圧量曲線

肺・胸郭では，肺気量位により収縮圧・拡張圧が発生する。呼吸器系全体においては，最大吸気位で最大収縮圧が発生し，最大呼気位では最大拡張圧が発生する。最大吸気位から肺気量位を徐々に減じた場合の，％VCで表した肺気量位と，肺と胸郭，およびその2つを合成した呼吸器系の発

TLC位，RV位，FRC位
MIPはTLC位，MEPはRV位，FRCでの肺気量位はFRC位とよぶことが多い。本書でも多くの呼吸器専門書に倣い，TLC位，RV位，FRC位と表現する。

RVの測定
電子スパイロメトリーは口元で気流を測定するため，RVが測定できない。ボディボックス法やヘリウムガス希釈法を用いるとRV，FRC，TLCが測定できる。

「capacity」と「volume」
ある肺気量位での肺容量をcapacity，ある肺気量位から異なる肺気量位に変化したときの増減肺容量をvolumeとして区別するが，日本語の対訳はいずれも"量"であり，あまり区別はしない。

予測肺活量の算出式[12]
【男性】
＝0.045×身長[cm]
　−0.023×年齢[year]−2.258
【女性】
＝0.032×身長[cm]
　−0.018×年齢[year]−1.178

図13 肺気量分画

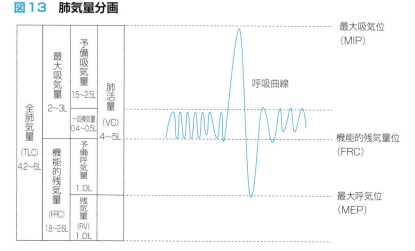

生圧と肺気量との関係を圧量関係（圧量曲線）とよぶ[13]（図14）。

肺（P_L）では，TLC位からRV位のどの肺気量位でも弾性収縮圧が発生する。一方，胸郭（P_w）においては，高肺気量では弾性収縮圧が，低肺気量位では弾性拡張圧が発生する。双方を合成した呼吸器系の圧量曲線はP_{rs}で表される。FRCは肺の弾性収縮圧と胸郭の弾性拡張圧がちょうど釣り合う肺気量位であり，合成された呼吸器系の発生圧（P_{rs}）は0となる。

フローボリューム曲線

スパイロメトリーの一つで，TLC位からRV位まで随意的な最大努力で呼気を1回行わせる検査である。この操作によって，肺気量位と呼気流速との関係を表すフローボリューム曲線（flow-volume curve：FV曲線，または努力呼気曲線）と，肺気量－時間曲線を描出することができる（図15a）。FV測定で得られるパラメーターは，気道閉塞の指標として用いられる。COPDや喘息の発作時のように気道が狭くなる疾患では，これらは低値を示す。

まず数回の安静呼吸をさせるが，このときFV曲線は時計回りのループを描く〔吸気時には肺気量が減少しながら吸気流速（－）が，呼気時は呼気流速（＋）が描出される〕。TLC位まで吸気を行った後に最大努力で呼出を行うと，高肺気量位に呼気流速のピークがあるグラフが描ける。

努力性肺活量

努力性肺活量（forced vital capacity：FVC）は，FV曲線を測定するための努力呼気操作で得られる。最大吸気位から最大呼気位まで最大努力で呼出させた呼気量がFVCである。SVCがゆっくりとした操作で最

> 予測FVC[12]
> 【男性】
> ＝0.042×年齢[year]
> 　－0.024×身長[m]－1.785
>
> 【女性】
> ＝0.031×年齢[year]
> 　－0.019×身長[m]－1.178

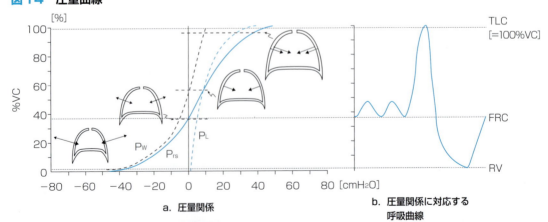

図14　圧量曲線
a．圧量関係
b．圧量関係に対応する呼吸曲線

a：発生圧（横軸：中心が0cmH₂O，右側は陽圧，左側は陰圧）と肺活量（縦軸：％VC）で表現した肺気量位
b：圧量関係に対応する肺気量位

（文献13より一部改変引用）

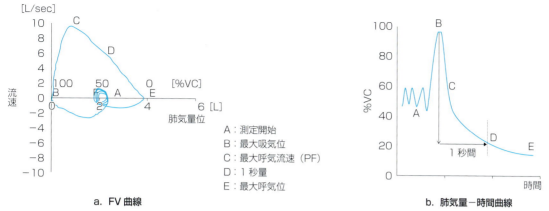

図15 FV曲線と肺気量-時間曲線

A：測定開始
B：最大吸気位
C：最大呼気流速（PF）
D：1秒量
E：最大呼気位

a. FV曲線

b. 肺気量-時間曲線

a：FV曲線は，横軸を肺気量位（基点は0Lか100%VC），縦軸を流速（+は呼気，-は吸気）として記録する
b：肺気量-時間曲線は，肺気量位の経時的変化である

大の呼出量を測定するのに対して，FVCは速い呼気動作で測定する。
　健常者はVC≧FVCであるが，病的な気道閉塞がある場合は，FVCがVCよりも明らかに低値となる。

1秒量

1秒量（forced expiratory volume in 1 second：$FEV_{1.0}$）は，呼出が始まってから最初の1秒間に呼出された呼出量を指す（図15bにおける，BからDまでの肺気量の変化量）。慢性肺気腫などの気道閉塞が起こる病態では低値を示す。FVCに対する$FEV_{1.0}$の割合は1秒率（$FEV_{1.0\%}$）とよび，気道閉塞の指標の一つである。$FEV_{1.0\%}$は，年齢，性別にかかわらず70%以上が正常である。

> **予測$FEV_{1.0}$**[12]
> 【男性】
> = 0.036×年齢[year]
> 　-0.028×身長[m]-1.178
> 【女性】
> = 0.022×年齢[year]
> 　-0.022×身長[m]-0.005

フローボリューム曲線と気道閉塞

　気道抵抗（R）は気道の太さ（r）の4乗に反比例するため，気道が細くなれば相乗的にガスが流れにくくなる。外圧があってもC字軟骨で形態が維持できる中枢気道とは異なり，末梢の気道は肺気量位によって太さが変化する。高い肺気量位では，気道の支持組織である肺胞や間質によって気道が外側へ牽引されるが，肺気量位が低くなるにつれて肺胞が潰れるのと同様に末梢気道も細くなり，やがて閉塞する。
　最大努力呼気を行ったときの呼気流速は図15bにおけるCでピークを迎え〔このときの気流速度をpeak flow（PF）という〕，肺気量が小さくなるとC→Dと小さくなる。高肺気量位では気道は開存しているため呼気努力（発揮される呼吸筋力）に応じて流速が速くなるが，肺気量位が低くなると気道が狭くなるため，呼気努力とは関係なく気道抵抗によって呼気流速が決まる。そのため，前者をeffort dependent（努力依存性），後者を

> **Poiseuilleの法則**
> 管内に気体が層流で流れるときの抵抗は次の式で算出できる。
> $$R = \frac{8\eta l}{\pi r^4}$$
> R：気道抵抗　η：粘性係数
> l：管の長さ　r：管の太さ

effort independent（努力非依存性）とよぶ。

● 最大換気量

対象者に12秒間，最大努力で呼吸を深く速く行わせたときの換気量が，**最大換気量（maximal voluntary ventilation：MVV）**である。MVVと，漸増運動時に観測される最高分時換気量（peak $\dot{V}_E$）とは，身体は静止状態で最大換気努力をする点が大きく異なる。そのためMVVは，純粋な呼吸器系の最大換気能力を表す指標となる。

> **MVVとFEV$_{1.0}$**
> MVVは気道閉塞の程度に強く依存するため，FEV$_{1.0}$から推定が可能で，おおむねFEV$_{1.0}$の40倍と等しい[14]。

MVVは気道閉塞の程度や呼吸筋力の影響を受ける。MVVは漸増運動時に観測されるpeak $\dot{V}_E$よりも十分に大きいが，これは最大運動強度であっても換気能力は最大まで動員されないためである（p.31参照）。

呼吸筋力

呼吸筋が発生する張力の測定は，最大呼気あるいは最大吸気時の口腔内圧で代用ができる。この最大吸気口腔内圧（maximal inspiratory pressure：PImax）および最大呼気口腔内圧（maximal expiratory pressure：PEmax）を呼吸筋力とする[13]。

吸気筋を例にとると，RV位では横隔膜が最も伸張されているため，横隔膜の張力とその発生圧（＝PImax）が高くなる。その状態から肺気量位を少しずつ増加させていくと，横隔膜は徐々に短縮し，収縮力が長さ－張力関係に従って減少する。そのため肺気量が高いほどPImaxは低くなる。呼気筋では，これと相反した関係になる。この呼吸筋力の性質を肺気量位依存（**呼吸筋力の圧量関係**）とよぶ（**図16**）。

姿勢変化や運動時の肺気量分画の変化

● 姿勢が肺気量に及ぼす影響

背臥位から座位や立位などの抗重力位に姿勢が変化すると，内臓の重さによる横隔膜の位置や肺内の血流分布の変化が起こり，それらによって肺気量も大きく変化する[13]。

立位から背臥位へと姿勢が変化すると，内臓の重さによって横隔膜から胸腔へ加わる圧が上昇するため，肺気量位が低くなりFRCが減少する。また，立位では重力の影響を受けて下肢にシフトしていた血液は背臥位になると肺に多く配分されるため，肺の毛細血管は拡張する。その影響により肺胞内の含気が減少するためTLCやRVも減少する（**図18**）。

この変化は圧量曲線でも観察することができる。立位に比べ，背臥位での圧量曲線は下方に変位するため，呼吸器系の拡張圧と収縮圧が釣り合う点であるFRCが低下することがわかる（**図19**）。

図16 呼吸筋力と肺気量位（呼吸筋の圧量関係）

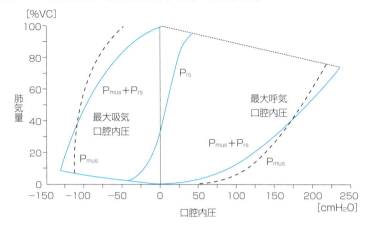

各肺気量位%VCで最大吸気努力，最大呼気努力を行ったときに観測される値はいずれもPImax，PEmaxである。しかし，PImaxはRV位で，PEmaxはTLC位でその最大値が観測されるため，臨床的にはこれらの肺気量位の値が用いられる。呼吸筋力（P_{mus}）には，呼吸器系の弾性収縮圧と弾性拡張圧（P_{rs}）が加算されているが（$P_{mus}+P_{rs}$），その影響はそれほど大きくないため通常は無視される

（文献13より引用）

呼吸筋力の圧量曲線の作成（図17）

図17 呼吸筋力の圧量曲線の作成方法

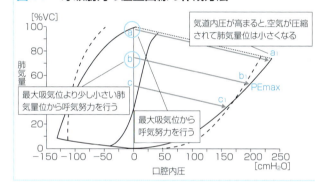

まず，閉塞したマウスピースをくわえた状態で，最大吸気位から呼気努力を行う。すると，ボイルの法則に従って，肺気量が小さくなりながら圧が高まる（矢印，a→a_1の方向）。その最大圧力がPEmaxである。

次に，少し小さな肺気量位から同じ操作を行う（b→b_1）。これを繰り返し，得られた点a_1，b_1，c_1をつないで連続的な曲線で表すと，圧量曲線が得られる。この曲線が，それぞれの肺気量位におけるPEmaxである。

図18 さまざまな姿勢とティルト角度での肺気量

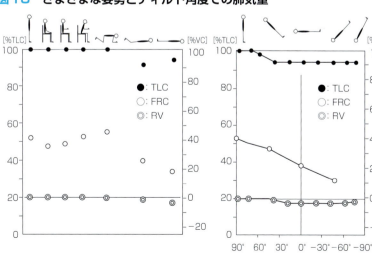

a. 立位から各種椅子座位，四つ這い位，腹臥位，背臥位における肺気量

b. 各種ティルト角度における肺気量

姿勢によるFRCの変化は，主に重力による内臓の重さによる。TLCの変化は，肺への血液配分の変化によるものである

（文献14より引用）

運動時の換気量の増大

運動を行うと，増加する組織酸素需要と生成されるCO_2の排出を満たすために，分時換気量（$\dot{V}_E$）が増加していく。$\dot{V}_E$は呼吸数と**一回換気量（V_T）**の積で決定される。安静時の呼吸数は8～12/min，V_Tは約500mLであり，運動強度が高くなるといずれも増大する。最大運動時には呼吸数が50/minを超えることもある。一方，V_Tの増大は呼吸数ほどではなく，中強度までは増加していくが最大運動時でもせいぜい1,000mL程度であり，3,000～4,000mLほどあるVCまで換気量が動員されることはない。

漸増運動負荷試験での換気量の増加を**図20**に示す。運動強度に応じて$\dot{V}_E$は増加していくが，その増加は直線的ではなく，二次曲線的に増加する。$\dot{V}_E$は組織の酸素需要ではなく動脈血二酸化炭素分圧（partial pressure of arterial carbon dioxide：$PaCO_2$）に依存し，運動強度が増加するとpHの低下（アシドーシス）に応じて増加する。無酸素性作業閾値（anaerobic threshold：AT，Part I，12章，p.216参照）より低い運動強度では，運動強度に応じてCO_2生成量が直線的に増加する。しかし，ATを境に無酸素性エネルギー代謝によって生じた乳酸を緩衝するためにCO_2の生成量が増え，運動強度の増加に対する**換気量の増加幅**がAT以下の運動強度に比べて高くなる。さらに運動強度が強くなると，増加する乳酸によってアシドーシスが進行するが，pHの低下を緩衝するために過換気により血中CO_2を排出する呼吸性代償（respiratory compensation：RC）が起こる。RCを過ぎると，さらに換気量が増大する。これらの機構による換気量の増大は，

> **V_TとTV**
> 運動負荷試験時の一回換気量はV_T，スパイロメトリー測定時の一回換気量はTVと，用いる略号が異なる。

> **CO_2と換気量の関係**
> 動脈血二酸化炭素分圧は40±5mmHgという狭い範囲で調整されている。CO_2の生成量が増加すると，換気量が速やかに増加する。

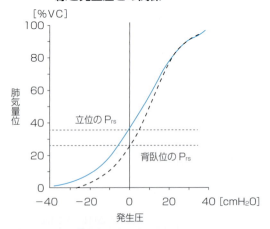

図19　姿勢の違いにおける呼吸器系の圧量曲線と発生圧との関係

背臥位になると圧量曲線は右下へ偏位する

（文献14より引用）

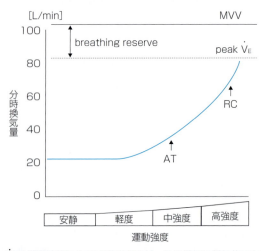

図20　漸増運動負荷での分時換気量の変化

$\dot{V}_E$は運動強度に応じて増加するが，その増加は相加的である。運動終了時にpeak $\dot{V}_E$に達するが，最大換気量に達することはない

それぞれの閾値で急峻な変化をもたらすこともあるが，大抵は曲線的で非線形な変化である。

最大運動時に観測されるpeak $\dot{V}_E$は，スパイロメトリーで計測されるMVVよりも明らかに低値である。このMVVとpeak $\dot{V}_E$との差を**呼吸予備能 (breathing reserve：BR)** といい，MVVの約10〜40％程度である[15]。これは，最大運動時であっても換気量が最大能力までは動員されず，換気予備力が残されていることを示す。逆にいえば，最大運動時の運動制限因子は換気ではなく，その他の要因（多くは循環か末梢の筋の問題）であることを示す。

◉ 運動時の肺気量分画の変化

運動により換気が亢進すると，呼吸数が増加するのと同時にV_Tも増加する。肺気量分画からみると，V_Tの増大は主にFRCから吸気量を増加させることで賄われる。

運動によるV_Tの増加は**呼気終末肺容積 (end-expiratory lung volume：EELV)** の減少と吸気終末肺容積 (end-inspiratory lung volume：EILV) の増加によるもので，その多くはEILVの増加，すなわち吸気量の増大である。この増加は中強度までであり（VCの約45〜55％），それ以降の$\dot{V}_E$の増加は呼吸数の増加で賄われる[16]。このように，健常者は最大運動であってもV_TはVCまで増加せず，いわば予備力を残す（**図21**）。これは，$\dot{V}_E$の増加が最大運動時であってもMVVに到達しない理由とは異なる。S字を描く圧量関係（**図14**参照）から肺気量が大きくなればなるほど，肺気量を増加させるための吸気筋の収縮力がより必要となることがわかるが，V_Tを増大するためには，呼吸系の収縮圧に抵抗して吸気筋が強く収縮する必要がある。したがって，$\dot{V}_E$を増加させるにはV_Tを増大させるよりも呼吸数を増大させるほうが有利である（p.34参照）。

◉ 運動時の換気量増大と気流制限

FVC測定操作で得られるFV曲線を運動中に連続的に記録すると同心円状になる[17]（flow-volume loop，**図22**）。運動を行うとV_Tが増大し，吸気も呼気も流速が増すため，flow-volume loopは広がり，FVC測定時のFV曲線に近づく。さらに呼気流速が増すとFVC測定時のFV曲線に接する。最大運動時のpeak $\dot{V}_E$でも高肺気量位で観測されるPFには達しないが，中〜低肺気量では呼気流速の上限が低く，運動強度が増すと呼気流速がその上限に達する。運動時にEELVが低下しない（V_Tが呼息側へ増加しない）のは，この呼気流速の制限も関係する。

呼吸予備能 (BR)

心疾患は循環系の制限のために換気が多く動員されるより前にオールアウトに達するので，BRは開大する。呼吸器疾患は換気の制限によりオールアウトに達するか，あるいはpeak $\dot{V}_E$がMVVを上回りマイナスとなる。

呼気終末肺容積 (EELV)

安静状態での呼気位はFRCであるが，運動を行うとさらに低い肺気量位まで呼出される。これを呼気終末肺容積 (EELV) とよび，呼吸系のメカニクスで決まるFRCとは区別する。運動時の吸気位は吸気終末肺容積 (EILV) とよぶ。

図21　運動時の肺気量分画の変化

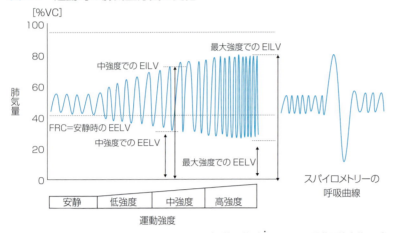

漸増運動時の呼吸数，肺気量位の模式図。V_Tと呼吸数の積が$\dot{V}_E$である。運動開始直後は呼吸数もV_Tも増大する。V_Tの増大は主に吸気量の増加によって賄われる。安静時の安静呼気位がFRC，運動時の呼気位がEELV，運動時の吸気位がEILVである。V_Tの増大は中強度までで，それ以降は呼吸数の増大によって$\dot{V}_E$が増大する

図22　運動時のflow-volume loop

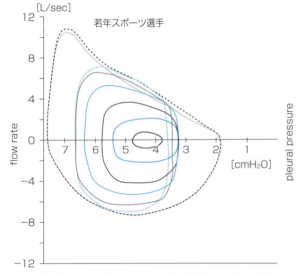

【最大運動時】
P_AO_2=110mmHg　　V_D/V_T=0.15
PaO_2=78mmHg　　　$\dot{V}_A$=146L/min
$PaCO_2$=36mmHg　　$\dot{V}_D$=23L/min

P_AO_2：partial pressure of oxygen in alveoli（肺胞気酸素分圧）
PaO_2：partial pressure of arterial oxygen（動脈血酸素分圧）
V_D/V_T：死腔換気率
$\dot{V}_A$：alveolar ventilation per minute（分時肺胞換気量）
$\dot{V}_D$：volume of dead air space（死腔換気量）

最も外側の点線が，静的状態で測定したFV曲線である（実線が運動前，点線が運動直後）。最も内側のラインが安静時であり，そこから外側へ順に運動強度42，61，83，95，100%$\dot{V}O_2$maxにおけるloopを示している。外側の実線は，運動中に測定したFV曲線である。内側のloopがFV曲線に接しているのは，その肺気量での呼気流速が上限に達していることを意味する

（文献17より引用）

● 肺胞換気量

分時換気量（$\dot{V}_E$）[mL]
＝一回換気量（V_T）[mL] ×
　呼吸数（f：frequency）
　[/min]

分時換気量（$\dot{V}_E$）は呼吸数（f）と一回換気量（V_T）の積であるが，これは実際には肺の換気量とは等しくない。図23は，V_T，解剖学的死腔（V_D），肺胞換気量（V_A）の模式図である。吸気前から，肺胞および気道に

は死腔分の空気が入っている。口元からV_T 500mLが肺に入っても、**ガス交換に直接関与できるのはV_TからV_D（約150mL）を引いた量でしかない**。この実質的な換気量を、肺胞換気量（alveolar ventilation：V_A）または分時肺胞換気量（alveolar ventilation per minute：$\dot{V}_A$）とよぶ。

肺胞換気量($\dot{V}_A$) [mL]
＝(V_T－150mL)×呼吸数

一定の$\dot{V}_E$に対する呼吸数とV_Tの関係は反比例となるが、同じ$\dot{V}_E$であっても呼吸数が多くV_Tが少ない条件と、呼吸数が少なくV_Tが多い条件では、実際にガス交換にかかわる$\dot{V}_A$は後者のほうが多い。同じ$\dot{V}_E$において、呼吸数が多くV_Tが少ない条件と呼吸数が少なくV_Tが多い条件を$\dot{V}_A$を考慮して比較すると、次のとおりになる。

【呼吸数が多く一回換気量が少ない条件】
$\dot{V}_E$：5,000mL/min、呼吸数(f)：20/min、V_T：250mL、V_D（死腔量）：150mLの場合、
$$\dot{V}_A \text{ [mL/min]} = (V_T － V_D) × f$$
$$= (250 － 150) × 20 = 2,000\text{mL/min}$$

【呼吸数が少なく一回換気量が多い条件】
$\dot{V}_E$：5,000mL/min、呼吸数(f)：10/min、V_T：500mL、V_D：150mLの場合、
$$\dot{V}_A = (V_T － V_D) × f$$
$$= (500 － 150) × 10 = 3,500\text{mL/min}$$

同じ$\dot{V}_E$でも、呼吸数が少なくV_Tが多い条件のほうが、実際にガス交換にかかわる$\dot{V}_A$が多いことがわかる。したがって、後者のほうが換気効率としてはよいことになる。しかし、必ずしもV_Tが大きければよいというわけではなく、肺・胸郭の弾性抵抗や気道抵抗を考慮すると、生体として効率がよい適切な呼吸数とV_Tの関係が別に存在する。

図23 一回換気量、死腔量、一回肺胞換気量の関係

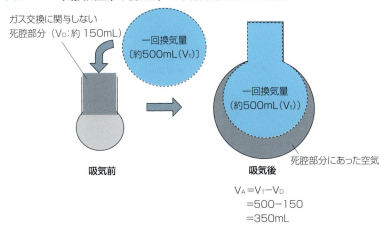

$V_A = V_T － V_D$
　　 ＝500－150
　　 ＝350mL

● 呼吸筋酸素摂取量

呼吸運動を行う際には呼吸筋は物理学的な仕事を行う。呼吸仕事量に影響を及ぼす力としては，肺・胸郭の弾性抵抗，気道抵抗（粘性抵抗），胸郭の筋・関節の粘性抵抗，慣性，重力，胸腔内のガスの圧縮などが挙げられる。これらが呼吸筋活動に必要な酸素摂取量に直接関係する。呼吸筋酸素摂取量を直接観測することは極めて困難なため，動物を使った直接的研究やヒトを対象とした間接的研究から推定するしかない。

ヒトを対象とした研究の場合，呼吸筋の酸素消費量の推定には，**CO_2負荷や死腔負荷**により過換気を行わせ，その際の換気量と酸素摂取量の増加から求める方法がある[18-20]（**図24**）。換気量が増大すると，指数関数的に呼吸筋酸素消費量が増大する[21]（**図25**）。

● 適正呼吸数

肺・胸郭は，静止状態から拡張または縮小する際に，圧と容積変化に比例した弾性抵抗が発生する。気道には，気道内径，長さ，気体の種類によって決まる粘性抵抗や，乱流による抵抗が発生する。一定$\dot{V}_A$で呼吸数を増減させた条件（V_Tは自由に変化する）では，弾性抵抗における仕事率は呼吸数が増加すると減少していくが，粘性抵抗や乱流における仕事率は増加する。呼吸数とこれらを合成した呼吸器系全体の仕事率の関係は，下に凸型の二次曲線を示す[22]（**図26**）。すなわち，呼吸仕事率が最も低い最適な呼吸数がある。この呼吸仕事率が最も少ない呼吸数とV_Tの組み合わせは，通常観察される安静呼吸数と近い[23]。換気量が増加すると呼吸数にか

> **CO_2負荷・死腔負荷**
> 換気量は血中O_2よりも血中CO_2に対して大きく変化する。そのため高い濃度のCO_2（4〜6%）を吸入させたり，再呼吸バッグを用いて呼気CO_2を再び吸入させることで換気を増加させることができる。

図24 呼吸筋酸素消費量の推定

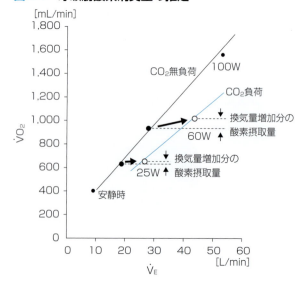

まず複数の強度で定常運動負荷を行う。次に，同じ運動強度でCO_2を吸入させて換気を惹起させる（CO_2負荷）。CO_2負荷により増加した酸素摂取量が，単位換気量当たりの呼吸筋酸素消費量である

（文献20より一部改変引用）

かわらず仕事率は増加するが，その最下点は高い呼吸数へシフトする（図27）。運動によってV_Tのみが増加せず呼吸数も増加するのは，この点からも合理的である。

図25　換気量に対する呼吸筋酸素消費量

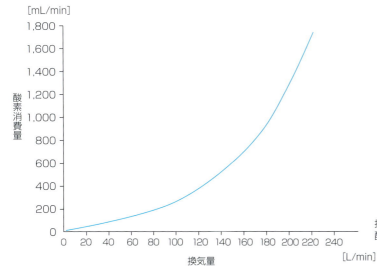

換気量が増大すると，指数関数的に呼吸筋酸素消費量が増加する

（文献21より引用）

図26　等肺胞換気量における弾性抵抗，粘性抵抗，乱流が呼吸仕事率へ及ぼす影響

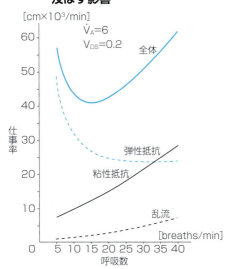

呼吸数が増加してV_Tが小さくなると弾性抵抗における仕事率は減少してプラトーに達するが，呼吸数の増加に伴い粘性抵抗と乱流の仕事率は増加していく

（文献22より引用）

図27　呼吸数と呼吸の機械的仕事率の関係

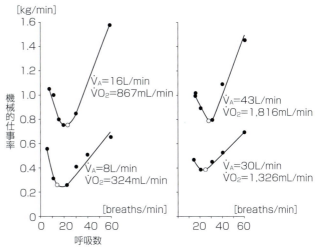

$\dot{V}_A$が一定の場合，最小仕事率となるある呼吸数が決まる。$\dot{V}_A$を増加させると，最小仕事率となる呼吸数が増加することに注意。グラフ中の○は，被検者が選択した運動中の自然な呼吸数であり，最小仕事率となる呼吸数に近い

（文献23より引用）

3. 呼吸筋疲労

高強度の負荷では四肢の骨格筋は疲労を起こすが，骨格筋である呼吸筋も筋疲労を起こす。呼吸筋も最大収縮能に対して十分に強い負荷がかかると収縮力が減少していく[24]（図28）。

呼吸筋疲労が起こる条件（ここでは吸気筋のみ扱う）としては，横隔膜（吸気筋）の収縮力と収縮時間が重要である。横隔膜の収縮力が強ければ強いほど，また収縮時間が長ければ長いほど呼吸筋疲労が起こりやすい。その関係はtension-time index（TTI）で表すことができる[25]（図29）。安静換気では左下方にあるが，換気需要が増すと吸気筋の収縮力も収縮時間も増加し右上方へシフトする。しかし，吸気時間が延長しても吸気筋の動員が少なければ呼吸筋疲労には至らない。

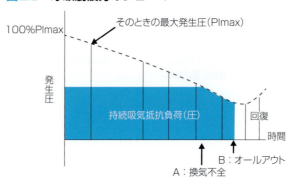

図28 呼吸筋疲労のシェーマ

被検者に対して，実験的に吸気抵抗負荷を与えたときに起こる呼吸筋疲労を示している。PImaxの最大値を100％PImax，■部分が持続的な吸気抵抗負荷，点線が運動負荷中の最大吸気圧である。100％PImaxの50％程度の負荷で呼吸を行うと，呼吸筋疲労が発生してPImaxは徐々に低下していく。矢印AまではPImaxが吸気抵抗負荷よりもPImaxが上回っているため，呼吸運動は持続可能である。しかし，呼吸筋疲労が進行してPImaxが吸気抵抗負荷を下回ると，換気量が不足してオールアウト（換気不全）に達する（B）。病的状態で肺不全により換気需要が増えたり呼吸筋弱化が起こったりすると同様のことが起こる。この場合は人工呼吸器による換気補助や呼吸筋疲労の解除の必要がある

（文献24より一部改変引用）

図29 tension-time index(TTI)

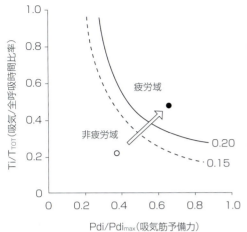

Pdi：transdiaphragmatic pressure（経横隔膜圧），Pdi$_{max}$：最大経横隔膜圧，Ti：inspiration time（吸気時間），T$_{TOT}$：total respiratory cycle（全呼吸時間）

横軸をPdi/Pdi$_{max}$（吸気筋予備力の指標），縦軸をTi/T$_{TOT}$（吸気時間比率）としてプロットすると，0.15〜0.20の範囲に疲労域と非疲労域の境界がある．安静換気で吸気筋が動員されず，全一呼吸周期に占める吸気時間が短ければ，呼吸筋疲労は起こらない．しかし，換気需要が増加して吸気筋収縮力が増大し，吸気時間が長くなると，呼吸筋疲労が起こりやすくなる

（文献25より引用）

図30 呼吸調節の仕組み

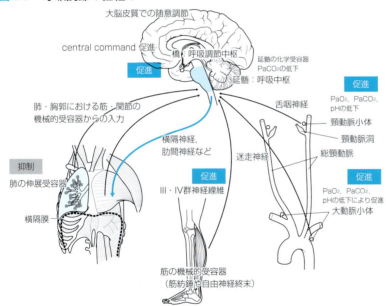

化学受容器（頸動脈小体，大動脈小体，延髄），機械的受容器（肺の伸展受容器，骨格筋），大脳皮質からの入力によって呼吸中枢が促進/抑制され，換気量が調節される．出力経路としては，横隔神経や肋間神経などがあり，それぞれ呼吸筋である横隔膜，内外肋間筋，腹筋群を制御する

4. 呼吸中枢と呼吸調節(図30)

呼吸運動には，会話や水泳の際の息こらえなどの随意的な調節（行動性呼吸）と，O_2を取り込みCO_2を排出するための意識しない不随意的な調節（代謝性呼吸）がある。

呼吸中枢

代謝性呼吸の中枢は脳幹部の橋と延髄にある。呼吸中枢は脳神経核のような核を構成せず，延髄背側にある孤束核を中心とした背側呼吸ニューロン群（dorsal respiratory group：DRG），延髄腹側の疑核を中心とした腹側呼吸ニューロン群（ventral respiratory group：VRG），および吸息運動と呼息運動を調節する橋の呼吸調節中枢に機能が散在する。DRGには吸息性のニューロンが，VRGには呼息性のニューロンと吸息性のニューロンが存在する。吸息性ニューロンと呼息性ニューロンが相反的に活動して，呼吸運動が行われる[26]。

末梢神経

● 感覚神経

呼吸の促進要因としては，動脈血酸素分圧（PaO_2）の低下，動脈血二酸化炭素分圧（$PaCO_2$）の上昇，pHの低下，体温の上昇などがある。これらの受容器として，頸動脈小体や大動脈小体にある末梢化学受容器が関与しており，PaO_2が低下したり$PaCO_2$が上昇したりすると呼吸が促進される。中枢化学受容器としては延髄腹外側がその役割を担うが，これは主に$PaCO_2$の上昇に反応する。運動時は，組織でのO_2消費（PaO_2の低下）やCO_2生成（$PaCO_2$の上昇）などに応じて換気量が増大する。

また，機械的受容器として，胸郭の筋・関節にある筋紡錘，自由神経終末などがある。肺には伸展受容器があり，吸気に伴う肺の伸展により興奮する。この受容器からの入力は吸気を抑制する作用があり，吸気と呼気の切り替えに作用すると考えられている。この機構は**Hering-Breuer反射**とよばれる。

> **Hering-Breuer反射**
> この機構は動物では強いが，ヒトでは弱いとされる。

● 運動神経

呼吸筋を支配するのは四肢と同じ脊髄神経である。吸気筋である横隔膜を支配する横隔神経（C3-5），内肋間筋を支配する肋間神経（T1-12），および呼気筋である腹筋群や外肋間筋を支配する肋間神経（T5-12）がある。

呼吸筋は筋によって神経支配の髄節レベルが異なるため，脊髄損傷では障害レベルによって換気能力に差がある。腰髄レベルの障害では，換気機能はほとんど障害されない。胸髄レベルの障害では，腹筋群の麻痺により

呼気運動に障害が起こる。下位頸髄損傷では横隔膜は機能が残存するものの，肋間筋と腹筋群の麻痺により換気障害はさらに強くなる。高位頸髄損傷では横隔神経も障害されるため，換気機能はほぼ全廃となる。

運動中の換気調節の仕組み

換気は，体内で消費されるO_2と生成されるCO_2を，ガス交換によって一定に保とうとする**ホメオスタシス**機構の一つととらえることもできる。体内のPaO_2が低下したり$PaCO_2$が上昇したりすると換気が亢進する。特に，$PaCO_2$の上昇に対する感受性が高く，$PaCO_2$がわずかでも上昇するとすぐに換気量が増加する。そのため$PaCO_2$は40±5mmHgで厳格に調整される。そのほかに，pHの低下や情動（大脳皮質）などの影響によって換気が亢進する。

運動を行うと，筋で消費されるO_2と生成されるCO_2に応じて換気量が調節されるが，主に**化学受容器**で受容した$PaCO_2$の上昇に応じて換気量が増加し，その結果，$PaCO_2$が一定となる換気量に調整される。

定常運動での換気反応は，運動開始時の急激な増加（Phase I），運動強度に見合う換気量までの増加（Phase II），定常状態（Phase III）の3相に分けられる[27]（図31）。Phase Iは，$PaCO_2$上昇やPaO_2低下などの液性変化が起こる以前の，運動開始直後（数秒から15秒間）に起こる急激な換気量の増加である。これは，運動開始による大脳皮質の興奮（central command）と，活動する骨格筋の機械的および化学的受容器からⅢ・Ⅳ群神経線維を介して呼吸中枢が刺激されるためと考えられている。その後，

> **ホメオスタシス**
> 生体を一定の安定した状態に保とうとする機構をいう。

> **化学受容器**
> 呼吸ではO_2に対する感受性よりもCO_2に対する感受性のほうが高い。

図31　定常運動負荷時の換気反応

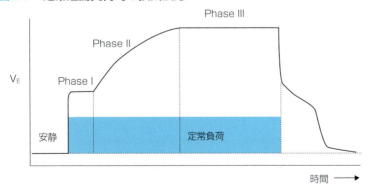

運動を開始すると，大脳皮質からのcentral commandや骨格筋からの入力により，換気量が増大する（Phase I）。その後，骨格筋の酸素消費量や二酸化炭素排出量が増加し，それに応じて換気量がさらに増加する（Phase II）。運動強度が低い場合は定常状態となる（Phase III）

（文献27より引用）

指数関数的に換気量が増加し（Phase II），やがて骨格筋が生成するCO_2に応じた換気量に達し，プラトーとなる（Phase III）。

　運動強度が段階的あるいは直線的（ランプ負荷という）に増加していく漸増運動負荷では，換気量は特徴的な増加を示す。一定比率で運動負荷量を増大していくと，ATまでは運動強度（仕事量）に応じて生成されたCO_2により換気量が増加していく。運動強度がATを超えると，乳酸を緩衝するためにCO_2がより多く生成される。そのため，換気量が急峻に増加していく。さらに運動強度が強くなり，血中pHが低下してアシドーシスが進むと，これを代償するために過換気が起こり，換気量はさらに増加する（呼吸性代償：RC）。これらの換気量の増大は，おおむね3相に分けられるが，酸素摂取量に対する二酸化炭素排出量の関係とは異なり，屈曲点をもたずに二次曲線状に変化する（Part I, 3章，p.51参照）。

【文献】

1) 谷本晋一：呼吸不全のリハビリテーション 第2版，3-59，南江堂，1998．
2) OSmond DG: Functional Anatomy of the Chest Wall, The Thorax. Roussos C edit, Marcel Dekker, p.413-444. 1995.
3) Mead J: Functional significance of the area of apposition of diaphragm to rib cage [proceedings]. Am Rev Respir Dis 119 (2 Pt 2) : 31-32, 1979.
4) 佐々木賢太郎 ほか：自転車漸増運動負荷下における斜角筋と胸鎖乳突筋の動員・活動特性の違い．日本呼吸ケア・リハビリテーション学会誌 25 (2) : 213-217, 2015.
5) Hudson AL, et al.: The effect of lung volume on the co-ordinated recruitment of scalene and sternomastoid muscles in humans. J Physiol 584 (Pt 1) : 261-270, 2007.
6) 増渕ゆかり ほか：肺気量の変化と頸部吸気補助筋群の活動．日本呼吸器学会雑誌 39 (4) : 244-249, 2001.
7) De Troyer A, Estenne M.: Coordination between rib cage muscles and diaphragm during quiet breathing in humans. J Appl Physiol Respir Environ Exerc Physiol 57 (3) : 899-906, 1984.
8) 一場友実 ほか：呼吸抵抗負荷の相違による呼吸筋活動の分析．理学療法科学 17 (3) : 195-198, 2002.
9) Kim KS, et al.: Effects of breathing maneuver and sitting posture on muscle activity in inspiratory accessory muscles in patients with chronic obstructive pulmonary disease. Multidiscip Respir Med 7 (1) : 9. doi: 10.1186/2049-6958-7-9, 2012.
10) Abe T, et al.: Differential respiratory activity of four abdominal muscles in humans. J Appl Physiol (1985) 80 (4) : 1379-1389, 1996.
11) Kera T, Maruyama H: The effect of posture on respiratory activity of the abdominal muscles. J Physiol Anthropol Appl Human Sci 24 (4) : 259-265, 2005.
12) 佐々木英忠 ほか：日本人のスパイログラムと動脈血液ガス分圧基準値．日本呼吸器学会雑誌 39 (5) : 1-17, 2001.
13) Agostoni E, Mead J: Statics of the respiratory system. Handbook of Physiology. Fenn WO, Rahn H edit, American Physiological Society, p.387-409, 1964.
14) Hansen JE, et al.: Predicted values for clinical exercise testing. Am Rev Respir Dis 129 (2 Pt 2) : S49-55, 1984.
15) Sue DY, Hansen JE: Normal values in adults during exercise testing. Clin Chest Med 5 (1) : 89-98, 1984.
16) Spiro SG, et al.: An increasing work rate test for assessing the physiological strain of submaximal exercise. Clin Sci Mol Med 46 (2) : 191-206, 1974.
17) Johnson BD, et al.: Mechanical constraints on exercise hyperpnea in endurance athletes. J Appl Physiol (1985) 73 (3) : 874-886, 1992.
18) Otis AB: The work of breathing. Physiol Rev 34 (3) : 449-458, 1954.
19) Campbell EJ, et al.: Simple methods of estimating oxygen consumption and efficiency of the muscles of breathing. J Appl Physiol 11 (2) : 303-308, 1957.
20) Levison H, Cherniack RM: Ventilatory cost of exercise in chronic obstructive pulmonary disease. J Appl Physiol 25 (1) : 21-27, 1968.
21) Mckerrow CB, Otis AB: Oxygen cost of hyperventilation. J Apple Physiol 9(3): 375-379, 1956.
22) Otis AB, et al.: Mechanics of breathing in man. J Appl Physiol 2 (11) : 592-607, 1950.
23) Milic-Emili G, Petit JM: Il lavoro mechanico della respirazione a varia frequenza respiratoria. Arch Sci Biol (Bologna). 43 : 326-330, 1959.

24) Grassino A, Bellemare F: Mechanisms and assessment of respiratory muscle fatigue. Churchill Livingstone, p.161-182, 1984.
25) Bellemare F, Grassino A: Effect of pressure and timing of contraction on human diaphragm fatigue. J Appl Physiol Respir Environ Exerc Physiol 53 (5) : 1190-1195, 1982.
26) 壇原　高：呼吸器系, 改訂第2版 カラーイラストで学ぶ集中講義 生理学（岡田隆夫 編）, p.194-223, メジカルビュー社, 2014.
27) 宮村實晴：運動開始時における換気亢進. 東海保健体育科学 31：1-17, 2009.

Part I 基礎編

3 ガス交換の運動生理学

玉木　彰

はじめに

　ヒトは酸素（O_2）なしでは生きていけないため，常にO_2を体内に取り入れ，身体活動に必要なエネルギーを作り出している。体内にO_2を取り込み，代謝によって生じた不要となった二酸化炭素（CO_2）を体外に排出することを"呼吸"といい，成人は1分間に約250mL/minのO_2を体内に取り込み，約200mL/minのCO_2を排出している。ヒトの体内で貯蔵できるO_2の量は最大で1,000mL程度であることから，もし呼吸が約4分間停止すると，体内のO_2がすべて欠乏してしまい，生命活動が脅かされることになる。したがって生命活動の維持，さらには運動を行うためには，呼吸は休むことなく続けられなければならない。

1. ガス交換

換気のしくみ

● 一回換気量，呼吸数，分時換気量

　鼻や口から取り込まれた空気（ガス）は，気管を通じて体内に入り，左右に分かれる気管支によって左右への肺へと進んでいく。最終的に気管は23回分岐し，肺胞に到達した空気のみから，肺胞に網状にからみついている毛細血管を介し，一瞬にして血液との間で酸素（O_2），二酸化炭素（CO_2）が交換される。これを"ガス交換"という。

　このような肺を出入りするガスの流れを換気といい，1回の呼吸で換気されるガスの量を一回換気量（tidal volume：TV）という。

　また，1分間に肺に出入りするガスの量を分時換気量（$\dot{V}_E$）というが，これは一回換気量と呼吸数の積で求められる。安静時成人の一回換気量は500mL程度，呼吸数は12〜15/min程度であるため，それらの積である分時換気量は「500mL×12回＝6,000mL/min」となる。ただし，運動時には，一回換気量は最大で2〜3L，呼吸数は60/min程度まで増加することから，最大200L/min近くまで増加することになる。

● 肺胞換気量

　1回の呼吸で換気されるガスの量が一回換気量であるが，そのすべてがO_2とCO_2の交換に関与しているわけではない。実際にガス交換に関与するのは，気管の末梢にある肺胞領域（呼吸細気管支，肺胞管，肺胞嚢）に到達したガスのみである（Part I，2章，p.18，図1参照）。ここで行われる1分間当たりのガス交換の量を肺胞換気量という。

　肺胞領域に達しなかった空気はガス交換に関与せず，そのまま呼気で排

Part I　基礎編

出されてしまうが，この**ガス交換に関与しない部分は死腔**とよばれ，その容量は成人で約150mLである．したがって，実際に肺胞においてガス交換に関与する換気量（肺胞換気量）は，一回換気量から死腔量を引いた量に呼吸数を乗じたものになる．例えば，一回換気量が500mL，呼吸数が12/minの場合の肺胞換気量は，$(500 - 150) \times 12 = 4,200$mLとなる（Part I, 2章, p.33参照）．

このことから，死腔量は変化しないため，一回換気量が少なくなると肺胞換気量が減少することが理解できる．

> 死腔（dead space）
> 口，鼻，気管から終末細気管支まで．

O_2 kinetics

● O_2カスケード

大気中には窒素，O_2，CO_2などが存在しており，それぞれの分子が活発に動いて衝突することで圧力が生じている．この圧力は，大気中の各元素の濃度に応じて異なっている．大気中のO_2濃度は約21%であるため，大気圧（760mmHg）の21%がO_2の圧力（分圧：partial pressure）となる．すなわち，酸素分圧（PO_2）は$760 \times 0.21 ≒ 160$mmHgとなり，ヒトはこの分圧のO_2を吸入している（**図1**）．

図2は大気中のO_2の分圧が気道内に入って肺胞に到達し，その後，血液内を移動して各組織に運ばれるなかで酸素分圧の値がどのように変化していくのかを示している．この一連の変化を図示したものを，酸素瀑布（O_2カスケード）という．**図2**のようにO_2が体内の各組織に運ばれていく過程で分圧はどんどん低下し，最終的に細胞内のミトコンドリアでのPO_2は1〜2mmHgまで減少する．

図1　室内気と肺胞内の気体分圧

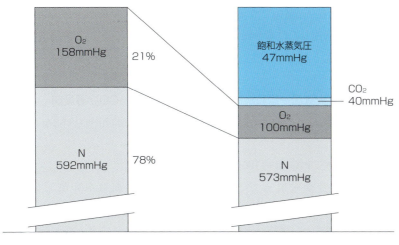

3章　ガス交換の運動生理学

43

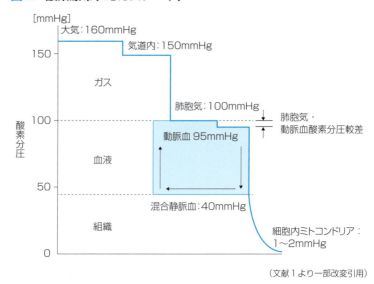

図2 酸素瀑布（O_2カスケード）

（文献1より一部改変引用）

● 肺胞でのガス交換

　分子運動により，濃度の高い部分から低い部分へ分子が移動する現象を拡散といい，肺胞に到達したガスと血液の間，あるいは血液と組織の間におけるO_2やCO_2の受け渡しは，この拡散によって行われる。O_2およびCO_2の拡散速度は，ガス交換が行われる部位間の分子の濃度差に左右され，濃度差が大きいほど，拡散速度は速くなる。各々の気体が作り出す圧力は分圧というが，通常分子の濃度はこの分圧で表される。

　海抜0mの平地での大気圧は760mmHgであるが，これは窒素，O_2，CO_2などの複数の気体によるトータルの圧力である。前述のように大気中の酸素分圧を計算すると，空気中のO_2濃度は約21％であるため，酸素分圧は760×0.21≒160mmHgとなる。この分圧のO_2を口や鼻から吸入し，最終的に肺胞に到達した酸素分圧（肺胞気酸素分圧：P_AO_2）は，肺胞気式で示すことができる。

> P_AO_2＝（大気圧－飽和水蒸気圧）×0.21－$PaCO_2$/呼吸商
> 　　　　（飽和水蒸気圧＝47mmHg，$PaCO_2$＝40mmHg　呼吸商＝0.8）

　この式より，P_AO_2は約100mmHgとなる。

　一方，全身から戻ってきた肺動脈を流れる血液中の酸素分圧は40mmHg，二酸化炭素分圧は46mmHg程度であるため，O_2は肺胞から血液へ，CO_2は血液から肺胞へと拡散によって移動する。これらが肺胞でのガス交換であり，この結果，肺静脈中の酸素分圧（PaO_2）は約100mmHgと

Part I 基礎編

血液でのガス運搬

肺胞で拡散されたO_2やCO_2は血液中に溶け込むが，実際の血液中の酸素において，血液に溶け込んだ形で運ばれるO_2（溶存酸素）は全体量からみるとごくわずかであり，総運搬量のわずか1.5％程度に過ぎない。つまり，残りの98.5％のO_2は血液中のヘモグロビン（Hb）と化学的に結合して（結合酸素），全身の各組織に運ばれている。

動脈血中の酸素含量（CaO_2）は，次の式で計算できる。

$$CaO_2 = Hb \times SaO_2 \times 1.34 + 0.003 \times PaO_2$$

（Hb：ヘモグロビン [g/dL]，SaO_2：動脈血酸素飽和度 [%]，
PaO_2：動脈血酸素分圧 [mmHg]）

血液中のHbのすべてがO_2と結合していると仮定すると，酸素含量は約20mLとなる。しかし実際は，すべてのHbとO_2が結合しているわけではなく，その割合はさまざまな要因によって影響を受ける。O_2と結合しているHbの割合のことを酸素飽和度というが，もしすべてのHbがO_2と結合しているとすると，酸素飽和度は100％となる。

一方，末梢の組織で発生したCO_2の大部分（約90％）は，赤血球内の酵素の働きにより水（H_2O）と反応して炭酸（H_2CO_3）に変換される。そして炭酸は重炭酸イオン（HCO_3^-）と水素イオン（H^+）に解離し，血液中を移動する。最終的にHCO_3^-とH^+は逆の順序で反応し，再びCO_2とH_2Oに戻り，CO_2は呼気として体外に排出される。

酸素解離曲線

血液をさまざまな酸素分圧（PO_2）の空気に接触させて十分平衡に達した場合に，血液中のすべてのHbの何％がO_2と結合しているかという，O_2とHbの酸素飽和度の関係を示した曲線を酸素解離曲線という（図3）。この曲線はS字の曲線をなしており，酸素分圧が100mmHgのときは100％を示すが，酸素分圧が低下すると酸素飽和度も徐々に低下する。90mmHgで97％程度，80mmHgで95％とわずかな低下であるものの，その後60mmHgで89％程度，50mmHgで83％，そして特に40mmHgからは75％と，急激に酸素飽和度が低下していくという関係が認められる。

一方，HbとO_2の親和性はさまざまな条件によって変化する。血液中のCO_2の増加，pHの低下（酸性に傾く），乳酸の上昇，温度の上昇，**2,3-DPG**（diphosphoglycerate）の増加により，曲線が右方へシフトし，末梢組織においてO_2がHbから解離しやすくなる。また，酸素解離曲線は右方

3章 ガス交換の運動生理学

2,3-DPG
2,3-ジホスホグリセリン酸。赤血球内の嫌気的解糖系の中間産物で，ヘモグロビンと結合し，ヘモグロビンからの酸素解離を促す。

図3 ヘモグロビン−酸素解離曲線

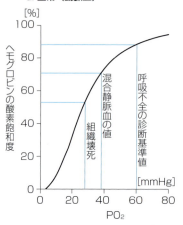

a. 正常（動脈血）

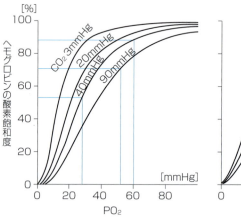

b. 二酸化炭素分圧の影響

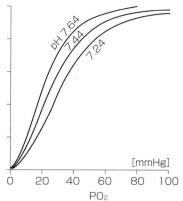

c. pHの影響

向へのシフトとは逆の原因で，左方向にシフトする。このように，ヘモグロビン酸素解離曲線が移動することをボーア効果という。基本的に酸素解離曲線は，運動を行うと右方向へシフトする。

● 細胞レベルでのガス交換

血液中のO_2は各臓器から末梢の細胞へと運ばれていき，そこでの毛細血管と各細胞との間でガス交換が行われている。ガス交換によってO_2を得た細胞は，ミトコンドリアで筋活動のためのエネルギー（ATP）を作る。

細胞レベルでのO_2およびCO_2の拡散速度は，前述の分圧の較差に加え，血管と組織が接する面積にも依存している。トレーニングを継続すると，筋肉においてそれまで使われていなかった毛細血管に血液が流れるようになったり，新しい毛細血管が形成されたりすることで，ガス交換が効率よく行われるようになり，パフォーマンスの上昇につながる。

2. 呼吸代謝

酸素摂取量

　酸素摂取量（$\dot{V}O_2$, oxygen uptake）とは，1分間に生体が取り込む酸素量を指し，この値は吸気中と呼気中の酸素量の差から求められる．安静時に生体は通常，250mL/kg/min程度のO_2を取り込み，200mL/kg/min程度のCO_2を排出しているが，運動によって酸素需要が高まると，それに伴い呼吸・循環系の働きが活発となり，酸素摂取量が増加する．

　一方，動脈と静脈が含むO_2の量の差を動静脈酸素較差（arterial-venous oxygen difference：a-vO_2 difference）といい，この動静脈酸素較差に心拍出量（cardiac output：Q）を乗じた値が，生体が消費したO_2の量，すなわち$\dot{V}O_2$である．心拍出量は一回拍出量（stroke volume：SV）と心拍数（heart rate：HR）の積であることから，酸素摂取量は次の式で表すことができる．

$$\begin{aligned}\text{酸素摂取量}(\dot{V}O_2) &= \text{心拍出量}(Q) \\ &\quad \times \text{動静脈酸素較差}(\text{a-v}O_2\text{ difference}) \\ &= \text{一回拍出量}(SV) \times \text{心拍数}(HR) \\ &\quad \times \text{動静脈酸素較差}\end{aligned}$$

　これをFickの法則（Fickの理論式）とよぶ．

酸素借，EPOC

　通常，運動を開始すると酸素需要量は増加するため，それに応じて酸素摂取量も増加するが，必要な酸素量はすぐに供給されるわけではないため，需要に対して供給が下回ることになる．したがって，この間は無酸素性エネルギー供給機構，つまりATP-CP系や解糖系が主に利用され，不足する分のエネルギーを補っている．この運動時の酸素供給の不足を酸素借という．例えば，運動強度が低い場合は，数分でO_2の需要と供給のバランスがとれて定常状態になるが，運動が高強度の場合は，酸素需要量が常に供給量を上回ることになる．そのため運動終了後には，安静時よりも酸素摂取量の高い状態が続くことになる．これを酸素負債（oxygen debt）とよぶ（**図4**）．

　運動に際しての酸素需要量に対する酸素借の量は，運動強度によって異なる．例えば，高強度運動を疲労困憊まで行うと，酸素借の量は最大に達し，これを最大酸素借（anaerobic capacity）とよぶ．この酸素負債は，酸素借として供給された無酸素性エネルギー供給分を補うものと考えられてきたが，近年ではこれ以外にも，運動による体温の上昇，カテコールアミンや甲状腺ホルモンの増加による代謝亢進などの要因も含まれていること

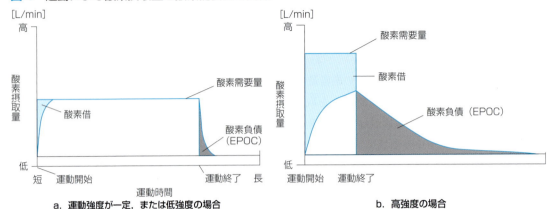

図4 運動による酸素摂取量と酸素需要量の関係
a. 運動強度が一定，または低強度の場合
b. 高強度の場合

が明らかとなっている。また，消費されるエネルギーよりも，グリコーゲン合成に必要なエネルギーのほうが高い。そのため，高強度の運動では酸素負債が酸素借を大きく上回る。これとは別の運動後の過剰な酸素摂取量ということで，**EPOC（excess post-exercise oxygen consumption）**とよばれている。EPOCは運動強度が高いほど，また運動時間が長いほど高値になることが明らかとなっている[2]。

> **EPOC**
> 酸素借と酸素負債の概念が提唱された当初は，2つが等しいという仮定であった。しかし，本文記載のような理由で，酸素負債はEPOCという概念に変わった。

3. 呼吸代謝の指標

最大酸素摂取量

運動時の$\dot{V}O_2$を測定すると，ある点までは運動強度の増加とともに$\dot{V}O_2$は直線的に増加していく。この増加は，前述のFickの式において一回拍出量，心拍数，動静脈酸素較差のすべての要因が増加することによる。しかし，$\dot{V}O_2$はある程度の運動強度で頭打ちとなり，その後は横ばいまたは少し減少傾向となる（レベリングオフ）。このレベリングオフする前の酸素摂取量の最大値を，**最大酸素摂取量**（$\dot{V}O_2max$，maximum oxygen uptake）という（図5）。この$\dot{V}O_2max$が心肺機能や有酸素能力（持久力）の指標として広く使用されているが，実際には一般人やなんらかの疾患を有している患者などは，$\dot{V}O_2$がレベリングオフするまで運動を継続することが難しく，その前になんらかの理由（健常者の多くは下肢の疲労）により運動が終了してしまう。したがって，最大値ではないものの，漸増運動中の$\dot{V}O_2$の最高値を個人の有酸素能力の指標としており，これを最高酸素摂取量（peak $\dot{V}O_2$）という。$\dot{V}O_2max$やpeak $\dot{V}O_2$は1分間当たりの値（L/min）で表すこともあるが，体格（体重）の影響を受けるため，体重当たりの値（mL/kg/min）で示されることも多い。

$\dot{V}O_2max$はトレーニングによって改善されるが，その改善率は最大で20%程度と限界がある。

> **最大酸素摂取量**
> 最大酸素摂取量の値は一般成人男性と持久的な種目を専門とするトップのスポーツ選手では大きく異なる（表1）。

図5 運動強度による酸素摂取量の変化

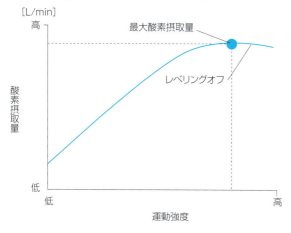

表1 男性スポーツ選手の最大酸素摂取量

運動種目	最大酸素摂取量 [mL/kg/min]
一般成人（男性）	40.0
クロスカントリー	82.6
マラソン	79.0
陸上・中距離走	78.1
陸上・競歩	74.8
競泳	69.0
サッカー	66.4
バスケットボール	60.7
陸上・短距離走	60.1
バレーボール	56.6
柔道	55.6
野球	52.3

（文献3より一部改変引用）

アネロビックパワー

　アネロビックパワー（無酸素パワー）とは，複数の負荷条件で短時間の全力運動中に発揮される機械的パワーの最大値を求めたものである。計測された負荷－速度関係（トルク－速度関係）から，パワー－速度関係を求め，その最大値を最大アネロビックパワーとしている。

　最大アネロビックパワーの大きさや負荷条件ごとのパワー発揮特性を明確にすることで，個人の体力特性が評価でき，またトレーニングに活用する負荷条件の設定が可能となる。

　アネロビックパワー測定の際には，個人の体力レベルによって最大パワーが出現する負荷条件が異なることから，便宜上3種類の負荷条件で運動を行わせ，負荷－速度関係を求めて最大パワーを推定している。

無酸素性作業閾値

　漸増負荷運動を行う場合，運動強度が増すと有酸素系を主としたATP供給では必要なエネルギーを賄いきれなくなる。そのため，ある強度を境にして，無酸素系のエネルギー供給の割合が一段と高くなる。この移行点を無酸素性作業閾値（anaerobic threshold：AT）という（図6）。

● 換気閾値

　呼気ガス分析装置を用いてATを判定する場合，運動負荷を徐々に増加する漸増負荷，あるいは直線的に増加する**ランプ負荷**による運動を行いながら，呼気ガスを採取，分析する。このとき，CO_2の排泄量および換気量

> **ランプ負荷**
> 数秒から1分以内で負荷強度を少しずつ増やすことにより，ほぼ直線的に負荷強度を増加させる方法で，連続多段階負荷法ともよばれている。

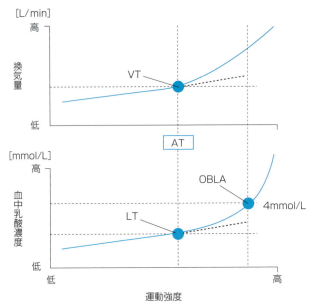

図6 無酸素性作業閾値

は，運動の途中までは運動強度の増加とともに直線的に推移していくが，ある強度を超えると急激に増加し始める変曲点が出現する．この点がATであり，このような換気の指標から判定されるATは，換気閾値（ventilatory threshold：VT）とよばれる（図6参照）．

● 乳酸閾値

運動中に血液を採取し，そこに含まれる乳酸の濃度からATを判定する．運動強度の増加に対し，乳酸値が急激に上昇し始める点があり，これを乳酸閾値（lactate threshold：LT）という（図6参照）．LTとVTはほぼ一致し，成人では$\dot{V}O_2max$の50～60％に相当する．

● OBLA

運動中の血中乳酸濃度が4mmol/Lに達した点をOBLA（onset of blood lactate accumulation）とよぶ（図6参照）．OBLAはVTやLTよりも高く，$\dot{V}O_2max$の約80％程度といわれている．

4. 運動時の呼吸循環応答

定常運動負荷試験時の呼吸循環応答

運動時の呼吸循環反応は，運動の強度によって異なる。例えば，低～中強度の固定負荷運動の場合（図4a参照）は，運動後2～3分以内に運動によるO_2の需要と供給のバランスが一致するようになり，$\dot{V}O_2$は一定となる（定常状態）。

定常状態とは，$\dot{V}O_2$と酸素需要量が等しくなった状態のことであり，運動強度が高くなるに従い，定常状態に至るまでの時間は長くなる。

低強度での定常運動では，運動開始時の酸素借も少量となるため，運動後の酸素負債も少ない。

一方，運動による循環反応についても，低～中等度までの定常運動負荷では，$\dot{V}O_2$と同様に強度に応じて定常状態に至るまでの時間は異なるものの，数分以内で心拍数や血圧などが一定となる。

漸増運動負荷試験時の呼吸循環応答

運動強度を直線的に増加していく漸増運動負荷試験を実施すると，図7のように分時換気量，酸素摂取量などは定常状態になることなく，運動強度に応じて直線的に増加していく。分時換気量は，前述のように一回換気量と呼吸数の積で決まるが，運動強度を増していくと，ある強度までは一回換気量も呼吸数も増加していく。しかし，運動強度の増加にしたがって換気量は増加し続けるものの，一回換気量の増加には限界があるため，その後は呼吸数の増加によって分時換気量が増加する。また，**ATの地点を過ぎると，換気量や二酸化炭素排出量が$\dot{V}O_2$に比べ急激な増加を示す**。これは血中の乳酸値の上昇や重炭酸イオン（HCO_3^-）の減少とも関係している。

> **AT以降の呼吸循環反応**
> ATを超えると換気や二酸化炭素排出量が急激に増加する生化学的理由は，Part I，12章，p.216～218を参照してほしい。

漸増運動負荷試験時の循環反応でも，運動に伴って心拍出量が増加することから，心拍出量を規定する一回拍出量はある程度増加するものの，その後は心拍数の直線的な増加によって対応している（Part I，5章，p.80，図4参照）。また，血圧反応については，図8のように収縮期血圧は運動強度に伴って直線的に増加していくものの，拡張期血圧は収縮期血圧ほどの増加ではなく，緩やかな増加にとどまる。図7の各種パラメーターの詳細な解説は，Part I，12章，p.213～220を参照してほしい。

図7 漸増負荷運動時の酸素摂取量，換気量

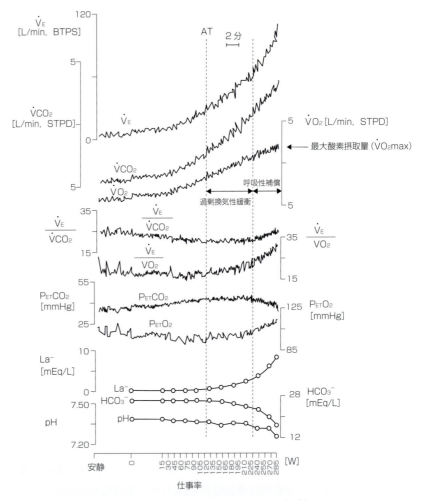

BTPS：body temperature and ambient pressure saturated with water vapor
STPD：standard temperature, standard pressure and dry

図8 運動による血圧の変化

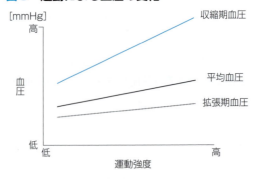

【文献】
1) 日本呼吸器学会 肺生理専門委員会, 日本呼吸管理学会 酸素療法ガイドライン作成委員会 編：酸素療法ガイドライン, p.4, メディカルレビュー社, 2006.
2) Quinn TJ, et al.: Postexercise oxygen consumption in trained females: effect of exercise duration. Med. Sci. Sports. Exerc 26 (7): 908-913, 1994.
3) 小山勝弘, 安藤大輔 編著：運動生理学 生理学の基礎から疾病予防まで, p.29, 三共出版, 2013.

MEMO

Part I 基礎編

4 循環の運動生理学①

椿 淳裕

はじめに

運動時の循環系の反応を理解するうえで，構造および安静時の調節の仕組みを理解しておくことは不可欠である．また，リハビリテーションの対象として増加の一途をたどる高齢者や，慢性疾患あるいは内部障害によって生じる変化を考えるうえでも，正常な機能およびその調節機構を十分に理解しておくことが重要である．

1. 循環系の構造

循環器系の構成

循環器系は，心臓，動脈，毛細血管，静脈で構成され，これらは閉鎖回路として血液を循環させている．リンパ液を循環させるリンパ管も，循環器系に含まれる．心臓はポンプとしての役割を担い，末梢臓器や肺に血液を送り出す．

左心室→動脈→末梢臓器の毛細血管→静脈→右心房を血液が流れる経路を体循環（大循環）とよび，酸素化された血液を末梢臓器へ運び，末梢臓器から二酸化炭素（CO_2）を回収する．

右心室→肺動脈→肺の毛細血管→肺静脈→左心房を血液が流れる経路を肺循環（小循環）とよび，CO_2を肺へ運び体外へ排出するとともに，酸素（O_2）を取り込んで血液を酸素化する（図1）．

O_2やCO_2の運搬以外にも，イオンや栄養分，ホルモン，生体防御に作用する物質などの運搬も，循環器の重要な役割である．

> **リンパ液**
> 間質液（組織間液）のうち，リンパ管に吸収され静脈系に運ばれるもの．リンパ液の輸送には，静脈と同様に骨格筋ポンプが作用する．

心臓の構造

心臓は，縦隔に存在する握りこぶし大の臓器で，前方は胸骨，側方は左右の肺，後方は下大静脈，下行大動脈，食道，下方は横隔膜に接している（図2）．心臓は，心膜で覆われた心膜腔内に収められる．心膜腔内には漿液が存在するため，心臓はスムースに拡張・収縮ができる．心臓の横断面をみると，外側から内側に向かい心外膜，心筋層，心内膜の3層をなし，心外膜と心筋との間には脂肪組織が存在する．

心臓には左右それぞれに心房と心室があり，4つの部屋からなる（図3，4）．心房は主に血液をためる役割があり，ポンプ機能としては補助的な役割をする．一方，心室は，血液を送り出す役割を担う．心筋の厚さは心房よりも心室のほうが厚く，同じ心室でも左心室は右心室よりも厚い（約3倍）．心室において，心筋はらせん状に走行し，血液を効率よく駆出できる

> **縦隔**
> 左右の肺と胸膜腔との間の領域を指す．心臓のほか，心臓に接続する大血管，気管，気管支，食道などが存在する．

Part I 基礎編

図1 循環器系の配列

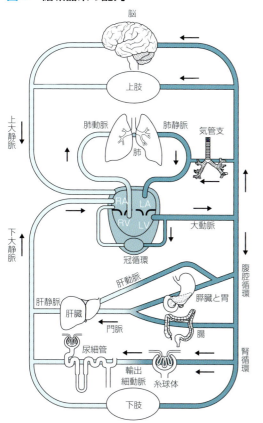

RA：right atrium（右心房），RV：right ventricle（右心室），LA：left atrium（左心房），LV：left ventricle（左心室）

（文献1より引用）

図2 胸郭内の心臓

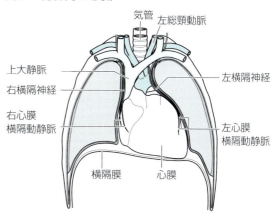

4章 循環の運動生理学①

図3 前後面からみた心臓

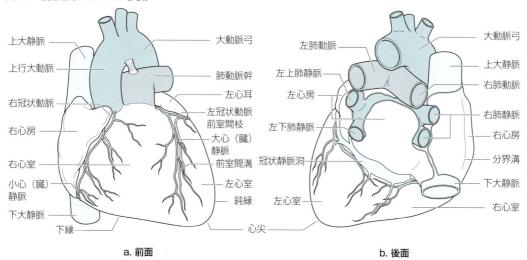

a. 前面　　　　　　　　　　b. 後面

構造をしている（図5）。心房と心室の間および心室と血管の間には，血液を一方向に流すための弁が存在し，逆流を防いでいる。右心房と右心室との間にある弁を三尖弁，左心房と左心室との間にある弁を僧帽弁，右心室と肺動脈との間にある弁を肺動脈弁，左心室と大動脈との間にある弁を大動脈弁とよぶ（図6）。三尖弁および僧帽弁は腱索で**乳頭筋**とつながる。

心筋は不随意の横紋筋であり，冠状動脈により栄養される。大動脈の基部には膨らみがあり心臓の栄養血管である冠状動脈が分岐する。右冠状動脈は下行し，分岐する。左冠状動脈は前面を下行する前下行枝と，背面に回り込む回旋枝とに分岐し，さらにそれぞれが分岐する（図3参照）。冠

乳頭筋

房室弁（三尖弁と僧帽弁）の先端は，腱索を介して乳頭筋と結合する。収縮期に心室内の圧が高まった際には，乳頭筋が収縮することで腱索を介して弁の先端を引っ張る。これにより，弁が心房内へ陥入するのを防ぐと同時に，弁がぴったりと閉じて，心室から心房への血液の逆流を防ぐ。

図4　心臓の内景

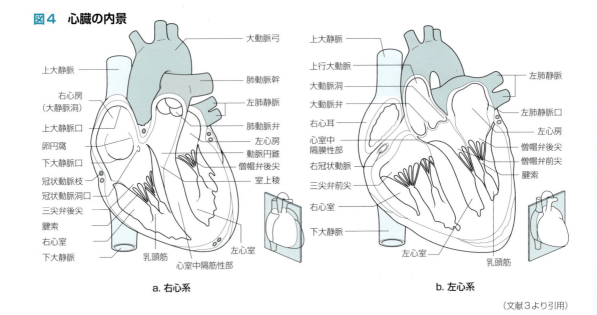

a. 右心系　　　　　　　　　　　　　　　b. 左心系

（文献3より引用）

図5　心筋のらせん状の走行

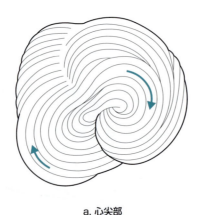

a. 心尖部　　　　　　　　　　　　　　　b. 心室前面

（文献4より引用）

動脈は心臓の表層を走行した後，心臓の外側から内側に向かって分岐が進み，心筋が栄養される。心臓の表面を走行する血管以外は心筋内を走行することから，収縮期には心筋の収縮により血管が圧迫されて血管抵抗が増加し，血液は流れにくい。反対に，拡張期では心筋の弛緩により血管抵抗が低下し，血液は流れやすくなる。冠状動脈へは収縮期よりも拡張期に多くの血液が流れる（図7）。

> **冠血流**
> 冠血流に関しては，Part I, 5章, p.80も参照のこと。

血管の構造（表1）

◉ 動脈

毛細血管を除く動脈は，内膜，中膜，外膜の3層で構成される。内膜は内皮細胞からなり，直接血液と接する。中膜は弾性線維と結合線維で構成され，平滑筋および弾性板が存在する。外膜は弾性線維と結合線維で構成

図6 心臓の弁と血管

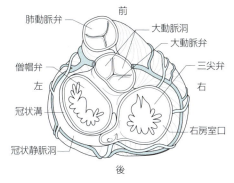

心臓を上面から見た図。心房は取り除いている

図7 心周期と冠動脈血流量

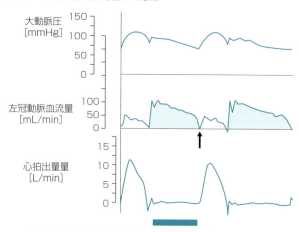

■ は拡張期を，↑は収縮期の開始を示している

（文献1より引用）

表1 血管の構造的特徴

		弾性動脈	筋性動脈	細動脈	毛細血管	細静脈	静 脈
直径		1〜2.5cm	0.3〜1cm	30〜300μm	5〜8μm	50〜200μm	0.5〜3cm
壁厚		1〜2mm	1mm	〜20μm	0.5〜1μm	2μm	0.5〜1.5mm
壁の組成 [％壁厚]	内皮	5	10	10	95	20	5
	平滑筋	25	40	60	0	20	30
	弾性線維	40	10	10	0	0	0*
	結合線維	30	25	20	5	60	65

左列ほど中枢に近い血管で，右列は末梢に近い血管である。各種血管は最初は分枝（動脈）し，そして癒合（静脈）するがそれぞれは連続していることに注目。すなわち，それぞれの血管の境界は明らかではない（例：細い動脈と太い細動脈）
＊太い静脈には，ほとんど目立たない程度で弾性線維が存在している

（文献6より一部改変引用）

され，その中を栄養血管および交感神経が走行する。

　心臓に近い太い動脈は弾性線維の割合が高いため，弾性動脈ともよばれる。弾性動脈より末梢では，動脈は徐々に細くなる。中程度の太さの動脈は主に平滑筋からなり，筋性動脈とよばれる。筋性動脈より末梢では，動脈はさらに細くなり，細動脈とよばれる。交感神経による平滑筋の収縮によって血管収縮が生じ，血管径が縮小する。血管径の減少により**血管抵抗**が増加すると血圧が上昇する。反対に，平滑筋が弛緩することで血管は拡張し，血管径が拡大する。これは血管抵抗を減少させ，血圧も低下する。このような作用から，抵抗血管ともよばれる。

> **血管抵抗**
> 血管抵抗は血液が血管を流れるときの抵抗のことで，血管半径rの4乗に反比例する（p.74，「血管収縮の仕組みと血圧変動への作用」も参照のこと）。

● 静脈

　静脈も動脈と同様に，内膜，中膜，外膜の3層で構成されるが，動脈に比べ中膜は薄く，弾性線維の割合も少ない。そのため，広がりやすいが，外力によってつぶれやすい。毛細血管より中枢に存在する細い静脈は細静脈であるが，細静脈と静脈に血液全体の2/3以上が存在することから，これらを容量血管ともよぶ。内膜には**静脈弁**が存在し，これにより低圧であっても血液の逆流が防止され，心臓に向かって静脈血が流れていく。運動時は，繰り返される筋の収縮・弛緩と静脈弁の作用により，心臓へと血液が戻る（骨格筋ポンプ）。

> **静脈弁**
> 筋肉が収縮すると筋肉内の静脈（例えばヒラメ筋静脈）が圧迫される。静脈弁の一方弁の作用により，血液は末梢から中枢へ押し流される。

● 毛細血管

　動脈と静脈の間には毛細血管が存在し，内皮細胞1層からなる。内皮細胞の配列によって，連続型毛細血管，有窓型毛細血管，非連続型毛細血管の3つに分類される。毛細血管では，**拡散**と**濾過**によって物質が移動する。

> **拡散**
> 気体や液体などが，濃度が均一になるよう移動する現象。
>
> **濾過**
> 気体や液体などを多孔質の物質に通して，固体の粒子を取り除く，あるいは分離すること。

固有心筋と特殊心筋

● 固有心筋

　心筋のうち，心房筋と心室筋を固有心筋とよび，収縮と弛緩を繰り返して血液を送り出すポンプの役割を担う。固有心筋は横紋筋であり，骨格筋と同様にミオシンフィラメントとアクチンフィラメントが規則正しく並んでおり，A帯，I帯，H帯，Z帯を確認することができる。筋収縮も骨格筋と同様に，ミオシンフィラメントとアクチンフィラメントが滑走することで生じる。骨格筋と異なる点は，1つの筋細胞が短く介在板とよばれる細胞膜で隔てられていること，不随意筋であること，自動能をもつこと，不応期が長いことなどが挙げられる。

● 特殊心筋（図8）

　興奮性・伝導性をもつ心筋線維が特殊心筋である。自動的に興奮が発生

図8 特殊心筋（刺激伝導系）と伝導時間

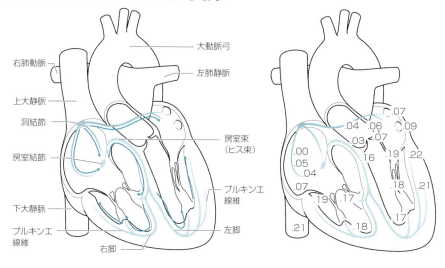

a. 刺激伝導系　　　b. 伝導時間

a：矢印は通常の刺激のルートを示している．洞結節から房室結節に伝わり，心室全体へ広がる
b：洞結節から心筋全体へインパルスが伝わるまでの秒数を示している

（文献6より引用）

表2 心筋の静止電位，活動電位および伝導速度

		静止電位 [mV]	活動電位		伝導速度 [m/sec]
			振幅 [mV]	持続時間 [msec]	
固有心筋	心房筋	−80〜−90	110〜120	100〜200	0.3〜1
	心室筋	−80〜−90	110〜120	200〜300	0.3〜1
特殊心筋	洞結節	−40〜−60	60〜70	100〜300	0.02
	房室結節	−60〜−70	70〜80	100〜300	0.02〜0.1
	プルキンエ線維	−90〜−95	110〜120	300〜500	2〜4

代表的な値．動物種や心拍数によって異なる

（文献4より一部改変引用）

し，その興奮を末梢の心筋まで伝導する作用がある．洞結節，房室結節，ヒス束，左脚・右脚，プルキンエ線維が特殊心筋であり，その役割から刺激伝導系とよばれる．大きさや伝導速度はそれぞれで異なる（表2）．例えばプルキンエ線維は，洞結節および房室結節よりも太く長い．伝導速度も洞結節および房室結節より速い．

2. 心周期

　心房および心室の収縮と拡張はリズミカルに繰り返され，弁の開閉とも協調的に行われることで，心臓は血液を効率よく駆出することができる．
　心周期は心室充満期，等容性収縮期，拍出期，等容性弛緩期で構成される（図9）．

図9　心周期中の心房・心室の容積変化

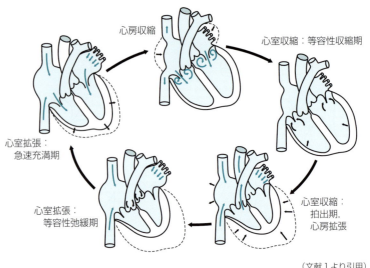

(文献1より引用)

心臓の電気的活動と心周期

洞結節は電気的活動のペースメーカーを担い，交感神経と副交感神経の緊張のバランスにより，その活動頻度（＝心拍数）が調節される．洞結節の発火（興奮）は心房筋，房室結節，ヒス束，左脚・右脚，プルキンエ線維，心室筋に伝えられ，心室が収縮する．房室結節や心室筋も**自動能**を有するが，通常は洞結節からの電気的活動に支配される．この洞結節の興奮から心室の収縮までは順序立って行われ，心臓に周期的な活動を生じさせる．心臓の電気的活動を体表面から記録したものが心電図である．心筋の電気的活動と心電図波形成分との関係を**図10**に示す．

不整脈は，調和した心臓の電気的活動に異常が生じた状態であり，主に平常のタイミングより早期に心臓の活動が始まる場合（**期外収縮**）と，刺激が伝導しない場合（ブロック）がある．運動時に誘発される不整脈により，心臓は運動に必要なO_2やエネルギー源を筋へ送り出すことができなくなるため，不整脈の発生により運動耐容能が低下する場合がある．

> **自動能**
> 不整脈の一部では洞結節の活動が心房や心室に伝導しないことがある．その場合，房室結節以下の刺激伝導系のどこかか，心室内に新たなペースメーカーが発生する（房室結合部調律，心室調律）．

> **期外収縮**
> 例えば，心室性期外収縮により早期に収縮が起きると，心室への血流が減少する．そのため期外収縮時の一回拍出量は減少する．また，次の心室収縮時の一回拍出量は増加する．

心音と心周期

心臓の機械的活動の際に生じる音を心音という．正常では，房室弁（三尖弁・僧帽弁）が閉じる音であるⅠ音と，動脈弁（肺動脈弁・大動脈弁）が閉じる音であるⅡ音が聴取できる（**図11**）．心周期との関係を**図12**に示す．

正常では音が小さく聴取されないⅢ音やⅣ音を過剰心音という．Ⅲ音はⅡ音の直後に聴取される低い音であり，生理的に血液量が増えた状態では，健常者でも拡張期に心室内に血液が勢いよく流れこむ音として聴取さ

Part I 基礎編

図10 心周期と心電図波形の成分

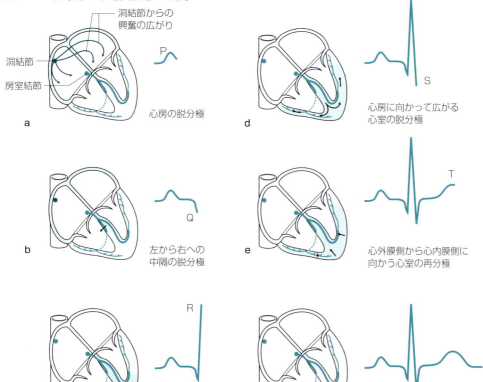

a 心房の脱分極
b 左から右への中隔の脱分極
c 心尖部から広がる心室の脱分極
d 心房に向かって広がる心室の脱分極
e 心外膜側から心内膜側に向かう心室の再分極
f 静止時心筋が示す等電位線

（文献5より引用）

図11 心音の聴取部位

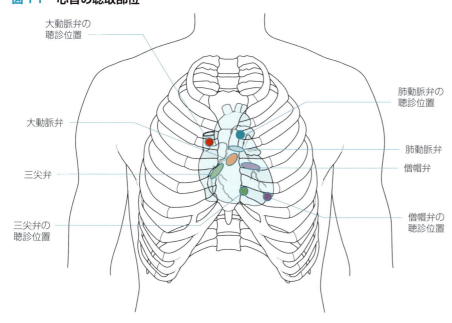

4章 循環の運動生理学①

図12　心臓の圧変化・容積変化と心電図・心音図

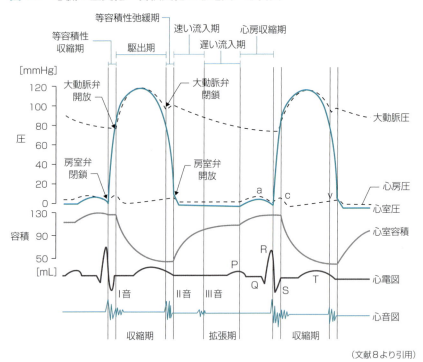

（文献8より引用）

表3　Levine分類

強さの段階	説　　明
第1度	非常に注意深く聴診することによってのみ聴こえる最も微弱な雑音
第2度	微弱だが，聴診器を当てるとすぐに聴こえるもの
第3度	2度と5度の中間で弱い雑音。振戦（スリル）を触れない
第4度	2度と5度の中間で強い雑音。振戦（スリル）を触れる
第5度	大きな雑音だが，聴診器を胸壁から離すと聴こえないもの。振戦（スリル）を触れる
第6度	聴診器を胸壁から離しても十分聴こえる。振戦（スリル）を触れる

（文献9より引用）

れることがある。Ⅳ音はⅠ音の直前に聴取される低い音である。また，それ以外で通常では聴取されない音を心雑音という。弁の異常や流出路の狭窄などにより，血流が乱れた場合に聴取される。心雑音の強さはLevine分類で6段階に分けられる（**表3**）。

3. 一回拍出量，心拍数，心拍出量

一回拍出量と関連する要因

1回の心臓の収縮によって駆出される血液量を一回拍出量（stroke volume：SV）とよぶ。左心室が最も血液を充満したときの容量である左心室拡張末期容量と，左心室が収縮し血液を送り出した後に左心室内に残った容量である左心室収縮末期容量との差が一回拍出量であり，安静時は成人でおよそ70〜80mLである。

● Frank-Starlingの法則

心筋における筋長と張力との関係を，"生理的な範囲において，筋が発生する張力は収縮開始時の筋長に比例する"として示した法則である。つまり，筋節長が長いほど，心筋が引き伸ばされるほど，心筋が発生する張力は大きくなる（図13）。

心臓に戻ってくる血液量，つまり静脈還流量が多くなると左心室拡張末期容量が増え，心筋は伸張される。伸張された心筋はFrank-Starlingの法則により発生する張力が大きくなり，増えた左心室拡張末期容量も相まって，一回拍出量は増加する。反対に静脈還流量が少なくなれば，左心室拡張末期容量の減少と心筋の発生張力の低下から，一回拍出量は減少する。

例えば，端座位から背臥位へ姿勢を変えた場合，下肢に貯留していた血液が心臓に戻りやすくなり，静脈還流量が増加する。この静脈還流量の増加によって心筋は伸張され，張力を発揮しやすくなり一回拍出量が増加す

図13 心筋の長さ−張力曲線

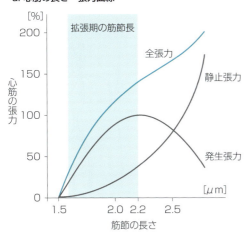

a. 心筋の長さ−張力曲線

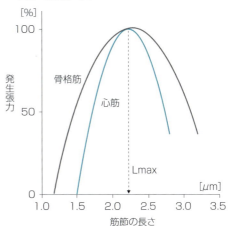

b. 心筋と骨格筋の違い

る．同様に，運動時，特に動的な運動を行っている場合には，筋ポンプ作用や呼吸ポンプ作用によって静脈還流量が増加し，一回拍出量が増加する．反対に，臥位から端座位または立位へ姿勢変換した際や，運動を急に停止した場合などは静脈還流量が減り，一回拍出量は減少する．心臓移植後の患者は心臓への神経支配がないが，運動することによって一回拍出量の増加が認められる[9]．これは，運動に伴う静脈還流量の増加によってもたらされる変化を反映していると考えられる（図14）．

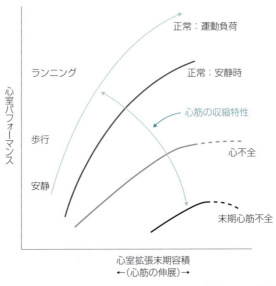

図14 各種病態におけるFrank-Starling曲線

（文献10より引用）

図15 骨格筋ポンプ作用

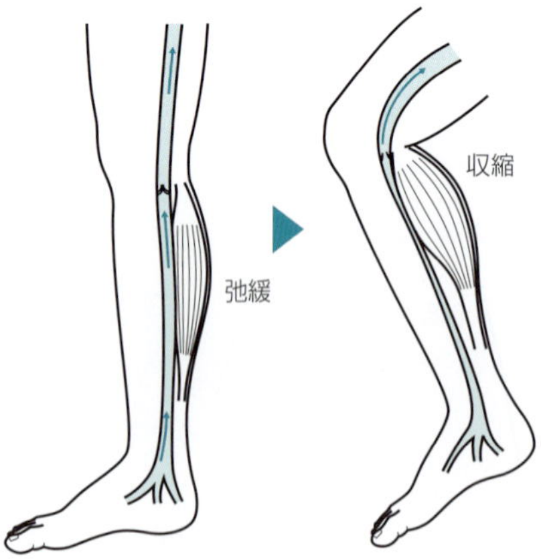

図16 呼吸ポンプ作用

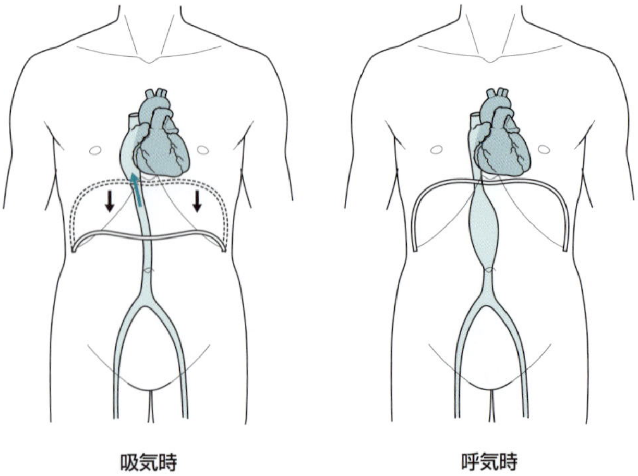

吸気時　　呼気時

◉ 骨格筋ポンプ作用（図15）

　動脈と比較して血圧の低い静脈は，静脈内の弁によって心臓に血液を戻しやすい構造になっている．立位や座位など，重力に抗した姿勢をとっているときには，下肢の静脈は重力に抗して心臓まで血液を押し上げる必要がある．これを強力に補助するのが骨格筋ポンプ作用である．筋が収縮すると深部静脈が圧迫され，弁の作用も加わり心臓に血液が戻りやすくなる．また，筋が弛緩すると深部静脈が拡張し，遠位から血液が流れ込みやすくなる．下肢の屈伸のような動的な運動を行うことで深部静脈の圧迫と拡張が繰り返され，筋がポンプの役割をして静脈血を心臓へ戻しやすくする．

◉ 呼吸ポンプ作用（図16）

　呼吸運動によって，胸腔内の陰圧の程度が変化する．吸気時には，横隔膜が収縮して下降し，腹腔内圧が高まる．これにより腹腔内の静脈は圧迫され，血管内の血液は胸腔内の静脈に流れる．さらにこのとき，胸腔内は呼気時よりも強い陰圧であるため，血液は胸腔内の静脈に流れ込みやすく，静脈血は心臓に戻りやすくなる．呼気時には横隔膜が弛緩することで腹腔内圧は低下し，胸腔内の陰圧も弱まり，腹腔内から胸腔内への静脈血の移動も小さくなる．これを呼吸ポンプ作用という．

　運動時には吸気補助筋の収縮も加わり，胸腔内の陰圧が安静時よりも増大すれば，呼吸ポンプ作用も働きやすくなると考えられる．呼吸ポンプ作用は，骨格筋ポンプ作用とともに運動時に静脈還流量を増加させるための重要な作用である．

◉ 前負荷

　心筋が収縮を開始する前に，心臓に加わっている負荷を**前負荷**という．この場合，拡張末期容積を指す．静脈還流量が増加すると左室拡張末期容積も増大する．Frank-Starlingの法則に従うと，一回拍出量の増加も起こるため，心仕事量（＝負荷）も増加する．

> **前負荷・後負荷**
> ここでいう「前後」は解剖学的な位置ではなく，心収縮の開始の前後を指す．

◉ 後負荷

　末梢血管抵抗によって心臓に加わる心仕事量を**後負荷**という．なんらかの要因で末梢血管抵抗が増加すると一回拍出量は低下するが，この変化は心筋収縮力の低下によるところも大きい．

◉ 心筋収縮力

　心筋の収縮の強さは，一回拍出量を変化させる．心筋収縮力が増加すれば一回拍出量は増大し，心筋収縮力が低下すれば一回拍出量は減少する．心筋収縮力は，自律神経および静脈還流量の影響を受ける．

図17　運動習慣の有無による左室拡張末期容積の違い

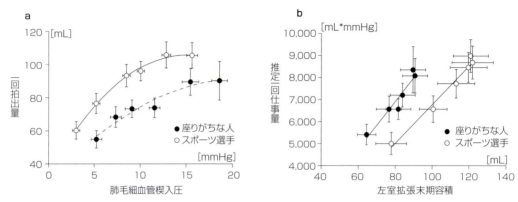

スポーツ選手（○）は座りがちな人（●）に比べて，肺毛細血管楔入圧が同じでも一回拍出量が多い（a）．この背景には，座りがちな人（●）に比べてスポーツ選手（○）の左室拡張末期容積が大きいこと（b）が挙げられる

(文献12より引用)

● 運動習慣

　長期間運動を継続することによって，一回拍出量は増加する．これは，心筋の肥大による収縮力の増加[11]と拡張能の改善[12]の両者によってもたらされる（図17）．

● 長期臥床

　長期臥床によって血漿量や血液量は減少する[13]．また左室のリモデリングも生じ，左室拡張末期容積が減少する[14]．これらによって，一回拍出量が減少する．

心拍数と関連する要因

　一定の時間内に心臓が拍動する回数を心拍数という．通常は1分間の拍動の数で示される．正常洞調律では，洞結節の発火リズムによって決まり，正常な安静時心拍数は60〜100beats/minである．1分間に50beats/min以下を徐脈，100beats/min以上を頻脈という．

● 自律神経

　心拍数は自律神経系のバランスによって調節される．交感神経の亢進や副交感神経の抑制によって心拍数は増加し，反対に交感神経の抑制や副交感神経の亢進によって心拍数は低下する．運動時には負荷量の増加に伴い副交感神経の抑制と交感神経の亢進が生じ，これが心拍数を増加させる．運動後には交感神経の緊張が徐々に減弱し，心拍数は低下していく．

Part I 基礎編

◉ 加齢
年齢が高くなるにつれて洞結節の興奮頻度の最大値，すなわち**最大心拍数**は減少する。そのため，心拍の予備能が低下する[15]。最大に耐えうる心拍数の上限が低くなることが予備能の低下をきたす要因となる。

> **最大心拍数の予測値**
> 予測最大心拍数＝220－年齢

◉ 薬剤
心疾患を有する人の場合，心筋仕事量を減少させる目的で心拍応答を低下させる薬剤を服用していることも多い。この場合，運動時に生じる心拍数の増加が抑えられる[16]。リスク管理において，注意をしなければならない。

心拍出量と関連する要因
一定の時間内に心臓が拍出する動脈血の量を心拍出量とよび，通常は1分間に拍出される量で示される。一回拍出量に心拍数を乗じた値が心拍出量となる。成人の安静時の心拍出量は，一回拍出量を70mL，心拍数を70beats/minとすると，およそ5L/minとなる。運動時には負荷量に応じて心拍出量は増加する。動静脈酸素較差とともに，酸素摂取量を規定する要因でもある。

◉ 関連する要因
心拍出量は，一回拍出量と心拍数の影響を受ける。そのため，それぞれに影響する要因は，心拍出量にも影響する。運動時の心拍出量増加のメカニズムについてはPart I，5章，p.78を参照してほしい。

4. 心血管の機能的特性
拡張能と収縮能
心室壁の張力によって生じる内圧には，Laplaceの法則を当てはめることができ，心室の内径に反比例する次の式が成り立つ。ゴム風船を膨らませるときのように，心室の内腔が大きくなればなるほど内圧は低下し，拡張しやすくなる特性をもつ。

$$P = \frac{2T}{r} \quad P：内圧，T：壁張力，r：心室の半径$$

一方，Frank-Starlingの法則によると，心室は拡張することによって収縮しやすくなる特性も有する。

いずれも心臓がもつ**物理的な特性**ではあるが，通常はFrank-Starlingの法則のほうがLaplaceの法則よりも大きい。

> **物理的な特性**
> 心臓が，伸展性があるだけの物体であったならば，Laplaceの法則により拡張するほど広がりやすさが増す。一方で，心臓は全身に血液を送り出すための収縮能をもち，心筋は横紋筋としての特性も有しており，これにはFrank-Starlingの法則が作用する。心疾患などにより心臓の収縮能が低下すると，Frank-Starlingの法則による作用が相対的に小さくなる。つまり，血液が心室に貯留し始めると心室の内腔が広がり，心室にはさらに血液が貯留しやすくなる。

4章 循環の運動生理学①

表4 体循環と肺循環の血管内圧[mmHg]の比較

		体循環	肺循環
動脈圧	収縮期	120	23
	拡張期	75	8
	平均	90	13
毛細血管		25	7
静脈圧		2〜3	2〜3

(文献17, p.160, 表1より引用)

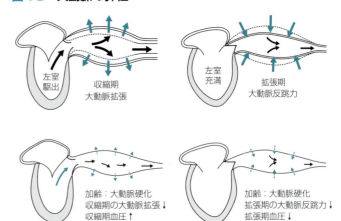

図18 大動脈の弾性

加齢などにより大動脈の硬化が起こると，収縮期の拡張性（伸展性）が低下して大動脈は広がりにくくなるため，収縮期血圧が上昇する。大動脈の硬化は拡張期にも作用し，大動脈の弾性により元の状態に戻ろうとする力が小さくなるため，拡張期血圧は低下する

(文献18より引用)

大血管の弾性（ウィンドケッセル効果，表4，図18）

　動脈圧は，心臓の拡張期であっても0mmHgになることはない。これは，動脈の弾性と血管抵抗の作用によるものである。心臓の収縮期には左心室内の圧が上昇し，大動脈弁が開いて動脈血が一気に心臓から大動脈に駆出される。このとき動脈壁は，拍出された血液によって圧を受け伸展する（このときの動脈圧が収縮期血圧）。

　左心室が拡張すると大動脈弁が閉鎖し，大動脈圧は一過性に上昇するものの，徐々に低下する。収縮期に伸展した動脈壁は，血管のもつ弾性により元に戻ろうとする。この力が拡張期にも血液を送り出す作用をもたらす（このときの動脈圧が拡張期血圧）。

　このように，大動脈弁が閉鎖した拡張期であっても動脈圧が保たれる現象を，ウィンドケッセル効果とよぶ。

5. 心血管の自律神経系の調節

　自律神経系の遠心路は，解剖学的および機能的な違いから交感神経系と副交感神経系とに分類され，求心路である内臓求心性線維とともに，内臓機能を調節する。安静時および運動時における循環調節には，自律神経系の関与が強い。これらがどのように関与するかを理解しておくことは，運動生理学を学ぶうえでとても重要である。

交感神経

● 心臓への作用

　延髄にある血管運動中枢がその調節を担う。交感神経の末端から放出された**カテコールアミン**は，刺激伝導系の細胞や心筋細胞に存在する β_1 受容体と結合し，心拍数や心筋収縮力を亢進させる。これは心拍出量の増加をもたらす。

● 血管への作用

　カテコールアミンのなかでもノルアドレナリンは，α_1 受容体と結合して，血管平滑筋を収縮させる。一方，アドレナリンは，β_2 受容体と結合し血管平滑筋を弛緩させる。交感神経が緊張した場合，自律神経作動物質と受容体との組み合わせの違いによって，血管平滑筋への作用は異なる。すなわち，骨格筋を栄養する血管平滑筋には β_2 受容体が多く，交感神経の緊張によって放出されるアドレナリンの作用により血管は拡張する。一方，それ以外の血管平滑筋には α_1 受容体が多く，交感神経の緊張によって放出されるノルアドレナリンの作用により血管は収縮する。

副交感神経

● 心臓への作用

　副交感神経の末端から放出されたアセチルコリンは，ムスカリン M_2 受容体と結合する。これにより心拍数が減少し，心筋収縮力も低下する。刺激伝導速度の低下も生じる。

● 血管への作用

　アセチルコリンは，血管内皮細胞に存在するムスカリン受容体と結合し，**一酸化窒素**（nitric oxide：NO）の産生が増え，これにより血管平滑筋が弛緩する。

心拍数の調整

　安静時には副交感神経が優位であるが，吸気時と呼気時では心拍数は異なり，この変化に自律神経が関与する。吸気によって生じる胸腔内の陰圧が静脈還流量を増加させ，心房の容積も増加する。心房の伸展受容器から出る求心性の信号が心臓交感神経活動を増加させ，心拍数と心臓の収縮力が上昇する。呼気時にはこの作用がなくなる。

　運動中の交感神経活動の亢進には，セントラルコマンドや動脈圧受容器反射，活動筋からの筋機械受容器反射や筋代謝受容器反射が関与する（Part I，5章，p.82参照）。

カテコールアミン
神経伝達物質であるノルアドレナリン，アドレナリンを総称して，カテコールアミンという。フェニルアラニンからチロシンを経て合成される。

一酸化窒素
NOは強力な血管拡張物質である。血管内皮細胞で産生されるが，血流が増加しても血液と血管壁の間のずり応力（shear stress）による刺激でNO産生が増加して，血管が拡張する。

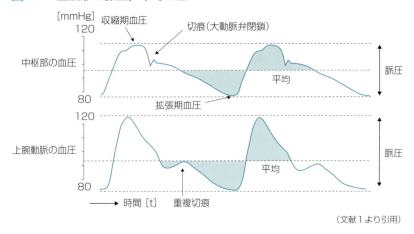

図19 圧波形と脈圧，平均血圧

(文献1より引用)

6. 血圧

血圧の生理的定義（収縮期血圧と拡張期血圧）

血液によって血管壁が受ける圧力を血圧という。一般に，血圧は動脈圧を指す。心室の収縮によって血液が動脈内に駆出されたときに血管壁が受ける圧を収縮期血圧（systolic blood pressure：SBP），心室の拡張期に血管壁が受ける圧を拡張期血圧（diastolic blood pressure：DBP）とよび，心周期によって血圧が変化する。

● 脈圧と平均血圧（図19）

収縮期血圧と拡張期血圧との差を**脈圧**という。一回拍出量が増加すると収縮期血圧が上昇し，脈圧は大きくなる。また，末梢血管抵抗が高い場合には，拡張期血圧が高くなり，脈圧は小さくなる。

動脈圧波を平均化した値を**平均血圧**といい，心拍出量と総末梢血管抵抗との積で算出される。上腕動脈では，拡張期血圧に脈圧の1/3を加えて概算される。

血圧を調節する仕組み

血圧は，一回拍出量や心収縮力といった心拍出量，血管径の変化による末梢血管抵抗，体液量などの循環血液量の3つの要因で規定される（図20）。これらは，自律神経系を介した神経性の調節と，ホルモンや**オータコイド**を介した液性の調節でコントロールされる。動脈圧が低下した場合には，さまざまな血圧調節機構が異なったタイミングで作動し，血圧を上昇させる（図21）。

急激な圧変化が起き，秒または分単位で迅速に働くのが圧受容器反射，化

脈圧
動脈硬化によりウィンドケッセル作用が得られにくいと，脈圧は大きくなる。逆に，大動脈など動脈の伸縮性が保たれていれば，ウィンドケッセル作用が大きく作用し，脈圧は小さく，一心周期での圧変化が小さくなる。

平均血圧
心拍出量は，平均大動脈圧と中心静脈圧との差を総末梢血管抵抗で除して求めることができる。

$$心拍出量 = \frac{平均大動脈圧 - 中心静脈圧}{総末梢血管抵抗}$$

中心静脈圧は平均大動脈圧に比べ非常に小さいことから，次のように近似できる。

$$心拍出量 ≒ \frac{平均大動脈圧}{総末梢血管抵抗}$$

平均血圧で考えると，
平均血圧＝心拍出量×総末梢血管抵抗
となり，電気回路における電圧，電流，抵抗と同じ関係が成り立つ。

オータコイド
ホルモンと神経伝達物質の間の性質をもつ生理活性物質。生体内で局所的に生産され，その近隣に作用する。ヒスタミン，アンジオテンシン，一酸化窒素などがある。

図20 血圧を規定する因子とその調節

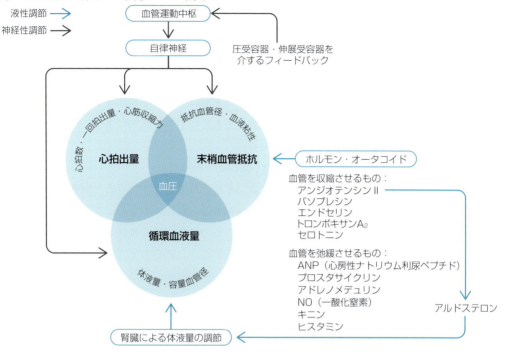

(文献3より引用)

図21 血圧の調節機構とそのタイミング

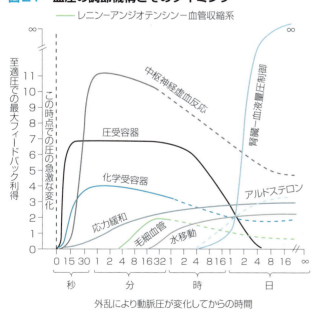

(文献7より引用)

学受容器反射，中枢神経虚血反応である。迅速であると同時に強力である。その後，数分後からレニン・アンジオテンシン・血管収縮系，応力緩和機構，水分の移動が働く。腎臓－血液量圧制御は長期の血圧調節機構であり，その利得は大きい。

● 血圧の神経性調節

　自律神経系を介した神経性の調節は，特に心拍出量と末梢血管抵抗をコントロールし，血圧に変化が生じてから数分以内に素早く生じる。これには主に次の調節機構がある。

◆ 圧受容器反射（baroreceptor reflex）

　大動脈弓や頸動脈洞には，それぞれ大動脈圧受容器，頸動脈洞圧受容器とよばれる動脈圧受容器が存在する。動脈圧の上昇によって血管壁が伸展されると，圧受容器が興奮し，この刺激が迷走神経または舌咽神経を介して上行し，血管運動中枢を抑制する。これらのネガティブフィードバックにより動脈圧は低下する。反対に，動脈圧が低下すると圧受容器の興奮が低下する。

　この反射は日常的に作用し，体位が変化したときの血圧を調節している。例えば背臥位から端座位や立位に体位が変化すると，重力の影響（静水圧的な影響）により下肢に血液がシフトして静脈還流量が低下し，一回拍出量が減少して収縮期血圧が低下する。この血圧降下をすばやく感知し，昇圧反応として心拍出量が増加（心拍数の増加）したり，末梢血管が収縮したりすることで血圧が維持される。これらの初動機構として，圧受容器反射が作用する。

◆ 化学受容器反射（chemoreceptor reflex）

　大動脈弓にある大動脈小体，頸動脈にある頸動脈小体は化学受容器の一つである。これらは，動脈血中の酸素分圧およびpHの低下，二酸化炭素分圧の上昇を感知し，血圧が調整される。ただし，圧受容器反射に比べ，血圧調節に対する影響は小さいとされる。

◆ 中枢神経虚血反応（cerebral ischemic response）

　動脈圧の低下によって脳への血流が著明に低下すると，**血管運動中枢**を興奮させる。これにより交感神経の活動が亢進することで動脈圧が上昇し，脳への血流が回復する。

● 血圧の液性調節

　動脈圧は，ホルモンやオータコイドにより液性に調節される。これは，神経性調節に比べて緩徐であり，おおむね動脈圧の変化が生じてから数分後より働く。

> **血管運動中枢**
> 延髄にある自律神経を介した血管運動の中枢。圧受容器や化学受容器からの信号の入力を受け，中枢からの遠心性線維によって血管を調節する。

◆ 動脈圧を上昇させる機構

【レニン-アンジオテンシン-アルドステロン（RAA）系】

　血圧が低下すると，腎臓への血流量も減少する。これに反応し，傍糸球体細胞よりレニンが分泌される。このレニンの作用によりアンジオテンシノーゲンからアンジオテンシンⅠが放出され，このアンジオテンシンⅠからアンジオテンシン変換酵素によってアンジオテンシンⅡが産生される。アンジオテンシンⅡは細動脈を収縮させる作用を有し，総末梢血管抵抗を増加させ，動脈圧を上昇させる。ここまでをレニン-アンジオテンシン系（RA系）とよぶこともあり，RA系による血管収縮は速やかに行われる。

　アンジオテンシンⅡは，副腎皮質におけるアルドステロンの合成と分泌を促進させる。アルドステロンの作用により，腎臓の遠位尿細管および集合管でのNaイオンと水の再吸収が促進される。これにより循環血液量が増加し，動脈圧は上昇する。ここまでを含めてRAA系という（図22）。

【カテコールアミン】

　副腎髄質から分泌されるアドレナリンおよびノルアドレナリンは，血管収縮作用をもつ。これらカテコールアミンは，交感神経系の亢進により分泌される。カテコールアミンの血管収縮作用によって動脈圧は上昇する。

【バソプレシン】

　抗利尿ホルモンともよばれるバソプレシンは，脳下垂体後葉から分泌され，腎臓の集合管からの水の再吸収を促進させる。これにより循環血液量

図22　レニン-アンジオテンシン-アルドステロン系

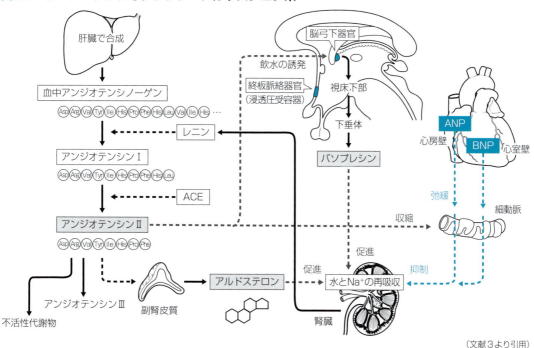

（文献3より引用）

が増加し、動脈圧は上昇する。バソプレシンは血管収縮作用も有する。静脈還流量の低下はバソプレシンの分泌を促進し、動脈圧の回復へ作用する。

◆ 動脈圧を低下させる機構

【心房性ナトリウム利尿ペプチド（atrial natriuretic peptide：ANP）】

　静脈還流量の増加は心房壁を伸展させる。これによって心房よりANPが分泌され、血管が拡張し動脈圧が低下する。ANPは腎臓でのNaイオンと水の排泄を増加させる利尿作用をもつ。この作用により循環血液量が減少し、動脈圧は低下する。

【脳性ナトリウム利尿ペプチド（brain natriuretic peptide：BNP）】

　ANPと同様の作用をもち、血管拡張作用と利尿作用によって動脈圧を低下させる。ANPおよび**BNP**は心筋の伸展によって分泌が高まることから、ANPやBNPは心不全や腎不全の管理に利用される。特にBNPは心不全における重症度の判定に用いられる。

【一酸化窒素（nitric oxide：NO）】

　血管内皮細胞から分泌されるオータコイドであり、血管拡張作用をもつ。血流による血管壁への**ずり応力**が刺激となって分泌される。運動時は血流が増加し、その血管からのNO分泌が促進され、血管が拡張する。

> **脳性ナトリウム利尿ペプチド**
> 脳から分離されたことから「脳性」と名がついたが、心室筋で産生される。心不全の重症度は以下のように分類される。
> ・〜18.4pg/mL：心不全の可能性は極めて低い
> ・18.4〜40pg/mL：心不全の可能性は低いが、可能ならば経過観察
> ・40〜100pg/mL：軽度の心不全の可能性があるので精査、経過観察
> ・100〜200pg/mL：治療対象となる心不全の可能性があるので精査あるいは専門医に紹介
> ・200pg/mL〜：治療対象となる心不全の可能性が高いので精査あるいは専門医に紹介
> 最近では、BNP前駆物質のN末端であるNT-proBNPの測定も行われるようになってきた。

> **ずり応力（shear stress）**
> ずり変形に対する反対方向へ加わる力。血管においては、血流が増大することでずり応力が増す。

血管収縮の仕組みと血圧変動への作用

　血管平滑筋が収縮することで血管が細くなる。ノルアドレナリンは、α_1受容体と結合して細胞内へカルシウムイオンを流入させ、血管平滑筋を収縮させる。

　血管を円筒の管と見立てると、そこを流れる際の抵抗（R）は次の式で求めることができる。

$$R = \frac{8\eta L}{\pi r^4} \qquad \eta：液体の粘性,\ L：管の長さ,\ r：管の半径$$

　抵抗は、半径の4乗に反比例する。つまり、血管平滑筋の収縮によって血管が細くなると、著しく末梢血管抵抗が増加することになる。

【文 献】

1) 岡田隆夫 監訳: 心臓・循環の生理学, メディカル・サイエンス・インターナショナル, 2011.
2) 塩田浩平 ほか 訳: グレイ解剖学 原著第2版, エルゼビア・ジャパン, 2011.
3) 坂井建雄, 河原克雅 編: 第2版 カラー図解 人体の正常構造と機能, 日本医事新報社, 2012.
4) 小澤瀞司, 福田康一郎 総編集: 標準生理学 第7版, 医学書院, 2009.
5) 岡野栄之 ほか 監訳: オックスフォード生理学 原著第4版, 丸善出版, 2016.
6) McArdle WD et al.: Exercise Physiology: Nutrition, Energy, and Human Performance, 8th Edition. Wolters Kluwer. 2015.
7) 御手洗玄洋 総監訳: ガイトン生理学 原著第11版, エルゼビア・ジャパン, 2010.
8) 山内豊明: フィジカルアセスメント ガイドブック 第2版. 医学書院. 2011.
9) Verani MS, et al.: Cardiac function after orthotopic heart transplantation: response to postural changes, exercise, and beta-adrenergic blockade. J Heart Lung Transplant 13 (2): 181-193, 1994.
10) 本郷利憲 編: 標準生理学 第5版, 医学書院, 2000.
11) Blomqvist CG, Saltin B: Cardiovascular adaptations to physical training. Annu Rev Physiol 45: 169-189, 1983.
12) Arbab-Zadeh A et al.: Effect of aging and physical activity on left ventricular compliance. Circulation 110 (13): 1799-1805, 2004.
13) Convertino VA: Cardiovascular consequences of bed rest: effect on maximal oxygen uptake. Med Sci Sports Exerc 29 (2): 191-196, 1997.
14) Perhonen MA, Zuckerman JH, Levine BD. Deterioration of left ventricular chamber performance after bed rest: "cardiovascular deconditioning" or hypovolemia? Circulation 103 (14): 1851-1857, 2001.
15) Tanaka H, et al.: Age-predicted maximal heart rate revisited. J Am Coll Cardiol 37 (1): 153-156. 2001.
16) Murata M, et al.: Influence of stroke volume and exercise tolerance on peak oxygen pulse in patients with and without beta-adrenergic receptor blockers in patients with heart disease. J Cardiol 2016 Mar 24. pii: S0914-5087 (16) 00064-2. doi: 10.1016/j.jjcc.2016.02.017. [Epub ahead of print]
17) 岡田隆夫 編: カラーイラストで学ぶ集中講義 生理学 改訂第2版, メジカルビュー社, 2014.
18) 岩瀬三紀, 横田充弘 監訳: オビーの心臓生理学, 西村書店, 2008.

Part I 基礎編

5 循環の運動生理学②

椿　淳裕

はじめに

　運動を行う際に，体の中ではその運動が行いやすいように，また持続しやすいように，さまざまなメカニズムを作動させて調節が行われる。その巧みさは見事というほかなく，体は動くために作られているといった見方もできる。一方で，高齢者や内部障害に対しても，積極的なリハビリテーション介入が早期から開始され，慢性疾患の自己管理において運動の継続は重要である。リハビリテーションによる介入を行ううえで，運動時の生体の反応と疾患に伴う病態変化の双方を理解しておかなければならない。

1. 重力に対する循環反応

身体の静水圧負荷

　液体として存在する血液は，重力の作用で，ある部分からの高さによって一定の割合で圧力を受ける。これを静水圧または重力圧とよぶ。

　立位の場合を例に考える。心臓の高さを基準とすると，心臓より低い位置にある血管は静水圧により血圧が上昇する。その上昇の程度は，心臓から遠ざかるにしたがって大きくなる。反対に，心臓よりも高い位置にある血管が受ける圧は低くなる。心臓の高さを130cm程度とした場合，下肢遠位の血管には動脈圧に約90mmHgの静水圧が加わることになる。身長によって床面からの心臓の高さは異なるため，**静水圧**も身長によって異なる。ただし，静止した立位時の静水圧の影響を，**図1**に示す[1]。血圧測定の際に，測定部位を心臓と同じ高さにするのは，この静水圧の影響を除くためである。

> **静水圧**
> 水銀の比重を13.59とする。

血圧反応

　血液自体に重さがあることから，身体部位の位置に高低差が生じる状況では，静水圧（重量負荷）の影響を受けて血液は高いところから低いところへ移動する。姿勢変化時にはこの影響を強く受ける。例えば，ベッド上で背臥位からベッドアップする場合や，起き上がりなどで背臥位から端座位をとる場合，立ち上がりなどで端座位から立位をとる場合，背臥位から立位をとる場合（起立台で徐々に角度を上げていく場合も含む）などがそれに当たる[2]（**図2**）。

　立ち上がりを考えると，臥位あるいは座位から立位へ姿勢が変化することで血液，特に下大静脈の静脈血が下肢遠位へ移動する。この血液の移動によって，静脈還流量が低下する。静脈還流量の低下は，一回拍出量の低下を招き，収縮期血圧を低下させる。起立性低血圧（orthostatic hypotension）

図1　静止立位時の静水圧

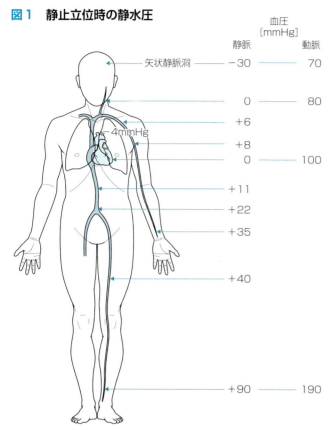

大まかな数値を示している。身長によって値は異なる

（文献1より一部改変引用）

図2　姿勢変化に伴う重力負荷

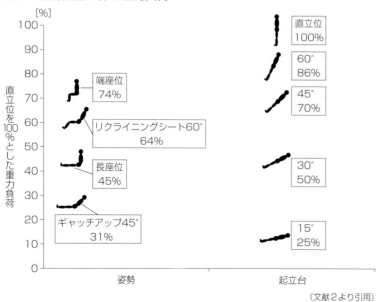

（文献2より引用）

はこのような機序で生じる。通常は，圧受容器反射（Part I，4章，p.72参照）によってすぐに補正されるが，この反射が遅れる場合や働かない場合には，臓器への血流が低下する。特に脳への血流が**自動調節能（オートレギュレーション）**の範囲を超えて低下すると失神することもある[3]。

> **自動調節能（オートレギュレーション）**
> 脳には血圧がある程度変動しても血流を保つ，自動調節能機構がある。

心拍の反応

重力に対する心拍の変動は，血圧の変化に対する反応として生じる二次的な作用が強い。起立性低血圧が生じた場合には交感神経活動を亢進させて心拍数を増やし，静脈還流量が増加した場合には交感神経活動を抑制することで心拍数を低下させる。

2. 運動による循環反応

心拍出量増加の仕組み

運動に必要な酸素（O_2）とエネルギー源を筋へ送り届けるには，運動の強度に応じて心拍出量を増加させる必要がある。心拍出量は一回拍出量と心拍数の積で求められることから，それぞれを増加させる必要がある（Part I，4章，p.63を参照）。

● 一回拍出量の増加

動的運動時には，筋の収縮と弛緩が交互に生じる。これによる骨格筋ポンプ作用によって，心臓に戻る血液量である静脈還流量が増加する。また，呼吸ポンプ作用も静脈還流量の増加に寄与する。静脈還流量の増加は心筋を伸張させ，Frank-Starlingの法則（Part I，4章，p.63参照）による一回拍出量の増加をもたらす。運動に伴う一回拍出量の増加は，除神経されている心移植患者においても認められる[4]ことから，静脈還流量の増加によって生じていると理解できる。水中で運動を行う場合には，水による静水圧によって体表面から静脈が圧迫される。これが静脈還流量を増加させる。運動中の姿勢も一回拍出量を変化させる[5]。上半身が水平に近い姿勢では，直立に近い姿勢よりも一回拍出量は増加する（**図3**）。

運動による筋機械受容器反射や，運動強度が高くなることで起きる筋代謝受容器反射も，交感神経を介して一回拍出量の増加に働く。これらの反射は交感神経系を亢進させ，これにより心臓の収縮力が増加し，一回拍出量は増加する。運動の強度によっては，心筋の収縮力は安静時の2倍近くにもなる（Part I，4章，p.70参照）。

動的運動に対し，静的運動時には筋ポンプ作用は生じにくい。しかし，筋機械受容器反射や筋代謝受容器反射による交感神経刺激によって心筋収縮力が増し，一回拍出量は増加する。

図3 姿勢の違いによる一回拍出量および心拍出量の比較

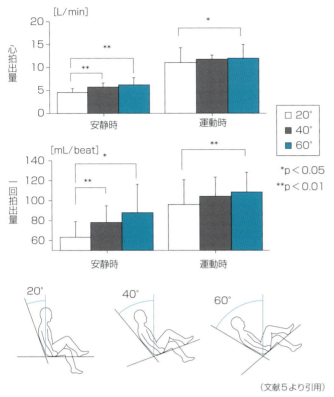

（文献5より引用）

●心拍数

運動中の心拍数の増加は，交感神経系の亢進によってもたらされる．交感神経系の亢進は洞結節の発火頻度を増加させ，心拍数が増加する．

図4は，運動強度の増加に伴う一回拍出量，心拍数，心拍出量の変化を示すグラフ[6]である．漸増負荷運動中は，一回拍出量の増加が心拍数の増加よりも先に起きる．心臓の容量の増加には限界があるため，ある強度までしか一回拍出量は増加しない．それを補うように心拍数が増加し始める．これにより，運動強度の増加に比例して心拍出量が増加する．

運動強度を増加させていき，個人が耐えうる最大の負荷を課したときの心拍数（予測最大心拍数）は，年齢が高くなるにつれて低下する[7]．加齢に伴う最大心拍数の低下によって，最大負荷時の心拍出量は低下する．このため，最大酸素摂取量も低下する．

血流再分配

●全身での血流の再分配

運動中には，その運動を持続させるため，筋にO_2とエネルギー源を送る必要がある．運動強度が上がるにつれ，筋の酸素需要は高まる．心臓が拍

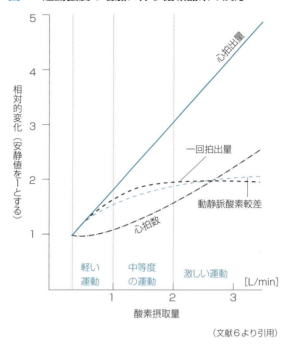

図4 運動強度の増加に伴う循環器系の反応

（文献6より引用）

出できる量には限界があるため，筋の酸素需要に応えるためには，臓器への血流を調整し，筋へ多く配分されるよう調整する必要がある．このように，運動時には臓器への血流の再分配が行われる．

安静時および激しい運動時にどれくらいの割合で血流が配分されるかは，臓器によって大きく異なる[8]．運動時，筋へは血流量，配分率ともに大幅に増加する．これに対し，肝臓および腎臓は，絶対的な血流量も配分率もともに減少する．心臓と脳への運動時の配分の割合は安静時に比べ減少するが，絶対的な血流量は安静時に比べ増加する[8]（**図5**）．内部障害の理学療法を実施するにあたり，運動時の血流の再分配は十分に考慮する必要がある．

● 冠血流

運動時の冠状動脈の血流は，安静時に比べ大幅に増加する．これは全身の酸素需要の増加に応えるために，心拍出量を増加させる必要があるからである．冠状動脈への血流量の80％は，冠動脈の血管抵抗が低い拡張期に流れる[9]．運動時には収縮期の血流量が増えるものの，心拍数の増加によって心臓の拡張時間が短くなり[10]（**図6**），冠状動脈に血液が流れる時間も短くなる．労作性狭心症や運動によって生じる心電図のST変化の背景には，これが関与している．

図5 運動によって生じる血流の再分配

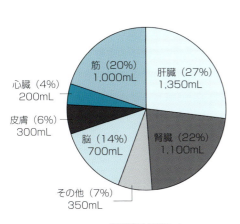

a. 安静時における各臓器への血液配分量

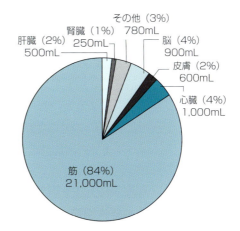

b. 激しい運動時における各臓器への血液配分量

(文献8より一部改変引用)

図6 運動時の拡張時間の短縮と冠状動脈血流量の変化

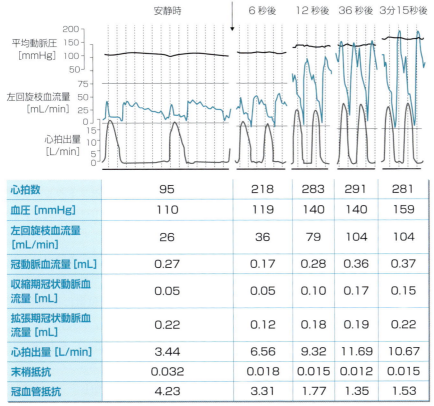

	安静時	6秒後	12秒後	36秒後	3分15秒後
心拍数	95	218	283	291	281
血圧 [mmHg]	110	119	140	140	159
左回旋枝血流量 [mL/min]	26	36	79	104	104
冠動脈血流量 [mL]	0.27	0.17	0.28	0.36	0.37
収縮期冠状動脈血流量 [mL]	0.05	0.05	0.10	0.17	0.15
拡張期冠状動脈血流量 [mL]	0.22	0.12	0.18	0.19	0.22
心拍出量 [L/min]	3.44	6.56	9.32	11.69	10.67
末梢抵抗	0.032	0.018	0.015	0.012	0.015
冠血管抵抗	4.23	3.31	1.77	1.35	1.53

(文献9より引用)

◉脳血流

脳へは，内頸動脈および椎骨動脈から動脈血が供給されるが，そのうち内頸動脈からの供給が約9割を占める。体重に対して脳が占める重さの割合は2%とされるが，安静時に脳へ供給される血液量は心拍出量の14%，O_2の消費量は20%とされる。超音波ドップラー法によって脳血流を測定した報告[11]によると，低～中強度の運動では頸部の動脈の血流量は安静時より増加するものの，高強度運動時には内頸動脈および中大脳動脈では安静時レベルまで血流量が低下するとされている（図7）。

運動時の血圧調節
◉神経性調節

運動時の血圧調節のメカニズムとしては，①セントラルコマンド，②動脈圧受容器反射，③活動筋からの反射の3つが関与する（図8）。

◆セントラルコマンド

随意運動と関係して，セントラルコマンドは高次中枢から下降し心循環系をフィードフォワード的に調節する信号[12]と定義される。運動中に自律神経系の活動と骨格筋の収縮とを生じさせ，その信号は脳の高次中枢から発生すると考えられている[13]。運動開始よりも前に血圧や心拍数の上昇が観察されることは，このセントラルコマンドによる変化として説明されることが多い。

◆動脈圧受容器反射

大動脈弓（迷走神経）と頸動脈洞（舌咽神経）が動脈圧受容器反射に関与する。運動が開始されると，骨格筋ポンプ作用や呼吸ポンプ作用によって静脈還流量が増加し，Frank-Starlingの法則によって一回拍出量が増加する。これは収縮期血圧を上昇させる。安静時であれば，収縮期血圧の上昇は動脈圧受容器反射によるネガティブフィードバックによって元に戻るが，運動中は動脈圧受容器反射が生じないほうが運動を継続しやすい。また実際，運動継続中には血圧は低下しない。これには，セントラルコマンドや活動筋からの入力による動脈圧受容器反射のリセット[14,15]が考えられている（図9）。頸動脈洞で感知する圧受容器反射の作動点（OP）が運動強度の上昇に伴い高い位置に移動（リセット）することで，運動中に不利に働くネガティブフィードバックが起こらない。同時に，昇圧反応と降圧反応が等しくなる点（CP）も運動強度の上昇に伴い高い位置に移動する。

◆活動筋からの反射

活動筋からは，筋機械受容器反射（muscle mechanoreflex），筋代謝受容器反射（muscle metaboreflex）によって血圧が調節される。

筋機械受容器反射は，筋の収縮，伸張，圧迫などを感知し，その入力は細い有髄の軸索であるグループⅢ線維を上行し，自律神経を介して血圧を

図7　運動強度の増加と頭部の血管ごとの血流量の変化

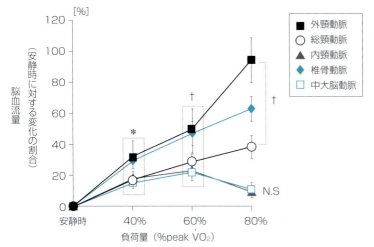

N.S：not significant（有意差なし）

（文献11より引用）

図8　運動時の血圧調節のメカニズム

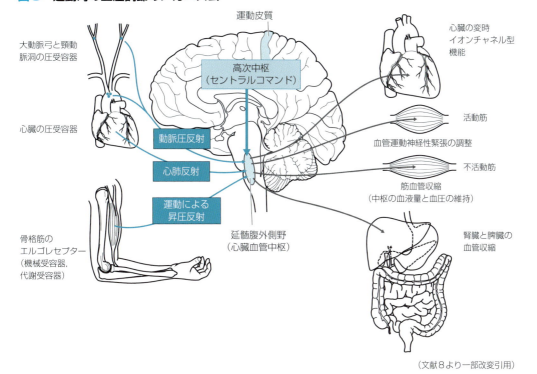

（文献8より一部改変引用）

図9 運動中の動脈圧受容器反射のリセット

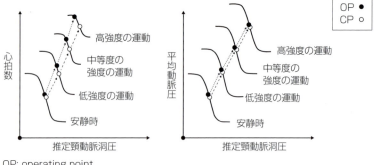

a. 心拍数と推定頸動脈洞圧の関係 b. 平均動脈圧と推定頸動脈洞圧の関係

OP: operating point
CP: centring point

（文献15より引用）

図10 一酸化窒素による血管拡張作用

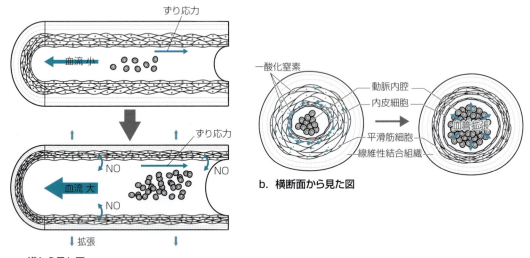

a. 横から見た図

b. 横断面から見た図

（b: 文献8より一部改変引用）

上昇させる．筋代謝受容器反射は，筋収縮によって生じた乳酸，水素イオン，プロスタグランジンなどの代謝産物の蓄積を感知し，無髄の軸索であるグループⅣ線維を刺激が上行する．入力は心臓血管中枢へ達し，交感神経の活動を亢進させる．

● 局所調節

局所調節のメカニズムとして，筋収縮による筋ポンプ作用や血管内皮由来因子による調節が挙げられる．

運動時の血流量の増加は，血管壁にずり応力を生じさせる．これが血管内皮細胞から，血管拡張に働く物質を産生させる．代表的な血管拡張物質

として，一酸化窒素（nitric oxide：NO）がある（図10）。

末梢血流の調節

　運動を行うためには，活動している筋にO_2およびエネルギー源を供給する必要がある。しかし，心拍出量は限られるため，活動筋への血流が増加するよう，それ以外の臓器や非活動筋の血流量を減らす再分配が行われる。血流量を変化させる中心的な役割は，末梢血管（平滑筋に富む筋性動脈・細動脈，Part Ⅰ，4章，p.57参照）の収縮や拡張が担う。

　運動中，活動筋以外の臓器や非活動筋の血管は収縮する。これは，交感神経性血管収縮神経の活動の亢進によって生じる。末梢血管の収縮は血流量を減少させる。一方で，活動筋の血管は拡張するが，これは交感神経性血管拡張神経の亢進によりもたらされる。末梢血管の拡張は，その血管への血流量を増加させる。

ダブルプロダクト

　心臓は，運動時には安静時よりも多くの血液を拍出するために，交感神経の亢進によって収縮力が増し，心拍数も増加する。心筋は冠動脈からO_2とエネルギー源の供給を受けているが，運動強度の増加に伴って心筋の酸素需要量も増加する。この心筋の酸素需要量を反映する指標として，ダブルプロダクト（double product）がある。ダブルプロダクトは，心拍数に左室収縮期最大圧を乗じて求めるが，左室収縮期最大圧の代わりに収縮期血圧が用いられる。その算出方法から，心拍血圧積（rate pressure product）ともよばれる。ダブルプロダクトは次式にて求める。

ダブルプロダクト＝収縮期血圧 [mmHg] ×心拍数 [beats/min]

　運動時の心筋虚血の発生は，心筋のO_2の需給バランスが破綻したことを示す。心筋虚血を生じたときのダブルプロダクトは，心筋酸素需要に対する冠血流不足が生じる負荷量を表す。心筋虚血を生じたときの値を超えないよう，運動時に心拍数と収縮期血圧をモニタリングすることでリスク管理を行うことが可能である。

3. 最大酸素摂取量を規定する因子

Fickの理論式

● 理論的背景[16]

　Fickの理論式は心拍出量を推定するため考えられた式で，酸素摂取量から心拍出量を算出できるとする考えに基づく。

　1分間に肺に入る静脈血の酸素含量は，肺血流量（$\dot{Q}$）に静脈血酸素濃度（C_V）を乗じた$\dot{Q}C_V$と表すことができ，1分間に肺から出る動脈血の酸素含量は，肺血流量（$\dot{Q}$）に動脈血酸素濃度（C_A）を乗じた$\dot{Q}C_A$と表すことができる。肺を通過する間に血液が取り込むO_2の量は，

> 1分間に血液が肺で取り込む酸素含量 ＝ $\dot{Q}C_A - \dot{Q}C_V$

で求めることができる。

　定常状態では，1分間に血液に取り込まれるO_2の量は，1分間に肺胞気から奪われるO_2の量（$\dot{V}O_2$）に等しい。このことから，

$$\dot{V}O_2 = \dot{Q}C_A - \dot{Q}C_V$$
$$= \dot{Q}(C_A - C_V)$$

となる。

　肺血流量（$\dot{Q}$）は右心拍出量と等しいため，次のように書き直すことができる。

$$心拍出量\ \dot{Q}\ [L/min] = \frac{\dot{V}O_2\ [mL/min]}{C_A - C_V\ [mL/L]} \quad \cdots [式1]$$

● Fickの理論式の応用

　Fickの理論式は心拍出量を推定するために考えられたが，この式を変形することで$\dot{V}O_2$の規定要因を考えることができる。

　式1で用いた$\dot{V}O_2$は1分間当たりの酸素摂取量，「$C_A - C_V$」は末梢組織に取り込まれたO_2の量である動静脈酸素較差として考えると，

> 酸素摂取量 ＝ 心拍出量 × 動静脈酸素較差 $\cdots$ [式2]

とすることができる。また，

> 心拍出量＝一回拍出量×心拍数 … ［式3］

であることから，式3を式2に代入し，次のように表すことができる。

> 酸素摂取量＝一回拍出量×心拍数×動静脈酸素較差 … ［式4］

　生体が最大に摂取できるO_2の量を最大酸素摂取量（$\dot{V}O_2max$）という。運動強度が増加するに従い，酸素摂取量も増加することから，個人が行いうる最大強度の運動を行った際の酸素摂取量を$\dot{V}O_2max$として求める。

　$\dot{V}O_2max$の多寡で全身持久力を比較することができる。また，生命予後を規定する因子としても挙げられている[17, 18]。

　式4は，リハビリテーションの対象者の運動耐容能の低下の原因を推定できるだけではなく，酸素摂取量の増大に向けたアプローチの方策や手段を考えることができるなど，応用できる範囲は広い。酸素摂取量に影響を及ぼす要因を図11に示す。

一回拍出量

　心室が1回収縮することで大動脈へ送り出される動脈血の量が，**一回拍出量**である。

　運動の急性効果として，静脈還流量の増加は一回拍出量の増加をもたらす。運動に対するトレーニング効果[19]として，心筋の肥大や収縮性の向上，左室拡張末期容積の増加などが一回拍出量を増加させる（スポーツ心臓）。運動を継続することによる$\dot{V}O_2max$の増加は，これらのトレーニング効果によってもたらされる最大心拍出量の増加も影響する。しかし継続していた運動を中断すると，これらの効果は減衰する[20]。

　一方，心筋のポンプ機能が低下する疾患を有する場合には，一回拍出量は低下する。例えば，心筋梗塞や狭心症などの冠動脈疾患によって心筋が壊死または虚血にある場合，その灌流域の心筋は血液を拍出するための有効な収縮ができないため，ポンプ機能の低下が生じ，一回拍出量は低下する。陳旧性の心筋梗塞であっても同様である。また，僧帽弁や大動脈弁に閉鎖不全があると動脈血が逆流する。これらの弁疾患によっても一回拍出量は低下する（表1）。

> **一回拍出量**
> 1分間当たりに心臓から駆出される血液量を心拍出量という。分時拍出量とはよばない。

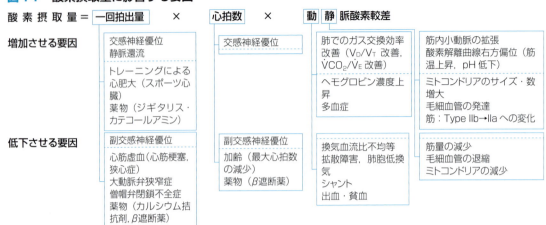

図11 酸素摂取量に影響する要因

それぞれの囲みの点線から上は，運動時の急性呼吸循環反応である．点線から下は，トレーニング効果，疾病の影響，薬物の効果，ディトレーニングの影響を示している

表1 僧帽弁狭窄による一回拍出量の低下

	$\dot{V}O_2$max [L/min]	最大心拍数 [beats/min]	最大一回拍出量 [mL]	最大心拍出量 [L/min]
僧帽弁狭窄症患者	1.6	190	50	9.5
座りがちな人	3.2	200	100	20.0
スポーツ選手	5.2	190	160	30.4

(文献8より引用)

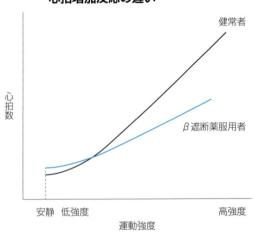

図12 健常者とβ遮断薬服用者の心拍増加反応の違い

心拍数

運動の急性効果として，運動強度の増加に伴い，交感神経系の亢進によって心拍数は増加する．心拍数を際限なく増加させることができれば，$\dot{V}O_2max$ も際限なく増加するかもしれないが，増加できる心拍数には上限があり，その上限は年齢が高くなるにつれて低下する[5]．心疾患などで心拍応答を低下させる薬剤を服用している場合には，運動時の心拍数の増加が抑制される[21]．通常，運動強度が徐々に上昇する運動を行っている場合，運動強度の上昇に伴って交感神経が徐々に亢進し，放出されたカテコールアミンが β_1 受容体と結合し，心拍数を増加させる．β 遮断薬を服用する場合，カテコールアミンと β_1 受容体との結合がブロックされるため，心拍数の増加が起きにくくなる（図12）．

動静脈酸素較差

運動強度の増加に伴い，動静脈酸素較差は大きくなる．これは，混合静脈血中の酸素含量の低下によるもので，運動強度の増加によって筋内へ供給される O_2 の増加を反映している．しかし，動静脈酸素較差の増加は直線的ではなく，あるところから緩やかになる（図4参照）．

疾患を有する場合であっても，動静脈酸素較差が $\dot{V}O_2max$ に影響を及ぼす要因であり[22]，トレーニング効果として得られる運動時の動静脈酸素較差の増大によって，$\dot{V}O_2max$ を含めた酸素摂取量の増大が期待できる[23]．

● 動脈血酸素含量

肺でのガス交換が反映される．動脈血に含まれる O_2 の量は，動脈血酸素分圧やヘモグロビン濃度，動脈血酸素飽和度によって変動する．運動時には，肺での血流速度が上昇することで肺毛細血管内に血液が滞在する時間が短くなる．拡散能力が維持されることや一回換気量やガス交換効率が上昇することによって動脈血酸素分圧の低下は生じないが，大きく増加させることは困難である．無酸素性作業閾値を超えると，動脈血酸素分圧は徐々に低下する．ヘモグロビン濃度は，吸入気酸素濃度が低い環境でのトレーニングによって増加が期待できる．また，O_2 取り込みに問題が生じる呼吸器系の疾患を有する場合は，ヘモグロビン濃度を上げて[24]，組織へ運搬できる O_2 の量を増加させる代償が働く．

● 静脈血酸素含量

組織（運動時は筋）での O_2 の取り込みと消費が反映される．運動の急性効果として，運動による筋温の上昇やpHの低下によって酸素解離曲線の右方移動が生じる．これによりヘモグロビンと O_2 の親和性が低下し，筋への O_2 供給が行いやすくなり，静脈血酸素含量は低下する（ボーア効果，Part

I,3章,p.46参照)。

運動を継続することで骨格筋にも変化が生じ,筋へのO_2の取り込みが増加し,静脈血酸素含量は低下する。これには,筋内の酸化酵素の増加や筋線維タイプの変化が関与する。また,筋内のミトコンドリアのサイズ・量や毛細血管密度が増加すれば,動静脈酸素較差が増大する。

【文 献】

1) 岡野栄之 ほか 監訳: オックスフォード生理学 原著第4版, 丸善出版, 2016.
2) 解良武士: 廃用症候群の予防. 図解 自立支援のための患者ケア技術(初山泰弘 監), 医学書院, 2003.
3) Nwosu EA et al.: Hemodynamic and volumetric response of the normal left ventricle to upright tilt testing. Am Heart J 128(1): 106-113, 1994.
4) Verani MS, et al.: Cardiac function after orthotopic heart transplantation: response to postural changes, exercise, and beta-adrenergic blockade. J Heart Lung Transplant 13(2): 181-193, 1994.
5) Takahashi T et al.: Cardiopulmonary responses at various angles of cycle backrest inclination. J Jpn Phy Ther Assoc 2(1): 31-36, 1999.
6) 奈良 勲ほか 編: 理学療法士のための運動処方マニュアル 第2版, 文光堂, 2009.
7) Tanaka H, et al.: Age-predicted maximal heart rate revisited. J Am Coll Cardiol 37(1): 153-156, 2001.
8) McArdle WD et al.: Exercise Physiology: Nutrition, Energy, and Human Performance, 8th Edition. Wolters Kluwer. 2015.
9) Khouri EM, et al.: Effect of exercise on cardiac output, left coronary flow and myocardial metabolism in the unanesthetized dog. Circ Res 17(5): 427-437, 1965.
10) Sanders M, et al: Characteristics of coronary blood flow and transmural distribution in miniature pigs. Am J Physiol 235(5): H601-609, 1978.
11) Sato K, et al.: The distribution of blood flow in the carotid and vertebral arteries during dynamic exercise in humans. J Physiol 589(Pt 11): 2847-2856, 2011.
12) 松川寛二: セントラルコマンド. ニュー運動生理学II(宮村実晴 編), 135-144, 真興交易医書出版部, 2015.
13) Williamson JW: Autonomic responses to exercise: where is central command? Auton Neurosci 188: 3-4, 2015.
14) Gallagher KM, et al.: Effects of partial neuromuscular blockade on carotid baroreflex function during exercise in humans. J Physiol 533(Pt 3): 861-870, 2001.
15) Fadel P, Raven PB: Human investigations into the arterial and cardiopulmonary baroreflexes during exercise. Exp Physiol 97(1): 39-50, 2012.
16) 岡田隆夫 監訳: 心臓・循環の生理学, 107-114, メディカル・サイエンス・インターナショナル, 2011.
17) Shin SY et al.: Utility of graded exercise tolerance tests for prediction of cardiovascular mortality in old age: The Rancho Bernardo Study. Int J Cardiol 15;181: 323-327, 2015.
18) Ozgür ES, et al.: An integrated index combined by dynamic hyperinflation and exercise capacity in the prediction of morbidity and mortality in COPD. Respir Care 57(9): 1452-1459, 2012.
19) Hellsten Y, Nyberg M.: Cardiovascular adaptations to exercise training. Compr Physiol 6(1): 1-32, 2015.
20) Neufer PD.: The effect of detraining and reduced training on the physiological adaptations to aerobic exercise training. Sports Med 8(5): 302-320, 1989.
21) Brawner CA, et al.: Predicting maximum heart rate among patients with coronary heart disease receiving β-adrenergic blockade therapy. Am Heart J 148(5): 910-914, 2004.
22) Dhakal BP, et al.: Mechanisms of exercise intolerance in heart failure with preserved ejection fraction: the role of abnormal peripheral oxygen extraction. Circ Heart Fail 8(2): 286-294, 2015.
23) Hirai DM, et al.: Exercise training in chronic heart failure: improving skeletal muscle O_2 transport and utilization. Am J Physiol Heart Circ Physiol 309(9): H1419-1439, 2015.
24) Chambellan A, et al.: Prognostic value of the hematocrit in patients with severe COPD receiving long-term oxygen therapy. Chest 128(3): 1201-1208, 2005.

MEMO

Part I 基礎編

6 関節の運動生理学

塚越 累

はじめに

　関節軟骨は，加齢や骨形態異常によって変性や変形を生じる。高齢化に伴ってわが国における変形性関節症者は，無症状も含めると2,500万人以上と推定されており，理学療法・作業療法が対象とする人の多くは関節疾患を抱えている。
　関節には多くの感覚受容器が存在し，運動機能だけではなく感覚機能においても重要な役割を担っている。関節可動域治療や筋力トレーニングなどを施行する際には，関節包内運動や関節軟骨の状態など，関節の運動・生理を考慮することが重要である。

1. 関節の構造

　身体の関節は，主に不動結合関節と可動関節（滑膜性関節）に分けられる（**表1**）。

不動結合関節

　不動結合関節（synarthrosis）は，関節を構成する2つの骨の間に間隙がなく，結合組織によって強固に結合された関節であり，可動性は極めて少ないか，まったくない。不動結合関節は，線維性連結と軟骨性連結（骨性連結）に分類される。
　線維性連結は，頭蓋縫合や遠位脛腓関節など高密度な結合組織によって連結されており，ほとんど動かない結合である。これに対して軟骨性連結は，硝子軟骨によって形成される結合であり，わずかな可動性をもつ。脊椎の椎体間関節や恥骨結合などがこれに当たる。

可動関節：滑膜性関節

　可動関節（diarthrosis）は一定の可動性をもつ関節であり，人体のほとんどの関節は可動関節である。可動関節は関節間に関節腔をもち，滑液で満たされるため，滑膜性関節（synovial joint）ともよばれる。

● **可動関節の基本的構成要素**
　ほとんどの可動関節には基本的構成要素として，関節軟骨，関節包，滑膜および靱帯が含まれる（**図1**）。
◆ 関節軟骨
　関節軟骨（articular cartilage）は骨端の関節面を覆う硝子軟骨からなり，血管やリンパ管，神経は存在しない。関節軟骨は白色で粘弾性に富んでお

関節軟骨の加齢変化
関節軟骨内の細胞密度やコラーゲン，プロテオグリカン量，水分量は加齢によってほとんど変化しない。しかし一方で，プロテオグリカンは複合体の量が減少し，単量体の比率が増加する。さらに，コラーゲン線維の束状化，コンドロイチン硫酸の減少とケラタン硫酸の増加が起こる。

り，その厚さは関節面に生じる圧迫力の強さにより異なる。高い圧迫力を受ける部分では5〜7mm，圧迫力の低い部分では1〜4mmの厚さである。

関節軟骨は軟骨細胞と細胞外基質で構成される。同じ硝子軟骨で構成される肋軟骨や気管軟骨などとは異なり，関節軟骨の関節面には軟骨膜は存在しない。

【軟骨細胞】

関節軟骨は，軟骨細胞（chondrocyte）の形状と軟骨基質（cartilage matrix）の性状により，表層（tangential zone），中間層（intermediate zone），深層（radial zone）および石灰化層（calcified zone）の4層に分けられる。軟骨細胞は，各層の軟骨小腔とよばれる小さな空間に，さまざまな形や大きさで存在する。軟骨細胞は，関節運動に伴って関節表面が変形して生じるミルキング作用により滑液の浸潤を受けて，栄養と酸素を補給している。

表1　関節の分類

不動結合関節	関節の骨間に間隙がなく，ほとんど可動性がない	
	線維性連結	・頭蓋縫合（縫合） ・下腿骨間膜（靱帯結合） ・歯根と歯槽（釘植） 　など
	軟骨性連結	・恥骨結合 ・仙腸関節 ・椎体間関節 　など
可動関節 （滑膜性関節）	関節腔が滑液で満たされ，大きな可動性がある	・肩甲上腕関節 ・膝蓋大腿関節 ・股関節 　など

図1　関節の基本構造

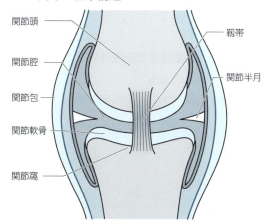

関節軟骨表面を形成する表層は軟骨全体の厚さの10〜20%であり，円盤状の軟骨細胞が平行に並んでいる。中間層は軟骨厚の40〜60%であり，軟骨細胞は球形で大きい。深層は軟骨厚の30〜40%を構成し，球形の軟骨細胞が柱状に垂直に配列されている。石灰化層は軟骨下骨（subchondral bone）と接する最深層であり，軟骨細胞の数は少なく，細胞外基質は石灰化している（図2）。

【細胞外基質】

　関節軟骨の細胞外基質（extracellular matrix）は軟骨基質とよばれ，主にコラーゲン（collagen）とプロテオグリカン（proteoglycan）で構成されている（図3）。コラーゲンは蛋白質の一種で，人体では27種類以上のコラーゲン型が確認されている[1,2]。軟骨のコラーゲンの90%以上はII型コラーゲンであり，基質内でコラーゲン線維の網目構造を形成し，関節軟骨の形態維持を担っている。軟骨の表層において，コラーゲン線維は関節表面と平行に密に配列しているが，中間層や深層では縦方向や斜方向などに不規則に配列している。石灰化層では関節表面と垂直方向に配列している。これらのコラーゲンの配列は，主として引っ張り荷重に対抗すると考えられている（図4）。

　プロテオグリカンは蛋白質とムコ多糖が結合した巨大分子であり，プロテオグリカン単量体（proteoglycan monomer）またはアグリカン（aggrecan）とよばれる。複数のプロテオグリカン単量体がコア蛋白質を介してヒアルロン酸と結合した物質がプロテオグリカン複合体であり，大部分はこの複合体として細胞外基質に存在する（図5）。関節軟骨のムコ多糖にはコンドロイチン硫酸とケラタン硫酸の2種類があり，ムコ多糖の陰性荷電によってムコ多糖同士が互いに反発し合うことで間隙が保たれている。また，プロテオグリカンは陰性荷電によって大量の水を含有している。

◆ 関節包と靱帯

　関節包（articular capsule）は関節を囲んでいる膜であり，外層の線維膜と内層の滑膜でできている。線維膜は骨膜の延長で強い結合組織からなる。

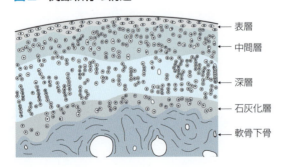

図2　関節軟骨の構造

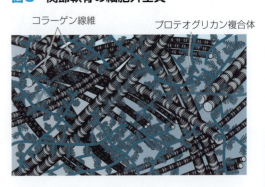

図3　関節軟骨の細胞外基質

靱帯（ligament）は強靱な密性結合組織でできており，骨と骨をつなぎ，関節の生理的運動を誘導し，過度な運動から関節を保護する役割を担っている。

靱帯は関節包靱帯と副靱帯に分類される。関節包靱帯は関節包が肥厚した部分であり，肩甲上腕靱帯や腸骨大腿靱帯などが挙げられる。副靱帯は，一部または全部が関節包と分離している。膝関節外側側副靱帯や烏口上腕靱帯のように，その多くは関節外にあるが，大腿骨頭靱帯や膝前十字靱帯のように少数は関節包内に存在し，関節包内靱帯とよばれる。

関節包線維膜と靱帯の結合組織は，主に**I型コラーゲン**と線維芽細胞からなる。

関節包は関節周囲の動脈叢から分枝した血管によって，豊富な血液供給を受けている。毛細血管床をもつこれらの血管は，関節包の線維膜と滑膜

> **I型コラーゲン**
> I型コラーゲンは平行な線維束を形成し，強く頑丈で伸張性が低い。この低伸張性によって，関節の安定性が担保されている。

図4 関節軟骨のコラーゲン線維配列

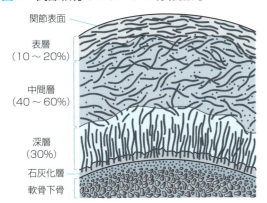

図5 プロテオグリカン複合体と単量体

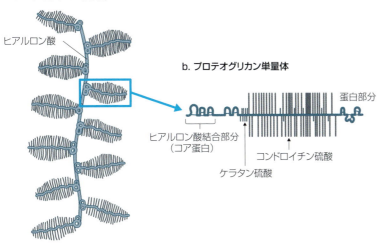

の移行部まで到達しており，滑液と血液の間で蛋白や糖，水分を交換する。関節包および靱帯には数種類の感覚受容器が豊富に存在し，感覚神経線維による支配を受けている。支配する感覚受容器によって神経線維の太さが異なり，その伝導速度も異なる（**表2**）。

◆ 滑膜と滑液

滑膜（synovial membrane）は関節包の内層で，滑膜細胞が密集して並ぶ滑膜表層細胞層と，滑膜細胞が疎で脂肪組織や線維性組織が多く血管に富む滑膜下層からなる。滑膜の役割は，関節腔内の炎症物質や老廃物を除去することと，滑液を産生することである。

滑液（synovial fluid） は関節腔に貯留する無色または淡黄色透明で粘稠な液体であり，ヒアルロン酸と糖蛋白質を含む。正常な関節では滑液量は非常に少なく，大きな関節腔をもつ膝関節でも2mL以下である。滑液は関節軟骨に栄養を供給し，同時に関節内の潤滑を良好に保ち，関節表面の摩擦を低減する[3]。

> **滑液**
> 関節内に炎症が起こると滑液が増加する。この状態を関節水腫とよぶ。

◉ 可動関節の特殊構成要素

一部の可動関節は，関節軟骨や関節包など前述の基本的構成要素のほかに，関節円板（半月板），関節唇，脂肪体，滑膜ヒダ，滑液包を有する。

◆ 関節円板・半月板

関節円板と半月板は線維軟骨であり，膝関節や顎関節など特定の関節の関節軟骨面に挟まれる形で存在している。

関節円板は関節面の間に位置する円形の小板であり，椎間関節や胸鎖関節，顎関節などに存在する。椎間関節に存在する関節円板を椎間板とよび，椎間板は椎体間の連結や衝撃吸収の役割を担っている。

椎間板は中心部の髄核，その周りの線維輪，椎体面に存在する軟骨終板で構成されている（**図6**）。髄核は70～90％の水分を含み，その高い水分含有量によって椎間板内圧を高く維持し，椎体間に加わる衝撃を吸収・分散・伝達している。線維輪では，膠原線維が髄核を囲むように15～20の層を形成している。線維輪内の膠原線維の配列方向は垂直に対して斜方向であり，層ごとにその角度は異なる。斜方向の線維配列のために，椎間関節に対するねじれや剪断の力に耐えることができる。軟骨終板は厚さ1～2mmの軟骨層であり，髄核は完全に覆っているが，線維輪の外側部は覆っていない。

半月板は大腿脛骨関節間の内外側に存在する三日月状の線維軟骨である（**図7**）。脛骨の顆間区と関節包に付着し，内外側半月板は膝横靱帯で連結しているが，固定性は緩く，運動中特に外側半月は回旋可能である。半月板は脛骨と大腿骨との接触面積を約3倍にすることによって，関節面にかかる圧力を分散させている。膝関節では，歩行で体重の約3倍，走行では

表2 関節の感覚受容器

感覚受容器	局在	刺激	分布	機能	神経線維	神経伝導速度
マイスネル小体	関節包線維膜	関節包の圧迫	膝関節に多く局在	遅順応性	Group II～III（太さ 5～8μm）	30m/sec
ルフィニ小体	・関節包線維膜 ・関節包外の靱帯	・関節包の伸張の方向と速度 ・関節内圧変化 ・関節の位置と速度	近位関節より遠位関節に多い	遅順応性	Group I～II（太さ 8～17μm）	51m/sec
パチニ小体	・関節包線維膜 ・関節包と滑膜の辺縁	・60Hz以上の振動 ・関節の動きと加速度	近位関節より遠位関節に多い	速順応性	Group II（太さ 8～12μm）	49m/sec
ゴルジ腱器官様終末	関節内外の靱帯	靱帯の伸張・緊張	ほとんどの関節	遅順応性	Group I（太さ 13～17μm）	51m/sec
自由神経終末	・関節包線維膜 ・靱帯 ・滑膜 ・関節脂肪体	・非侵害性の物理的ストレス ・侵害性のストレス ・痛み ・生化学反応	全関節	遅順応性	Group III～IV（太さ 2～5μm）	2.5～20m/sec

図6 脊椎の椎間円板

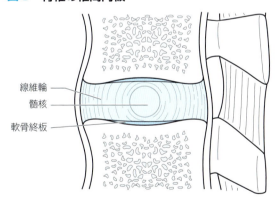

線維輪
髄核
軟骨終板

図7 膝関節の半月板

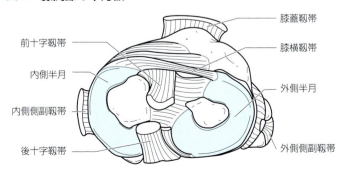

膝蓋靱帯
前十字靱帯
膝横靱帯
内側半月
外側半月
内側側副靱帯
後十字靱帯
外側側副靱帯

6倍以上の荷重が関節軟骨にかかるとされており，関節保護において半月板の減圧作用は非常に重要である。

◆ 関節唇

関節唇は，股関節の寛骨臼と肩関節の関節窩の外周縁に存在する輪状の線維軟骨性組織である。関節唇により関節窩のくぼみを深くすることで大腿骨頭や上腕骨頭を包み込み，関節の安定性を高めている。

◆ 脂肪体

脂肪体は関節包内に存在し，線維膜と滑膜の間に位置する。脂肪体によって部分的に関節包を肥厚させることで関節内の死腔を埋め，関節包を関節の形状に適合させている。

◆ 滑膜ヒダ

滑膜ヒダは，関節内で滑膜が緩んでヒダ状になった組織である。膝関節の滑膜ヒダが炎症によって肥厚し，痛みを生じることをタナ障害とよぶ。

◆ 滑液包

滑液包は関節周囲の筋や腱，骨などの組織間に存在する関節外包であり，滑膜細胞と類似の間葉系細胞で内面を被覆された袋様構造をしている。滑液包内には滑液が含まれ，組織間の摩擦を軽減し，円滑な関節運動を補助する。滑液包に炎症が生じると，しばしば液が貯留し腫大する。

2. 関節の運動学

機能による関節の分類

◉ 運動軸による分類

可動関節は運動軸の数により，一軸性，二軸性および多軸性関節に分類される。

◆ 一軸性関節（uniaxial joint）

1つの運動軸のみを中心として動き，屈曲・伸展運動や回旋運動など，1つの面だけの運動が可能な関節である。1方向の運動が可能なため，運動**自由度**1の関節である。

◆ 二軸性関節（biaxial joint）

直交する2つの運動軸を中心として運動し，屈曲・伸展と内転・外転というように，2つの面での運動が可能な関節である。2方向の運動が可能なため，運動自由度2の関節である。

◆ 多軸性関節（polyaxial joint）

3つ以上の運動軸を中心として運動し，屈曲・伸展，内転・外転に加えて，回旋なども可能な関節である。股関節や肩関節は3つの面での運動が可能なため，運動自由度3の関節である。

> **自由度**
> 関節運動が可能な独立した運動方向の数を示す。関節は最大で3方向の回転運動と，3方向の並進運動を有する。

● 関節形状による分類

可動関節は，関節面の形状により7種類に分類される（図8）。

◆ 蝶番関節（hinge joint）

ドアの蝶番のように，1つの回転軸または回転軸と直交した平面上でのみ運動する関節である。指節関節は典型的な蝶番関節である。腕尺関節や距腿関節も蝶番関節に分類されるが，関節面の形態により関節運動が螺旋状になるため，螺旋関節ともよばれる。

◆ 車軸関節（pivot joint）

車輪のように1つの回転軸を中心として回旋運動を行う関節である。環軸関節と近位橈尺関節が車軸関節に当たる。

◆ 楕円関節（ellipsoid joint）

凸面の関節頭と凹面の関節窩がともに楕円形をしており，楕円の長軸と短軸の2つを回転軸とする関節である。通常は，屈曲・伸展運動と内転・外転運動が許される。球状ではないため，回旋運動は制限される。橈骨手根関節が例として挙げられる。

◆ 顆状関節（condylar joint）

球関節や楕円関節と形状は似ているが，関節頭と関節窩との骨性不適合に加えて，関節周囲の靱帯や腱の走行方向によって回旋運動が制限される。屈曲・伸展運動と内転・外転運動のみ許容される自由度2の関節である。中手指節関節や顎関節が例として挙げられる。脛骨大腿関節も顆状関節であるが，この関節は凹面を2つもつ双顆状の関節であり，屈曲・伸展運動と

図8 形状による可動関節の分類

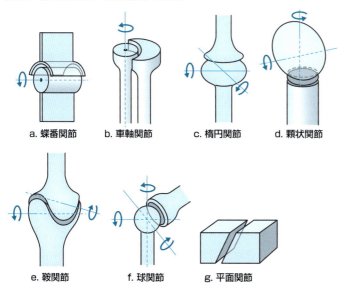

a. 蝶番関節　b. 車軸関節　c. 楕円関節　d. 顆状関節

e. 鞍関節　f. 球関節　g. 平面関節

回旋運動が可能である。

- ◆ **鞍関節（saddle joint）**

　馬の鞍の形状のように，互いの関節面に凸面と凹面の両方をもつ関節である。凸面と凹面が適合し，屈曲・伸展運動と内転・外転運動が可能であるが，回旋運動は制限される二軸性の関節である。母趾手根中手関節は典型的な鞍関節である。

- ◆ **球関節（spheroid joint）**

　関節頭が球形，関節窩が臼状をしており，屈曲・伸展運動と内転・外転運動，回旋運動の3軸の運動が可能な関節である。人体では股関節と肩甲上腕関節が球関節であるが，肩甲上腕関節に比べて関節窩の深い股関節は臼状関節ともよばれる。

- ◆ **平面関節（plane joint）**

　互いに向かい合う関節面がともに平坦か，相対的に平坦な関節である。関節面が互いに平行に滑るような運動と回転運動が可能な多軸性関節である。椎間関節や手根間関節，足根間関節，仙腸関節などが平面関節として挙げられるが，いずれの関節もその可動性はわずかである。

関節の運動

◉ 骨運動

　骨運動は，矢状面，前額面，水平面上で生じる骨の動きである。基本的に，矢状面では屈曲・伸展運動，前額面では内転・外転運動，水平面では内旋・外旋運動が起こる。

　矢状面上での足関節底屈・背屈運動や，前額面上の手関節尺屈・橈屈運動など，一部の関節運動には特別な表現が用いられる。

◉ 関節包内運動

　関節包内運動は，関節包内で生じる関節面間の運動である。一般に関節面の骨形状は，一方が凸，もう一方が凹の曲面形状を呈しており，凸側を関節頭，凹側を関節窩という。凹凸の形状は，関節内での骨間の適合を良好にし，スムーズな運動を誘導する。

　関節が運動するとき，関節面では転がり，滑り，軸回旋の3種類の運動が生じる（図9）。転がり運動とは，骨運動に伴って関節頭が関節窩面上を転がることであり，転がる方向は骨運動方向と同じである。滑り運動とは，関節頭が関節窩面上を滑走することである。多くの関節では，転がり運動と滑り運動が同時に生じる。関節面の凸面が動く際，転がり運動の方向と滑り運動の方向が反対の場合は，関節窩に対する関節頭の並進が相殺され，骨運動に伴う関節の回転中心の移動は少ない。一方で，転がり運動と滑り運動が同方向の場合は，関節頭にある関節の回転中心が大きく移動する。軸

図9 関節包内運動

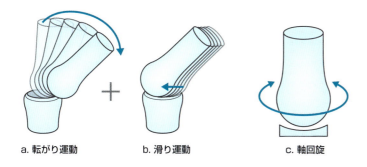

a. 転がり運動　　b. 滑り運動　　c. 軸回旋

回旋は，関節頭が関節窩面上で1つの軸を中心に回旋する運動である。股関節の屈曲・伸展運動や肩関節90°外転位での内旋・外旋運動が軸回旋の例として挙げられる。

◉ 関節包内運動の例

◆ 股関節における関節包内運動

　球関節である股関節は，大腿骨頭の2/3が寛骨臼にはまり込んでいるうえに関節唇により補強されているため，非常に安定した構造をなしている。しかし，股関節においても，骨運動に伴って転がりや滑りなどの関節包内運動が生じており，骨運動の方向によって大腿骨頭は臼蓋上を移動する。健常者では，寛骨臼が形成する仮想球形の半径が約25～28mmであるのに対して，大腿骨頭半径は約21～25mmで3mm程度小さい。この差が股関節の関節包内運動を可能にしている。また，寛骨臼仮想球形の中心点に対して，大腿骨頭中心点は1mm程度ずれており，完全には一致しない。臼蓋形成不全症患者では，この中心点の差が健常者に比べて大きく，約2～4mmと報告されている[4,5]。

　股関節の肢位に伴う大腿骨頭の移動として，背臥位での屈曲45°では前下方，伸展15°では前方，股関節屈曲・外転・外旋のパトリック肢位では後下内側方向に，それぞれ股関節中間位に比べて約1mm移動することが示されている[4]（図10, 11）。また，過屈曲では最大4mm移動するとの報告もある[6]。

◆ 膝関節における関節包内運動

　従来，関節包内運動は，**凹凸の法則**に従うとされてきた。しかし，現在ではすべての関節がこの法則に従うわけではないことが示されている[7]。

　膝関節はその一例である。凹凸の法則に従うと，大腿骨（関節頭）に対して脛骨（関節窩）が動く際には，脛骨は骨運動と同一方向である後方に滑ることになる。しかし，実際には膝関節屈曲に伴って脛骨は前方に滑り，大腿骨と脛骨の接触点は後方に移動する[8]（図12）。

> **凹の法則**
> 凸面に対して凹面をもつ関節窩が動くときは，骨運動と同じ方向に凹の関節窩が滑る。
>
> **凸の法則**
> 凹面に対して凸面をもつ関節頭が動くときは，骨運動とは反対向きに凸の関節頭が滑る。

図10 股関節の肢位と大腿骨頭の移動方向

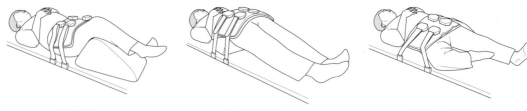

a. 屈曲45°　　　　　　　　b. 伸展15°　　　　　　　　c. パトリック肢位

MRI撮影時の肢位を示している。大腿骨頭は股関節中間位と比較して，屈曲45°（a）では前下方，伸展15°（b）では前方，パトリック肢位（c）では後下内側方向にそれぞれ約1mm移動する

（文献4より一部改変引用）

図11 パトリック肢位における大腿骨頭移動

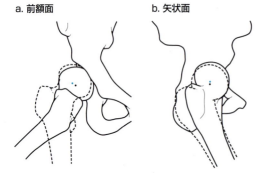

a. 前額面　　　　b. 矢状面

股関節臼蓋形成不全症の右股関節における股関節中間位（点線）とパトリック肢位（実線，図10c参照）での大腿骨の位置を示している。青点は中間位，黒点はパトリック肢位での大腿骨頭中心点を示している。パトリック肢位では中間位に比べて大腿骨頭が後下内側方向へ移動していることがわかる

（文献4より一部改変引用）

図12 膝関節屈曲運動時における大腿骨と脛骨との接触点

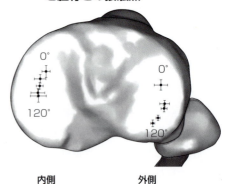

内側　　　　外側

非荷重位での膝関節屈曲運動に伴う脛骨プラトー上の大腿骨と脛骨の接触点を示している。接触点は屈曲0°〜120°まで30°ごとに示しており，屈曲運動に伴って接触点は後方に移動する。接触点は8名の被験者の平均位置であり，エラーバーは標準偏差を示している

（文献8より引用）

3. 関節の生理学

滑液と潤滑機能

　滑液（関節液）は，濾過された血液成分にヒアルロン酸や糖蛋白質などが加わった粘稠度の高い液体である。特に，粘弾性の高いヒアルロン酸を高濃度に含有することで，歩行などの緩やかな運動では粘性が優位に作用して関節の潤滑を促し，ジャンプや走行など速い運動では弾性が優位に作用して関節面の衝撃を緩衝するとされている。

　歩行時の関節軟骨表面の摩擦係数は0.003〜0.02の範囲であり，これは氷と氷の間の摩擦係数が0.1程度であることを考慮すると極めて低い。この低摩擦は，巧みな潤滑機能によって実現されている。関節面の潤滑には，主に次の種類がある。

● 流体潤滑（hydrodynamic lubrication）

運動時に，滑液が関節軟骨同士の間隙に侵入するくさび効果により，関節軟骨間に膜を形成し，互いの関節軟骨が直接的に接触しない潤滑様式である。

● 境界潤滑（boundary lubrication）

流体潤滑のような厚い膜が関節軟骨間にできず，関節軟骨表面に分子が吸着して，そのわずかな分子膜間で滑り合う潤滑様式である。分子膜のことを吸着膜とよび，糖蛋白複合体やリン脂質などがその成分とされている。

● 混合潤滑（mixed lubrication）

流体潤滑と境界潤滑が入り混じった潤滑様式である。境界潤滑の作用により，局所的に吸着膜を介した関節軟骨同士の直接接触が生じる。

● 弾性流体潤滑（elastohydrodynamic lubrication：EHL）

関節軟骨表面が弾性変形することで潤滑膜を形成し，潤滑面を直接接触から防いだ状態で滑り合う潤滑様式である。

運動中の関節潤滑の変化

歩行では，立脚期には荷重と筋収縮により関節軟骨に強い圧迫力がかかり，遊脚期では荷重が解放されるため圧迫力は低減する。荷重の量や関節運動速度によって，滑液の潤滑様式は変化すると考えられている。

流体潤滑の場合，関節軟骨間に滑液の潤滑膜が形成されるが，高荷重低速度の立脚期では，一方の関節軟骨面が相対する関節軟骨面上を転がることで潤滑膜が次々に押しつぶされる**スクイズ作用**によって，潤滑膜厚は減少する。低荷重の遊脚期では，**くさび効果**によって滑液が相対する関節軟骨の間隙に侵入し，潤滑膜圧は増大する。歩行ではこのような潤滑膜厚の周期的変化が起こっている。

流体潤滑を可能にするためには，潤滑膜の厚さが関節軟骨面の微小な凹凸幅よりも厚い必要がある。関節軟骨面の微小凹凸幅は最大2μm程度であり，それに対して最小潤滑膜厚は0.5〜1μmであるため，最小凹凸よりも薄くなり流体潤滑は困難である。しかし，荷重負荷時には関節軟骨の凸部が弾性変形により平坦化するため，摩擦面間の衝突が避けられる弾性流体潤滑が行われていると考えられている。

歩行などの運動時には弾性流体潤滑が主体的に機能しているが，それ以外にも荷重量や運動速度，関節変形など作動条件の違いによって境界潤滑や混合潤滑，滲出潤滑，軟骨最表層下のプロテオグリカンを主体とするゲル膜層によるゲル膜潤滑など，滑液の潤滑様式は多様に変化する。このよ

スクイズ作用
転動体が転がることにより油膜が次々に押しつぶされていくため，油膜に圧力が発生すること。

くさび効果
転動体の転がりにつられて，潤滑液が転動体の面と面との間の狭い隙間へと引きずり込まれ，圧力が発生すること。

うに多種の潤滑様式が協調的に機能している潤滑機構を，多モード適応潤滑（adaptive multimode lubrication）とよぶ[9]（図13）。

関節疾患における滑液の変化

　滑液中に多く含まれるヒアルロン酸の濃度と分子量は，変形性関節症や関節リウマチなどの関節疾患によって低下する。日本人を対象とした研究では，変形性膝関節症や関節リウマチでは濃度，分子量ともに健常者の約半分以下にまで減少し，関節リウマチのほうが変形性関節症に比べて著しく減少することが示されている[10]。また，加齢によっても滑液の粘稠性は低下する。

　このような滑液内におけるヒアルロン酸の濃度と分子量の減少は，滑液の粘弾性を低下させ，運動時の関節軟骨間の衝撃と摩擦の増大を引き起こし，関節軟骨の変性と破壊を助長する。

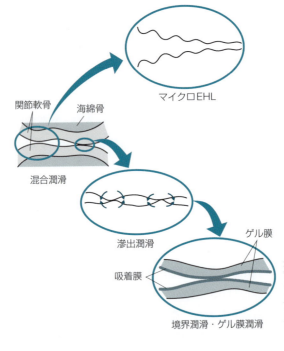

図13　関節における多モード適応潤滑

生体関節では作動条件の苛酷さに応じて，流体潤滑や境界潤滑，滲出潤滑，ゲル膜潤滑など，階層性を有する多種の潤滑モードが協調的に機能している

（文献9より引用）

【文　献】

1) Kadler KE, et al.: Collagens at a glance. J Cell Sci 120(Pt 12): 1955-1958, 2007.
2) Myllyharju J, Kivirikko KI: Collagens, modifying enzymes and their mutations in humans, flies and worms. Trends Genet 20(1): 33-43, 2004.
3) Fawcett DW, et al.: Bloom and Fawcett, A Textbook of Histology. 11th ed, 229-232, Chapman & Hall, 1994.
4) Akiyama K, et al.: Evaluation of translation in the normal and dysplastic hip using three-dimensional magnetic resonance imaging and voxel-based registration. Osteoarthritis Cartilage 19(6): 700-710, 2011.
5) Murphy SB, et al.: Acetabular dysplasia in the adolescent and young adult. Clin Orthop Relat Res (261): 214-223, 1990.
6) Gilles B, et al.: MRI-based assessment of hip joint translations. J Biomech 42(9): 1201-1205, 2009.
7) 市橋則明: 凹凸の法則に従った関節可動域運動は間違いである. 理学療法京都 36: 2-6, 2007.
8) Lu TW, et al.: In vivo three-dimensional kinematics of the normal knee during active extension under unloaded and loaded conditions using single plane fluoroscopy. Med Eng Phys 30(8): 1004-1012, 2008.
9) 村上輝夫: 関節軟骨組織構造・散骨細胞と関節のトライボロジー特性. 生体医工学 44(4): 537-544, 2006.
10) Yoshida M, et al.: Expression analysis of three isoforms of hyaluronan synthase and hyaluronidase in the synovium of knees in osteoarthritis and rheumatoid arthritis by quantitative real-time reverse transcriptase polymerase chain reaction. Arthritis Res Ther 6(6): R514-520, 2004.

MEMO

Part I 基礎編

7 体温の運動生理学

大谷秀憲

はじめに

体温はヒトにとって非常に重要なバイタルサイン(生命維持に必要な生体情報)の一つである。ヒトの体温は身体を取り巻く外部環境の温度(環境温)にかかわらず約37℃に維持されている。代謝による体内の化学反応は一定の温度範囲内で働くため,体温をその範囲内に保つことはヒトが生命を維持するうえで必須である。体温は熱の産生と放散の体熱バランスをとることにより調節される。このような体温調節の仕組みは神経系と内分泌系を介して制御される。

運動を行うと骨格筋の収縮により代謝量は安静時の10〜20倍にまで増加する。そのうち約20〜25%は運動の直接的なエネルギーとして利用されるが,残りの約75〜80%は熱に変換されるため,体内では熱産生量が増加する。その際,運動強度の増加に伴い熱産生量が増加し,体温は上昇しやすくなる。運動時には体温調節反応として皮膚血管拡張と発汗が促進されるため,熱放散量が増加する。

1. 体温と体熱バランス

身体の体温分布

ヒトの身体の温度は部位により異なり,身体内部(核心部)の温度は高く,身体表面(外層部)の温度は低い[1](図1)。身体の内部の温度は深部体温または核心温とよばれる。一般的に用いられる「体温」という言葉は,深部体温のことを指す。身体の表面の温度は皮膚温または外層温とよばれる。

身体の核心部と外層部では体温調節における役割が大きく異なる。核心

図1 環境温と身体内部の温度分布

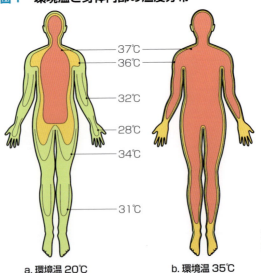

a. 環境温 20℃　　b. 環境温 35℃

環境温20℃(a)と35℃(b)における等温線

(文献1より一部改変引用)

部の温度は体温調節の基準となるため，深部体温は環境温にかかわらず約37℃に保たれている[2]（図2）。外層部は体温調節を行うための効果器として働くため，皮膚温は環境温の変化に伴い大きく変化する（図1）。

体温の測定

深部体温としてさまざまな部位の温度が測定される[3]（図3）。代表的な深部体温としては，**直腸温，食道温，鼓膜温**の3つが挙げられる。これらの部位の温度はそれぞれ専用の温度計を使用するため，日常的な検温には用いられない。そのため厳密には深部体温とは異なるが，一般的な検温では腋窩，口腔（舌下），耳（外耳道）の温度が深部体温の目安として測定される。腋窩温は腋窩を10～30分密閉して測定するが，直腸温に比べて0.5～1.0℃程度低い値を示す。口腔温は口腔を3～5分閉じて測定するが，直腸温に比べて0.3～0.5℃程度低い値を示す。**耳温**は測定に使用する耳式体温計によって機能が異なるため，評価基準は定まっていない。**皮膚温**の測定は専用の温度計や赤外線センサーを用いたサーモグラフィなどの測定装置を使用する。

直腸温，食道温，鼓膜温の測定

直腸温はフレキシブル型温度計を肛門から8cm以上挿入し測定する。食道温はフレキシブル型温度計を鼻孔から食道内の心臓の高さまで挿入して測る。鼓膜温は先端にバネがついた特殊な温度計を外耳道口から鼓膜下部に接するまで挿入して測定する。

耳温の測定

耳式体温計は鼓膜から放射される赤外線を検出するため，センサーの先端を鼓膜に向けて測定しなければ外耳道内の皮膚温を測ることになり，測定値は低値を示す。耳式体温計の測定は手技に習熟する必要があり，値の評価には注意を要する。

安静時の皮膚温

立位では前額部（約34.1℃）が最も高く，頸部，上背部，胸部，腹部，上腕前部，前腕腹側部，大腿後部，下腿後部，上腕後部，前腕背部，手掌部，大腿前部，手背部，足背部，足底部，踵部，爪先部（約22.3℃）の順に低くなる[3]。

体温の生理的変動

● サーカディアンリズム（概日リズム）

生体反応における約24時間周期の周期的変動をサーカディアンリズム（概日リズム）という。深部体温は午前3～6時に最低値となり，午後3～6時に最高値を示すサーカディアンリズムをもつ。変動幅は通常約1℃（0.7～1.2℃）である。深部体温のサーカディアンリズムは脳の視交叉上核

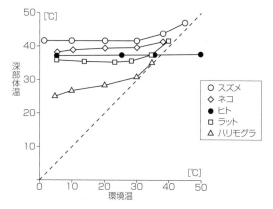

図2 恒温動物における環境温と深部体温との関係

環境温0～50℃における深部体温の変化を示している

（文献2より一部改変引用）

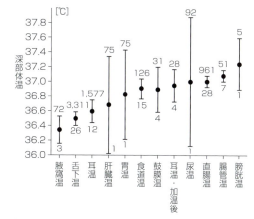

図3 安静時における深部体温の部位差

値は過去の先行研究を集計したもので，平均値±95%信頼区間を表す。各深部体温の上に示した数字は先行研究の被験者総数，下に示した数字は先行研究数を表す

（文献3より一部改変引用）

に存在する体内時計（生物時計）が体温調節機構に作用して形成されると考えられている。

●性周期

成人女性の深部体温は**性周期**に伴う女性ホルモンの分泌量の変化により周期的変動を示す。成人女性では卵胞期の深部体温は低く、排卵直後に上昇し、黄体期には持続的に高値を示す。変動幅は通常約0.5℃である。女性は妊娠すると女性ホルモンの影響により高体温が4カ月程度持続する。

> **性周期**
> 成熟した女性にみられる，妊娠とその準備のために生じる卵巣（卵巣周期）や子宮（月経周期）の周期的変化。卵巣周期は卵胞期，排卵期，黄体期からなり，月経周期は月経期，増殖期，分泌期からなる。

体熱バランス（熱出納）

食物の摂取により代謝が行われ，体内で熱が産生（熱産生）される。体内で産生された熱は体表面に運ばれて外界に放散（熱放散）される。熱産生は化学的機序により，また熱放散は物理的機序により行われる。熱産生量と熱放散量が等しいときは体熱バランスが保たれ，深部体温は一定に維持される。深部体温は熱産生量が熱放散量を上回ると上昇し，下回ると低下する。熱産生と熱放散による熱の出入りを熱出納とよぶ。生体における熱出納は次の式で表される。

$$(M \pm W) = (E \pm K \pm C \pm R) \pm S \quad [単位：watt]$$

式の左の括弧内は熱産生量を表し，Mは代謝量（常に＋），Wは機械的仕事量（＋：有効な仕事，－：吸収された仕事）となる。一方，式の右の括弧内は熱放散量を表し，Eは蒸発による熱放散（常に＋），Kは伝導による熱交換（＋：熱放散，－：熱吸収），Cは対流による熱交換（＋：熱放散，－：熱吸収），Rは放射による熱交換（＋：熱放散，－：熱吸収）となる。貯熱量Sが0の場合，体熱バランスは平衡状態にある。深部体温はSが正の値（＋）では上昇し，負の値（－）では低下する。

●熱産生

代謝における化学反応により，栄養素の化学的エネルギーは一部が生体反応に用いられるが，大部分は熱エネルギーに変換される。このため，代謝量（エネルギー消費量）の変化に従い熱産生量は変化する。安静時の代謝量は，基礎代謝量が60％，身体活動が30％，食事誘発性熱産生が10％を占める。基礎代謝による熱産生は特に肝臓，心臓，腎臓，骨格筋，脳などで活発に行われる。身体活動による熱産生は骨格筋で行われ，運動とNEAT（nonexercise activity thermogenesis：非運動性活動熱産生）に分けられる。激しい運動時には骨格筋での熱産生量が全熱産生量の80〜90％にも達する。NEATは運動とは異なり，日常生活を送るうえで必要

な骨格筋収縮による熱産生である。食事誘発性熱産生は，食後の栄養素の消化，吸収，分解に伴い体内で熱が産生される反応である。寒冷環境では体温調節のためにふるえ熱産生と非ふるえ熱産生による熱産生量が増加する（p.110参照）。

◉ 熱放散

体表面からの熱放散と呼吸に伴う熱放散がある。

◆ 体表面からの熱放散

体表面から外界への熱放散は，放射，伝導，対流，蒸発を介して行われる[4]（図4）。放射，伝導，対流による熱放散は非蒸発性熱放散とよばれ，環境温と皮膚温との温度差に依存する。環境温が上昇して皮膚温との温度差が小さくなるに従い非蒸発性熱放散は減少する。環境温と皮膚温が等しくなると非蒸発性熱放散は起こらなくなる。蒸発による熱放散は蒸発性熱放散とよばれ，環境温に左右されない。環境温が皮膚温よりも高くなると，蒸発が唯一の熱放散手段となる。

- 放射（輻射）：熱は皮膚表面から赤外線（電磁波）として周囲に放射される。
- 伝導：熱は皮膚表面と接する物体（固体）に伝導される。一般に身体と物体との接触は限られており，伝導による熱放散はわずかである。
- 対流：熱は皮膚を取り巻く流体（気体や液体）に伝導される。一般的に

図4 身体から環境への熱放散の様式

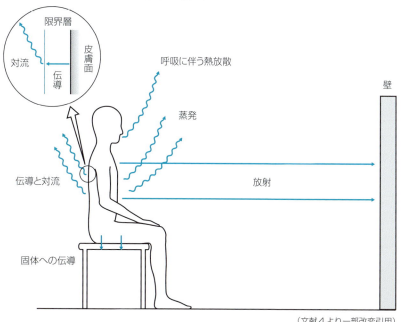

（文献4より一部改変引用）

限界層：皮膚と一緒に動く空気層

気体は空気，液体は水が対象となる。
- 蒸発：熱は皮膚表面の水分が蒸発することにより気化熱として大気に放散される。水1gの蒸発により0.58kcalの熱が奪われる。蒸発する水分は発汗によるものと不感蒸泄によるものがある。不感蒸泄は発汗とは異なり，意識されることのない水分の蒸発である。不感蒸泄は1日に約900mLであり，皮膚表面から約600mLと呼吸気道から約300mLの水分の蒸発により，1日に500kcal程度の熱が奪われる。

◆ 呼吸に伴う熱放散

呼吸により呼吸気道の水分が蒸発し，熱が放散される。呼吸に伴う熱放散は，不感蒸泄の1/3（300mL）程度である。呼吸に伴う熱放散量は換気量に比例する。

2. 体温調節

ヒトを含む哺乳類などの恒温動物（内温動物）は，環境温に依存せず深部体温を一定に維持することができる（図2）。熱産生と熱放散の体温調節反応を働かせることにより，体温を一定の範囲内に維持することを体温調節という。

体温調節反応

体温調節反応は自律性体温調節反応と行動性体温調節反応に大別される[5]（表1）。

● 自律性体温調節反応

臓器および器官を効果器として行われる不随意的な体温調節反応である。寒冷ストレスに対する耐寒反応として，ふるえ熱産生（シバリング），非ふるえ熱産生，皮膚血管収縮がある。暑熱ストレスに対する耐暑反応として，皮膚血管拡張と発汗がある。快適な環境温度下（裸体安静時は28～30℃）では皮膚血管反応のみで体温が一定の範囲内に維持される[6]。この環境温の範囲を中性温度域または中和温域という（図5）。

着衣により中性温度域の環境温は低くなり，温度範囲は拡大する。中性温度域の下限を下臨界温，上限を上臨界温という。下臨界温以下の温度域（化学調節域）では，耐寒反応として皮膚血管収縮による非蒸発性熱放散抑制反応に加え，ふるえ熱産生と非ふるえ熱産生による熱産生促進反応が起こり，深部体温を維持する。上臨界温以上の温度域（物理調節域）では，耐暑反応として皮膚血管拡張による非蒸発性熱放散促進反応に加え，発汗による蒸発性熱放散促進反応が起こり，深部体温を維持する。

◆ ふるえ熱産生

骨格筋の不随意的収縮による熱産生である。ふるえによる熱産生量は，

表1 体温調節反応の種類

物理的要因	自律性調節	行動性調節
環境温	―	・快適環境への移住 ・日向と日陰の選択 ・人工的冷暖房
熱産生	・ふるえ ・非ふるえ熱産生	・身体運動 ・食物摂取（食事誘発性熱産生） ・熱い食物・冷たい食物の摂取
熱抵抗 体内－体表 体表－体内	・皮膚血流 ・立毛 ・呼吸（非蒸発性熱放散）	・着衣 ・巣作り ・隠れ家探し ・熱伝導の異なる環境の選択（風，水など） ・扇風機による風 ・通風
水分蒸発	・発汗 ・呼吸（蒸発性熱放散） ・鼻汁・唾液の分泌	・体表の水分・唾液・鼻汁の塗布 ・着衣を濡らす
幾何学的要因	―	・姿勢 ・個体の集合

（文献5より一部改変引用）

図5 体温調節範囲の諸区分

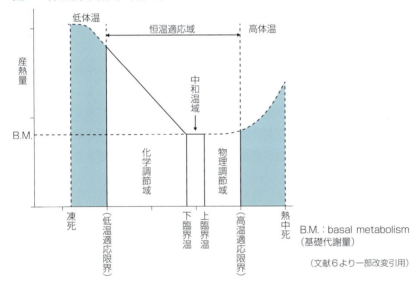

B.M.：basal metabolism（基礎代謝量）

（文献6より一部改変引用）

安静時の熱産生量の3～5倍に及ぶ．運動神経を介して発現し，伸筋と屈筋が同期して律動的収縮を引き起こす．機械的仕事を伴わないため，収縮によるエネルギーの大部分が熱になる．

◆ 非ふるえ熱産生

褐色脂肪組織（brown adipose tissue：BAT）やさまざまな器官での代謝の亢進による熱産生である．褐色脂肪組織は食事誘発性熱産生にも

褐色脂肪組織

新生児期に最も多く，肩甲骨間，頸部，腋窩，腎周囲などに存在する．成人では肩周囲や頸部に存在するが，加齢とともに減少する．褐色脂肪細胞はミトコンドリアに富み，ミトコンドリア内膜の脱共役蛋白質UCP-1の働きにより熱を産生する．

関与し，交感神経活動の亢進により促進される。甲状腺ホルモン，アドレナリン，ノルアドレナリンなどのホルモンは代謝を亢進させる。

◆ 発汗

汗腺から分泌された汗が皮膚表面で蒸発することによる熱放散である。発汗による熱放散は蒸発した汗（有効発汗）の量に比例する。蒸発せずに皮膚表面上に残る汗は無駄な汗（無効発汗）であり，熱放散に関与しない。発汗は温熱性発汗，**精神性発汗**，**味覚性発汗**の3つに分けられるが，体温調節に寄与するのは温熱性発汗である。思春期前の子どもは発汗機能が未発達であるが，思春期を境に成人と同等の機能を獲得する。高齢者では加齢とともに発汗機能の低下がみられる。

【汗腺】

汗腺は発汗神経により支配されている。汗腺にはアポクリン腺とエクリン腺の2種類がある。アポクリン腺は腋窩，乳頭周囲，肛門周囲に限局し，体温調節に関与しない。エクリン腺は全身の皮膚表面に存在し，手掌，足底，前額で特に多い。エクリン腺は全身に約200～500万個存在し，汗を分泌する能動汗腺と分泌能力がない不能動汗腺がある。日本人の能動汗腺数は230万個程度である。汗の成分の99%以上が水分であり，固形成分は塩分（NaCl）が大部分を占める。その他，グルコース，アミノ酸，尿素なども含まれる。汗は血漿よりも希薄で低張性である。

【温熱性発汗】

暑熱ストレスにさらされると，温熱性発汗が手掌と足底を除く全身の皮膚表面に現れる。発汗量は最大で1時間当たり1.5～2Lに及ぶことがある。個人差は大きいが，発汗量は前胸部，背部などの体幹部で多く，四肢では近位部ほど多い。**温熱性発汗によって効果的に放熱を行うことができる動物はヒトだけ**であり，**他の動物では発汗の代わりにさまざまな手段で蒸発による熱放散を行う**。

ヒトに運動負荷または安静状態で温熱負荷を与えると発汗量が増加するが，はじめのうちは単一汗腺の汗出力の増大と活動汗腺数の増加が同時に起こる[7]。しかし，一定時間が経過すると活動汗腺数は増加しなくなり，単一汗腺の汗出力が増大することで発汗量の増加が引き起こされる（**図6**）。

◆ 皮膚血管反応

皮膚血管はアドレナリン作動性の血管収縮神経とコリン作動性の**能動的血管拡張システム**に支配されている。手掌，足底，口唇，耳介などの皮膚には毛細血管を経由せずに細動脈と細静脈を直結する動静脈吻合が存在する。

【皮膚血管収縮】

耐寒反応として皮膚血管収縮により皮膚血流量が減少し，皮膚温が低下する（**図7**）。皮膚温の低下により皮膚温と環境温との温度差が小さくなり，非蒸発性熱放散が抑制される。寒冷ストレスにより動静脈吻合は深部

精神性発汗

精神性発汗は精神的緊張や情緒的刺激により手掌と足底に現れる。また，多くのヒトで腋窩や前額でも引き起こされる。精神性発汗により手掌と足底に分泌される汗は皮膚の滑り止めの役割を果たす。

味覚性発汗

味覚性発汗はワサビやカプサイシンなどの刺激性食品の摂取により口唇上方部，鼻など顔面や頭部に現れる。

ヒト以外の動物の発汗

ヒト以外でエクリン腺をもち温熱性発汗を行う動物はサルのみである。なかでもチンパンジーは発汗能力が高い。ウマとロバはアポクリン腺をもち発汗を行うが，温熱性発汗とはメカニズムが異なる。

動物における発汗の代償行動

イヌ，ウシ，ヒツジ，ヤギは舌を出し浅呼吸を繰り返すことで唾液を蒸発させる"パンティング"を行う。多くの動物では唾液や鼻汁を身体表面に塗布したり，水浴びや泥遊びを行ったりすることで体表面から水分を蒸発させる。

能動的血管拡張システム

能動的血管拡張神経はいまだに不明な点が多く存在が明確ではない。そのため，現在のところ能動的血管拡張システムという名称が用いられている。

図6 運動負荷および安静温熱負荷によるヒトの発汗反応

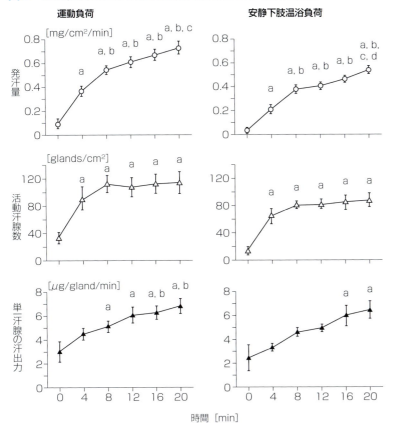

上から前腕部における発汗量，活動汗腺数，単一汗腺の汗出力を示す．グラフ中のa, b, c, dは，それぞれ0, 4, 8, 12分目からの有意差を表す

(文献7より一部改変引用)

の動脈血を動脈と並走する伴行静脈へ還流させ，皮静脈への血流を制限し，皮膚からの熱放散を抑制する（図7）．子どもでは部位差はあるが皮膚血管収縮能力が高く皮膚温を下げやすい．高齢者では皮膚血管収縮能力は低下し，皮膚温が下がりにくい．

【皮膚血管拡張】

耐暑反応として皮膚血管拡張により皮膚血流量が増加し，皮膚温が上昇する[8]（図7）．皮膚温の上昇により皮膚温と環境温との温度差が大きくなり，非蒸発性熱放散が促進される．暑熱ストレスにより動静脈吻合は深部の動脈血を表在の皮静脈へ還流させ，皮膚からの熱放散を促進する（図7）．子どもでは低い発汗機能を代償するために皮膚血管拡張による非蒸発性熱放散能力が高い．一方，高齢者では加齢とともに皮膚血管拡張の開始が遅延し，非蒸発性熱放散能力が低下する．

図7 環境温による皮膚血管反応の違い

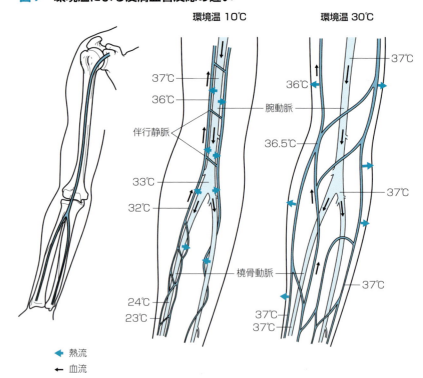

上腕部から前腕部にかけての模式図。暑熱ストレス（30℃）により動脈血の多くは皮静脈を通り，寒冷ストレス（10℃）により動脈血の多くは伴行静脈を通り心臓へ戻る

（文献8より一部改変引用）

● 行動性体温調節反応（体温調節行動）

行動の変化により行われる随意的な体温調節反応である。耐寒反応として，暖房の使用，着衣の追加，暖かい所への移動，温かい飲み物の摂取などが挙げられる。耐暑反応としては，冷房の使用，脱衣，涼しい所への移動，冷たい飲み物の摂取などが挙げられる。

ヒトの体温調節行動として代表的なものに着衣量の調節がある。皮膚から衣服への熱伝導量は，皮膚温と衣服表面温との温度差と熱伝導係数と伝導面面積との積により算出される。これを衣服の熱抵抗または保温力とよび，**クロ（clo）値**で表す。衣服は濡れると熱伝導率が大きくなり，保温力は著明に低下する。

> **クロ値**
> 1クロは0.155℃·m²/Wであり，気温21.2℃，相対湿度50%，気流10cm/secの条件下で快適に感じる衣服の熱抵抗に相当する。具体的には，半袖＋半ズボンで0.3クロ，長袖＋長ズボンで0.5クロ，スーツ上下で1クロに相当する。

体温調節機構

体温調節を行うメカニズム（仕組み）を体温調節機構という。

◉ 温度受容

体温調節における体温の検出は外層部と核心部の両方で行われる。

◆ **皮膚温度受容器**

外層部の温度受容器は皮膚温度受容器とよばれる。皮膚温度受容器は皮膚と粘膜の表面に存在し，皮膚温を検出する。皮膚温度受容器には冷受容器と温受容器がある。冷受容器と温受容器は**温度感受性TRP (transient receptor potential) チャネル**というイオンチャネルが発現した自由神経終末である。求心性線維は冷受容器が有髄のAδ線維と無髄のC線維，温受容器は無髄のC線維である。

◆ **中枢温度受容器**

核心部の温度受容器は中枢温度受容器とよばれる。中枢温度受容器は，視床下部，中脳，延髄，脊髄に存在し，深部体温を検出する。特に重要なのは視床下部の視索前野にある温度受容器で，視床下部に流れてくる血液の温度（視床下部温）を検出する。中枢温度受容器には冷ニューロンと温ニューロンがある。冷ニューロンは深部体温の低下により活動が増加し，温ニューロンは深部体温の上昇により活動が増加する。皮膚温度受容器からの温度情報信号は視索前野の温度感受性ニューロンに入力する。視索前野の温度感受性ニューロンは温度情報の統合と体温調節反応の電気信号を効果器へ出力する体温調節中枢として働いている。

温度感受性TRPチャネル

TRPチャネルは9（または10）のタイプに分かれ，それぞれ活性化する温度域が異なる。

＜17℃	TRPA1
～25－28℃	TRPM8
～27－35℃	TRPV4
～34－38℃	TRPV3
＞43℃	TRPV1
＞52℃	TRPV2

◉ 体温調節機構

体温調節機構は体温の変化がフィードバック信号として体温調節中枢に入力され，その変化に対する体温調節反応の電気信号を体温調節中枢から効果器に向けて出力することにより制御される[8]（図8）。体温調節機構は

図8　体温調節機構のネガティブフィードバックによる制御モデル

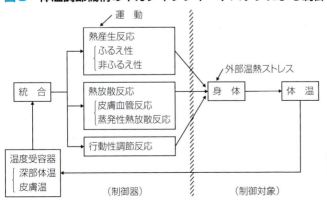

統合は体温調節中枢で行われる。運動は熱産生量を増加させる。外部温熱ストレスは身体に作用し体温を変化させる

（文献8より一部改変引用）

温熱的要因（深部体温と皮膚温）を基準値としたネガティブフィードバックにより制御されるが，重要なのは深部体温（特に視床下部温）であり，皮膚温の影響はわずかである。しかし実際には，環境温の急変などで深部体温の変化がなくても発汗やふるえなどの体温調節反応が起こる。これは環境温の変化を皮膚温度受容器が体温調節中枢に入力し，後から生じる深部体温の変化を体温調節中枢が事前予測して効果器に向けて体温調節反応を出力する，フィードフォワードとよばれる反応である。体温調節機構は温熱性要因のほかに温度情報以外の**非温熱性要因**から入力される情報に対しても体温調節反応を引き起こす。

体温調節に関与する非温熱性要因
安静時には，精神的ストレス，浸透圧受容器（血漿浸透圧の変化），動脈圧受容器（血圧の変化），心肺圧受容器（血液量の変化），呼吸化学受容器（酸素分圧の変化）からの情報が体温調節中枢に入力される。

● 体温の設定温度（セットポイント）

体温調節機構を考えるうえで，生体は体温をある設定温度と等しくなるように調節しているととらえると理解しやすい。体温調節中枢は設定温度と実際の深部体温，特に視床下部温との較差を検出し，その差を減少させるための体温調節反応を効果器に向けて伝えている。

体温の異常

体温の異常は発熱のように体温の設定温度が変化したことによる場合と，高体温や低体温のように熱出納の不均衡による場合がある。

外因性発熱物質
外因性発熱物質は生体外に存在する物質で，細菌の内毒素・外毒素，病原性真菌，ウイルス，腫瘍，炎症組織，抗原などがある。

内因性発熱物質
内因性発熱物質は単球やマクロファージなどの免疫活性食細胞により生成される。内因性発熱物質としては，インターロイキンⅠ，腫瘍壊死因子，インターフェロンなどがある。

メディエーター
メディエーターは確定されていないが，プロスタグランジンE_2が最も有力視されている。

● 発熱

発熱は発熱物質の作用により体温の設定温度が高温側に移動し，深部体温が上昇した状態である。発熱では**外因性発熱物質**が免疫活性食細胞（単球やマクロファージなど）に作用し，**内因性発熱物質**の生成を促すことにより，**メディエーター**を介して視床下部の温ニューロンの感受性を低下させ，同時に冷ニューロンの感受性を上昇させる。発熱は体温上昇期，高体温期，解熱期の3つに分けられる[9]（図9）。体温上昇期は体温の設定温度が高いため熱産生が促進され，皮膚血管収縮，ふるえ熱産生，非ふるえ熱産生が起こる。高体温期は体温の設定温度と深部体温が等しい状態で高体温が維持される。解熱期は体温の設定温度が通常に戻るため熱放散が促進され，皮膚血管拡張と発汗が起こる。このように，体温調節機構は発熱時も正常に機能し，体温の設定温度の変化に対応して体温調節反応を働かせている。発熱による深部体温の上昇は細菌やウイルスなどの外因性発熱物質の体内での増殖を抑制し，同時に免疫系細胞の働きを活性化する。発熱は感染時の生存率を高めるために不可欠な生体防御反応である。

図9 発熱の経過

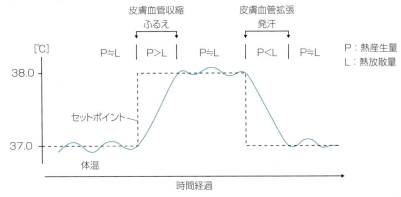

（文献9より一部改変引用）

◉ 高体温

　熱産生量が熱放散量を上回り，深部体温が上昇した状態である。ヒトは深部体温，特に脳温が42℃を超えると身体を構成する蛋白質の変性などにより神経機能障害に陥り，生命の維持が困難となる。発熱では深部体温が42℃に達することはまれであるが，熱射病（p.119参照）や脳障害では42℃を超えることがある。高温環境下で高体温に関連して発生する暑熱障害の総称を熱中症という。子どもは発汗機能が低いため，環境温が皮膚温を上回るような著しい高温環境下では高体温になりやすい。また，高齢者は皮膚血管拡張能と発汗機能の低下により，高体温になりやすい。さらに，高齢者は暑さを感じる感覚が鈍くなるため，高温環境下で暑さを実感するころにはすでに高体温となっている場合がある。

◉ 低体温

　熱産生量が熱放散量を下回り，深部体温が低下した状態である。低体温症は深部体温が35℃以下の場合を指す。ヒトは深部体温が34～35℃を下回るとさまざまな組織で代謝が低下する。ふるえ熱産生は深部体温が35℃で最大となり，30～35℃になるとふるえが起こらなくなる。30℃付近になると意識障害や熱産生反応の消失が起こり，28～30℃になると心臓の刺激伝導系が機能不全に陥り，生命の維持が困難となる。子どもは熱産生能が低いため，低体温になりやすいと考えられている。高齢者は皮膚血管収縮能が低いため，熱放散の抑制効果が低く低体温になりやすい。

3. 体温調節と外部環境

ヒトは外部環境の変化に対して体温調節反応を働かせることで，深部体温を一定の範囲内に維持している。

環境適応

ヒトが繰り返し外部環境のストレスを受けると，その環境により適した能力を発揮するために体温調節反応や身体の形態に適応的変化が生じる。このような環境への適応的変化のことを順化という。季節変動や10〜14日程度の短期的な環境変化などで獲得される短期性の順化と，長期にわたる居住や遺伝的要因で獲得される長期性の順化がある。高温環境への適応を暑熱順化，低温環境への適応を寒冷順化という。

◉暑熱順化

短期暑熱順化では汗腺の活動性の向上により**発汗潜時**が短縮し，発汗能力が増大する。汗の塩分濃度が低くなり，汗が蒸発しやすくなる。また，皮膚血管拡張反応が起きやすくなる。**発汗能力の増大と皮膚血管拡張反応の促進は特に四肢で顕著である**。血液量（血漿量）の増加が起こり，発汗に伴う体液量と体液組成の変化が少なくなる。夏季には基礎代謝量が減少する。

長期暑熱順化では体温の設定温度が上昇し，耐暑反応の発現が少なくなる。例えば，発汗潜時は遅延し，発汗反応は減弱する。汗腺機能の向上によって少ない発汗量で済み，発汗に伴う体液量減少が少なくなる。形態的にはやせ型で四肢が長くなるため，体重当たりの体表面積が大きくなり放熱能力に優れる。また，皮下脂肪が薄くなり，脂肪組織による体熱の保温能力が低くなる。

◉寒冷順化

短期寒冷順化ではふるえ熱産生が減少し，非ふるえ熱産生が増加する。皮膚血管収縮反応が起きやすくなり，寒冷血管反応が促進される。甲状腺ホルモンの分泌量増加により，基礎代謝量が増加する。

長期寒冷順化では体温の設定温度が低下し，耐寒反応の発現が少なくなる。皮下脂肪が厚くなり，脂肪組織による体熱の保温能力が高くなる。ヒトでは体温調節行動の影響により，寒冷順化による体温調節反応の変化はあまり明確ではない。

発汗潜時
暑熱ストレスの開始から発汗までの時間。

四肢の熱放散能力
四肢は円筒状で他の身体部位に比べ曲率半径が小さいため，熱伝導係数が大きい。これにより，わずかな温度変化でも熱放散量が大きくなるため，四肢は体温調節のための重要な部位として働いている。

高温環境（暑熱環境）

高温環境と体温

　高温環境下では環境温と皮膚温との温度差の減少に伴い非蒸発性熱放散は減少し，環境温と皮膚温が等しくなると非蒸発性熱放散は起こらなくなる。ヒトでは環境温の上昇にかかわらず，温熱性発汗により蒸発性熱放散が起こる。図2では恒温動物の安静時における環境温と深部体温との関係を表している。環境温が30〜40℃を超えるとヒト以外の動物では深部体温が上昇する。これは環境温が皮膚温を超えるような高温環境下では，温熱性発汗を有するヒトだけが深部体温を維持できるだけの熱放散能力をもっていることを示している。

　高温環境が生体へ及ぼす影響を示す指標として，気温，相対湿度，輻射熱を勘案した**WBGT（wet bulb globe temperature：湿球黒球温度）**がある。環境省では2006年よりWBGTを暑さ指数とよび，日常生活での暑さ対策および熱中症予防に役立てることを推奨している[10]（表2）。

熱中症

　高温環境下で発生する暑熱障害の総称を熱中症という。WBGTが28℃を超えると熱中症患者数が著しく増加する。熱中症は，**熱けいれん，熱疲労，熱失神，熱射病**の4つの病型に分けられる。熱中症は適切な対策または予防措置を講じることにより，100％予防が可能な障害である。

低温環境（寒冷環境）

　低温環境下では環境温と皮膚温との温度差が大きいため，身体から環境への体熱の移動が促進され，深部体温が低下しやすくなる。低温環境では甲状腺ホルモンの分泌量が増加し，基礎代謝量が増加する。立毛筋の収縮により"鳥肌"が生じ，熱放散を抑制する役割をもつが，ヒトではわずか

WBGTの算出式

【屋外環境】
＝0.7×湿球温度＋0.2×黒球温度＋0.1×乾球温度

【屋内環境】
＝0.7×湿球温度＋0.3×黒球温度

熱けいれん
大量の発汗により脱水（体液量の減少）が生じている際に低張性の飲み物（水やお茶など）を大量に摂取することで，血中ナトリウム濃度が低下して引き起こされる。足，腕，腹部などの筋に痛みを伴ったけいれんが起きる。

熱疲労
大量の発汗により脱水が生じることによって引き起こされる。頭痛，めまい，吐き気，脱力感，倦怠感などが起きる。

熱失神
体温上昇に伴う血圧および脳血流の低下や脱水によって引き起こされる。失神，めまい，顔面蒼白，頻脈などが起きる。

熱射病
体温上昇により中枢神経系に異常をきたした状態である。異常な高体温や意識障害が生じ，死亡率が高い。また，高い確率で脳，心臓，腎臓などに後遺症が発生する。

表2　日常生活における熱中症予防指針

温度基準（WBGT）	注意すべき生活活動の目安	注意事項
危険（31℃以上）	すべての生活活動で起こる危険性	高齢者においては安静状態でも発生する危険性が大きい。外出はなるべく避け，涼しい室内に移動する
厳重警戒（28〜31℃）		外出時は炎天下を避け，室内では室温の上昇に注意する
警戒（25〜28℃）	中等度以上の生活活動で起こる危険性	運動や激しい作業をする際は定期的に十分な休息を取り入れる
注意（25℃未満）	強い生活活動で起こる危険性	一般に危険性は少ないが激しい運動や重労働時には発生する危険性がある

（文献10より一部改変引用）

な効果に過ぎない。低温環境において皮膚温低下によって組織が凍結することを凍傷という。凍傷は，手指，足指，耳，鼻など，組織重量当たりの表面積が大きいところで生じやすい。低温環境では皮膚血管収縮により手指，足指，耳の皮膚温が急速に低下した後，上昇と下降を不規則に繰り返す**寒冷血管反応**が現れる。寒冷順化により寒冷血管反応が促進され凍傷予防に有利となる。

水中環境

身体から水への熱伝導係数（約230W/m²/℃）は身体から空気への係数（約9W/m²/℃）の約25倍のため，水中では急速に体熱が奪われ深部体温が低下しやすい。ヒトの水中での中性温度域は33〜34℃であるため，水温が約33℃以下になると皮膚血管収縮が起こり，皮膚血流量の減少が著明になる。水温が30℃以下になると代謝量が増加し，熱産生が促進される。また，30℃以下では主に心臓血管系の負担が増大するとともに，低体温症を引き起こす危険性が高くなる。安静状態では水温が21℃以下になると熱産生が熱放散を下回り，深部体温は37℃以下となる。冷水への浸漬による急激な皮膚温低下は皮膚温度受容器の冷受容器を刺激し，**コールドショック反応**（cold shock response）を引き起こしやすくする[11]。皮下脂肪は体熱の保温効果があるため，水中では皮下脂肪量の少ない子どもと高齢者は深部体温の低下が早い。

4. 運動と体温調節

運動時の体温上昇

運動時には骨格筋の収縮により機械的仕事（＝移動距離×筋張力）が行われる。機械的仕事量をその運動に用いたエネルギー消費量（代謝量）で除したものを機械的効率（＝機械的仕事量／エネルギー消費量）という。機械的効率は歩行や自転車運動では約20％，水泳では約8％である。運動に伴う骨格筋の収縮により，代謝量は安静時の10〜20倍にまで増加する。そのうち機械的仕事に使われるエネルギーは多くても20〜25％程度であり，残りの約75〜80％は熱に変換される。このため，運動時には熱産生量が増加する。**フェン効果**に従い活動筋における機械的仕事量の増加に比例して熱産生量は増加するため，一般に運動強度の増加に伴い深部体温上昇は促進される[12]（**図10**）。また，運動時の深部体温は環境温の上昇に伴い高値を示す。

活動筋における熱産生量は次式により求められる。

＝筋温の上昇×筋量×筋の比熱

寒冷血管反応
発痛物質により動静脈吻合が閉じ皮膚血流量が減少した後，発痛物質の蓄積を血流で除くために動静脈吻合が開いて皮膚血流が増加するという反応が繰り返される。寒冷血管反応には間欠的に皮膚温を上昇させることで凍傷を防ぐ効果がある。

コールドショック反応
はじめに息を飲み込むような浅呼吸が起こり，過換気，心拍数増加，血圧上昇などを引き起こす。反応は約30秒でピークを迎え，長くても2〜3分で収まる。水温が10〜15℃で最も反応が強く，皮膚温低下の温度較差が大きいほど反応が増強される。

フェン効果
筋収縮のエネルギー（E）は仕事（W）と熱（H）として放出される（E＝W＋H）。筋の仕事量が大きいほど筋のエネルギー消費量と熱産生量が大きくなることをフェン効果という。

図10　異なる環境温条件下における運動強度と深部体温との関係

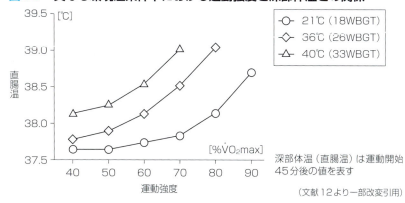

深部体温（直腸温）は運動開始45分後の値を表す

（文献12より一部改変引用）

活動筋で産生された熱は血液を介する移動および組織間での伝導による移動によって周囲へ移動する。血液を介する熱移動は活動筋へ流入する動脈血が筋で発生した熱を受け取り静脈へ還流する経路であり，次式で表される。

＝（静脈血温－動脈血温）×血液量×血液の比熱

組織間での伝導による熱移動は活動筋とその周囲組織との間で行われ，活動筋と周囲組織との温度較差に依存する。このように，運動時には活動筋で発生した熱が血液温と周囲組織温を上昇させるため深部体温が上昇する。

運動時の体温調節反応

運動による代謝量（熱産生量）の増加は深部体温を上昇させるため，運動時には体温調節反応として皮膚血管拡張と発汗の熱放散反応が促進される。運動時の体温調節機構が安静時と異なる点は，体温調節中枢に入力される非温熱性要因の信号として，筋機械受容器（筋の機械的な変化），筋代謝受容器（筋の機械的・化学的・温熱的な変化），**セントラルコマンド**などの運動制御に関連する情報が追加される点である。なかでもセントラルコマンドは体温調節系だけでなく呼吸や循環調節系にも作用するため，運動時の生理機能調節に重要な役割を担っている。

運動時の体温調節反応は多数の筋群を動員して行う動的運動と少数の筋群のみを使って行う静的運動では反応が異なる。動的運動時には代謝量が大きく増加するため，温熱性要因と非温熱性要因の両方が変化する。静的運動時には代謝量があまり増加しないため，主に非温熱性要因のみが変化する。

> **セントラルコマンド**
> 運動制御に関与する大脳皮質の上位中枢から出力されるフィードフォワード信号。

運動時の皮膚血管反応

動的運動を開始すると，深部体温上昇が起こる前に一時的に皮膚血流量の減少および**皮膚血管コンダクタンス**の低下がみられる．低下の度合いは運動強度が高いほど大きくなる[13]（図11）．この反応は血管収縮神経を遮断すると現れなくなることから，血管収縮神経活動の亢進によるものと考えられる[14]．この一時的な皮膚血管収縮反応は深部体温が上昇する前に生じるため，非温熱性要因からの情報入力により引き起こされると考えられ，なかでもセントラルコマンドの影響が強いものと考えられる[13]．

動的運動を継続すると，深部体温の上昇に伴い皮膚血流量が増加する[15]（図12）．皮膚血管拡張反応により皮膚血流量が増加し始める深部体温を皮膚血管拡張閾値とよぶ．皮膚血管拡張閾値は安静時に比べ運動時では高

> **皮膚血管コンダクタンス**
> 皮膚血管コンダクタンスは皮膚血流量を平均血圧で除した値であり，皮膚血管反応の指標となる．皮膚血管コンダクタンスの上昇は皮膚血管拡張，低下は皮膚血管収縮を反映する．

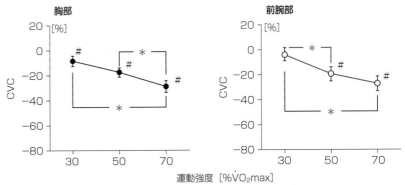

図11 自転車運動時における運動強度と皮膚血管コンダクタンスとの関係

CVC：cutaneous vascular conductance（皮膚血管コンダクタンス）

左のグラフが胸部，右のグラフが前腕部のCVCを表す．CVCは運動開始30〜60秒後までの30秒間の値を表す

（文献13より一部改変引用）

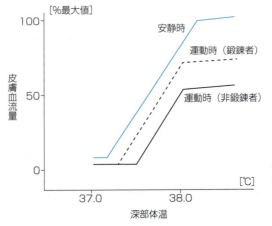

図12 運動時における深部体温と皮膚血流量との関係

安静時，運動時の運動鍛錬者，運動時の運動非鍛錬者との比較

（文献15より一部改変引用）

く，また運動鍛錬者に比べ非鍛錬者では高くなる．これは深部体温と皮膚血流量の関係を安静時と運動時で比較すると，同じ深部体温でも運動時は安静時よりも皮膚血流量が少ないことを示している．同様に運動非鍛錬者は鍛錬者よりも皮膚血流量は少ない．この反応は血管収縮神経を遮断しても現れることから，運動時には能動的血管拡張システムの作用が遅れると考えられ[14]，また運動鍛錬者では能動的血管拡張システムの作用が早まると考えられる[16]．図12より運動時の皮膚血流量は深部体温が38℃程度までは深部体温上昇に伴い直線的に増加し続けるが，38℃を超えると定常状態に達しそれ以上増加しなくなる．定常状態の皮膚血流量は最大皮膚血流量の50〜60％程度であると考えられる[15]．この高体温時における皮膚血流量増加の抑制反応は中心血液量（心臓や肺をめぐる血液量）を増加させると現れなくなることから，静脈還流量と心拍出量を維持し運動の継続に必要な活動筋への血流量を確保するための合目的な反応であると考えられる[17]．

静的運動では，セントラルコマンドの影響を増強させた状態でハンドグリップ運動を行うと，深部体温を変化させずに運動を開始した場合は皮膚血管コンダクタンスの低下はみられないが，深部体温を約1℃上昇させてから運動を開始した場合は皮膚血管コンダクタンスの低下が現れる[18]．これは静的運動開始時の皮膚血管収縮反応はセントラルコマンド単独の影響は受けないが，セントラルコマンドに深部体温上昇という温熱性要因を組み合わせると反応が現れることを示している．

● 運動時の発汗反応

動的運動を開始すると，深部体温上昇が起こる前に発汗量の増加がみられる．この反応は非温熱性要因からの情報入力により引き起こされると考えられ，なかでもセントラルコマンドの影響が強いものと考えられる[19]．動的運動初期における発汗量増加は運動強度が高いほど顕著であり，主に活動汗腺数の増加により引き起こされる[13]．

動的運動を継続すると，深部体温の上昇に伴い発汗量が増加する．この反応は，はじめのうちは単一汗腺の汗出力の増大と活動汗腺数の増加がともに起こるが，一定時間が経過すると活動汗腺数は増加しなくなり，その後は単一汗腺の汗出力の増大により発汗量が増加する[7]（図6）．動的運動時の発汗量の増加には，筋機械受容器も関与する[19]．運動時の発汗量の増加により，汗のNa^+やCl^-濃度が増加する．汗中Na^+濃度を身体部位で比較すると，四肢では体幹部よりもNa^+濃度が増加しやすい[20]．これは四肢では汗の原液が汗腺の導管を通過する際にNa^+を再吸収する能力が低いことを示している．発汗が長時間に及ぶと皮膚の湿潤により汗口の狭窄または閉塞が生じ，発汗漸減とよばれる発汗量の減少が起こる．これにより無

効発汗量が減少するため，発汗による無駄な体液損失が抑制される。

静的運動では，セントラルコマンドの影響を増強させた状態でハンドグリップ運動を行うと，深部体温を約1℃上昇させてから運動を開始した場合は発汗量は増加しないが，深部体温を変化させずに運動を開始した場合と約0.5℃上昇させてから運動を開始した場合は発汗量が増加する[21]。これは静的運動開始時の発汗反応は，深部体温が上昇する前にはセントラルコマンドにより促進されるが，深部体温がある程度上昇するとセントラルコマンドの影響を受けないことを示している。その他，静的運動時の発汗量増加には筋代謝受容器が関与することが報告されている。

運動時の体温調節と運動能力

● 運動時の深部体温上昇と運動能力

運動時には深部体温の上昇により運動能力が抑制される。運動時の深部体温上昇は**中枢性疲労**と**末梢性疲労**の両方の発生を助長すると考えられる[22]。運動時の高体温に起因する中枢性疲労は，深部体温が各個人の上限値または臨界深部体温（critical core temperature）まで上昇することがその主な原因と考えられている[22, 24]。運動時の深部体温の上限値は，運動鍛錬者では39〜41℃程度[24, 25]であるのに対し非鍛錬者では38〜39℃程度[26]であると考えられる。運動時の高体温に起因する末梢性疲労は，深部体温上昇に伴う心臓血管系の機能低下が活動筋への酸素運搬能力を低下させ活動筋内での代謝機能を抑制することがその主な原因と考えられている[22]。

図13は，運動開始時の深部体温が高温環境下（40℃）での自転車運動時（60% $\dot{V}O_2max$）における深部体温と疲労困憊に至るまでの運動継続時間に及ぼす影響を表している。運動開始時の深部体温は3条件で大きく異なるが，疲労困憊に到達したときの深部体温はすべての条件で40.1〜40.2℃であった。これは運動継続時間が運動開始時の深部体温に比例して短縮したことを示している。このことから，運動時の高体温は有酸素性または持久性パフォーマンスを低下させる重要な要因であると考えられる。

図14は，運動開始時の深部体温が足関節底屈運動の最大随意筋力に及ぼす影響を表している。足関節底屈筋力は運動開始時の深部体温が約39℃の条件で最も低値を示し，約37℃の条件で最も高値を示した。運動時の高体温は無酸素性または瞬発性パフォーマンスも低下させる重要な要因であると考えられる。

● 運動時の皮膚温上昇と運動能力

運動時には**平均皮膚温**が約35℃を超えると深部体温の大きな上昇がなくても持久性パフォーマンスは低下すると考えられる[28, 29]。

図15は，高温環境（40℃）および常温環境（21℃）条件下で自転車運動

中枢性疲労
脳に由来する疲労であり，主に大脳皮質運動野から運動神経を通じて活動筋へ送られる電気信号の発火頻度を減少させ，筋機能の低下を引き起こす[23, 24]。

末梢性疲労
主に骨格筋に由来する疲労であり，活動筋における興奮収縮連関の機能障害や代謝産物（無機リンや水素など）の蓄積などにより，筋張力と筋パワーの低下を引き起こす[23]。

平均皮膚温
皮膚温は部位差が大きいため，値の評価には全身の温度を平均化した平均皮膚温を用いる。算出式はさまざまであるが，一般に4カ所の皮膚温により算出されるRamanathanの式「0.3×胸部＋0.3×上腕部＋0.2×大腿部＋0.2×下腿部」が多く用いられる。

Part I 基礎編

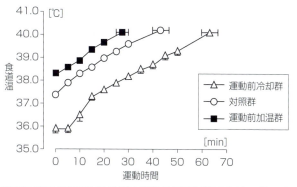

図13 高温環境下（40℃）での自転車運動時における運動開始時の深部体温と運動継続時間との関係

運動開始時の深部体温（食道温）は運動前加温群が約38.2℃，対照群が約37.4℃，運動前冷却群が約35.9℃であった．運動継続時間は運動前加温群が28±2分，対照群が46±3分，運動前冷却群が63±3分であった

（文献25より一部改変引用）

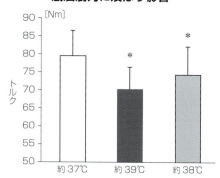

図14 運動開始時の深部体温が足関節底屈筋力に及ぼす影響

値は5秒間の最大随意収縮を3回実施した際の平均値を表している．深部体温（腸管温）は運動前に気温50℃または20℃での座位安静により変化させた

（文献27より一部改変引用）

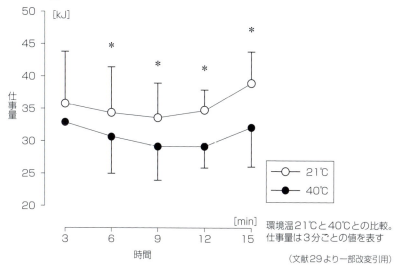

図15 環境温の違いが15分間の全力自転車運動時の仕事量に及ぼす影響

環境温21℃と40℃との比較．仕事量は3分ごとの値を表す

（文献29より一部改変引用）

（50% $\dot{V}O_2$max）を15分間全力で行った際の仕事量の変化を表している．仕事量は運動6分後から高温条件が常温条件よりも低値を示したが，運動終了時の深部体温（約38.2℃）と心拍数（約180 beats/min）は両条件で同じような値を示した．両条件で差がみられたのは平均皮膚温（高温条件：36.2℃，常温条件：31.1℃）のみであったことから，運動時には大きな深部体温上昇がなく，なおかつ上昇の程度が同様の場合でも平均皮膚温の顕著な上昇によって持久性パフォーマンスが低下することを示している[28, 29]．皮膚温上昇による持久性パフォーマンスの抑制は，主に深部体温と皮膚温

表3 運動時における深部体温と平均皮膚温との温度較差とその際に必要とされる全身皮膚血流量の推定値

深部体温 [℃]	平均皮膚温 [℃]	温度較差 [℃]	全身皮膚血流量 [L/min]
38.0	30.0	8.0	1.1
38.0	34.0	4.0	2.2
38.0	36.0	2.0	4.4
39.0	36.0	3.0	2.9

機械的効率20%, 非蒸発性熱放散50%, 蒸発性熱放散50%を引いた後, 体重60kg, ランニング速度325m/minで熱産生量を7.7kcalと仮定した場合

（文献30より一部改変引用）

との温度較差を減少させ, 心臓血管系の負担を増大させることによると考えられている[28]。

表3は, 運動時における深部体温と平均皮膚温の温度較差と, その際に必要とされる全身皮膚血流量の推定値を示している[30]。深部体温が38℃の場合, 平均皮膚温が30℃では温度較差が8℃となり全身皮膚血流量は1.1L/minであるが, 平均皮膚温が36℃では温度較差が2℃となり全身皮膚血流量は4.4L/minにまで増加する。また, 平均皮膚温が同じ36℃の場合で比較すると, 深部体温が39℃のとき（2.9L/min）よりも38℃のとき（4.4L/min）のほうがより多くの全身皮膚血流量が必要となる。平均皮膚温が約35℃を上回るまで皮膚血流量が増加すると皮膚血管に多くの血液が還流するため, 静脈還流量が減少して左室充満圧が低下するとともに心拍出量を確保するために心拍数が増加する[28]。さらに, 過度の皮膚血流量増加は運動に必要とされる活動筋血流量と脳血流量を減少させ, 活動筋と脳への酸素運搬能力の低下と活動筋と脳からの熱移動の抑制を引き起こす[17,28]ことで持久性パフォーマンスを低下させると考えられる。

● 外部環境が運動時の体温調節と運動能力へ及ぼす影響

外部環境は運動時の体温調節と運動能力との関係に大きな影響を及ぼす。なかでも温熱環境の4要素とよばれる, 気温, 相対湿度, 気流, 輻射熱は特に関連が深いものと考えられる。

図16は, 気温を4段階（4℃, 11℃, 21℃, 31℃）に設定し, 自転車運動（70%$\dot{V}O_2max$）を疲労困憊に至るまで実施した際の深部体温と平均皮膚温を表している。深部体温と平均皮膚温はともに31℃で最も高値を示し, 4℃で最も低値を示した。運動継続時間は, 4℃が81±10分, 11℃が94±6分, 21℃が81±6分, 31℃が52±4分であった。この結果は, 持久性パフォーマンスは環境温が低いほうが高く, 気温の上昇に伴い低下することを示している。

高温環境下での運動時には, **相対湿度の上昇**[32], 気流の低下[33], **輻射熱**

相対湿度と持久性パフォーマンス

Maughanら[32]は, 気温30℃の条件下で70%$\dot{V}O_2max$の自転車運動を行った場合, 疲労困憊までの運動継続時間は相対湿度が24%で68±19分, 40%で60±17分, 60%で54±17分, 80%で46±14分であったことを報告している。

輻射熱と持久性パフォーマンス

Otaniら[34]は, 気温30℃の条件下で70%$\dot{V}O_2max$の自転車運動を行った場合, 疲労困憊までの運動継続時間は輻射熱が0W/m²で46±10分, 250W/m²で43±10分, 500W/m²で30±7分, 800W/m²で23±4分であったことを報告している。

図16 環境温の違いが運動時の深部体温（直腸温）と平均皮膚温に及ぼす影響

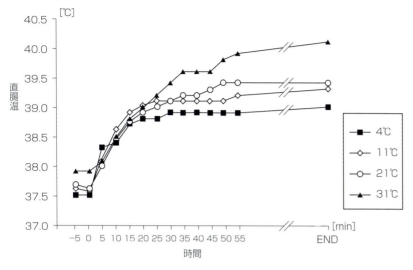

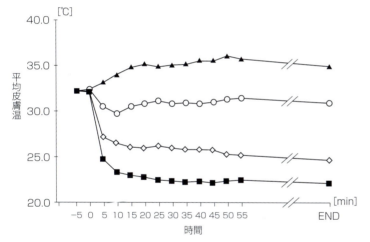

気温4℃，11℃，21℃，31℃での比較。ENDは疲労困憊に到達したときの値を表す。運動継続時間は4℃が81±10分，11℃が94±6分，21℃が81±6分，31℃が52±4分であった

（文献31より一部改変引用）

の上昇[34]に伴い，持久性パフォーマンスは低下することが報告されている。これらの研究により，深部体温は気温の上昇[31]と気流の低下[33]に伴い高値を示すが，相対湿度[32]と輻射熱[34]の影響はあまり受けないことが示されている。一方，平均皮膚温は温熱環境の4要素すべての影響をよく反映し，気温，相対湿度および輻射熱の上昇と気流の低下に伴い高値を示す。このことから，特に高温環境下の運動時における平均皮膚温の上昇は身体ストレスと外部環境ストレスを評価するための重要な指標になると考えられる[28,34]。しかし，局所の皮膚温は部位差が大きいため[34]，皮膚温を評価する場合は平均皮膚温を算出する必要がある。

運動時の体温調節と外部環境
◉ 環境適応と運動時の体温調節
◆ 暑熱順化

　暑熱順化による体温調節反応の適応的変化は暑熱負荷のみでも現れるが，暑熱負荷に運動トレーニングを組み合わせることでより顕著となる。

　図17は，高温環境下（約40℃）で自転車運動（60% $\dot{V}O_2max$）を疲労困憊に到達するまで10日間連続で実施した際の被験者1名の深部体温と運動継続時間を表している。疲労困憊時の深部体温はすべての実験で約40℃であるが，日を追うごとに運動時の深部体温上昇は遅延し，運動継続時間が延長することを示している。このように，暑熱順化は深部体温上昇を抑制し，高温環境下での持久性パフォーマンスを大きく向上させる。暑熱順化による運動時の深部体温上昇の抑制は熱放散反応の向上によるものである。特に発汗量の増加，発汗潜時の短縮，汗中塩分濃度の低下などの発汗能力の増大によるものと考えられる。また，暑熱順化による心拍数上昇の抑制，心拍出量の増加，血液量の増加も体温調節反応と持久性パフォーマンスを大きく向上させる要因となる。

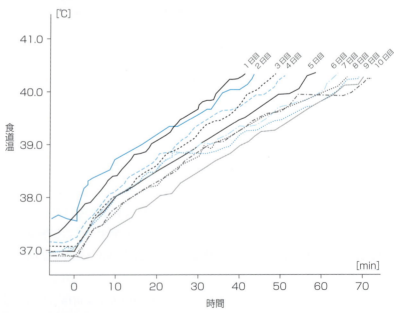

図17　高温環境下（40℃）での10日間連続の自転車運動が深部体温と運動継続時間に及ぼす影響

データは1名の被験者のもので，折れ線グラフ上の数字は実験日数を表している。疲労困憊時の深部体温（食道温）は，すべての実験で約40℃を示した

（文献24より一部改変引用）

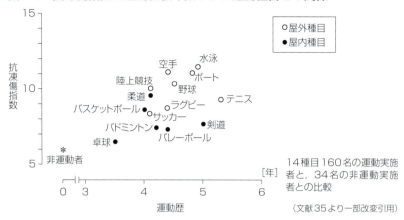

図18　抗凍傷指数と運動経験年数および運動種目との関係

◆ 寒冷順化

　寒冷順化も運動トレーニングの影響を受ける．局所耐寒性の指標となる抗凍傷指数（凍傷に対する耐性）は運動経験年数が長いほど，また屋内種目より屋外種目の選手のほうが高い値を示すことが報告されている[35]（図18）．これは運動が局所耐寒性を増強し，その増強の程度は寒冷ストレスを受ける頻度が多いほど大きいことを示すものと考えられる．

高温環境での運動と体温調節

　高温環境下での運動は熱中症を引き起こす危険性を高めるため，日本体育協会は熱中症予防のための運動指針を**表4**のように示している[36]．運動に伴う代謝量の増加により，高温環境下では運動強度が高いほど深部体温が上昇する（図10参照）．高温環境下の運動時における熱放散は気温30℃以上では90％以上が発汗に依存する．

　図19は，高温環境下（36℃）での自転車運動時における運動強度と全身発汗量との関係を表している．このように，発汗量は運動強度の増加に伴い増加する．また，発汗量は運動鍛錬者のほうが非鍛錬者よりも多く，さらに運動中に水分補給を行ったほうが補給しない場合よりも多い．これにより，運動鍛錬者は非鍛錬者よりも，また水分補給を行った場合は補給しない場合よりも熱放散が促進され，深部体温上昇が抑制される[37]．

　発汗量の増加は深部体温上昇の抑制に不可欠であるが，一方で脱水による体液損失を引き起こす．発汗による脱水の進行は，主に心臓血管系と体温調節系の負担を増大させる．通常，運動時には血漿が活動筋に移動するため発汗がなくても一時的に血液量は減少するが，発汗に伴う脱水量の増加はさらなる血液量減少を引き起こす．脱水に伴う血液量減少は運動による活動筋と皮膚の血流量増加と相まって静脈還流量を減少させ，運動の継

表4 熱中症予防のための運動指針

WBGT[℃]	湿球温[℃]	乾球温[℃]		
31 ▲▼	27 ▲▼	35 ▲▼	運動は原則中止	WBGT 31℃以上では，皮膚温より気温のほうが高くなり，体から熱を逃がすことができない。特別の場合以外は運動は中止する
28 ▲▼	24 ▲▼	31 ▲▼	厳重警戒（激しい運動は中止）	WBGT 28℃以上では，熱中症の危険が高いので，激しい運動や持久走など体温が上昇しやすい運動は避ける。運動する場合には，積極的に休息をとり水分補給を行う。体力の低いもの，暑さに慣れていないものは運動中止
25 ▲▼	21 ▲▼	28 ▲▼	警戒（積極的に休息）	WBGT 25℃以上では，熱中症の危険が増すので，積極的に休息をとり水分を補給する。激しい運動では，30分おきくらいに休息をとる
21 ▲▼	18 ▲▼	24 ▲▼	注意（積極的に水分補給）	WBGT 21℃以上では，熱中症による死亡事故が発生する可能性がある。熱中症の兆候に注意するとともに，運動の合間に積極的に水を飲むようにする
			ほぼ安全（適宜水分補給）	WBGT 21℃以下では，通常は熱中症の危険は小さいが，適宜水分の補給は必要である。市民マラソンなどではこの条件でも熱中症が発生するので注意

1）環境条件の評価にはWBGTが望ましい
2）乾球温度を用いる場合には，湿度に注意する。湿度が高ければ，1ランク厳しい環境条件の運動指針を適用する

（文献36より引用）

図19 高温環境下（36℃）での自転車運動時における運動強度と全身発汗量との関係

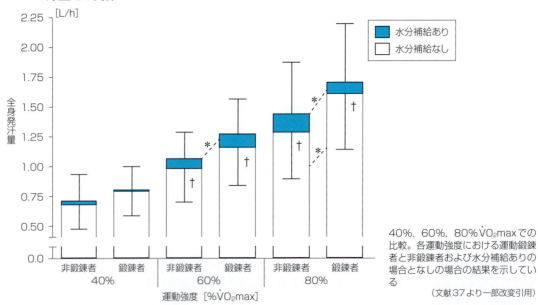

40%，60%，80%V̇O₂maxでの比較。各運動強度における運動鍛錬者と非鍛錬者および水分補給ありの場合となしの場合の結果を示している

（文献37より一部改変引用）

続に必要な心拍出量の維持を困難にする。これに対し生体では非活動筋や内臓の血流量を減少させたり心拍数を増加させたりすることで心拍出量を確保する[30]。一方，汗は体液に比べ低張性であることから，発汗に伴う脱水は血漿浸透圧を上昇させる。血漿浸透圧の上昇は運動時の発汗量と皮膚血流量をともに減少させ，深部体温上昇を促進する。したがって，高温環境下の運動時には脱水を抑制するために積極的に水分補給を行う必要がある。

高温環境下の運動時における水分補給は熱中症予防のためにも必須である[36, 38]。一般に，運動時には水分補給量の増加に伴い脱水量が減少し，深部体温上昇が抑制される[37-39]。米国スポーツ医学会は**運動時の脱水量が体重の2%を超えないように水分補給を行うことを推奨している**[38]。飲み物の温度は5℃程度の冷たいものが深部体温上昇の抑制効果が高い[39]。

● 低温環境での運動と体温調節

運動に伴う代謝量の増加により，低温環境下では運動強度が高いほど深部体温の低下が抑制される。低温環境における深部体温の低下は，気温の影響だけではなく風（気流）の強さや着衣の濡れの有無の影響を受ける。風が強くなると対流による非蒸発性熱放散が促進され，また着衣が濡れると蒸発性熱放散が促進されるため深部体温は低下しやすくなる。このため，低温環境下での運動時には防風性の高いウェアを着用することと，発汗や雨，雪による着衣の濡れを防ぐことが低体温症を予防するために重要となる。

低温環境下では気温の低下と風の強さに比例して体感温度が低下する[40]（**表5**）。**体感温度の低下は低体温症と凍傷の発生率を上昇させる**。低温環境下の運動時における低体温症や凍傷の発生は疲労により助長されるため，競技中よりも練習中に多く発生する。

● 水中運動と体温調節

水中運動時の体温調節は水温と運動強度の影響を受ける。水中での中性温度域となる水温33〜34℃は，リハビリテーションやレクリエーション，また新生児，子ども，高齢者などが軽い運動を行うのに適した温度である。水泳では水温が30〜34℃になると皮膚血管拡張により皮膚温と深部体温が上昇し，34℃を超えると深部体温は38℃以上になることがある。水中での運動に適した水温は26〜28℃であり，この温度域では入水後数分で皮膚温が水温とほぼ同じ温度となるが，深部体温は維持される。水泳の短距離種目に適した水温は27〜29℃，長距離種目に適した水温は25〜27℃とされる。水泳では水温が25℃以下になると深部体温の低下が始まる。さらに，水温が20℃以下になると著明な深部体温の低下により低体温症を発生する危険性が高くなり，16℃以下になると筋温が低下するためパフォーマンスは著しく低下する。

水分補給量の上限

運動時の水分の胃排出速度は最大で約1.5 L/hであるため，給水がこれを上回ると胃腸に不快感が生じる。また，運動時の給水量が1.5 L/hを超えると低ナトリウム血症を発症しやすくなる。そのため，運動時の給水量は1時間当たり1.5Lまでとするのが適切である。

スポーツ種目と凍傷

凍傷は移動速度が約24〜27km/hのノルディックスキーやバイアスロンでは，気温が−20℃以下になると発生しやすく，移動速度が60km/h以上のアルペンスキーやボブスレーなどでは，気温が−15℃以下になると発生しやすい（**表5**参照）。

表5　気温と風速（移動速度も含む）から算出される体感温度

		気温 [℃]											
		10	5	0	-5	-10	-15	-20	-25	-30	-35	-40	-45	-50
風速 [km/h]	10	9	3	-3	9	-15	-21	-27	-33	-39	-45	-51	-57	-63
	15	8	2	-4	-11	-17	-23	-29	-35	-41	-48	-54	-60	-66
	20	7	1	-5	-12	-18	-24	-31	-37	-43	-49	-56	-62	-68
	25	7	1	-6	-12	-19	-25	-32	-38	-45	-51	-57	-64	-70
	30	7	0	-7	-13	-19	-26	-33	-39	-46	-52	-59	-65	-72
	35	6	0	-7	-14	-20	-27	-33	-40	-47	-53	-60	-66	-73
	40	6	-1	-7	-14	-21	-27	-34	-41	-48	-54	-61	-68	-74
	45	6	-1	-8	-15	-21	-28	-35	-42	-48	-55	-62	-69	-75
	50	6	-1	-8	-15	-22	-29	-35	-42	-49	-56	-63	-70	-77
	55	5	-2	-9	-15	-22	-29	-36	-43	-50	-57	-63	-70	-77
	60	5	-2	-9	-16	-23	-30	-37	-43	-50	-57	-64	-71	-78
	70	5	-2	-9	-16	-23	-30	-37	-44	-51	-59	-66	-73	-80
	80	4	-3	-10	-17	-24	-31	-38	-45	-52	-60	-67	-74	-81

体感温度が-27℃以下になると露出した皮膚では30分程度で凍傷が発生する。体感温度の低下に伴い凍傷を発生するまでの時間が短縮する

（文献40より一部改変引用）

【文献】

1) Aschoff J.: Temperaturregulation. Energiehaushalt und Temperaturregulation (Physiologie des Menschen, Band 2). (Aschoff J, et al. ed). 43-116, Urban & Schwarzenberg, 1971.
2) Kanosue K, et al.: Concepts to utilize in describing thermoregulation and neurophysiological evidence for how the system works. Eur J Appl Physiol. 109 (1) : 5-11, 2010.
3) Taylor NAS, et al.: Considerations for the measurement of core, skin and mean body temperatures. J Therm Biol. 46: 72-101, 2014.
4) 入來正躬：体温生理学テキスト，文光堂，2003.
5) Hensel H.: Thermoregulation and temperature regulation. Academic Press Inc., 1981.
6) 吉村寿人：ヒトの熱帯馴化に関する生理学的研究．東南アジア研究 13 (4) : 602-640, 1976.
7) Kondo N, et al.: Function of human eccrine sweat glands during dynamic exercise and passive heat stress. J Appl Physiol. 90 (5) : 1877-1881, 2001.
8) 中山昭雄：温熱生理学，理工学社，1981.
9) 堀　清記：TEXT 生理学，南山堂，2002.
10) 日本生気象学会：日常生活における熱中症予防指針 Ver.3. 日本生気象学会雑誌. 50 (1) : 49-59, 2013.
11) Tipton MJ.: The initial responses to cold-water immersion in man. Clin Sci. 77 (6) : 581-588, 1989.
12) Mora-Rodriguez R.: Influence of aerobic fitness on thermoregulation during exercise in the heat. Exerc Sport Sci Rev. 40 (2) : 79-87, 2012.
13) Yanagimoto S, et al: Intensity-dependent thermoregulatory responses at the onset of dynamic exercise in mildly heated humans. Am J Physiol Regul Integr Comp Physiol. 285 (1) : R200-R207, 2003.
14) Kellogg DL Jr, et al: Competition between cutaneous active vasoconstriction and active vasodilation during exercise in humans. Am J Physiol. 261(4) : H1184-1189, 1991.
15) Johnson JM, et al.: Cardiovascular adjustments to heat stress. The Handbook of Physiology, section 4: Environmental Physiology. Vol. 1. (Fregly MJ, et al. ed) : 215-243, American Physiological Society, 1996.
16) Thomas CM, et al.: Aerobic training and cutaneous vasodilation in young and older men. J Appl Physiol. 86 (5) : 1676-1686, 1999.
17) González-Alonso J, et al.: The cardiovascular challenge of exercising in the heat. J Physiol. 586 (1) : 45-53, 2008.
18) Shibasaki M, et al.: Central command and the cutaneous vascular response to isometric exercise in heated humans. J Physiol. 565 (2) : 667-673, 2005.
19) Kondo N, et al.: Sweating responses to passive and active limb movements. J Therm Biol. 22 (4-5) : 351-354, 1997.
20) Inoue Y, et al.: Exercise- and methylcholine-induced sweating responses in older and younger men: effect of heat acclimation and aerobic fitness. Int J Biometeorol. 42 (4) : 210-216, 1999.
21) Shibasaki M, et al.: Central command is capable of modulating sweating from non-glabrous human skin. J Physiol. 553 (3) : 999-1004, 2003.

22) Nybo L.: Hyperthermia and fatigue. J Appl Physiol. 104 (3) : 871-878, 2008.
23) Gandevia SC.: Spinal and supraspinal factors in human muscle fatigue. Physiol Rev. 81 (4) : 1725-1789, 2001.
24) Nielsen B, et al.: Human circulatory and thermoregulatory adaptations with heat acclimation and exercise in a hot, dry environment. J Physiol. 460 (1) : 467-485, 1993.
25) González-Alonso J, et al.: Influence of body temperature on the development of fatigue during prolonged exercise in the heat. J Appl Physiol. 86 (3) : 1032-1039, 1999.
26) Otani H, et al.: Low levels of hypohydration and endurance capacity during heavy exercise in untrained individuals. J Therm Biol. 31 (1-2) : 186-193, 2006.
27) Racinais S, et al.: Hyperthermia impairs short-term memory and peripheral motor drive transmission. J Physiol. 586 (19) : 4751-4762, 2008.
28) Sawka MN, et al.: High skin temperature and hypohydration impair aerobic performance. Exp Physiol. 97 (3) : 327-332, 2012.
29) Ely BR, et al.: Aerobic performance is degraded, despite modest hyperthermia, in hot environments. Med Sci Sports Exerc. 42 (1) : 135-141, 2010.
30) Sawka MN, et al.: Hypohydration and human performance : Impact of environment and physiological mechanisms. Sports Med. 45 (Suppl 1) : S51-S60, 2015.
31) Galloway SD, et al.: Effects of ambient temperature on the capacity to perform prolonged cycle exercise in man. Med Sci Sports Exerc. 29 (9) : 1240-1249, 1997.
32) Maughan RJ, et al.: Influence of relative humidity on prolonged exercise capacity in a warm environment. Eur. J. Appl. Physiol. 112 (6) : 2313-2321, 2012.
33) Saunders AG, et al.: The effects of different air velocities on heat storage and body temperature in humans cycling in a hot, humid environment. Acta Physiol Scand. 183 (3) : 241-255, 2005.
34) Otani H, et al.: Effects of solar radiation on endurance exercise capacity in a hot environment. Eur J Appl Physiol. 116 (4) : 769-779, 2016.
35) 菅原正志 ほか：身体運動が寒冷血管反応成績に及ぼす影響．体力科学．31（3）：163-171, 1982.
36) 川原　貴 ほか：スポーツ活動中の熱中症予防ガイドブック．日本体育協会, 2013.
37) Mora-Rodriguez R, et al.: Fluid ingestion is more effective in preventing hyperthermia in aerobically trained than untrained individuals during exercise in the heat. Appl Physiol Nutr Metab. 38 (1) : 73-80, 2013.
38) Sawka MN, et al.: Exercise and fluid replacement. Med Sci Sports Exerc. 39 (2) : 377-390, 2007.
39) Otani H, et al.: Effect of the volume of fluid ingested on urine concentrating ability during prolonged heavy exercise in a hot environment. J Sports Sci Med. 12 (1) : 197-204, 2013.
40) Osczevski R, et al.: The new wind chill equivalent temperature chart. Bull Amer Meteor Soc. 86 (10) : 1453-1458, 2005.

Part I 基礎編

8 栄養の運動生理学

武部久美子

はじめに

運動・トレーニング時の生体内代謝の変化は，肝臓，腎臓などをはじめとする各器官の機能，糖質・脂質代謝，蛋白質・ビタミン・ミネラルの代謝と密接に関係している。各栄養素の働きと運動とのかかわり，体内のエネルギー代謝などについて理解することが重要である。

1. 栄養とは

栄養の概念

われわれは食物に含まれている栄養素によって身体の構成成分を絶えず補充し，日常活動に必要なエネルギーを補給している。また，食物に含まれている種々の成分を利用して，身体を維持している。エネルギーを産生し，生体に必要な栄養素を血液などを介して生体組織の末端まで運び，骨・筋肉・神経組織などすべての細胞に供給して生体を維持する過程を栄養という。われわれの身体は食品から摂取した栄養素成分によって作られているといえる。

栄養素

栄養素とは，食品の成分として消費される物質であり，食物の中に含まれている。栄養素はエネルギーとなるものであり，またヒトの成長，発達，生命の維持に必要なものである。栄養素が欠乏すると，生体内において特徴的な生化学的または生理学的変化を引き起こす原因となる。

栄養素のうち，炭水化物（糖質），脂質，蛋白質，ビタミン，無機質（ミネラル）の5種類を，五大栄養素という。栄養素は体構成成分の更新や活動のために絶えず消費されるため，食事として食物中の栄養素を補給する必要がある（**表1**）。

食物と栄養

習慣的に食事として食物を摂取することには，次のようなさまざまな意義がある。
①生命維持，成長および日常生活を営むために必要なエネルギーを供給すること。
②成長に必要な成分，組織の新陳代謝に必要な成分を供給すること。
③身体の働きを調整し，代謝を円滑に行うのに必要な成分を供給すること。
④食を通じ嗜好を満足させて生活を豊かにすること。

すなわち，生体の維持だけではなく，食を楽しみ生活を豊かにする役割もある。

2. 栄養素とその働き

食物は体内で変化して熱や力になる。このときに産生されるエネルギーの量は，カロリー（cal）で表される。栄養学において1calとは，1gの水の温度を1℃上昇させるのに要するエネルギー量のことを指す。エネルギーのもとになる栄養素は炭水化物・脂質・蛋白質のみで，これらを総称して熱量素という。

炭水化物（糖質）

われわれは1日の消費エネルギーのおよそ60％を，米や小麦などの穀類やショ糖などの炭水化物で補っている。炭水化物は，体内で消化吸収されエネルギーとなる糖質と，消化されない食物繊維とからなる。糖質は分子構造により，単糖類，少糖類，多糖類に分類される（表2）。でんぷんやショ糖などの糖質は，体内で代謝されて1g当たり4kcalのエネルギーを産生する。脳や腎臓，赤血球および激しい運動時の骨格筋では，主としてグルコース（ブドウ糖）をエネルギー源として利用するため，糖質は1日に最低でも100gは必要となる[1]。

脂質

脂質は，エネルギー源，生体膜構成成分，各種化合物原料として重要な栄養素である。

水に溶けずにエーテルなどの有機溶媒に溶け，構造上，エステル結合やアミド結合の形で脂肪酸をもつ物質で，生体内で利用されるものを総称して脂質という。食事脂質の大部分は中性脂肪である。脂質の体内での発熱

表1　栄養素の機能と主な供給源

栄養素	機能	多く含む食品
炭水化物（主に糖質）	エネルギー源となる	・米，小麦などの穀類 ・イモ類，砂糖，ハチミツなど
脂質	・エネルギー源となる ・細胞膜の構成成分	・大豆油などの植物油 ・バター，ラードなどの動物脂
蛋白質	・エネルギー源となる ・身体の構成成分（筋肉，血液，毛髪など） ・酵素やホルモンの主成分	・牛・豚・鶏などの肉類 ・魚介類，卵類，牛乳 ・乳製品・大豆・大豆製品
無機質（ミネラル）	・身体の構成成分（骨，歯） ・生理活性物質として代謝の調節作用	牛乳・乳製品，小魚，魚介類，海藻
ビタミン	生理活性物質として代謝の調節作用	野菜，果実，イモ類，ナッツ類

（文献2より引用）

> **n-3系，n-6系**
> 多価不飽和脂肪酸に分類されるが，脂肪酸の代謝経路は各々独立しており相互互換できない。そのためn-3系は魚類，n-6系はサラダ油など食品から摂取する必要がある。両者の脂肪酸代謝は拮抗関係にあるため，片方を大量摂取すると他方の転換効率を低下させる。両者の摂取量および比率が，脳・心臓血管系の疾患発症に影響するため，n-6/n-3比は4程度が望ましい。

量は1g当たり約9kcalである。中性脂肪は，グリセロールに脂肪酸3分子が結合した化合物で，トリグリセライド（triglyceride：TG）ともよばれる。脂質を構成する脂肪酸は炭素の数と結合のしかたにより分類される（**表3**）。二重結合を含まないものを飽和脂肪酸，二重結合を含むものを不飽和脂肪酸という。二重結合が1個のものを一価不飽和脂肪酸，2個以上含むものを多価不飽和脂肪酸という。

多価不飽和脂肪酸は，二重結合の位置によって**n-6系**と**n-3系**に分類される。脂肪酸の構造により生体での機能は異なる[3]（**図1**）。

蛋白質

蛋白質は生体の生命活動を担う重要な栄養素である。英語名のproteinは，「第一に必要なもの」という意味である。筋肉や結合組織などの体構成

> **脂質と運動の関係**
> 運動やリハビリテーションのエネルギー供給の中心はグルコース（ブドウ糖）である。グルコースは体内では，血糖もしくは肝臓・筋肉のグリコーゲンとして存在する。グリコーゲンは体重70kgの成人男性で約400g程度である。摂取する食事の量と質に依存しており，高炭水化物を摂取することで増大する。高脂肪・高蛋白質食と高糖質食とで筋グリコーゲン合成を比較すると，高脂肪・高蛋白質食は0.63g/筋肉100gに対して高糖質食では3.31g/筋肉100gと差がみられた。
> 運動とリポ蛋白質の関係についての研究では，有酸素運動により血中脂質・リポ蛋白質が改善することが報告されている。リポ蛋白質の異化亢進を活性化することで，血中のTGやLDLの低下が生じ，一方でHDLが増加すると報告されている。

> **必須脂肪酸**
> 哺乳類はリノール酸とα-リノレン酸を体内で産生することができないため，食物からの摂取が不可欠である。これらが欠乏すると，皮膚や神経系の疾患が発生する。

> **コレステロール**
> コレステロールは脳神経や細胞膜の構成成分であり，胆汁酸，ステロイドホルモンおよびビタミンDの前駆体となる生体機能上重要な脂質の一種である。そのため，体内のコレステロールレベルは厳密に調整されている[4]。

表2 主な糖質の種類

糖質の種類		多く含む食品
単糖類	グルコース（ブドウ糖）	果実に多く含まれる。二糖類，多糖類の構成成分
	フルクトース（果糖）	果実，ハチミツに多く含まれる
	ガラクトース	乳に多く含まれる。ラクトース（二糖類）の構成成分
	マンノース	こんにゃくのマンナン（多糖類）の構成成分
少糖類（二糖類）	シュークロース（ショ糖）	テンサイ，サトウキビ，果実に多く含まれる
	ラクトース（乳糖）	乳に多く含まれる
	マルトース（麦芽糖）	麦芽や植物中に広く存在する
多糖類	消化性多糖　でんぷん	穀類，イモ類，種子に多く含まれる
	消化性多糖　グリコーゲン	レバー，牡蠣に多く含まれる
	難消化性多糖　セルロース	植物の細胞壁
	難消化性多糖　グルコマンナン	こんにゃくの成分
	難消化性多糖　ペクチン	果実に多く含まれる

（文献1より引用）

表3 主な脂肪酸の種類

脂肪酸の種類		名称	二重結合の系列	主な含有食品
飽和脂肪酸		・パルミチン酸 ・ステアリン酸	—	動物油脂
不飽和脂肪酸	一価	オレイン酸	—	オリーブ油
	多価	リノール酸	n-6系	植物油
		アラキドン酸		肝油
		α-リノレン酸	n-3系	シソ油
		EPA		魚油
		DHA		

EPA：eicosapentaenoic acid（エイコサペンタエン酸）
DHA：docosahexaenoic acid（ドコサヘキサエン酸）

成分，および酵素やホルモン，免疫抗体など，さまざまな生理機能において重要な役割を担っている。

食物中の蛋白質は，消化されてアミノ酸として吸収される。蛋白質を構成するアミノ酸は約20種類である。体内で合成することができず，食事からの摂取が不可欠な9種類のアミノ酸を必須アミノ酸という（表4）。このうち，バリン，ロイシン，イソロイシンの3つを**分岐鎖アミノ酸（branched chain amino acid：BCAA）**とよび，主に筋肉で利用される。

無機質

ヒトの体内に存在する元素は，酸素，炭素，水素，窒素の4元素が96%を占めているが，4元素以外の元素を総称して無機質（ミネラル）という。

無機質は生体維持上，不可欠な栄養素であり，①生体の構成成分（硬組

> **分岐鎖アミノ酸**
> バリン，ロイシン，イソロイシンの3つ。これらは筋肉で酸化分解され，多くのエネルギーを発生する。運動中は骨格筋で消費される。
> ロイシンは筋蛋白質の合成・分解に関与するため，トレーニング時の筋合成にかかわることで注目されている。

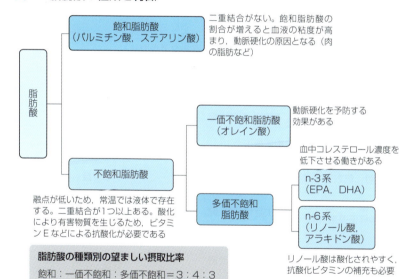

図1　脂肪酸の種類と特徴

飽和脂肪酸（パルミチン酸，ステアリン酸）：二重結合がない。飽和脂肪酸の割合が増えると血液の粘度が高まり，動脈硬化の原因となる（肉の脂肪など）

不飽和脂肪酸：融点が低いため，常温では液体で存在する。二重結合が1つ以上ある。酸化により有害物質を生じるため，ビタミンEなどによる抗酸化が必要である

一価不飽和脂肪酸（オレイン酸）：動脈硬化を予防する効果がある

多価不飽和脂肪酸：血中コレステロール濃度を低下させる働きがある
- n-3系（EPA，DHA）
- n-6系（リノール酸，アラキドン酸）

リノール酸は酸化されやすく，抗酸化ビタミンの補充も必要

脂肪酸の種類別の望ましい摂取比率
飽和：一価不飽和：多価不飽和＝3：4：3

> **脂肪酸の摂取比率**
> 飽和脂肪酸の過剰摂取によりLDLコレステロールが増加し，動脈硬化を促進させる。一価不飽和脂肪酸のオレイン酸は，飽和脂肪酸のステアリン酸から合成することができるが，多価不飽和脂肪酸（n-3系，n-6系）は体内で合成できないため，食品としての摂取が不可欠であり，飽和：一価：多価不飽和脂肪酸の摂取比率は3：4：3が望ましい。

表4　蛋白質を構成する20種類のアミノ酸

必須アミノ酸	体内で合成できない，または合成できるがそれだけでは必要量に達しないアミノ酸 バリン，ロイシン，イソロイシン，スレオニン，メチオニン，ヒスチジン，フェニルアラニン，トリプトファン，リジン
非必須アミノ酸	体内で必要量を合成できるアミノ酸 グリシン，アラニン，プロリン，セリン，システイン，チロシン，アスパラギン，グルタミン，アスパラギン酸，グルタミン酸，アルギニン

織, 軟組織の構成), ②生体機能の調整, ③酵素反応の活性物質, ④ホルモンの構成成分など, さまざまな生理機能を有する。日本人の食事摂取基準では, 1日の推奨量（または目安量）が100mg以上のものを多量ミネラル, それ以下のものを微量ミネラルとよんでいる[5]（**表5**）。

ビタミン

ビタミンは, 生体の機能を正常に維持するために不可欠な微量栄養素である。生体内の代謝に必要な補酵素や調節因子として作用する。生体内では合成されない, または合成されても必要量を満たすことができないため, 体外から栄養素として補充する必要がある。欠乏すると特定の欠乏症を呈する。

水に溶けにくく油脂に溶けやすい脂溶性ビタミンと, 水に溶けやすい水溶性ビタミンとがある（**表6**）。脂溶性ビタミンは大量摂取すると体内に蓄

> **ビタミンB_1とエネルギー代謝**
>
> 糖質からのエネルギー産生経路では, 解糖系でグルコースがピルビン酸になり, そこからさらにアセチルCoAへと転換し, TCA回路へと進む。ピルビン酸からアセチルCoAへの転換反応には, 補酵素としてビタミンB_1（チアミン）誘導体のチアミンピロリン酸が必要である。したがって, ビタミンB_1が不足するとエネルギー産生に影響を及ぼし, 倦怠感や食欲減退などの症状がみられる。さらに不足すると欠乏症の脚気となる[6]。

表5 多量・微量ミネラルの種類とその生理作用

	元素名	主な生理作用	主な欠乏症	主な過剰症	多く含む食品
多量ミネラル	カルシウム	歯・骨の形成, 筋収縮・血液の凝固	くる病, 骨軟化症	ミルクアルカリ症候群	乳製品, 小魚, 豆腐
	リン	歯・骨の形成, エネルギー代謝	発育不全	骨軟化症	加工食品
	カリウム	浸透圧維持, 細胞の興奮	不整脈, 筋無力症	―	イモ類, 果実
	ナトリウム	浸透圧維持, 細胞の興奮, 糖・アミノ酸の吸収促進	血圧低下	血圧上昇, 腎障害	塩蔵品, 漬物
	マグネシウム	酵素活性, 筋収縮	循環器障害, 代謝不全	―	ナッツ類
微量ミネラル	鉄	酸素運搬（ヘモグロビン）, 神経伝達系・酵素の活性化	鉄欠乏性貧血, 発育不全	ヘモクロマトーシス	レバー, アサリ, 小松菜
	亜鉛	酵素（DNAポリメラーゼ）の補因子, DNAの転写調節	発育不全, 皮膚炎, 味覚異常	―	牡蠣, 牛肉, カニ
	銅	酵素（SOD, セルロプラスミン）の補因子	貧血, 骨異常, 毛髪異常	ウィルソン病	レバー, ナッツ類
	マンガン	酵素（SOD）の補因子	骨異常	―	肉類, 豆類
	クロム	耐糖能因子	耐糖能低下	―	ヒジキ, 牛肉
	ヨウ素	甲状腺ホルモンの成分	発育不全, クレチン症	―	海藻, 魚介類
	モリブデン	酵素の補因子	成長障害	―	豆類, 緑黄色野菜
	セレン	抗酸化作用（グルタチオンペルオキシダーゼの成分）	克山病（心機能不全）	爪の変形, 脱毛	魚介類, 動物の内臓, 卵類

SOD : superoxide dismutase

（文献5より引用）

積されるため，過剰症に対する注意が必要である．一方，水溶性ビタミンは過剰摂取しても尿中に排泄されるため，過剰症となる可能性は低い．

ビタミン欠乏症は急に発症するわけではなく，組織レベル，血液レベル，細胞レベルと徐々にビタミンが不足するに従って，潜在的欠乏状態から臨床的欠乏症へと症状が進行する[7,8]（**表7**）．

表6　ビタミンの種類とその生理作用

	名　称	主な生理作用	主な欠乏症	多く含む食品
脂溶性ビタミン	ビタミンA	視覚の正常化，感染予防，遺伝子の発現調節	夜盲症	レバー，ウナギ，卵黄，牛乳
	ビタミンD	骨の発育，カルシウム代謝に関与，遺伝子の発現調節	くる病，骨軟化症，骨盤変形	しいたけ，肝油，脂身の多い魚肉
	ビタミンE	脂質の過酸化防止，生体膜の機能維持	神経機能低下	ゴマ，ナッツ類，豆類，穀類
	ビタミンK	血液凝固の促進，骨形成促進作用	血液凝固の遅延	野菜，納豆
水溶性ビタミン	ビタミンB_1	糖質を中心としたエネルギー代謝に不可欠な成分	脚気，多発性神経炎	玄米，大豆，レバー，豚肉，卵
	ビタミンB_2	酸化還元酵素の補酵素の成分，ほとんどの栄養素の代謝に必要	口内炎	レバー，魚類，卵，チーズ，大豆
	ナイアシン	酸化還元酵素の補酵素の成分，各種の代謝に必要	ペラグラ	肉類，魚介類，穀類の胚芽
	ビタミンB_6	アミノ酸の代謝に必要	明確な欠乏症はない	食品に広く分布
	ビタミンB_{12}	アミノ酸，核酸の代謝に必要な成分	巨赤芽球性貧血	レバー，貝類
	ビオチン	カルボキシラーゼの補酵素として，炭素転移反応に関与	明確な欠乏症はない	食品に広く分布
	葉酸	アミノ酸，核酸の代謝に必要な成分	巨赤芽球性貧血	レバー，肉類，卵
	パントテン酸	糖質，脂質代謝に必要な成分	明確な欠乏症はない	食品に広く分布
	ビタミンC	生体内の酸化還元反応に必要な成分，コラーゲンの生成と保持	壊血病	果実，野菜類

（文献8より引用）

表7　ビタミン欠乏の段階的変化

潜在性欠乏	初期的欠乏		標的ビタミンの不足→ビタミン貯蔵組織でのビタミン量低下
	生化学的欠乏		血液・尿のビタミン低下
	生理学的欠乏		酵素・レセプターとの結合障害
顕性欠乏症		臨床的欠乏	不定愁訴
機能障害			欠乏症状
形態的障害			回復不能の欠乏症

水

水は体重の約60%を占め、各種の栄養素や電解質を希釈し、化学反応の場となっている。生体を維持するために不可欠な物質であり、著しい発汗、下痢、嘔吐などにより水分が喪失すると、脱水状態を起こしてショック症状を呈する。

生体のさまざまな反応における水の主な機能として、①栄養素の消化・吸収、②栄養素の代謝反応、③物質の生体内輸送（血液など）や排泄（尿や汗など）、④体液や血液の浸透圧維持およびpHの調節、⑤発汗作用による体温の維持・調節などが挙げられる。

生体内の水分（体液）は、細胞内液、細胞外液に分けられ、細胞外液は血漿と細胞間液（間質液）に分けられる。細胞内液にはK^+、Mg^{2+}、リン酸、細胞外液にはNa^+、Cl^-、炭酸イオンが多く分布している[9,10]（図2）。

食品の機能性

食品にはさまざまな成分が含まれており、その機能（働き）としては、一次機能、二次機能、三次機能がある（図3）。一次機能は栄養素として働く栄養機能、二次機能は味や風味、テクスチャーなどの食品の美味しさに関係する味覚・感覚機能、さらに三次機能として生体防御、恒常性維持、疾病の予防と回復、健康の維持・増進にかかわる生体調節機能がある[11]（表8）。

食事摂取基準

健康な個人または集団を対象として、健康の維持・増進、生活習慣病の発症・重症化予防のために、1日にどれくらいのエネルギーおよび各栄養素を摂取したらよいかという摂取量の基準（表9）を示したものが、食事摂取基準である。

厚生労働省による「日本人の食事摂取基準」では性別・年齢階層別に基準が示されており、5年ごとに改訂される（2016年現在は2015年版）。策定

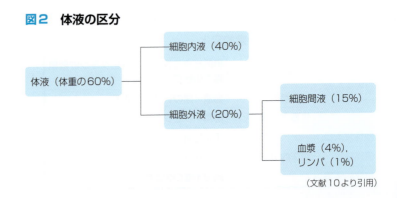

図2 体液の区分

（文献10より引用）

項目は，エネルギー，蛋白質，脂質（脂肪エネルギー比率，飽和脂肪酸，n-6系脂肪酸，n-3系脂肪酸，コレステロール），炭水化物，食物繊維，水溶性ビタミン：9種類，脂溶性ビタミン：4種類，多量ミネラル：5種類，微量ミネラル：8種類である[12]。エネルギー必要量の推定（表9）には，基礎

図3　食品が有する3つの機能

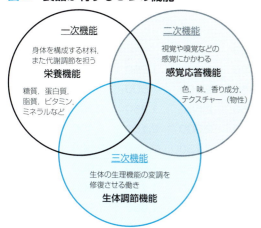

表8　食品の三次機能：食品の機能性成分と生理作用

成分			主な食品	生理作用
ポリフェノール	フラボノイド	アントシアン カテキン フラボノール イソフラボン	シアニジン エピガロカテキン ルチン ダイゼイン	ブルーベリー，ブドウ 緑茶，烏龍茶 ソバ，タマネギ 大豆	抗酸化，眼精疲労回復 抗酸化，体脂肪燃焼 抗酸化，ビタミンP作用 抗酸化，骨粗鬆症予防
		クロロゲン酸 レスベラトロール クルクミン セサミン	コーヒー 赤ワイン ウコン ゴマ	抗酸化 抗酸化 肝機能活性化 肝機能活性化
カロテノイド		βカロテン リコピン	緑黄色野菜 トマト	抗酸化，抗がん
ビタミン		アスコルビン酸 トコフェロール	野菜類，果実類 植物油脂，胚芽	
食物繊維		ペクチン グルコマンナン	果実類 コンニャク	血糖上昇抑制 整腸作用
オリゴ糖		大豆オリゴ糖 フラクトオリゴ糖	大豆	整腸作用
ペプチドアミノ酸		カゼインホスホペプチド タウリン	牛乳 イカ，タコ，貝類	カルシウム吸収促進 血中コレステロール低下
脂質		イコサペンタエン酸 ドコサヘキサエン酸	青魚	血栓溶解，抗炎症 血中TG低下，脳神経保護
その他		硫化アリル類 カプサイシン	ニンニク，タマネギ トウガラシ	抗血栓，抗菌 体脂肪燃焼

TG：triglyceride（トリグリセライド）

（文献11より引用）

表9 推定エネルギー必要量

月齢・年齢	男性 [kcal/day]			女性 [kcal/day]		
	身体活動レベル[*1]					
	I	II	III	I	II	III
0〜5カ月	―	550	―	―	500	―
6〜8カ月	―	650	―	―	600	―
9〜11カ月	―	700	―	―	650	―
1〜2歳	―	950	―	―	900	―
3〜5歳	―	1,300	―	―	1,250	―
6〜7歳	1,350	1,550	1,750	1,250	1,450	1,650
8〜9歳	1,600	1,850	2,100	1,500	1,700	1,900
10〜11歳	1,950	2,250	2,500	1,850	2,100	2,350
12〜14歳	2,300	2,600	2,900	2,150	2,400	2,700
15〜17歳	2,500	2,850	3,150	2,050	2,300	2,550
18〜29歳	2,300	2,650	3,050	1,650	1,950	2,200
30〜49歳	2,300	2,650	3,050	1,750	2,000	2,300
50〜69歳	2,100	2,450	2,800	1,650	1,900	2,200
70歳以上[*2]	1,850	2,200	2,500	1,500	1,750	2,000
妊婦（付加量）[*3] 初期				+50	+50	+50
妊婦（付加量）[*3] 中期				+250	+250	+250
妊婦（付加量）[*3] 後期				+450	+450	+450
授乳期（付加量）				+350	+350	+350

*1：身体活動レベルは，低い，普通，高いの3レベルとして，それぞれI，II，IIIで示した．
*2：主として70〜75歳，ならびに自由な生活を営んでいる対象者に基づく報告から算定した．
*3：個々の妊婦の体格や妊娠中の体重増加量，胎児の発育状況の評価を行う必要がある．
推定エネルギー必要量の活用にあたっては，食事摂取状況のアセスメント，体重およびBMIを把握し，エネルギーの過不足については体重の変化またはBMIを用いて算出すること．また，身体活動レベルIの場合，少ないエネルギー消費量に見合った，少ない摂取量を維持することになるため，健康の保持・増進の観点からは，身体活動量を増加させる必要がある

（文献12より一部改変引用）

表10 身体活動レベル別にみた活動内容と活動時間の代表例

	身体活動レベル[*1]		
	低い（I）	普通（II）	高い（III）
	1.50（1.10〜1.60）	1.75（1.60〜1.90）	2.00（1.90〜2.20）
日常生活の内容	生活の大部分が座位で，静的な活動が中心の場合	座位中心の仕事だが，職場内での移動や立位での作業・接客など，あるいは通勤・買い物・家事，軽いスポーツなどいずれかを含む場合	移動や立位の多い仕事の従事者，あるいはスポーツなど余暇において活発な運動習慣をもっている場合
1日当たりの中程度の強度（3.0〜5.9METs）の身体活動合計時間（h/day）	1.65	2.06	2.53
1日当たりの仕事での合計歩行時間（h/day）	0.25	0.54	1.00

*1：代表値．（ ）内はおおよその範囲を示している

（文献12より一部改変引用）

Part I 基礎編

代謝量および身体活動レベルを考慮して検討する。**表10**に身体活動レベル別の活動内容・活動時間の例を示す。

3. 食物の摂取と消化・吸収

食物中の栄養素を，消化管の上皮細胞をとおして体内に取り込んで利用するためには，低分子に分解する必要がある。栄養素を吸収可能な形態に加水分解する過程を消化という。消化された物質を体内に取り込み，血液やリンパ液へと移送することを吸収という。

消化・吸収

消化管は，口腔，咽頭，食道，胃，小腸，大腸，肛門と連なる1本の管として形成されている（**図4**）。

摂取した食物は口腔内で咀嚼され，唾液と混合されて食塊を形成する。食塊は嚥下運動により咽頭から食道へ送られ，食道の蠕動運動により胃に移送される。胃内の食塊は，胃の蠕動運動により胃酸と混合されて粥状になる。蛋白質の一部は消化酵素の一つであるペプシンの作用を受けて分解される。

粥状の内容物は，胃から十二指腸・小腸へと送られる。小腸内の内容物

図4　食物の消化・吸収・排泄の流れ

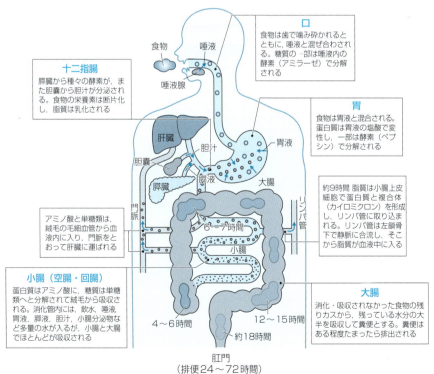

（文献13より一部改変引用）

は，十二指腸に分泌された膵液の膵酵素，胆汁中の胆汁酸の作用を受けて，蛋白質はアミノ酸に，糖質は単糖類に，TGは脂肪酸とグリセロールに分解され，吸収上皮細胞から吸収される。

小腸から大腸へと送られた内容物は，大腸から肛門へと移送される過程で，水や電解質が吸収されて液状から固形物へと変化し，糞便として肛門から排泄される[13]。

糖代謝

小腸から吸収されたグルコース（ブドウ糖）・フルクトース（果糖）・ガラクトースなどの単糖類は，門脈から肝臓へ運ばれる。果糖・ガラクトースも肝臓でグルコース（ブドウ糖）に転換されて利用される。グルコースは糖代謝の中心となる重要な糖質である。

門脈を経て肝臓に取り込まれたグルコースは，主に次の4つの経路で代謝される（図5）。

● 第1の経路

肝臓から肝静脈，下大静脈を経て，脳や骨格筋にグルコースが供給される。

図5　食後の肝臓における糖質代謝の経路

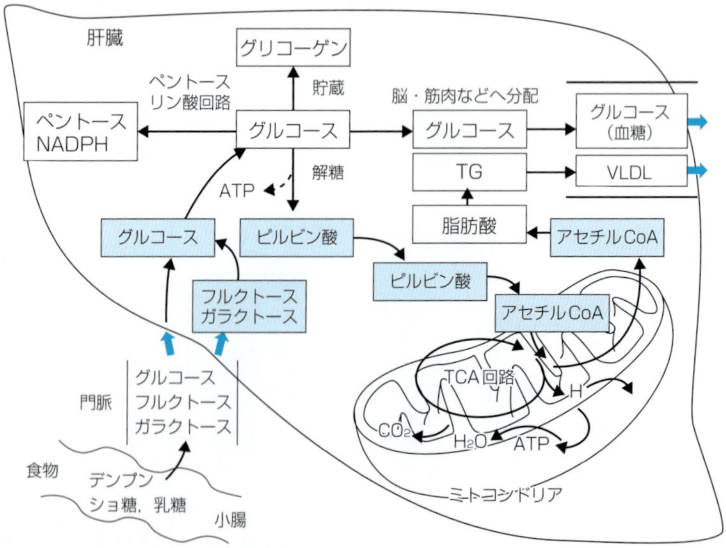

NADPH：nicotinamide adenine dinucleotide phosphate
TG：triglyceride（トリグリセライド）
VLDL：very low density lipoprotein（超低比重リポ蛋白）

（文献14より一部改変引用）

● 第2の経路

肝細胞に取り込まれたグルコースから，解糖系というグルコースをピルビン酸に分解する過程において，嫌気的条件下でエネルギー化合物ATP（adenosine triphosphate：アデノシン三リン酸）が産生される。

ピルビン酸は好気的条件下でミトコンドリアに入り，アセチルCoAに転換された後，TCA回路（tricarboxylic acid cycle，クエン酸回路）でCO_2と水に酸化分解される。その過程で産生された**NADH**や**FADH$_2$**から，電子の伝達によって生じるエネルギーを利用してATPが大量に産生される（グルコース1分子当たり38分子のATP，図6）。

● 第3の経路

グルコースをグリコーゲンに転換して貯蔵する経路である。貯蔵されたグリコーゲンは，必要に応じて分解され，エネルギー源として利用される。

● 第4の経路

ペントースリン酸回路により核酸の構成要素であるリボースや脂肪酸，ステロイドの生合成に必要な**NADPH**を供給する経路である。

一方，食間時には，肝臓に貯蔵されたグリコーゲンを分解し，グルコースを血中に放出して血糖を一定濃度に保つ[14, 15]。

> **NADH, FADH$_2$, NADPH**
> NAD, NADPは呼吸酵素，脱水素酵素で働き，還元力の強い化合物を大量に調製することでエネルギー代謝を担っている。NAD, NADPは，水素が結合し還元型のNADH, NADPHとなる。NADHはエネルギー産生に，NADPHは合成反応の還元剤として働く。TCA回路が1回転するとアセチルCoAの1分子当たり，3分子のNADH，1分子のFADH$_2$，1分子のGTP（グアノシン三リン酸），2分子のCO_2が放出される。

図6 糖からATPを産生する経路

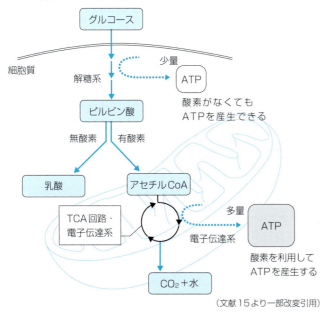

（文献15より一部改変引用）

脂質代謝

　食事から摂取された脂質の大部分は、十二指腸から分泌された胆汁酸により乳化され、膵リパーゼの作用を受けてTGはグリセロールと脂肪酸に分解されて小腸上皮細胞から吸収される。

　吸収されたグリセロールと脂肪酸は、小腸上皮細胞内で再びTGに合成され、**リポ蛋白質**の一種であるカイロミクロンを形成する。

　カイロミクロンは、リンパ管から胸管を経て鎖骨下静脈で血管に移行する。血流に乗って全身を循環し、毛細血管に存在するリポ蛋白質リパーゼ（lipoprotein lipase：LPL）の作用を受けてリポ蛋白質内のTGが加水分解され、遊離脂肪酸（free fatty acid：FFA）とグリセロールになる。FFAは末梢組織細胞内に取り込まれ、エネルギー源として利用されるか、またはTGに再合成されて貯蔵される。

　食後は血糖値が上昇してインスリン分泌が促進されるが、インスリンにより脂肪細胞のLPL活性が上昇してカイロミクロンやVLDL（very low density lipoprotein：超低比重リポ蛋白）のTGの加水分解が促進され、脂肪組織への取り込みを増加させる。一方、食間は、ホルモン感受性リパーゼの作用によって、脂肪細胞内のTGがFFAとグリセロールに加水分解される。このFFAはエネルギーとして利用される。

　脂肪酸はエネルギー産生の基質となる。脂肪酸は細胞内のミトコンドリアで**β酸化**され、アセチルCo-Aを生じる。このアセチルCo-Aは、TCA回路でATPを産生する。細胞質に存在する脂肪酸がミトコンドリア膜を通過するためには、カルニチンが必要である[17, 18]（**図8**）。

蛋白代謝

　食事から摂取した蛋白質は腸管内で消化・吸収され、その大部分は遊離アミノ酸の形で門脈を経由し、肝臓へ送られる。

　肝臓では、アミノ酸の一部を材料にして血漿蛋白質などが合成される。肝臓で合成される血漿蛋白質の一種の**アルブミン**は、血漿蛋白質の50～70%を占めており、肝臓から血液中に放出され、血液の浸透圧維持や各組織へのアミノ酸の供給などに働く。

　その他のアミノ酸は各組織や筋肉に運ばれ、血液・筋肉・酵素やペプチドホルモンなど、さまざまな蛋白質の生合成に利用される。

　体構成蛋白質は常に新陳代謝を繰り返しているため、一定量の蛋白質の合成と分解が行われている（**図9**）。成人男性（体重60kg）の場合、1日に約200gに相当する体蛋白質が合成されている。

　代謝回転によって新旧の蛋白質が入れかわる速度を、代謝回転速度という。この速度は体蛋白質の種類によって異なる。血液や肝臓、消化管などを構成する蛋白質の半減期は約10日間であるが、骨格筋や骨中の蛋白質の

リポ蛋白質

脂質は水に溶けにくいので、リポ蛋白質の形で血液を介して末梢組織まで運搬される。リポ蛋白質は、その比重によって5つに分類される（図7）。
カイロミクロンは、食事からのTGとコレステロールを運搬する。カイロミクロンはリンパ管を経て静脈内に入り、LPLの作用を受けてTGが取り込まれ、最終的に肝臓で処理される。
VLDLは、肝臓で合成されたTGとコレステロールを各組織に供給する。LPLの作用を受けてエネルギー源としての脂肪酸を各組織に供給すると、VLDLはIDL（intermediate density lipoprotein：中間比重リポ蛋白）を経てLDL（low density lipoprotein：低比重リポ蛋白）となる。LDLは末梢組織に到達し、細胞膜やステロイドホルモンの材料としてコレステロールを供給する[16]。

β酸化

脂肪酸がミトコンドリアで分解される過程のこと。回路が一巡するごとに脂肪酸から2個の炭素が除去されてアセチルCoAが1分子産生される。生成されたアセチルCoAはTCA回路で利用される。

アルブミン

アルブミンの半減期は2～3週間程度で、濃度は3.8～4.9mg/dLである。栄養状態が悪化すると、肝臓でのアルブミン合成が減少して血中アルブミン濃度も下がるため、アルブミンは蛋白質栄養状態の指標としても用いられる。

半減期は，骨格筋で約180日，骨の蛋白質は約1年と回転速度が遅い。また，体蛋白合成の速度は，年齢が若いほど早い。

遊離アミノ酸は，食事由来のもの以外に体蛋白分解によるものもあり，常に一定量の遊離アミノ酸がプールされている（図9参照）。

1日に体蛋白質の1～2％が代謝回転する（図10）。蛋白質分解により生成されたアミノ酸の75～80％は，新しい蛋白質の合成に利用されるが，20～25％は尿素に転換され排泄される。したがって，血液中の**尿素窒素（blood urea nitrogen：BUN）**には生体内で分解された蛋白質やアミノ酸の量

尿素窒素
蛋白質の分解産物として生じるアンモニアを無害化するために，代謝系の尿素回路でアンモニアが二酸化炭素と結びついてできたものが尿素である。尿として排泄される尿素中の窒素成分を尿素窒素という。

アポ蛋白
脂質はアポ蛋白と結合してリポ蛋白質としての構造を保ち，血中を輸送される（図7参照）。各リポ蛋白質はそれぞれ固有のアポ蛋白質を含んでいる。アポ蛋白質の機能は，血液中での粒子の安定化を図ること，およびリポ蛋白質代謝経路に関与する特異性をもたせることである。

図7　リポ蛋白質の構造

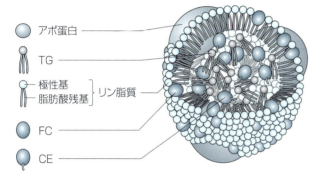

凡例：アポ蛋白，TG，極性基／脂肪酸残基（リン脂質），FC，CE

リポ蛋白質の種類	カイロミクロン	VLDL	IDL	LDL	HDL
主な代謝経路	外因性経路	内因性経路			コレステロール逆転送系
役割	食事で摂取した脂質をFFAの形で末梢組織に供給する	末梢組織にFFAを供給する	VLDLとLDLの中間体	末梢組織にコレステロールを供給する	末梢組織から過剰なコレステロールを回収し，再分配する
粒子径（Å）構成成分比	4,000～700Å	700～300Å	300～250Å	250～100Å	100～75Å
アポ蛋白の種類	A-I, A-II, A-IV B-48 C-I, C-II, C-III E	B-100 C-I, C-II, C-III E	B-100 C-I, C-II, C-III E	B-100	A-I, A-II, A-IV C-I, C-II, C-III E D

TG：トリグリセライド，FC：free cholesterol（遊離コレステロール），CE：cholesterol ester（コレステロールエステル），HDL：high density lipoprotein（高比重リポ蛋白）
リポ蛋白質は各々，成分組成や代謝機能が異なる。粒子径・密度の違いにより5つに分類される

（文献16より一部改変引用）

図8 脂質代謝の概要

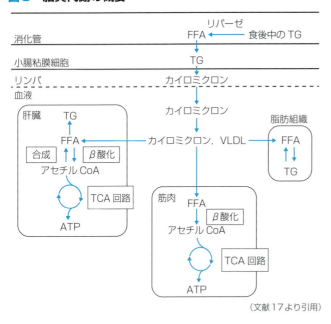

（文献17より引用）

図9 アミノ酸プール

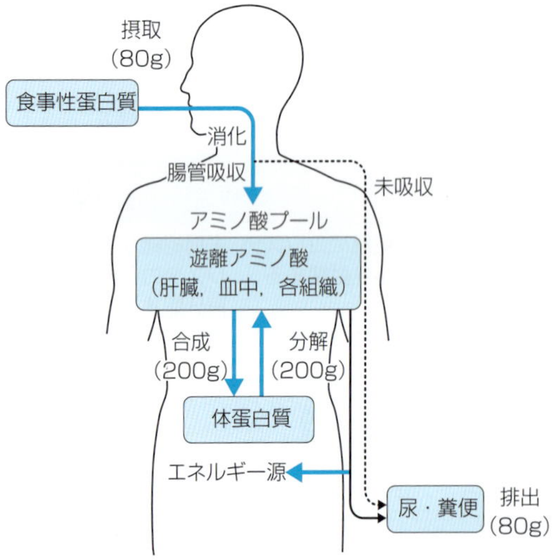

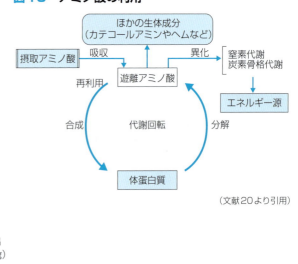

（文献20より引用）

図10 アミノ酸の利用

（文献20より引用）

が反映される[19,20]。

●蛋白質代謝回転の調節機構

　細胞内の蛋白質の代謝回転は複雑な過程で行われているが，種々のホルモンにより厳密に調整されている．インスリンは，骨格筋や脂肪組織に対して細胞内へのグルコース取り込みを促進させてグリコーゲンやTGの合

成に関与するほか，体蛋白質代謝の調節にも関与している．インスリンは体蛋白質の合成を促進することから，蛋白質同化ホルモンとしての役割もある．インスリンのほかに，成長ホルモンや男性ホルモンにも体蛋白質合成を促進する作用がある[20]（図11）．

糖質・脂質・蛋白質の代謝の関係

生体内では，摂取した糖質がすべて酸化分解されてエネルギー産生に利用されるわけではない．食事摂取量も影響するが，大部分の糖質は食後に肝臓および脂肪組織で脂質に転換され，TGとして脂肪組織に蓄積される．インスリンは，糖質から脂肪への転換の種々の経路を促進する役割を果たす．

蓄積したTGは，食間にはFFAに分解されて血中に放出され，骨格筋や肝臓などでのエネルギー産生に利用される．

空腹時や絶食により血糖値が低下した場合は，骨格筋よりアミノ酸（主にアラニン）が放出される．アミノ酸は主に肝臓，一部は腎臓に運ばれてピルビン酸を経由し，**糖新生**回路によってグルコースに転換される．グルカゴン，グルココルチコイドホルモンは，筋蛋白質の分解を促し，肝臓における糖新生を促進することによって，蛋白質から糖質への転換を促進している．しかし，脂肪酸からはグルコースは産生されない[21]．

> **糖新生**
> 空腹時の血糖を維持するため，肝臓と腎臓では他の化合物を材料としてグルコースを生成する機構が備わっており，これを糖新生という．糖新生の材料は，筋肉から放出された乳酸，筋蛋白分解によって生じたアミノ酸，脂肪組織から放出されたグリセロールである．

水の出納

水の出納は，摂取量と排泄量の平衡を保っている．排泄される水分で最も多いのは尿であり（1,300～1500mL），呼気中や皮膚などの不感蒸泄として約900mL，便中の水分が100mL程度で，1日の水分排泄量の合計は2,300～2,500mLである．

呼気や皮膚からの不感蒸泄は，体重1kg当たり約0.4～0.5mL/hである．発熱時には，平熱より1℃体温が上昇するごとに50～75mL/dayがさらに喪失する[22]（図12）．

図11　体蛋白合成と分解

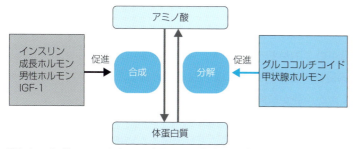

IGF：insulin-like growth factor（インスリン様成長因子）

（文献20より引用）

図12　体内での水分出納

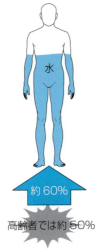

約60%
高齢者では約50%

	入る水（mL）	出る水（mL）	
食事	1,000	1,000	不感蒸泄（呼吸や皮膚からの水分蒸発）
食事以外の飲み物	1,000〜1,500	200〜300	便
代謝水（代謝で産生される）	200〜300	1,000〜1,500	尿
合計	2,200〜2,800	2,200〜2,800	合計

高齢者では，筋肉，皮下組織の備蓄水分が減少する。また，発熱・下痢，嘔吐など，体調の変化により水分を失いやすい。さらに，口渇感が低下する

4. エネルギー代謝

　エネルギーとは，ヒトが生命活動を維持するために不可欠なものである。エネルギー代謝は，基礎代謝量（basal energy expenditure：BEE），食事誘発性熱産生，活動代謝の3つから構成される。

　ヒトが生命を維持し日常生活を送るためには，体温保持のための熱エネルギーや筋肉運動のための機械エネルギー，神経伝達のための電気エネルギーなどが必要であり，これらのエネルギー源は食品から摂取している。

　エネルギー源となる蛋白質，脂質，炭水化物は，体内でCO_2とH_2Oに分解される過程でエネルギーを産生する。ダイエットなどで食事から十分なエネルギーが摂取できない場合は，肝臓や筋肉に蓄積されたグリコーゲンや，体脂肪，身体を構成する蛋白質などが分解され均衡を保っている。エネルギー量の不足状態が続くと，身体の機能が損耗し死に至る。健康を維持するためには，生活活動に見合った量のエネルギーを摂取する必要がある。

基礎代謝量

　身体的にも精神的にも安静な状態において，生命を維持するのに必要な生理的に最小のエネルギー代謝量を，基礎代謝量（BEE）という。

　BEEの測定は，前日夕食から12〜14時間経過した空腹時に，睡眠に陥ることなく，かつ静かに仰臥した状態で行われる。

　基礎代謝は，性・年齢・体格・栄養状態・日常の身体活動状況によって異なる。日常的にBEEを測定することは困難なため推定式を利用して求めることが多い[12]（**表11**）。

運動時のエネルギー代謝

運動時のエネルギー源は，体内の貯蔵エネルギーに依存している。運動開始時のエネルギーとしては，まず最初に糖質が利用され，次に脂質が利用される。運動時には骨格筋へのエネルギー供給が脳神経組織と並んで最優先される。
骨格筋が利用するエネルギー源は，運動強度と持続時間により異なる。十数秒間の運動時にはATP-CP系でエネルギーが供給される。1分程度の運動時には，筋グリコーゲンを分解してグルコースを生成し，解糖系を通じて乳酸に転換する。乳酸は疲労の原因物質ではなく，疲労の結果生じる物質の指標である。さらに長時間の運動になると，有酸素系でエネルギーを供給し続ける必要がある[23]。

表11　基礎代謝量の主な推定式

名　称	年齢 [yrs]	推定式 [kcal/day]
基礎代謝基準値	—	—
国立健康・栄養研究所の式	—	男性：(0.0481×体重＋0.0234×身長－0.0138×年齢－0.4235)×1,000/4.186 女性：(0.0481×体重＋0.0234×身長－0.0138×年齢－0.9708)×1,000/4.186
Harris-Benedictの式	—	男性：66.4730＋13.7516×体重＋5.0033×身長－6.7550×年齢 女性：655.0955＋9.5634×体重＋1.8496×身長－4.6756×年齢
Schofieldの式	18～29	男性：(0.063×体重＋2.896)×1,000/4.186 女性：(0.062×体重＋2.036)×1,000/4.186
Schofieldの式	30～59	男性：(0.048×体重＋3.653)×1,000/4.186 女性：(0.034×体重＋3.538)×1,000/4.186
Schofieldの式	60以上	男性：(0.049×体重＋2.459)×1,000/4.186 女性：(0.038×体重＋2.755)×1,000/4.186
FAO/WHO/UNUの式	18～29	男性：(64.4×体重－113.0×身長/100＋3,000)/4.186 女性：(55.6×体重－1,397.4×身長/100＋148)/4.186
FAO/WHO/UNUの式	30～59	男性：(47.2×体重＋66.9×身長/100＋3,769)/4.186 女性：(36.4×体重＋104.6×身長/100＋3,619)/4.186
FAO/WHO/UNUの式	60以上	男性：(36.8×体重＋4,719.5×身長/100－4,481)/4.186 女性：(38.5×体重＋2,665.2×身長/100－1,264)/4.186

体重 [kg]，身長 [cm]，年齢 [yrs]

（文献12より一部改変引用）

食事誘発性熱産生

摂取した食物の消化・吸収・代謝に必要とされるエネルギー量を，食事誘発性熱産生（diet-induced thermogenesis：DIT）という．摂取エネルギー量に占めるDITの割合は，糖質5％，脂質4％，蛋白質30％であり，蛋白質が最も多い．DITは，活動時のエネルギー消費量に含まれる．DITには，食物を見る・味わうなどによる神経刺激の興奮に伴うエネルギー消費量の増大と，食物の消化・吸収に伴うエネルギー消費量の増大が関与している[24]．

活動代謝

仕事や家事，あるいはスポーツ活動など，日常における種々の身体活動によって亢進するエネルギー代謝を，活動代謝という[25]（**表12**）．日頃から運動をしている人の代謝量は高いが，デスクワーク中心，運動をしない人では活動代謝が低くなる．

必要栄養量の算定方法

● エネルギー

生体が必要とするエネルギー量は，消費エネルギー分を充足する量となる．安静時エネルギー消費量を間接熱量測定法で求める場合もあるが，臨

表12　活動代謝：身体活動別運動強度

身体活動の分類	METsの範囲	身体活動の例
睡眠	0.9	睡眠
座位または立位の静的な活動	1.0～1.9	テレビ鑑賞・読書・電話・会話など（座位または立位），食事，運転，デスクワーク，縫い物，入浴（座位），動物の世話（座位，軽度）
ゆっくりした歩行や家事など低強度の活動	2.0～2.9	ゆっくりした歩行，身支度，炊事，洗濯，料理や食材の準備，片づけ（歩行），植物への水やり，軽い掃除，コピー，ストレッチング，ヨガ，キャッチボール，ギター・ピアノなどの楽器演奏
長時間持続可能な運動・労働など中強度の活動	3.0～5.9	普通歩行～速歩，床拭除，荷造り，自転車（普通の速さ），大工仕事，車の荷物の積み下ろし，苗木の植栽，階段を下りる，子どもと遊ぶ，動物の世話（歩く/走る，ややきつい），ギター（ロック，立位），体操，バレーボール，ボーリング，バドミントン
頻繁に休みが必要な運動・労働など高強度の活動	6.0以上	家財道具の移動・運搬，雪かき，階段を上る，山登り，エアロビクス，ランニング，テニス，サッカー，水泳，縄跳び，スキー，スケート，柔道，空手

いずれの身体活動も，活動実施中における平均値に基づく．また休憩・中断中は除く

（文献25より一部改変引用）

床場面では，推定式に基づき算定するのが一般的である．

傷病者に対する必要エネルギー量は，性，年齢，体格，生活活動強度，病状などを考慮し算定する．まず，Harris-Benedictの推定式よりBEEを求め，以下の式に代入して算定する．

> **傷病者のエネルギー必要量＝BEE×活動係数×ストレス係数**
>
> （表13～15参照）

なお，一般健常者の場合は「日本人の食事摂取基準」に基づき算定する．

◆ 蛋白質の必要量

蛋白質の必要量 [g] ＝窒素出納維持量 [g] ×6.25（表16）

◆ 脂質の必要量

総エネルギー量に対する脂質エネルギー比率は，成人では35％を上限，20％を下限の目安とする．飽和脂肪酸は4.5％以上7.0％未満を目安とする．

◆ 水分の必要量

尿量＋不感蒸泄量＋体液喪失量－代謝水で求める．簡易的には30～40mL×体重 [kg] を用いることが一般的である[26,27]．

5. 栄養とリハビリテーション

リハビリテーション（以下，リハ）を行うためには，対象者の栄養状態をアセスメントし，適切なエネルギー量と蛋白質を摂取させるなど栄養ケアが必要である．また，リハを実践することで食事摂取量が増加し，インスリン抵抗性を低下させ，傷病者の栄養代謝の適正化を図ることができる．したがって，栄養ケアとリハは相互に補い合う関係にあるといえる．

表13 活動係数の例

活動	係数
寝たきり（意識障害：JCS2〜3桁）	1.0
寝たきり（意識障害：JCS1桁）	1.1
ベッド上安静	1.2
ベッドサイドでのリハビリテーション	1.2
ベッド外活動	1.3
機能訓練室でのリハビリテーション	1.3〜1.5
軽労働	1.5
中〜重労働	1.7〜2.0

（文献26より引用）

表14 ストレス係数の例

ストレスの種類	係数
飢餓状態	0.6〜1.0
術後3日間（手術の侵襲程度によって異なる）	1.1〜1.8
骨折	1.1〜1.3
褥瘡	1.1〜1.6
感染症	1.1〜1.5
臓器障害	1つの臓器につき0.2追加（上限2.0）
熱傷	深度と面積によって 1.2〜2.0
発熱	平熱より1℃上昇するごとに0.13追加

熱傷の深度：熱傷の程度が深いほど重傷である。真皮まで到達するものをⅡ度の熱傷、脂肪組織またはそれ以深くまで到達するものをⅢ度という。同じ熱傷面積であればⅢ度熱傷はⅡ度熱傷の2倍の重症度があると判定される
熱傷の面積：体表面積のうち，何％が熱傷を負っているのかを計算する。熱傷面積が広いほど重傷である

（文献26より引用）

表15 リハビリテーションでのエネルギー消費量の例

体重50kgの患者が2METs程度の作業療法を1時間行う場合	1.05×50×2×1＝105kcal
体重40kgの患者が3METs程度の理学療法を1時間行う場合	1.05×40×3×1＝126kcal
体重45kgの患者が1.5METs程度の言語療法を1時間行う場合	1.05×45×1.5×1＝71kcal
体重55kgの患者が1.2METs程度の理学療法を20分間行う場合	1.05×55×1.2×1/3＝23kcal

【METsから身体活動のエネルギー消費量を求める式】
エネルギー消費量 [kcal] ＝ 1.05×体重 [kg]×METs×運動時間 [h]

（文献26より引用）

表16 蛋白質必要量基準

	窒素 [g/kg]	窒素 [g/day]	非蛋白質エネルギー/窒素 [NPC/N]	蛋白質/体重 [g/kg/day]
健常成人	0.08〜0.13	5〜9	150〜200	0.93
内科的病態（発熱・外傷なし）	0.13〜0.17	9〜12	165	1.1
外科的病態（合併症なし）	0.17〜0.25	12〜18	175〜185	1.1〜1.6
異化亢進の病態	0.25〜0.65	18〜48	185〜250	1.6〜4.2

（文献27より引用）

nutrition support team（NST）

　個々の症例や疾患に応じて，適切に栄養管理を実施することをnutrition support（栄養サポート）という。この栄養サポートを，医師，看護師，薬剤師，管理栄養士，臨床検査技師などの多職種で実践する集団（チーム）をNST（nutrition support team：栄養サポートチーム，図13）という。

　リハも栄養に大きく関与するため，セラピストもチームに参画する傾向にある。医療機関では図14のようなシステムでNST活動が実践されている。

リハビリテーションにおける栄養

　施設別に低栄養の高齢者の割合を簡易栄養状態評価表（mini nutritional assessment：MNA）で調査した研究[28]（図15）によると，低栄養と評価された割合は，在宅高齢者では5.8％であったのに対し，一般病院で38.7％，リハ施設50.5％であった。在宅高齢者より医療施設のほうが，低栄養の割合が高い。また，入院時の栄養状態がよい患者ほど，退院時のADL能力が高い傾向にあるとの報告もある[29]。

　除脂肪体重（lean body mass：LBM）が減少すると，骨格筋や内臓蛋白が減少し，生体維持に大きなダメージを与える（図16）。

　医療機関では入院患者，在宅患者への栄養評価および栄養ケアプランの作成が実践されており，対象者の活動量を考慮した必要栄養量が算定されている。しかし，リハ内容を考慮したプランの策定はまだ少ない。

リハビリテーション開始時の栄養アセスメントとプランニング

● リハビリテーション栄養管理の目的

　リハビリテーション栄養管理の目的は次のとおりである。
①低栄養や不適切な栄養管理によるリスクマネジメント。
②トレーニングの内容と時間が増加した際の適切な栄養ケアプランの修正。
③適切な栄養補給による筋肉量，筋力，体力，ADL等の向上を図る。

　リハ開始前に栄養状態を評価し，エネルギー量のほかに蛋白質量およびアミノ酸組成，ビタミン・ミネラルの必要量を検討し，的確に補充することが重要である（表17）。また，リハ回数・時間の増加，運動負荷レベルが増大した際には，セラピストと栄養士が連携して栄養補給量を速やかに変更する必要がある。トレーニング量と栄養量の適否について，体重，血液データ，喫食状況などを評価し，モニタリングする。高齢者の場合は，リハに伴う疲労感から食事摂取量の低下も予測されるため，アミノ酸やビタミンを強化した栄養補助食品の利用も検討する。理学療法士，作業療法士，言語聴覚士と管理栄養士および看護師の専門性を発揮した，チーム医療の実践が求められている[28,30]。

Part I 基礎編

図13 栄養サポートチーム（NST）

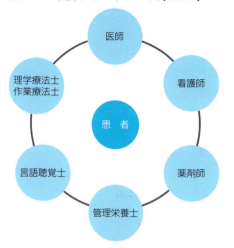

図14 医療機関におけるNSTシステム

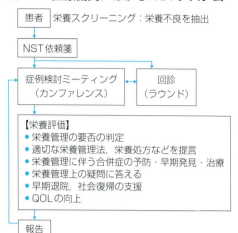

図15 施設別の高齢者の低栄養の割合

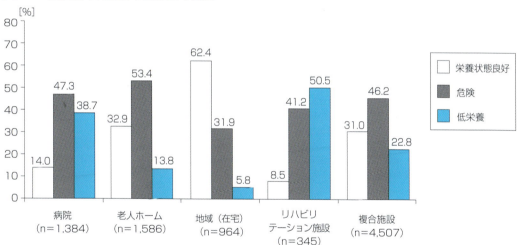

（文献28より一部改変引用）

図16 除脂肪体重の減少と栄養障害

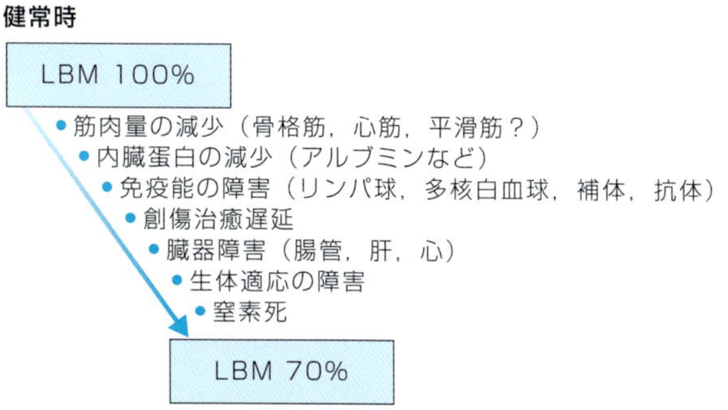

健常時

LBM 100%
- 筋肉量の減少（骨格筋，心筋，平滑筋？）
- 内臓蛋白の減少（アルブミンなど）
- 免疫能の障害（リンパ球，多核白血球，補体，抗体）
- 創傷治癒遅延
- 臓器障害（腸管，肝，心）
- 生体適応の障害
- 窒素死

LBM 70%

LBM（除脂肪体重）とは，体重から体脂肪量を除いた値で，骨格筋・骨・内臓の重量を表す

8章 栄養の運動生理学

表17 摂取不足が虚弱に関連する栄養素

摂取栄養素	エネルギー量調整なし		エネルギー調整あり	
	OR（95%信頼区間）	P	OR（95%信頼区間）	P
蛋白質 [g/day]	1.75（1.12〜2.73）	0.014	1.98（1.18〜3.31）	0.009
鉄 [mg/day]	1.37（0.87〜2.14）	0.174	1.45（0.85〜2.47）	0.171
カルシウム [mg/day]	1.31（0.83〜2.07）	0.242	1.32（0.81〜2.14）	0.171
ビタミンD [mg/day]	2.27（1.45〜3.53）	0.002	2.35（1.48〜3.73）	0.001
ビタミンE [mg/day]	1.96（1.25〜3.07）	0.004	2.06（1.28〜3.33）	0.003
ビタミンA [mg/day]	1.57（0.99〜2.47）	0.053	1.56（0.99〜2.48）	0.057
ビタミンC [mg/day]	2.12（1.34〜3.36）	0.001	2.15（1.34〜3.45）	0.001
葉酸 [μg/day]	1.76（1.12〜2.75）	0.014	1.84（1.14〜2.98）	0.013
亜鉛 [mg/day]	1.04（0.64〜1.68）	0.887	1.01（0.61〜1.67）	0.969

年齢，性，教育，経済状況，世帯構成，喫煙状態，疾患数，MMSE，BMI，幸福感で調整

（文献29より引用）

【文 献】

1) 柴田克己: 糖質の種類. 基礎栄養学 改訂第5版（奥 恒行，柴田克己 編，p.26，南江堂，2015．
2) 三宅義明: 食品の機能性. 健康づくりの栄養学 第2版（小林修平 編著），p.21, 建帛社，2014．
3) 台蔵彩子: 脂質とは. 基礎栄養学（江指隆年 編），51-52，同文書院，2010．
4) 台蔵彩子: コレステロール代謝の調節. 基礎栄養学（江指隆年 編），56-58，同文書院，2010．
5) 台蔵彩子: 無機質の分類. 基礎栄養学（江指隆年 編），103-104，同文書院，2010．
6) 田村 明ほか: ビタミンB1必要量の増加. イラスト基礎栄養学（田村 明ほか 著），p.64，東京教学社，2012．
7) 台蔵彩子: ビタミンとは. 基礎栄養学（江指隆年 編），81-82，同文書院，2010．
8) 三宅義明: ビタミン. 健康づくりの栄養学 第2版（小林修平 編著），30-32，建帛社，2014．
9) 井上久美子: 水を考える. わかりやすい栄養学 改訂3版（吉田 勉 編），118-119，三共出版，2010．
10) 武田ひとみ: 水の分布と栄養学的機能. スタンダード人間栄養学 基礎栄養学（五明紀春 ほか 編），P.106，朝倉書店，2010．
11) 三宅義明: 食品の機能性. 健康づくりの栄養学 第2版（小林修平 編著），36-38，建帛社，2014．
12) 厚生労働省:「日本人の食事摂取基準（2015年版）策定検討会」報告書（http://www.mhlw.go.jp/stf/shingi/0000041824.html，2016年6月時点）
13) 田村 明ほか: 食物の消化・吸収・排泄の流れ. イラスト基礎栄養学（田村 明ほか 著），25-27，東京教学社．2012．
14) 合田敏尚: 食直後の糖質代謝. 人体栄養学の基礎 第2版（小林修平，山本 茂 編著），108-109，建帛社，2012．
15) 田村 明ほか: 食後の糖質代謝. イラスト基礎栄養学（田村 明ほか 著），57-58，東京教学社，2012．
16) 多田紀夫: 脂質代謝総論. 病気がみえる vol.3 糖尿病・代謝・内分泌 第4版（橋詰直孝 ほか 監），88-91，メディックメディア，2014．
17) 小築康弘: 脂質はどのように消化・吸収・代謝されるか. わかりやすい栄養学 改訂3版（吉田 勉 編），56-57，三共出版，2010．
18) 高橋律子: 脂質の栄養. スタンダード人間栄養学 基礎栄養学（五明紀春 ほか 編），55-58，朝倉書店，2010．
19) 江指隆年: たんぱく質の栄養. 基礎栄養学（江指隆年 編），67-68，同文書院，2010．
20) 田村 明ほか: たんぱく質の栄養. イラスト基礎栄養学（田村 明ほか 著），43-46，東京教学社，2012．
21) 合田敏尚: 他の栄養素との関係. 人体栄養学の基礎 第2版（小林修平，山本 茂 編著），117-118，建帛社，2012．
22) 郡 英明: 水の出納. 人体栄養学の基礎 第2版（小林修平，山本 茂 編著），214-215，建帛社，2012．
23) 石原健吾: エネルギー代謝. 改訂 基礎栄養学（伏木 亨，吉田宗弘 編著），148-149，光生館，2011．
24) 山岸博之: エネルギー代謝. 基礎栄養学（五明紀春ほか編），22-23，朝倉書店，2010
25) 山岸紀之: 五明紀春ほか: エネルギー代謝. スタンダード人間栄養学 基礎栄養学（五明紀春 ほか 編），21-22，朝倉書店，2010．
26) 若林秀隆: エネルギー代謝. PT・OT・STのためのリハビリテーション栄養 第2版（若林秀隆 著），44-45，医歯薬出版，2015．
27) 日本病態栄養学会 編: 必要栄養量の算出. 改訂第4版 認定 病態栄養専門師のための病態栄養ガイドブック，52-54，メディカルレビュー社，2013．
28) Kaiser MJ et al.: Frequency of malnutrition in older adults: a multinational perspective using the mini nutritional assessment. J Am Geriatr Soc 58 (9): 1734-1738, 2010.
29) 佐竹 昭: フレイルと低栄養. フレイル（葛谷雅文，雨海照祥 編），p.36，医歯薬出版，2014．
30) 末廣剛敏 ほか: 超高齢者緊急入院症例の簡易栄養状態評価(Mini Nutritional Assessment-Short Form: MNA-SF)と予後との関連についての検討. 臨牀と研究 89(6): 809-812, 2012.

MEMO

Part I 基礎編

9 内分泌の運動生理学

万行里佳

はじめに

循環や呼吸，エネルギー代謝などの生体機能の制御には，内分泌機能であるホルモンによる情報伝達と，その作用が大きく関与している。身体活動に必要な酸素やエネルギーの供給および体液量の維持などには，神経系とともに内分泌系機能の果たす役割は大きい。

1. ホルモン

ホルモンとは

ホルモンとは「特定の臓器（内分泌腺）で作られ，血行によって遠くに運ばれて特定の標的器官に作用し，少量で特異的効果をあらわす物質である」と定義されている[1]。しかし，隣接した標的器官に作用するソマトスタチンなど，近年はこの古典的な定義に当てはまらないホルモンも発見されている。いずれにせよホルモンは，内分泌器官の腺細胞から血中に分泌され，血液を介して特定の器官に作用する。これは，汗腺や唾液腺など導管を介して分泌される外分泌とは異なる点である。

分泌器官によるホルモンの種類

ホルモンが分泌される器官（細胞）には，下垂体（前葉，後葉），甲状腺，膵臓のランゲルハンス島，副腎（皮質，髄質）など内分泌機能を主とする

図1 主な内分泌器官

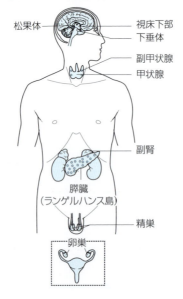

内分泌器官（図1）と，脂肪細胞や消化管など内分泌機能が主ではない器官に分けられる．各器官（細胞）から分泌される主なホルモンとその標的器官を，表1，2に示す[2]．

表1　内分泌器官（細胞）から分泌されるホルモンと主な標的器官

分泌器官	ホルモンの名称	主な標的器官
視床下部	・甲状腺刺激ホルモン放出ホルモン（TRH） ・副腎皮質刺激ホルモン放出ホルモン（CRH） ・ゴナドトロピン放出ホルモン（GnRH） ・成長ホルモン放出ホルモン（GHRH） ・ソマトスタチン ・ドーパミン	下垂体前葉
松果体	メラトニン	視床下部，網膜など
下垂体前葉	成長ホルモン（GH）	肝，筋ほか多数
	プロラクチン（PRL）	乳腺
	甲状腺刺激ホルモン（TSH）	甲状腺
	副腎皮質刺激ホルモン（ACTH）	副腎皮質
	卵胞刺激ホルモン（FSH）	性腺（卵巣，精巣）
	黄体形成ホルモン（LH）	
下垂体中葉	メラニン細胞刺激ホルモン（MSH）	メラニン細胞
下垂体後葉	オキシトシン	乳腺，子宮
	バソプレシン（ADH）	腎集合管
甲状腺	甲状腺ホルモン（T_3，T_4）	全身
	カルシトニン	骨，腎
副甲状腺	副甲状腺ホルモン（PTH）	骨，腎
膵ランゲルハンス島	インスリン	肝，筋，脂肪細胞など
	グルカゴン	肝，脂肪細胞
	ソマトスタチン	ランゲルハンス島
副腎髄質	アドレナリン，ノルアドレナリン	骨格筋，心筋，血管，肝，脂肪細胞など
副腎皮質	糖質コルチコイド（コルチゾール）	全身
	電解質コルチコイド（アルドステロン）	腎
	副腎アンドロゲン	全身
卵巣	・エストロゲン ・プロゲステロン	生殖器ほか全身
精巣	アンドロゲン	生殖器ほか全身

TRH：thyrotropin-releasing hormone, CRH：corticotropin-releasing hormone
GnRH：gonadotropin-releasing hormone, GHRH：growth hormone-releasing hormone
GH：growth hormone, PRL：prolactin, TSH：thyroid stimulating hormone
ACTH：adrenocorticotropic hormone, FSH：follicle stimulating hormone, LH：luteinizing hormone
MSH：melanocyte-stimulating hormone, ADH：antidiuretic hormone（抗利尿ホルモン）
PTH：parathyroid hormone

（文献2より引用）

表2　内分泌器官以外の器官（細胞）から分泌されるホルモンと主な標的器官

分泌器官	ホルモンの名称	主な標的器官
消化管	ガストリン	胃
	セクレチン	胃，膵
	コレシストキニン（CCK）	膵，胆嚢
	胃抑制ポリペプチド（GIP）	胃，膵島
	グルカゴン様ペプチド-1（GLP-1）	膵
	モチリン	胃
	グレリン	視床下部，下垂体
	ペプチドYY	視床下部
心臓	心房性ナトリウム利尿ペプチド（ANP）	腎
肝臓	インスリン様成長因子-1（IGF-1）	骨，脂肪細胞，骨格筋など多数
腎臓	エリスロポエチン	骨髄
	活性型ビタミンD_3	腸管
	レニン	血管内（アンジオテンシノーゲン）
脂肪細胞	レプチン	視床下部
	アディポネクチン	肝，骨格筋

CCK：cholecystokinin, GIP：gastric inhibitory polypeptide, GLP-1：glucagon-like peptide-1
ANP：atrial natriuretic peptide, IGF-1：insulin-like growth factor-1

（文献2より引用）

◉ 化学構造によるホルモンの種類[1]

　ホルモンを化学構造で分類すると，ペプチドホルモン，ステロイドホルモン，アミノ酸誘導体ホルモンの3つに分類される。

◆ ペプチドホルモン

　一般的な蛋白質合成と同じ過程を経て合成される。インスリンやグルカゴン，副腎皮質刺激ホルモン（ACTH）などがある。

◆ ステロイドホルモン

　血中の低比重リポ蛋白（low-density lipoprotein cholesterol：LDL）や分泌細胞内にあるコレステロールを前駆体として合成される。副腎皮質ホルモンや性ホルモンなどがある。

◆ アミノ酸誘導体ホルモン

　チロシンやトリプトファンなどの前駆体アミノ酸から，いくつかの酵素作用により合成される。アドレナリンやノルアドレナリン，甲状腺ホルモン，セロトニン，メラトニンなどがある。

◉ ホルモン受容体とホルモンの作用機序[3,4]

　血中に分泌される微量のホルモンが標的細胞のみに作用するのは，標的細胞がそのホルモンに対して極めて特異的に反応する受容体をもつためで

ある。
　ホルモンに反応する受容体は，細胞膜受容体と細胞内受容体の2種類に大別される。水溶性ホルモンは細胞膜受容体と結合し，細胞膜を通過することができる。脂溶性ホルモンは細胞内受容体と結合する（**図2**）。

◆ 細胞膜受容体

　水溶性ホルモン（ペプチドホルモンやアドレナリン，ノルアドレナリンなど）は細胞内へ入ることができないため，細胞表面にある細胞膜受容体に結合した後，細胞外から細胞内へ情報伝達が行われ，ホルモンの作用が発現する。この一連の流れは細胞内情報伝達機構とよばれる。細胞膜受容体の大部分は蛋白であり，ホルモンを認識して結合する。

　細胞膜受容体は，情報伝達の様式によってG蛋白共役型，イオンチャネル共役型，酵素共役型などの受容体に分類される。

◆ 細胞内受容体

　細胞膜を通過できるステロイドホルモンや甲状腺ホルモンなどの脂溶性ホルモンは，濃度勾配による拡散で細胞内へ移行し，細胞内受容体と結合した後，DNAの転写（transcription）が誘導されることにより，ホルモンの作用が発現される。細胞内受容体は，受容体が細胞質にある細胞質受容体と，核内にある核内受容体に大別される。

図2　細胞膜受容体と細胞内受容体

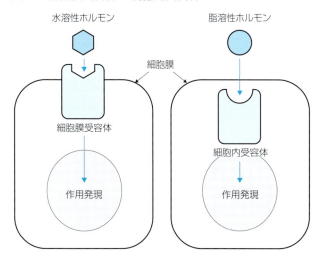

ホルモン分泌の調節[1, 5]

ホルモンの分泌は，24時間周期などの時間的な分泌リズムによる調節や，上位器官から下位器官への階層的な調節，および下位器官から上位器官へのフィードバックによる調節などが働いている。

● 生体リズムによる調節

ホルモンの分泌は，生体時計や睡眠などにより，1〜3時間周期や24時間周期，または年内周期などの分泌リズムをもつ。例えば，メラトニンや副腎皮質刺激ホルモン（ACTH）は，24時間周期で分泌量が変化し，日中のほうが分泌量が低下する。

● 階層的な分泌調節機構

多くのホルモンは，上位器官から分泌するホルモンが下位器官からのホルモン分泌に影響を与えており，階層的に分泌が調節されている。

代表的な視床下部−下垂体−末梢内分泌器官系では，上位器官である視床下部から分泌されるホルモンが，下垂体前葉ホルモンの分泌を調節しており，下垂体前葉から分泌されるホルモンは，下位器官である甲状腺や副腎皮質などのホルモン分泌に作用する。このように，上位器官（視床下部，下垂体）が下位器官（甲状腺，副腎皮質）のホルモン分泌を制御している（図3）。

● フィードバック制御による調節機構

階層的なホルモン分泌調節機構とは反対に，下位器官（末梢内分泌器官）のホルモンが上位器官（視床下部や下垂体など）のホルモンの合成・

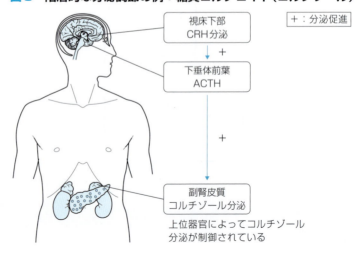

図3 階層的な分泌調節の例：糖質コルチコイド（コルチゾール）

分泌を制御することをフィードバック制御という．フィードバック制御には，上位ホルモンの分泌を抑制する負のフィードバックと，分泌を促進する正のフィードバックがある．

◆ 負のフィードバック

下位器官のホルモンが視床下部や下垂体などの上位器官に作用して，ホルモンの分泌や合成を抑制する．これは，下位ホルモンの血中濃度を維持するための機序である．

多くのフィードバック制御は負のフィードバックによる．例えば，副腎皮質から分泌される下位ホルモンであるコルチゾールの血中濃度が上昇すると，下垂体から分泌されるACTHと視床下部から分泌される副腎皮質刺激ホルモン放出ホルモン（CRH）の合成と分泌を抑制する．このように，上位ホルモンの分泌を抑制することで，下位ホルモンである糖質コルチコイド（コルチゾール）の血中濃度上昇が抑制される（図4）．

◆ 正のフィードバック

下位ホルモンの合成と分泌を促進するために，下位器官のホルモンが上位器官に作用して，ホルモンの分泌や合成を促進する．

例えば，排卵期に卵巣から下位ホルモンであるエストロゲンが大量に分泌されると，上位器官である視床下部のゴナドトロピン放出ホルモン（GnRH）や，下垂体前葉から分泌される黄体形成ホルモン（LH）・卵胞刺激ホルモン（FSH）の分泌が促進され，さらにエストロゲン分泌が促進される（図5）．

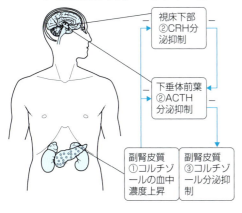

図4　負のフィードバックによるホルモン分泌調節の例：コルチゾール

①コルチゾールの血中濃度が上昇する
②上位ホルモンの分泌を抑制する（負のフィードバック）
③コルチゾールの分泌が抑制される

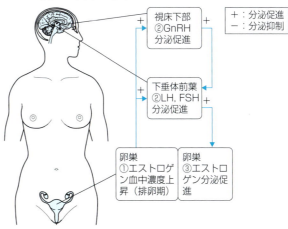

図5　正のフィードバックによるホルモン分泌調節の例：エストロゲン

①エストロゲンの血中濃度が上昇する
②上位ホルモンの分泌を促進する（正のフィードバック）
③エストロゲンの分泌がさらに促進される

身体活動に関与するホルモンの作用

身体活動時には，活動に適した循環器，呼吸器，エネルギー代謝の調節が必要である。これらに関与する主なホルモンとして，副腎皮質ホルモン，副腎髄質ホルモン，膵臓ホルモン，成長ホルモン，性ホルモンなどがある。

● 副腎皮質・髄質ホルモン[6-10)]

副腎は図6に示すように，左右の腎臓の上にある三角形の臓器である。発生学的には，中胚葉由来の皮質と，外胚葉由来の髄質からなる。副腎皮質は内分泌器官であるが，副腎髄質は交感神経節後ニューロンの軸索を失った細胞体の集合といえる。

◆ 副腎皮質ホルモン

副腎皮質は外層，中間層，内層の3層からなり，外層の球状層から電解質コルチコイド（アルドステロン），中間層の束状層から糖質コルチコイド（コルチゾール），内層の網状層から副腎アンドロゲンを分泌する（図6b参照）。

副腎皮質ホルモンはすべてステロイドホルモンであり，コレステロールから産生される。副腎アンドロゲンは，男性ホルモンであるテストステロンと同様の作用があるが，テストステロンに比べてその活性は弱い。

【糖質コルチコイド（コルチゾール）】
- 作用：
  ①エネルギー代謝…肝臓からのグルコース放出を促進し，血糖値を上げる。また，脂肪の合成抑制や骨格筋からのアミノ酸遊離を促進することで，それらを肝臓での糖新生に用いる。

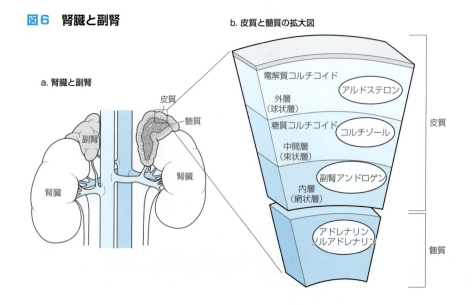

図6　腎臓と副腎
a. 腎臓と副腎
b. 皮質と髄質の拡大図

②電解質代謝…尿細管でのNa$^+$再吸収とK$^+$排出を促進させ，体内の水分貯留に働く。その結果，循環器系への作用として血圧を上昇させる。
③抗炎症作用…炎症時の細胞浸潤を抑制し，炎症や免疫を抑制する。
④**糖質コルチコイドが過剰**な場合，腸管からのCa^{2+}吸収や腎尿細管でのCa^{2+}再吸収が抑制され，骨量を減少させる。
⑤中枢神経系…欠乏すると抑うつ的となる。

> **糖質コルチコイドの過剰**
> Cushing症候群では，糖質コルチコイドの過剰により骨組織の溶解が起こることがある。

- 分泌：下垂体前葉から分泌されるACTHにより促進される。ACTHの分泌は，視床下部からのCRHや下垂体後葉からのバソプレシンにより促進される。ACTH－コルチコイド系の分泌には日内変動があり，早朝がピークとなる。また，ストレス下では分泌が促進される。

【電解質コルチコイド（アルドステロン）】
- 作用：腎臓の遠位尿細管や集合管において，Na$^+$の再吸収とK$^+$の排泄を促進することにより，体内の水分を貯留し，血漿浸透圧を維持させる。
- 分泌：アンジオテンシンⅡによって最も促進される。アンジオテンシンⅡはレニンにより合成が促進され，体液減少を契機として，レニン－アンジオテンシン－アルドステロン（RAS）系による昇圧機序が働く（Part Ⅱ，7章，p.361，図5参照）。

◆ 副腎髄質ホルモン

副腎髄質は，副腎の10％を占めている。副腎髄質細胞はクロム酸などで染色されるため，クロム親和性細胞ともよばれる。交感神経の興奮によりカテコールアミン（アドレナリン，ノルアドレナリン）を分泌する。ノルアドレナリンはドーパミンから合成される。アドレナリンは，副腎髄質細胞内で酵素の作用によりノルアドレナリンから合成される。カテコールアミンの作用を次に示すが，交感神経の作用とほぼ同じである。

①循環器系への作用：$β_1$受容体を介して心臓の収縮力や心拍数を増加させ，心拍出量を増加させる。$α_1$受容体を介する細動脈の収縮により，血圧を上昇させる。$β_2$受容体は骨格筋の血流を増加させる。
②平滑筋などへの作用：$β_2$受容体は内臓平滑筋を弛緩させる。
③エネルギー代謝への作用：$β_2$受容体は筋のグリコーゲン分解を促進し，$β_3$受容体は脂肪の分解を促進することにより，血糖値上昇に作用する。

◉ 膵臓ホルモン[5, 11, 12]

膵臓は胃と十二指腸に囲まれ，胃の後方に位置する。膵液を分泌する外腺房細胞からなる外分泌腺が膵組織の90％以上を占めている。この外分泌組織の間に，内分泌腺である膵島（ランゲルハンス島）細胞が島のように点在している（図7）。

ホルモンの分泌は膵島細胞の約20％を占めるα細胞からグルカゴン，β細胞（約60〜75％）からインスリン，δ細胞（約1〜8％）からソマトス

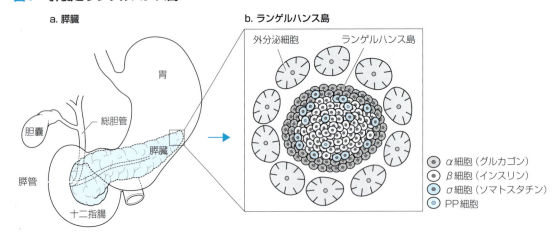

図7 膵臓とランゲルハンス島
a. 膵臓
b. ランゲルハンス島

- α細胞（グルカゴン）
- β細胞（インスリン）
- σ細胞（ソマトスタチン）
- PP細胞

タチンが分泌される。PP（pancreatic polypeptide）細胞から膵ポリペプチドが分泌されるが，膵ポリペプチドの役割は明らかになっていない。

◆ インスリン

インスリンの分泌を最も刺激する物質はグルコースである。グルコースのほかにも副交感神経伝達物質（アセチルコリン）や消化管から分泌される胃抑制ポリペプチド（GIP），グルカゴン様ペプチド-1（GLP-1）などによって分泌が促進される。

インスリンは主に，肝臓，筋，脂肪組織でグルコースの細胞への取り込みを促進し，血糖値増加を抑制する。肝臓では，グリコーゲン合成やグルコース貯蔵を促進する。筋では，グルコース輸送担体 type 4（glucose transporter type 4：GLUT4）を介したグルコースの取り込みや蛋白質（アミノ酸）の貯蔵，K^+取り込みを促進する。脂肪細胞では，脂肪合成を促進する。

◆ グルカゴン

グルカゴンの作用は，インスリンの作用と拮抗して必要なグルコースを産生することで，血糖値を正常に保つことである。肝臓において，グリコーゲン分解によりグルコースを産生し，糖新生（アミノ酸などからのグルコースの新生）を促し，血糖値を上げる。脂肪細胞において脂肪分解を行うが，作用は弱い。

◆ ソマトスタチン

ソマトスタチンは，血糖値に応じて分泌される。ランゲルハンス島から血中に分泌されるのではなく，傍分泌作用として近傍細胞であるα細胞やβ細胞に働き，インスリンとグルカゴンの分泌を抑制する。

ソマトスタチンは，ランゲルハンス島以外に視床下部からも分泌され，

GIP，GLP-1，インクレチン関連薬

GIPやGLP-1はインクレチンと総称され，小腸が食後にグルコースなどに刺激されることで分泌される。ともにインスリンの分泌を促進する作用がある。糖尿病の治療では，このインクレチンの作用を活かしたGLP-1受容体作動薬などGLP-1の作用を高めるインクレチン関連薬がある。

グリコーゲンとグルコースの違い

グルコースは単糖の一種である。グリコーゲンはグルコースが結合した多糖であり，肝臓ではグリコーゲンとして貯蔵されている。

グルコース輸送担体

グルコース輸送担体には，筋肉や脂肪組織に分布するGLUT4のほかに，脳などの各種細胞に分布するGLUT1や，膵β細胞でのグルコース取り込みを行うGLUT2などがある。

成長ホルモンの分泌抑制に作用する。また，十二指腸などの消化管からも分泌され，pHが低い場合に胃酸分泌を抑制するなど，胃液の分泌量調節に作用する。

● 成長ホルモン[14]

下垂体前葉から分泌される。視床下部から分泌される成長ホルモン放出ホルモン（GHRH）によって分泌が促進され，同じく視床下部から分泌されるソマトスタチンに抑制される。思春期に分泌がピークとなる。成人では，ストレス，蛋白性食物摂取，低血糖，特に運動や睡眠で分泌が促進され，高血糖，遊離脂肪酸の高値により分泌が抑制される。

成長ホルモンの作用を次に示す。

① 成長促進作用：骨端部の軟骨細胞の増殖による骨成長作用
② 代謝作用：
- 蛋白質…合成促進による骨格筋や内臓，皮膚などの成長
- 糖…肝臓からのグルコース放出を増加させる抗インスリン作用。反対に，グルコース利用促進などインスリンに類似した働きもあり，血糖値を一定に保つ働きがある。
- 脂質…脂肪分解作用
③ 肝臓から分泌されるインスリン様成長因子-1（IGF-1）の分泌促進。IGF-1は成長ホルモンと同様に骨成長作用や蛋白質合成促進作用があり，また，糖代謝や脂質代謝では同化（合成）作用がある（インスリン様作用）。

● 性ホルモン[16]

性ホルモンは主に生殖機能を司るホルモンであるが，ここでは身体活動に関する作用について述べる。性ホルモンであるアンドロゲンやエストロゲンは，骨格筋の筋肥大や骨成長に関与している。ホルモンの分泌量が性差や年齢により変化するため，その作用が筋肉量や骨量に影響を与える。

◆ アンドロゲン

アンドロゲンはコレステロールから合成される。男性のほうが女性より血中濃度が高く，性差がある。作用としては，筋蛋白質の合成を促進し，筋力や除脂肪体重を増加させる。また，骨端軟骨の成長を促進する。加齢に伴う血中アンドロゲン濃度の低下が，筋量や筋力低下を呈するサルコペニア（Part II，8章，p.387参照）に影響を与えていることが指摘されている。アンドロゲンの分泌はレジスタンス運動などの身体活動により促進されるため，高齢期においても身体活動量の維持，増加が重要となる。

◆ エストロゲン

エストロゲンはコレステロールから合成され，卵胞ホルモンともいわれる。女性のほうが男性よりも血中濃度が高いが，閉経前後に分泌量は急激

に低下する。骨格筋への作用として、グルコースの取り込みや脂質代謝を改善する。骨への作用としては、骨吸収を抑制し、骨形成を促進する。そのため、分泌量が減少する閉経後は骨粗鬆症（Part II, 6章参照）の発症リスクが高まる。

2. 運動時のホルモン調節

運動時は安静時に比べて酸素（O_2）やエネルギーの供給需要が高まる。また、体液量減少による脱水を防ぎ、体液量を維持することも重要となる。これらに対応するために、さまざまなホルモンが働く。

循環器系にかかわるホルモン調節[6, 9, 14]

交感神経の活動亢進によりカテコールアミン（アドレナリン、ノルアドレナリン）が分泌される。これらは**受容体**に結合した後、循環血液量を増加させ、骨格筋へのO_2やエネルギーの供給を促進させるなどの運動時の循環器系に対応した作用を発揮する。具体的には次のとおりである（図8）。

①心拍出量の増加：$β_1$アドレナリン受容体を介して心臓の収縮力や心拍数を増大させ、心拍出量を増加させる。

②血圧上昇：$α_1$アドレナリン受容体を介した細動脈の血管収縮により、血圧を上昇させる。

③骨格筋の血流増加：$β_2$アドレナリン受容体を介して骨格筋の血管を拡張させ、骨格筋の血流を増加させる。

運動時の体液量を正常範囲に維持するために、バソプレシンやアルドステロンが働く。

①バソプレシン：体液量の減少（血漿浸透圧の増加など）やアンジオテン

> **カテコールアミン受容体**
> 作動薬や遮断薬への作用の特異性から、$α$受容体と$β$受容体に分類される。それぞれの主な作用として、$α_1$受容体は血管収縮などに関与し、$α_2$受容体はシナプス前に存在して神経伝達物質の放出に対し抑制的に働く。$β_1$受容体は心拍数増加、$β_2$受容体は血管拡張、気管支拡張、$β_3$受容体は脂肪分解などに関与している。

図8　運動時のカテコールアミンの循環器系への作用

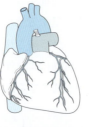
心臓
$β_1$受容体
心拍数増加、心拍出量増加

末梢血管
$α_1$受容体
血管収縮→血圧上昇

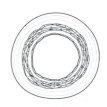
骨格筋の血管
$β_2$受容体
血管拡張→血流量増加

シンⅡにより，下垂体後葉から分泌される。水分の再吸収を促進し，抗利尿作用がある。
②アルドステロン：血漿Na^+減少やCa^{2+}の増加，血圧や体液量の低下により，副腎皮質から分泌される。Na^+再吸収を促進し体液量を増加させる。

エネルギー代謝にかかわる主なホルモン[9, 12, 14, 15]

生命維持に必要なエネルギーであるアデノシン三リン酸（ATP）は，糖質，脂質，蛋白質の異化（分解）や同化（合成）などを経て産生される。これらのエネルギー代謝には多くの生理活性物質がかかわり，その作用も多彩である。エネルギー代謝にかかわる主なホルモンとその作用を次に挙げる（**表3**）。

● サイロキシン

甲状腺から分泌される。脾臓，リンパ節，脳，睾丸，子宮，下垂体前葉を除くほとんどの組織で酸素消費量を増加させ，基礎代謝を亢進させる。腸管での糖の吸収や脂肪の分解を促進する。

● グルカゴン

肝臓でのグリコーゲン分解を促進し，グルコースを産生することで血糖値増加に作用する。インスリン作用と拮抗する。

● インスリン

肝臓ではグリコーゲン合成やグルコース貯蔵を促進し，筋ではグルコー

表3　エネルギー代謝にかかわる主なホルモンと作用

ホルモン	作　用	分泌器官
サイロキシン	● 基礎代謝促進 ● 腸管での糖の吸収や脂肪の分解を促進	甲状腺
グルカゴン	肝臓でのグリコーゲン分解促進 →血糖値増加	膵臓
インスリン	筋などでのグルコースの取り込み促進 →血糖値抑制	膵臓
成長ホルモン	● 肝臓からのグルコース放出促進 ● 脂肪分解促進 　（抗インスリン作用）	下垂体前葉
アドレナリン	グリコーゲンや脂肪分解の促進	副腎髄質
コルチゾール	● 肝臓からのグルコース放出を促進 ● 肝臓での糖新生促進	副腎皮質

スの取り込みや蛋白質の貯蔵を促進する．また，脂肪合成を促進するなど，血糖値増加を抑制する作用がある．

● 成長ホルモン

肝臓からのグルコース放出を促進するなど抗インスリン作用がある．また，脂肪を分解させる．

● 副腎髄質ホルモン（アドレナリン）

交感神経興奮により筋のグリコーゲン分解や脂肪分解を促進することで血糖値増加に作用する．

● 糖質コルチコイド（コルチゾール）

肝臓からのグルコース放出を促進し，血糖値を上げる．また，脂肪の合成抑制や骨格筋からアミノ酸遊離を促進することで，それらを肝臓での糖新生に用いる．

糖代謝および脂質代謝におけるホルモン応答[17, 18]

運動時の主なエネルギー源である糖と脂質の利用割合は，一般的に運動強度が低～中等度では脂質が主であるが，高強度になると糖の利用が高まる．また，運動時間では運動初期は主に糖が利用されるが，長時間では脂質の割合が高くなる（Part I, 1章, p.6参照）．このような運動強度や運動時間により変化するエネルギー源の応答に，ホルモンが関与している．

● 糖代謝

運動により血中グルカゴン濃度が上昇し，肝臓でのグルコース分解が促進される．また，アドレナリンやノルアドレナリンなどのカテコールアミンは運動強度や運動時間の増加に依存して分泌量も増加する．

長時間の運動では，カテコールアミンによりインスリンの分泌が抑制される．インスリンは骨格筋などへのグルコースの取り込みを促進する作用があるが，運動時はインスリンの作用よりも主に運動により骨格筋へのグルコース取り込みが行われる（詳細は，Part II, 5章, p.322, 図3参照）．長時間の運動では，肝臓からのグルコース供給と骨格筋でのグルコース消費のバランスが釣り合い，血糖値は一定となる．また，運動によりインスリン抵抗性（Part II, 5章, p.320参照）も改善されるため，高血糖やインスリン抵抗性を有する糖尿病患者の治療として運動療法が用いられる．

1分間のスプリント運動などの短時間の運動では，カテコールアミン分泌により肝臓からグルコースが放出されるが，はじめに筋に貯蔵されているグリコーゲンから利用されるため，血糖値は上昇する．運動後，過剰な

血中グルコースは筋へ取り込まれる。

● 脂質代謝

　低～中等度の運動強度での長時間の運動では，血糖値の低下，カテコールアミンや成長ホルモンの分泌により脂肪組織などに貯蔵されている中性脂肪の分解が促進され，遊離脂肪酸として利用される．肥満症やメタボリックシンドロームなどの運動療法では，このような運動時の脂質代謝の特性を利用して運動療法が処方される（Part II, 5章, p.332参照）。

【文　献】

1) 本間研一：内分泌総論．標準生理学 第8版 (小澤瀞司 ほか 監, 本間研一 ほか 編), 914-923, 医学書院, 2015.
2) 鯉淵典之：各内分泌器官の位置とそこから分泌されるホルモンとは？ 集中講義 生理学 改訂2版 (岡田隆夫 編), 296-297, メジカルビュー社, 2014.
3) 鯉淵典之：ホルモンの構造分類とは？ その作用機序とは？ 集中講義 生理学 改訂2版 (岡田隆夫 編), 292-293, メジカルビュー社, 2014.
4) 小笠原準悦 ほか：ホルモン受容体．ニュー運動生理学II (宮村実晴 編), 274-277, 真興交易(株)医書出版部, 2015.
5) Despopoulos A ほか：ホルモンと生殖．よくわかる生理学の基礎 (佐久間康夫 監訳), 266-309, メディカル・サイエンス・インターナショナル, 2006.
6) 本間研一：ACTH, 副腎皮質ホルモン．標準生理学 第8版 (小澤瀞司 ほか 監, 本間研一 ほか 編), 943-952, 医学書院, 2015.
7) 柳瀬俊彦：コルチゾール．ホルモンの事典 (清野　裕 ほか 編), 416-424, 朝倉書店, 2004.
8) 名取省一：アルドステロン．ホルモンの事典 (清野　裕 ほか 編), 425-436, 朝倉書店, 2004.
9) 本間研一：副腎髄質ホルモン．標準生理学 第8版 (小澤瀞司 ほか 監, 本間研一 ほか 編), 953-957, 医学書院, 2015.
10) 中井利昭：カテコールアミン．ホルモンの事典 (清野　裕 ほか 編), 479-491, 朝倉書店, 2004.
11) 鯉淵典之：膵島から分泌されるホルモンはどう作用するのか？ 集中講義 生理学 改訂2版 (岡田隆夫 編), 306-307, メジカルビュー社, 2014.
12) 上田陽一：膵島ホルモン．標準生理学 第8版 (小澤瀞司 ほか 監, 本間研一 ほか 編), 994-1002, 医学書院, 2015.
13) 黒澤美枝子：自律神経系．標準生理学 第8版 (小澤瀞司 ほか 監, 本間研一 ほか 編), 386-410, 医学書院, 2015.
14) 有田　順：下垂体ホルモン．標準生理学 第8版 (小澤瀞司 ほか 監, 本間研一 ほか 編), 928-942, 医学書院, 2015.
15) 鯉淵典之：甲状腺刺激ホルモンと甲状腺ホルモン．標準生理学 第8版 (小澤瀞司 ほか 監, 本間研一 ほか 編), 968-978, 医学書院, 2015.
16) 相澤勝治：性ホルモンと骨格筋適応．ニュー運動生理学II (宮村実晴 編), 291-298, 真興交易(株)医書出版部, 2015.
17) 浅野勝己 ほか：運動と代謝．運動生理学概論 第2版 (浅野勝己 編著), 83-95, 杏林書院, 2013.
18) 浅野勝己 ほか：運動と内分泌．運動生理学概論 第2版 (浅野勝己 編著), 97-110, 杏林書院, 2013.

Part I 基礎編

10 身体組成

解良武士

はじめに

BMIや体脂肪率は，健康管理の観点から広く一般にも知られている．糖尿病，脂質異常症などの糖質・脂質代謝異常に過体重・肥満症が加わるとメタボリックシンドロームとなる．これらの病態には脂肪組織が極めて強く関連するため，体脂肪率を中心とした身体組成管理が重要視されてきた．

また近年，サルコペニアが将来の身体機能障害と密接に関連していることがわかってきたため，高齢者の身体組成管理には脂肪組織以外に筋肉量も重要である．

1. 身体組成モデル

人体を構成する身体組成は，原子レベル，分子レベル，細胞レベル，組織レベル，体全体といった，いくつかのレベルで表すことができる．

Wangら[1]の5つの身体組成モデル

原子レベルでのヒトの身体の構成比で最も大きいものは，酸素の61％である．次いで，炭素23％，水素10％の順である．

分子レベルの身体組成では水が重要であり，細胞内水分26％と細胞外水分34％の2つに分けることができる．この2つを合わせると，水分で約60％の構成比となる．そのほかは，脂質19％，蛋白質15％，ミネラル5.3％である．

身体組成を細胞レベルでみると，細胞外固体，細胞外液，細胞質に分けられる．組織レベルでは筋組織が最も多く，身体組成のうち40％を占め，次いで脂肪組織が21.4％である（図1，表1）．運動能力や疾病の発症には，骨格筋や脂肪組織の全体重に対する割合が大きく関係することから，これらの値についての関心は高い．

2組成モデル

身体組成を脂肪組織と除脂肪組織の2つに分けるモデルである．脂肪組織の比重を$0.9007g/cm^3$（$0.9g/cm^3$），脂肪以外の除脂肪組織の平均的比重を$1.100g/cm^3$（$1.1g/cm^3$）とすると，身体組成計で得られた値から体脂肪率を算出することができる．これは臨床だけではなく，一般でも活用することができる．

Part I 基礎編

図1 Wangらの身体組成5モデル

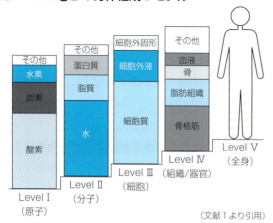

（文献1より引用）

表1 身体構成モデルにおける構成比

レベル	構成成分	総量 [kg]	構成比 [%]
原子レベル	酸素 O	43.0	61.0
	炭素 C	16.0	23.0
	水素 H	7.0	10.0
	窒素 N	1.8	2.6
	その他	2.2	4.4
分子レベル（化学的モデル）	水（細胞外/細胞内）	42.0（18.0/24.0）	60.0（26.0/34.0）
	脂質	13.5	19.1
	蛋白質	10.6	15.0
	ミネラル	3.7	5.3
	その他	0.2	0.6
組織レベル（解剖学的モデル）	筋	28.0	40.0
	脂肪組織	15.0	21.4
	骨	5.0	7.1
	血液	5.5	7.9
	その他	16.5	23.6

体重70kgとした場合

（文献1より一部改変引用）

2. 基本的な身体計測学的指標

　身体組成の測定には，身長，体重などの身体計測学的指標が重要である。また，それらから求められる体格指数（Body Mass Index：BMI）は基本的な体格を表す指標であり，臨床はもとより広く社会で肥満の指標として受け入れられている。

身長

身長計で身長を測定する場合は，裸足で測定する（図2a）。立位がとれない場合は，対象者を頸部から下肢までを伸展位にした背臥位におき，メジャーを用いて頭頂部から足関節0°位とした足底までの距離を2名で測定する（図2b）。早朝と夕方では，椎間板の水分量が変化する場合があるため，測定時間には注意が必要である。

関節拘縮によって下肢を伸展位にできない場合は，身長の測定が困難である。そのため，**膝高（膝下高）の値から身長を推計する式が考案されている**。膝高は膝関節を90°屈曲した状態で，大腿部前面から足底までの距離を測定する[2]（図2c）。

> 膝高による身長[cm]の推計[2]
> 【男性】
> ＝64.19−(0.04×年齢) ＋ (2.02×膝高)
> 【女性】
> ＝84.88−(0.24×年齢) ＋ (1.83×膝高)

体重

体重は肥満や痩せの最も単純な指標であり，体重計で簡単に測定が可能である。心不全や腎不全では体水分（body water：BW）の貯留が問題となることから，体重の日変動は病態の管理にも利用される。

体重は，食事量，水分量，発汗，排泄の影響を受けるため，それらの影響が少ない，裸体，起床直後，空腹/排尿後に測定した値を用いるのが理想的である。測定時刻を統一することも大切である。100g単位で測定する。

> BMI[kg/m²]の算出式
> ＝体重[kg] / 身長²[m]
> 日本人のBMI正常値：18.5〜25.0

BMI（体格指数）

BMIはBody Mass Indexの略であり，体格指数あるいはケトレー

図2 身長の各種測定法

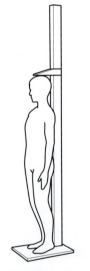

a. 身長計を用いた測定

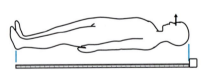

b. 背臥位での測定
上方を注視する。印をつけて，メジャーで計測する

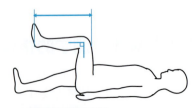

c. 膝高での身長の推計
膝関節90°屈曲位におき，大腿部前面から足底までの長さを計測する

(Quetelet) 指数ともいう。BMIは体脂肪率と相関が強いため，肥満の指標として広く一般に知られている。

標準的なBMIは22.0kg/m^{2}で，18.5kg/m^{2}未満を痩せ，25.0kg/m^{2}以上を肥満とする。BMIと疾病発生との関係は，図3に示すように22.0kg/m^{2}付近を最下点とするJ型曲線を呈する[3]。この傾向は男女とも同様である。

BMIが高くなると，脂質および糖代謝異常，肥満を原因とする脳卒中を含む心血管系の疾病や糖尿病が増加し，有病率が高くなる。一方，BMIが22.0kg/m^{2}より低くなっても，消化器系や呼吸器系の有病率や死亡率が高くなる。BMIの低値は痩せや飢餓を意味するが，わが国の栄養状態を考慮すると，BMIの低値が消化器系や呼吸器系の疾病を増やすだけではなく，それらの発症によりBMIが低値を示しているとも考えられる。

若年者のBMIは男女とも低いが，加齢に伴い上昇していく。しかし，男性では50歳代，女性は60歳代をピークに減少に転じ，加齢によって変化するが，体脂肪率と同じようには変化しない[4]（図4，p.180参照）。

図3　BMIと疾病罹患率との関係

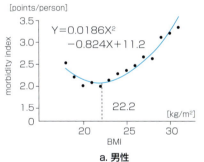 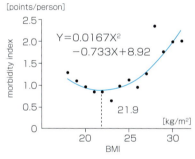

a. 男性　　　　　　　　　　b. 女性

BMIと健康上の問題の罹患率との関係は，J型の二次曲線に近似する。その最下点はBMI 22付近であり，これよりBMIが高くても低くても疾病の罹患率は高くなる

（文献3より引用）

図4　BMIの年齢による変化

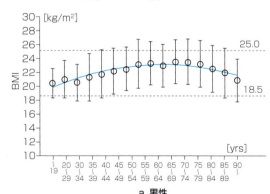 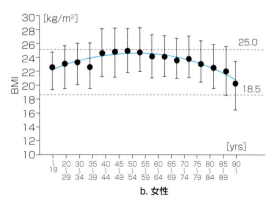

a. 男性　　　　　　　　　　b. 女性

平均値および標準偏差（standard deviation：SD）を示している。曲線は，それぞれの平均値を2次曲線で近似している

（文献4のデータを基に作図）

3. 身体組成指標とその測定方法

近年の体組成計の発達により，身体組成にかかわる指標が簡便に得られるようになった。

水中体重秤量法

水中体重秤量法（**図5**）は，水中では体積で押しのけた分の水の重さと等しい浮力を生じる，というアルキメデスの原理を利用する方法である。身体組成を体脂肪と除脂肪の2組成モデルとして測定する方法としては，最も信頼性が高い。体内のガス（肺内と腸管内のガス）が誤差要因となる。最大呼気位まで息を呼出した状態で頭まで水に浸かると身体は沈む。これは，平均的には人体の比重が水よりも重いためである。

組織の比重は，脂肪組織$0.9g/cm^3$，除脂肪組織が$1.1g/cm^3$で，脂肪が極端に多くない限り（例えば，体脂肪率が50％を超えるような肥満），浮力より体重のほうが大きい。この水中での体重と重力下の体重から平均密度を算出する。ただし，人体では最大呼出しても残気量分の空気が肺と気道に残るため，この分を換算する必要がある。残気量はヘリウムガス希釈法やボディボックスによる肺気量分画測定によって得られる。簡便には残気量を1,500mLとするか予測式[5]（**表2**）から算出する。水中体重秤量法は信頼性が高いものの，最大呼出の状態で水中に潜って測定する必要があるため，高齢者では特に測定が難しい。さらに，身体組成を脂肪と除脂肪の2組成モデルと仮定し，身体密度から体脂肪率を求める[6]（**表3**）。

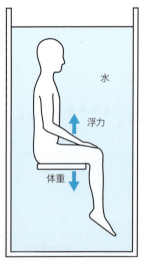

図5 水中体重秤量法

表2 残気量の予測式

【男性】
　$RV = (0.01 × 年齢 + 0.55) × 身長 [m]$

【女性】
　$RV = (0.009 × 年齢 + 0.42) × 身長 [m]$

最大呼気位から，ゆっくりと最後まで呼出しても呼出しきれない肺内の空気を残気量（RV）という。残気量の推計では西田ら[5]の式が用いられるが，簡便には1,500 mLとしてもよい

（文献5より引用）

表3 身体密度から体脂肪率を算出する方法

【身体密度 $[g/cm^3]$】
$$= \frac{体重[kg]}{体重[kg] - 水中体重[kg] / 水の密度[g/cm^3] - 残気量[mL]}$$

【体脂肪率[％]，Brozekら[6]の式】
　$= (4.570/身体密度 - 4.142) × 100$

皮脂厚

体脂肪のうち，皮下脂肪は皮膚の厚さに反映される。これを測定する方法が皮脂厚法である。一般的には皮脂厚計（キャリパー）を用いる。近年では，近赤外線や超音波画像診断装置を用いた方法も利用される。

軟らかい皮膚組織を挟んで測定するため，挟み込み圧は誤差要因の一つである。そのため，挟み込み圧を一定（$10g/mm^2$）に設定できる専用のキャリパーが用いられる（図6）。

肩甲骨の下角部分と上腕背側部分の皮膚を軽くつまみ，キャリパーで挟んで測定する（図7）。この2点の皮脂厚の和から **Nagamineら[7]の式** を利用すると，身体密度が算出できる。この値から，前述のBrozekら[6]の式を用いて体脂肪率を算出する。ただし，Nagamineらの式は高齢者を対象としたものではないことと，Brozekらの研究では対象の人種が異なるため，その解釈には注意が必要である。

> **Nagamineらの式**
> 【男性】
> 身体密度$[g/cm^3]$ =
> 　1.0913 − 0.00116
> 　×皮脂厚和
>
> 【女性】
> 身体密度$[g/cm^3]$ =
> 　1.0897 − 0.00133
> 　×皮脂厚和

重水希釈法

2組成モデルを適用した場合，水分をほとんど含まない脂肪組織と，水分を含むその他の組織の量は，体水分量を調べることで推定できる。体水分量を最も正確に調べることができる方法が重水希釈法である。

体内に均等に拡散・希釈する安定同位体である重水（D_2O）を一定量飲水し，排泄された重水濃度から体水分量を推定する。

筋がほとんどを占める除脂肪のなかには，約73％の水が含まれているという仮定で除脂肪量（fat free mass：FFM）が推定される。

本法は，体水分量の測定方法として最も優れているが，重水が極めて高価であること，計測に時間がかかることなどから，一般の医療機関での計測は困難である。

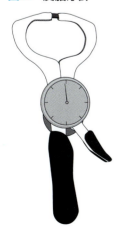

図6　皮脂厚計

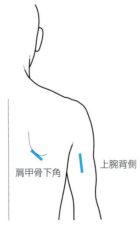

図7　皮脂厚の測定部位

肩甲骨下角　　上腕背側

生体インピーダンス法

身体組成を測定する方法として最も普及しているのは，生体インピーダンス法（bioelectrical impedance analysis：BIA）による体組成計である。機器が安価であることや取り扱いの簡便さから，業務用のものから家庭用まで，多くの製品が販売されている。

BIAは，水分を含まない脂肪組織と水分を多く含む除脂肪組織とで電気抵抗が異なることを利用して，除脂肪体重と脂肪体重を算出する（図8）。単周波数インピーダンス法から発達した近年の多周波数法を用いたBIAは，細胞内液量（intracellular water：ICW）と総体水分量（total body water：TBW）を測定し，脂肪量と除脂肪量を算出する。また，除脂肪量に占める骨ミネラル，蛋白質，水の比率が一定であるという仮定に基づいて，脂肪量や除脂肪量，筋量などを算出することができる[8]。

この水分量の推定は，飲水量を厳格にコントロールした条件下であれば，体水分量測定のゴールドスタンダードである重水希釈法と極めて高い相関がある[9]。また，複数の電極を用いることで，四肢筋肉量（appendicular skeletal muscle mass：ASM）が測定可能であり，サルコペニアの基準となる骨格筋指標（Skeletal Muscle Mass Index：SMI）を算出することができる（p.181参照）。

二重エネルギーX線吸収法

X線の吸収率が組織によって異なることを利用して身体組成を測定する方法が，二重エネルギーX線吸収法（dual energy X-ray absorptiometry：

図8 生体インピーダンス法の原理

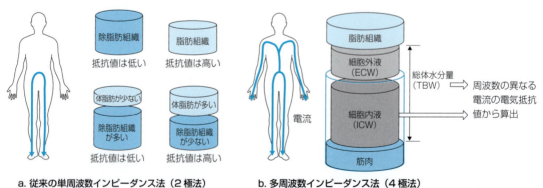

ECW：extracellular water　ICW：intracellular water

従来の単周波数インピーダンス法は，電気抵抗値が低い除脂肪組織と電気抵抗値が高い脂肪組織の2組成モデルに基づき，全抵抗値から2つの比率を求める。多くの機器は体重計を兼ねた足底の2つの電極で測定する。近年の多周波数インピーダンス法は，周波数の異なる電流を上下肢に通電させ，その電気抵抗値から細胞水分量と総水分量を測定し，換算式から筋肉量や脂肪量などの各パラメータを算出する。また，従来の単周波数インピーダンス法とは異なり，複数の電極を用いることで四肢の筋肉量も算出することができる

DXA，図9）である。DXAには，腰椎や前腕骨を対象に骨量や骨塩量を測定するモードと，身体組成を測定する全身モードがある。2種類の異なるエネルギーのX線を照射したときの減衰率から各組織量を推定する。

DXAはCTやMRIに比べると被曝量が少ないことや簡便であること，BIAに比べて測定再現性が高いことから身体組成測定のゴールドスタンダードとされている。しかし，平面上での測定であるため体に厚みがある場合は測定誤差が大きくなること，少なからず被曝があること，測定機器が大型であることから，一般的に測定できるものではない。

DXAの骨量測定では，骨密度（bone mineral density：BMD）と骨塩量（bone mineral content：BMC）が測定できる。身体組成測定では，X線吸収係数が骨，脂肪，非脂肪によって異なる（3組成モデル）ことを利用し，全身を撮影した後に骨部と軟部組織に分け，さらに2種類のX線の吸収から軟部組織の脂肪量と非脂肪量，脂肪率を算出する。

4. 身体組成測定法で得られる各指標

体水分量

身体組成の多く（約60%）を占めるのが体水分（BW）である。細胞内液（ICW）と間質，血液などの細胞外液（ECW），それらを合わせた総体水分量（TBW）に分けられる[10]（図8参照）。体水分量は加齢によって変化し，40歳未満では男性で約60%，女性で約50%であるが，高齢者は男性で約50%，女性では50%未満となる[11]。

体水分量の推定は，多周波インピーダンス法を用いた体組成計によって行うことが可能である。BIAでは，脂肪には水分が含まれず除脂肪には水分が含まれていると仮定し，2組成モデルを適用して身体組成を算出する。体水分量は除脂肪量の約73%であり，BIAで算出される筋肉量は，この体水分量が基となっている。

図9 DXA装置

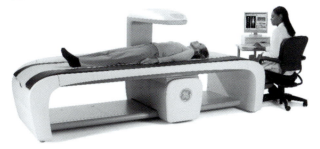

（写真提供：GE Healthcare Japan株式会社）

体脂肪量

体脂肪量（body fat mass：BFM）とは，体内にある脂肪組織の総量である。**低栄養**，肥満の指標として重要である。BIAでは，脂肪には水分が含まれないという仮定で，まず体水分量から除脂肪体重を算出し，全体重から除脂肪体重を減じることで算出できる。

体脂肪率

体脂肪率（percent body fat：PBF）とは，総体重に対する体脂肪量の割合である。体脂肪量は体格の影響を受けるため，体脂肪率のほうが個人間での比較には適している。体脂肪率は，20歳代では男性で十数％，女性で20％あまりであるが，いずれも加齢によって25％程度まで増加していく（図10）。しかし，高齢者，特に男性では，体脂肪率が増加するにもかかわらずBMIが低下していき，18.5kg/m^{2}に近づいてくる（図4参照）。体脂肪量も骨格筋量も加齢により低下していくが，特に骨格筋の減少量は著しく体脂肪量の減少量より多いため，相対的に体脂肪量が増加して体脂肪率が上昇する[4]。

> **低栄養**
> 2つのタイプがあり，マラスムス（marasmus）は蛋白とエネルギー摂取の不足により体重減少，脂肪・筋量の減少が起こる。クワシオルコル（kwashiorkor）は蛋白摂取が相対的に減少することで起こり，低栄養なのに脂肪は減少せず，低アルブミン血症により浮腫や腹水が起こる。脂肪量と低栄養には必ずしも直線的な関係があるわけではないことに注意が必要である。

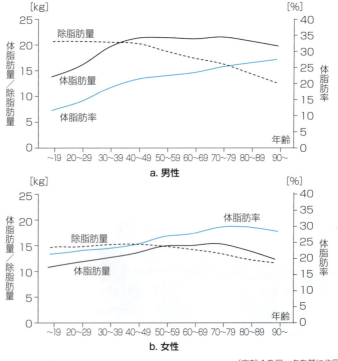

図10 体脂肪量，除脂肪量，および体脂肪率の年齢による変化

（文献4のデータを基に作図）

除脂肪量

除脂肪量（fat free mass：FFM）とは，総体重から体脂肪量を差し引いた値である。これには脂肪以外の組織，すなわち骨格筋，内臓，中枢神経，骨，血液などのすべてが含まれる。

除脂肪量とほぼ同義で使われる用語として，lean body mass（LBM）がある。LBMは細胞膜などの必須脂質を含んでいると定義されており，総体重から脂質をすべて差し引いた除脂肪量とは厳密には異なるが，臨床的にはLBM≒FFMとして扱ってよい[12]。

筋肉量

筋肉量（soft lean mass：SLM）は，骨格筋と内臓の平滑筋を含めた筋全体の量である。除脂肪体重は心筋・平滑筋を含む内臓や骨格などで構成されるが，そこから骨格筋と平滑筋を分けて測定することは困難である。多周波数インピーダンス法によるBIAでは，筋は一定量の水分を含有しているという前提に基づき，測定で得られた細胞内水分量に一定係数を乗じて推定値を算出する。そのため，体内水分量は，BIAにおける筋肉量推定の誤差要因となる。

骨格筋は加齢により減少し，特に男性はもともと骨格筋が多いため，骨格筋の減少幅が大きい[13]。

四肢筋肉量（ASM）

四肢の骨格筋は全骨格筋の約75％を占める。DXAや多接触端子式のBIA体組成計は，上肢・下肢それぞれの筋量を測定することができる。その総和が四肢筋肉量（appendicular skeletal muscle mass：ASM）である。四肢にある筋肉の大半は骨格筋であるため，この総量は骨格筋量の指標となる。

> 四肢筋肉量[kg]
> ＝左右上肢筋肉量[kg]
> ＋左右下肢筋肉量[kg]

骨格筋指標

身体の骨格筋（≒筋肉量）は体格に大きく影響を受ける。そこで，個人間の体格差を補正するために，BMIのように四肢筋肉量を身長の2乗で除した**骨格筋指標（Skeletal Muscle Mass Index：SMI）**がある。サルコペニア（p.182参照）は，歩行能力，握力のほかに，SMIを基準に判定される。

BIAで算出されたSMIの日本人参照値としては，Yoshidaら[14]のデータがあり，男性＜7.09kg/m^2，女性＜5.91kg/m^{2}を筋量低下と分類する。

> 骨格筋指標[kg/m^2]の算出式
> ＝四肢筋肉量（ASM）[kg]／身長[m]^2

骨密度

DXAは骨量の推定が可能である。骨量は身体部位によって異なるため、腰椎、橈骨、第二中手骨、大腿骨頸部、踵骨それぞれに基準値がある[24]。

DXAより簡便な骨量の推定方法として超音波式骨密度測定（quantitative ultrasound：QUS）法がある。踵骨などの骨突出部に超音波を当て、その伝達速度を測定する。骨密度が高いと伝達速度が速くなるため、この速度を骨密度の指標として用いる。放射線被曝がないのが最大の利点である。

骨密度は加齢によって低下していくため、若年成人の値を基準として％YAM（young adult mean）で表す。

5. 身体組成の異常

肥満

体脂肪が増加した状態を肥満（症）という。肥満症には食習慣や運動不足から起こる原発性肥満と疾病による二次性肥満がある。

BMIは最も知られた肥満の指標であり、肥満の程度を表す。わが国の肥満の基準と世界保健機関（World Health Organization：WHO）の基準を**表4**に示す[15]。国際的にはBMI 30.0kg/m²以上を肥満とするが、わが国の基準はそれよりも低い。これは、日本人はBMIが25.0kg/m²を超えると脂質代謝異常の割合が高くなり、疾病に対するリスクが上昇することを考慮しているためである（p.175参照）。

サルコペニア

> **ダイナペニア**
> 筋肉量の減少より筋機能（筋力）の低下のほうが生活機能や将来の死亡率へのインパクトが大きいという報告もある[17]。

加齢によって筋肉量は減少していくが、これは主に筋肉の退行現象としてのType II筋線維（速筋線維）の選択的萎縮を反映している。このような老年期にみられる筋萎縮を、サルコペニア（sarcopenia）とよぶ。筋の著しい萎縮を伴わない筋力の低下、すなわち筋出力の低下を**ダイナペニア（dynapenia）**[16]とよぶが、近年は生活機能への影響も考慮して、筋肉量（SMIで定義する）の減少に加えて筋出力の低下（握力）、および身体能力の低下（歩行速度）もサルコペニアの診断基準に含める[18]。

> **操作的定義**
> ある得点や成績で概念を定義する方法。たとえば、ある認知症テストで規定未満を認知症と定義することである。

サルコペニアは、握力・歩行速度・SMIで規定した**操作的定義**であるため、性別や人種によって基準が異なる（**図11**）。アジア人のサルコペニアの基準としては、AWGS（Asian Working Group for Sarcopenia）2019基準[19]がある。握力か歩行速度が基準未満で、かつSMIも基準未満の場合をサルコペニアと定義している。日本人の基準としては、握力（男性＜28kg、女性＜18kg）、歩行速度（＜1.0m/sec）、SMI（DXA：男性＜7.0kg/m²、女性＜5.4kg/m²、BIA：男性＜7.0kg/m²、女性＜5.7kg/m²）がある。加齢によって体脂肪率は増加傾向となるが、サルコペニアに肥満を合併した状態をサルコペニア肥満とよぶ[21]。

Part I 基礎編

表4 肥満の基準

BMI	日本肥満学会	WHO
＜18.5	低体重	Underweight
18.5≦BMI＜25.0	普通体重	Normal range
25.0≦BMI＜30.0	肥満（1度）	Preobese
30.0≦BMI＜35.0	肥満（2度）	Obese I
35.0≦BMI＜40.0	肥満（3度）	Obese II
40.0≦	肥満（4度）	Obese III

（文献17より引用）

図11 サルコペニアの判定アルゴリズム（AWGS）

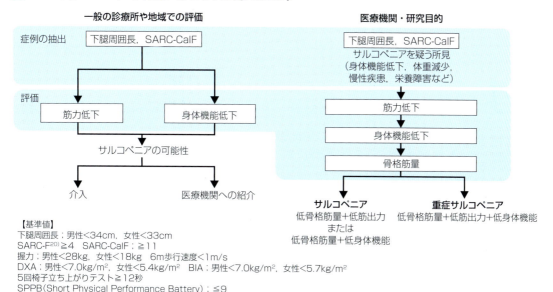

【基準値】
下腿周囲長；男性＜34cm，女性＜33cm
SARC-F[20]≧4　SARC-CalF；≧11
握力；男性＜28kg，女性＜18kg　6m歩行速度＜1m/s
DXA；男性＜7.0kg/m^2，女性＜5.4kg/m^2　BIA；男性＜7.0kg/m^2，女性＜5.7kg/m^2
5回椅子立ち上がりテスト≧12秒
SPPB(Short Physical Performance Battery)；≦9

（文献19より改変引用）

骨粗鬆症

　骨では，破骨細胞による骨吸収と骨芽細胞による骨形成のサイクルによって，生涯にわたって新陳代謝が行われている．加齢などにより骨吸収と骨形成のバランスが崩れ，骨吸収によって骨内のカルシウムが減少し骨密度が低下した状態が骨粗鬆症（osteoporosis）である．

　女性は閉経（55歳以降）に関連する更年期障害でエストロゲン分泌が低下し，骨粗鬆症になりやすい．男性は加齢によって，80歳以降に骨粗鬆症になりやすい．

　骨粗鬆症になると軽微な外力でも椎体圧迫骨折や大腿骨近位部骨折が起こることがある．骨粗鬆症の診断には，これらの骨折の既往のほか，骨密度がYAMの70％未満かどうかで判断する（Part II，6章，p.345参照）[22]．図12に，超音波式骨密度計による年齢ごとの骨密度平均値と標準偏差（SD），％YAMを示す[23]．

10章　身体組成

図12 超音波骨密度計（CM-100，古野電気株式会社製）による標準値

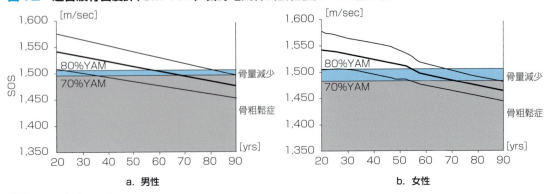

a．男性　　　　　　　　　　　　　　　　b．女性

SOS : speed of sound

太い実線が各年齢における骨密度の平均値，細い実線が±1SDである．＜80％YAMは骨量減少，＜70％YAMは骨粗鬆症と判定する

（文献16より引用）

【文　献】

1) Wang ZM, et al.: The five-level model : a new approach to organizing body-composition research. Am J Clin Nutr 56 (1) : 19-28, 1992.
2) 田中弥生：身長・体重・BMI. 臨床検査 48 (9) : 959-964, 2004.
3) Matsuzawa Y, et al.: Simple estimation of ideal body weight from body mass index with the lowest morbidity. Diabetes Res Clin Pract 10 (Suppl 1) : S159-164, 1990.
4) Yonei Yoshikazu, Miwa Yoshiyuki, 他: Japanese anthropometric reference data-special emphasis on bioelectrical impedance analysis of muscle mass. ANTI-AGING MEDICINE 5 (6) : 63-72, 2008.
5) 西田修実 ほか：“健康者”の肺機能とその予測式 その4 成人の肺気量分画. 臨床病理 24 (10) : 837-841, 1976.
6) Brozek J, et al.: Densitometric analysis of body composition : Revision of some quantitative assumptions. Ann N Y Acad Sci 26; 110: 113-140, 1963.
7) Nagamine S, Suzuki S: Anthropometry and body composition of Japanese young men and women. Hum Biol 36 : 8-15, 1964.
8) 田中喜代次 ほか：多周波数インピーダンス法による日本成人の身体組成の評価. 日本運動生理学雑誌 6 (1) : 37-45, 1999.
9) 満園良一 ほか：インピーダンス法（X-SCAN）における体水分量の妥当性. 久留米大学健康・スポーツ科学センター研究紀要 13: 61-63, 2005.
10) Ellis KJ: Human body composition: in vivo methods. Physiol Rev 80 (2) : 649-680, 2000.
11) Edelman IS, Leibman J : Anatomy of body water and electrolytes. Am J Med 27 : 256-277, 1959.
12) 小山　諭，畑山勝義：蛋白代謝．一般検査．臨床検査 48 (9) : 977-982, 2004.
13) 谷本芳美 ほか：日本人筋肉量の加齢による特徴. 日本老年医学会雑誌 47 (1) : 52-57, 2010.
14) Yoshida D, et al.: Using two different algorithms to determine the prevalence of sarcopenia. Geriatr Gerontol Int 14 (Supple 1) : 46-51, 2014.
15) Examination Committee of Criteria for 'Obesity Disease' in Japan, Japan Society for the Study of Obesity: New criteria for 'obesity disease' in Japan. Circ J 66 (11) : 987-992, 2002.
16) Clark BC, Manini TM: Sarcopenia =／= dynapenia. J Gerontol A Biol Sci Med Sci 63 (8) : 829-834, 2008.
17) Metter EJ, et al.: Skeletal muscle strength as a predictor of all-cause mortality in healthy men. J Gerontol A Biol Sci Med Sci 57(10) : 359-365, 2002.
18) 厚生労働科学研究補助金（長寿科学総合研究事業）高齢者における加齢性筋肉減弱現象（サルコペニア）に関する予防対策確立のための包括的研究研究班：サルコペニア：定義と診断に関する欧州関連学会のコンセンサス–高齢者のサルコペニアに関する欧州ワーキンググループの報告–の監訳 日本老年医学会雑誌 49 (6) : 788-805. 2012.
19) Chen LK, et al. Asian Working Group for Sarcopenia: 2019 Consensus Update on Sarcopenia Diagnosis and Treatment. J Am Med Dir Assoc 21(3): 300-307, 2020.
20) 解良武士 ほか：SARC-F; サルコペニアのスクリーニングツール. 日本老年医学会雑誌, 56(3): 227-233, 2019.
21) 小原克彦：サルコペニア肥満. 最新医学 70 (1) : 44-50, 2015.
22) 日本骨代謝学会，日本骨粗鬆症学会合同原発性骨粗鬆症診断基準改訂検討委員会：原発性骨粗鬆症の診断基準（2012年度改訂版）. 日本骨粗鬆症学会雑誌 21 (1) : 9-21, 2013.
23) 岸本英彰 ほか：CM-100によるQUSの基準値とcut-off値. 日本骨粗鬆症学会雑誌 11 (2) : 307-310, 2003.

MEMO

Part I 基礎編

11 トレーニングの効果

有薗信一，三川浩太郎

はじめに

体力は，身体的要素と精神的要素に大別されるが，さまざまな要素で構成されている。それらの要素は，疾病の予防，健康の増進，運動技術能力に関連するため，各要素を維持・改善させることは重要である。その際，安全かつ効率よく，目的に応じた効果を得られるように，トレーニングを進めるべきである。

本章では，体力の概念，トレーニングの三大原理および五大原則，筋力トレーニングと持久力トレーニングの方法・効果について解説する。

1. 体力の概念

体力とは

わが国における最も広義な体力（physical fitness）は，「身体を動かす能力や人間が生きていくのに必要な能力全般」とされ，身体的要素だけではなく精神的要素も含まれる[1]（図1）。広義の体力で示される人間の生活や行動を支える多様な能力は，身体面と精神面に切り離すことはできない。体

図1 体力の分類

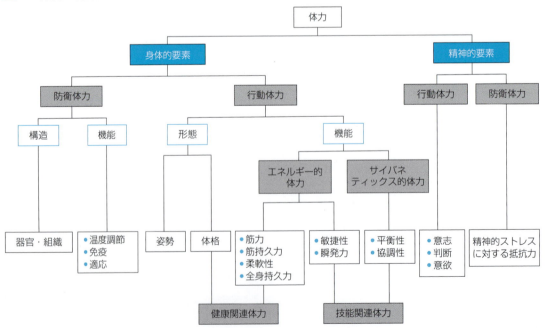

（文献1より一部改変引用）

力の身体面を存分に発揮するためには，精神面も高める必要がある。

体力の身体的要素には，行動体力と防衛体力がある。行動体力には形態（体格・体型・姿勢）と機能（筋力・敏捷性・瞬発力・持久性・平衡性・柔軟性）が含まれる。防衛体力とは構造（器官・組織の構造）と機能（体温調節・免疫・適応能力）が含まれる。また，精神的要素にも防衛体力と行動体力があり，この精神的要素における防衛体力は精神的ストレスに対する抵抗力であり，行動体力には意志・判断・意欲が含まれる。

米国スポーツ医学会（American College of Sports Medicine：ACSM）編集の『Guidelines for Exercise Testing and Prescription, 9th edition』では，体力を「身体活動を行う能力に関係し，個人が保有または獲得した特性や特徴の構成である」と定義している[2]。

体力は，健康関連体力と運動技能関連体力の2つに分けることができる[3]（表1）。健康関連体力の構成要素には，心肺持久力，身体組成，筋力，筋持久力，柔軟性が含まれる。健康関連体力は，日常生活において活発に活動できるという能力であり，運動不足による疾患の罹患率に関連する。運動技能関連体力の構成要素には，敏捷性，調整力，バランス，パワー，反応時間，スピードが含まれ，スポーツや運動技術能力に密接に関連する。

行動体力

体力には精神的要素と身体的要素があり，構成要素が異なる。精神的要素の行動体力は，強い意志，正確で迅速な判断力，積極的に物事に立ち向かう意欲などである。身体的要素の行動体力は，「形態」と「機能」に分けられる。図1に示す「形態」には姿勢と体格があり，体格は骨格の発達の

表1　健康関連体力と運動技能関連体力の構成要素

健康関連体力の構成要素	心肺持久力	持続的な身体活動時に酸素を供給する心血管系と呼吸器系の能力
	身体組成	身体における筋，脂肪，骨，その他生命維持に必要な部分の相対的な量
	筋力	筋の力を発揮する能力
	筋持久力	筋が疲労せずに活動を続ける能力
	柔軟性	関節の可動性
運動技能関連体力の構成要素	敏捷性	空間における身体の位置を，素早く正確に変化させる能力
	調整力	仕事をスムーズかつ正確に行う際に，身体各部と一緒に視覚，聴覚などの感覚を使う能力
	バランス	静止時，移動時に平衡を維持する能力
	パワー	仕事を遂行する能力あるいはその比率
	反応時間	刺激を受けて反応を開始するまでに要する時間
	スピード	短時間で動きを遂行する能力

（文献3より引用）

程度を示すものである．「機能」には，行動を起こす力，行動を継続する力，および行動を調節する力が含まれる．一般に運動の八大要素として，筋力，筋持久力，瞬発力，柔軟性，敏捷性，平衡性，協調性，全身持久力があり，これらは「機能」に含まれる．

身体的要素の行動体力の「機能」は，エネルギー的体力とサイバネティックス的体力にも分けられる[4]．エネルギー的体力には，筋力，敏捷性，持久性，柔軟性が含まれ，主として筋や骨の性質・体格に規定される．サイバネティックス的体力には，力やスピードなどの力学的出力をうまくコントロール（調節，制御）する能力，すなわち平衡性，協調性が含まれ，脳を中心とする神経系の機能に規定される．さらに，サイバネティックス的体力には，随意的要素と不随意的要素がある．随意的要素は，脳を中心とする神経系の随意運動制御能力で，**状況把握**，**正確さ**，素早さ，集中力が含まれる．不随意的要素には，反射や自動運動などが含まれる．

防衛体力

身体的要素および精神的要素の防衛体力は，健康や基本的な生命活動を維持する能力である．防衛体力の機能は外部または内部の環境の変化が身体に及ぼす影響を少なくし，適応することである．免疫や体温調節など恒常性の維持にかかわる機能である．

体力と予後

これまでに，体力と予後の関係を検討した研究が数多く存在し，特に持久力と予後の関係がさまざまな疾患で検討されている．多くの場合，持久力が低い人は死亡率が高くなる．男性10,224人，女性30,120人を対象に，最大酸素摂取量（$\dot{V}O_2max$）を測定して約8年間を追跡調査しした疫学的研究[6]では，$\dot{V}O_2max$が高ければ総死亡率が低かった．特に，心イベントによる死亡率は，低持久力群のほうが高持久力群よりはるかに高かった．Myers[5]は，高血圧，COPD（chronic obstructive pulmonary disease：慢性閉塞性肺疾患），糖尿病，喫煙，BMI，高脂血症などの疾患やリスクファクターをもつ者6,213人を6.2±3.7年追跡調査し，持久力と生命予後の関係を検討している．持久力と生命予後は強い関係があり，どのリスクファクターでも持久力が低い者（5METs未満）は持久力が高い者（8METs以上）と比べ，死亡の相対リスクは2倍であった（**図2**）．心疾患や呼吸器疾患などの持久力が低値になりやすい疾患では，$\dot{V}O_2max$や6分間歩行距離などが高値であれば，予後がよい[7]．4,631人の高血圧症患者を7.7±5.4年追跡調査して持久力と予後の関係を検討した報告では，心血管リスクのない場合は，持久力が低い者（5METs）に比べて持久力が高い者（10METs）の死亡の相対リスクは33％に低下するが，心血管リスクのある場合ではさら

状況把握

視覚や運動感覚，予測，聴覚，体性感覚など，状況に関する情報を的確に把握すること．例えばスポーツを行う場合，視覚によって自分の位置や対戦相手の動きを認知し，運動感覚によって自分の身体運動を認知する．また，対戦相手の動きを予測する能力などが挙げられる．

運動の正確さ

動作を正確に行うこと．目的にかなった動作を行うために，適切な筋を，適切な時に，適切な強さで活動させる能力である．これらをそれぞれ，ポジショニング能力，タイミング能力，グレーディング能力という．ポジショニング能力は空間的な正確さ，タイミング能力は時間的な正確さ，グレーディング能力は量的な正確さである．

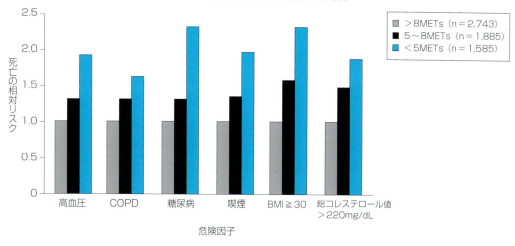

図2 さまざまリスクファクターにおける持久力と予後との関係

6,213人を対象とし，平均6.2±3.7年間追跡調査した

（文献5より引用）

に25％にまで低下する[8]）。

　Kodama[9]は，持久力と予後の関係を検討した33論文，102,980例をメタ分析している。持久力が1METs向上すると，全死亡リスク比は87％に低下し，血管イベントリスク比は85％に低下すると報告している。また，COPD患者の下肢筋力は予後に影響するといった報告[10]もあり，持久力以外の行動体力の構成要素も予後に影響している。わが国でも虚血性心疾患患者472例の200m歩行の歩行速度を測定し，約5.5年間追跡調査した報告がある。その結果では，歩行速度が速いほうが心イベントによる死亡率が低かった[11]。また，握力も慢性心不全の予後予測因子であることが報告されている[12, 13]。したがって，VO_2maxだけではなく，歩行や筋力など，行動体力の各構成要素を評価することが重要である。行動体力の水準が低いことは死亡の危険性を高め，寿命を短縮させる原因となる。

体力と身体活動

　身体活動（physical activity）と運動（exercise）は同義語ではない。身体活動は「骨格筋の収縮によって生じる身体の動きのことであり，実質的にエネルギー消費を増加させるもの」と定義される[3]）。健康関連体力の低下の要因は，身体活動の減少による影響が大きい。一方で，健康関連体力は，病気の予防や健康増進と密接に関連し，定期的な身体活動によって改善する。年間132,500例を経過観察した予後に関する身体活動と体力を含めたメタ分析では身体活動と体力の両者とも，心血管イベントリスクとの間に**量-反応関係**がみられた[14]）。つまり，身体活動量を高めたり，体力を向上させることは，心血管イベントを抑制しうると考えられる。

> **量-反応関係**
> 投与する薬物量と発現する効果との関係を，量-反応関係（曲線）という。

身体活動と予後

1990年代に，米国公衆衛生局[15]と米国国立衛生研究所[16]が，そしてACSMと米国疾病管理予防センター（Centers for Disease Control and Prevention：CDC）[17]が，それぞれ合同で定期的な身体活動が健康と関連していることを報告した。それ以来，身体活動が注目され，身体活動と心血管疾患，高血圧，脳卒中，骨粗鬆症，2型糖尿病，肥満，大腸癌，乳癌，不安，抑うつとの負の量－反応関係を証明する研究が蓄積されている。

身体活動と健康に関するACSM/AHA（American Heart Association）の勧告では，数千〜数万人を対象とした数種の大規模観察疫学調査により，身体活動と心血管疾患と早期死亡との負の量－反応関係は，男女とも明確であると勧告している[18]。わが国では，2000年に65歳以上の高齢者約5,000例を対象に，身体活動と健康に関する疫学調査研究が行われている[19]。高齢者の健康は，日常の身体活動の量（1日の平均歩数/年）と身体活動の質（1日の平均中強度活動時間/年）の両方に関係があった。また，より良好な身体的健康状態に関係する日常生活活動閾値は，男女とも歩数＞7,000〜8,000歩/日かつ，または中強度活動時間＞15〜20分/日であった。

厚生労働省は，「健康づくりのための身体活動基準2013」[20]を作成し，身体活動の目標値を示した。これによると，生活習慣病や加齢に伴う生活機能の低下予防のための身体活動量基準値は，歩行なら20〜64歳では，男性9,000歩/日，女性8,500歩/日，65歳以上では，男性7,000歩/日，女性6,000歩/日である。この指針では，身体活動を向上させるためには3METs以上の運動強度が必要とし，運動時間だけではなく，運動強度の設定も重要としている。日常の身体活動を増やすことで，**メタボリックシンドローム**を含めた循環器疾患，糖尿病，がんなどの生活習慣病や認知症の発症を予防し，健康寿命の延伸を図ろうとしている。

> **メタボリックシンドローム**
> ウエスト周囲径が男性で85cm，女性で90cm以上を満たし，①血清脂質異常（トリグリセライド値150mg/dL以上，またはHDLコレステロール値40mg/dL未満），②血圧高値（収縮期血圧130mmHg以上，または拡張期血圧85mmHg以上），③高血糖（空腹時血糖値110mg/dL以上）の3項目のうち2つ以上を有する場合をメタボリックシンドロームと診断する。

2. トレーニングの実際

トレーニングの三大原理および五大原則

身体機能は，現段階の能力より低い水準でしか活動しなければ退化するが，少なくとも同水準であれば維持できる。さらに高い水準の活動を行えば，身体機能は向上する。トレーニングでは，向上させたい体力構成要素や機能を，現在有するレベルよりも高い水準で行わせる必要がある。

スポーツ選手のトレーニングは競技力の向上が，健康増進では身体機能や体質などの改善が，リハビリテーションのためのトレーニングでは身体の形態や機能を改善することが求められ，対象者によってその目的は異なる。安全にかつ効率よく身体諸器官の機能を改善させるためには，次に示すトレーニングの三大原理および五大原則を踏まえて，対象者や目的に合致したプログラムを作成する必要がある。

トレーニングの三大原理

◉ 過負荷の原理

　トレーニングの効果を得るためには，現段階の能力以上の負荷（過負荷）をかけなくてはならない。少なくとも日常生活での身体活動よりも，強い負荷を加えなければ生理学的効果は得られない。最大筋力の向上には最大筋力の60％以上の負荷強度が最低限必要であり，それ未満の負荷強度で多くの回数を行っても最大筋力の改善にはつながらない。このことを過負荷の原理という。

◉ 特異性の原理

　トレーニングの効果はトレーニングの種類や部位によって異なり，トレーニングを行った部位や動作に一致して効果が現れる。トレーニングを行えば，あらゆる効果があるわけではなく，与えた運動刺激に対応した体力要素にのみ効果が生じる。例えば，持久力トレーニングは持久力を向上させるが，最大筋力の向上には効果は小さい。スクワット運動では下半身の筋力が増強するが，上半身の筋力には効果はない。このことを特異性の原理という。

◉ 可逆性の原理

　トレーニングの効果は不変的なものではなく，トレーニングを中止すれば得られた効果は消失する。短期間のトレーニングでの効果は，トレーニングを中止してしまうと短期間で元の状態に戻りやすく，長い時間をかけて得られた効果は長期間維持されやすいが，いずれトレーニング前の状態に戻る。このことを可逆性の原理という。

トレーニングの五大原則

◉ 全面性の原則

　トレーニングの種類や部位は偏ってはならない。例えば，陸上競技の長距離選手は数十kmのランニングを行うが，それ以外にも下肢の柔軟性を高めたり，筋力を向上させたりするトレーニングが必要である。その範囲は身体能力だけではなく精神的能力にも及ぶ。トレーニングは，全身をバランスよくトレーニングし，すべての体力要素を総合的に高めなければならない。

◉ 漸進性の原則

　トレーニングを継続すると体力や技術が向上するが，一方でトレーニングでの運動負荷量に，次第に慣れが生じる。そのままの運動負荷量でトレーニングを続けていると，トレーニングの効果は得られない。そのため，さ

らに高いトレーニング効果を得るためには，トレーニングの質と量を徐々に増加させなければならない。負荷強度は低値から徐々に高値へ，難易度の低い技術から高い技術へとトレーニング内容を変更していく。

● 意識性の原則

　トレーニングを受ける者が，トレーニングの理論，目的，方法，効果を意識してトレーニングを実施する。目的を明確にしてトレーニングを行うかどうかで，得られる効果に大きな差が生じる。

● 反復性の原則

　トレーニングは数回行えばすぐに効果が現れるというものではなく，定期的な頻度で繰り返す必要がある。必要な反復回数は，機能や技量によって異なる。

● 個別性の原則

　個人の性や年齢，健康状態，生活環境，性格など，個人の特性により，必要なトレーニングの内容・量が異なる。トレーニングの効果を最大限に引き出すためには，各個人に適したトレーニング内容を提供する必要がある。当然，各個人の生理機能はそれぞれで異なるため，トレーニング内容が同じであっても，効果や安全性は異なる。

3. 体力トレーニング

　体力トレーニングには，エネルギー供給系の観点から，非乳酸系（ATP-CP系，無酸素系），乳酸系（無酸素性），有酸素性のトレーニングがある。効果的な体力トレーニングを行うためには，目的に合ったエネルギー供給系を適切に賦活させることが重要である（特異性の原理）。ここでは，体力トレーニングのうち，代表的な乳酸系トレーニングである筋力トレーニング，有酸素性トレーニングである持久力トレーニングを中心に述べる。

体力トレーニングセッションの構成要素

　ACSMから運動処方のガイドラインが発表されており[3]，さまざまな疾患を対象にした運動処方の指針が記載されている。1回の体力トレーニングセッションは，5〜10分の準備運動，20〜60分の主運動，5〜10分の整理運動より構成される。

　準備運動や整理運動では，**ストレッチング**や低強度の運動を行う。準備運動は体温を上昇させ，主運動のトレーニング効果の向上や運動後の筋肉痛予防を目的に実施する。整理運動は，心拍数と血圧を徐々に安静レベルに回復させ，主運動中に活動した筋肉で生成された代謝産物を除去するこ

> **ストレッチングの種類**
> スタティックストレッチング，ダイナミックストレッチング，バリスティックストレッチング，PNFストレッチングなどがある。

とを目的とする。

主運動は持久力トレーニング，筋力トレーニング，運動制御能力を高めるトレーニング，スポーツに関連するトレーニングのいずれか，もしくはそれを組み合わせたものである。主運動を行う際は，適切な運動処方をしなければならない。運動処方とは，実施する運動の頻度（**frequency**），強度（**intensity**），持続時間（**time**, duration），種類（**type**, mode）を個々の対象者に合わせて運動プログラムを作成することである。

> **FITT**
> それぞれの単語の頭文字をとって，"FITT"と覚える。

筋力トレーニング

● 頻度

個々の大きな筋群をそれぞれ週2，3回，同じ筋群について少なくとも48時間以上間隔を空けて行う頻度が推奨される。

● 強度と時間

負荷量によってトレーニング効果が異なる[21]ことから，筋力トレーニングの際には1RMや％1RMを用いて，最大筋力の向上か，筋持久力の向上か，目的に応じた筋力トレーニングを行う（**表2**）。筋力や筋量，または筋持久力をある程度増加させるための運動強度は，1回持ち上げられる最大重量（最大反復回数，1 repetition maximum：1RM）の60〜80％に相当する。1つの筋群について1セット当たりの反復回数が8〜12回の運動を2〜4セット，セット間の休息は2〜3分間とする。高齢者では，中等度（60〜70％1RM）の強度で，反復回数10〜15回の運動を1セット以上行うことが推奨される。

● 種類

複数の筋群を鍛える多関節の運動で，主働筋と拮抗筋を鍛える**筋力トレーニング**が推奨される。種類としては，多関節にわたる複合的な運動，複数の筋群を鍛える運動（ベンチプレスやレッグプレス，ディップスなど），単関節の運動（バイセプスカール，トライセプスエクステンション，レッグエクステンションなど）がある。

> **筋力トレーニングの名称**
> 多くの種類があるが，それぞれのトレーニング部位，姿勢，動作を表す単語の組み合わせで構成されている。

表2 筋力トレーニングの目的と負荷設定

目的	負荷強度	反復回数	セット数
最大筋力の増加	1RMの90〜100％	1〜3回	3〜5セット
筋肥大，筋力の増加	1RMの75〜85％	6〜12回	3〜5セット
筋持久力の増加	1RMの30〜60％	20〜50回	2〜3セット

持久力トレーニング

● 頻度

中等度の運動（$\dot{V}O_2max$ の 40〜60％）を少なくとも週5日，または高強度の運動（$\dot{V}O_2max$ の 60％以上）を少なくとも週3日行う。あるいは，中等度と高強度を組み合わせた持久力トレーニングでは週3〜5日が推奨されている。

● 強度

中等度の運動が，健康増進や体力を改善させるための最低限の運動強度として推奨される。健康増進や体力を改善・維持させる理想の運動強度は，中等度と高強度の組み合わせたものである。

● 時間

中等度の運動を1日30分間以上，週5日以上（週合計150分以上），または高強度の運動を20〜25分間以上，週3日以上（週合計75分以上）行う。もしくは両者の組み合わせを20〜30分間以上，週3〜5日行うことが推奨される。

● 種類

中等度以上の強度の有酸素運動で，大きな筋群をリズミカルに使う特別な熟練が要求されない運動が推奨される。

> **持久力トレーニングの種類**
> インターバルトレーニング，レペティショントレーニング，エンデュランストレーニングなどがある。

筋力トレーニングの効果

筋力トレーニングは，筋に加重ストレスを与えることで適応を起こし，発揮筋力を増加させる。

筋力トレーニングによる筋力向上の背景には効果としては，運動単位の動員割合の改善[22]，筋線維の肥大[23]や増殖[24]，ATPやクレアチンリン酸（CP）などのエネルギー貯蔵量とATPの再合成にかかわる酵素（ATPアーゼ）の増加[25]などがある。

筋力トレーニングにより筋力の向上は速やかに認められるが，トレーニング開始当初は，筋肥大は起きない。初期の筋力向上は運動単位（筋線維）の参加数と発火頻度の増加という神経系によるものだからである。筋線維を構成する筋原線維の太さが増加し，筋肥大が起こるのは，トレーニング開始10週以降である（Part II，1章，p.252，図2参照）。

● 神経系の改善

神経系の改善は，①動員される運動単位数や運動単位の発火頻度の増加，②運動単位の発火の同期化，③主働筋 – 協働筋の協応能の向上，④主働筋

－拮抗筋の筋力発揮のバランスの最適化などによる．

◆ 動員される運動単位の数や運動単位の発火頻度の増加

神経系の改善の重要な点は，動員されていない運動単位が筋力トレーニングにより新たに動員されるようになることである．

◆ 運動単位の発火の同期化

多くの運動単位が動員されていても，それらがばらばらに活動したのでは，大きな筋力を発揮することはできない．筋力トレーニングにより同一筋内の運動単位の発火が同期化し，複数の運動単位が同時に活動するようになる．

◆ 主働筋－協働筋の協応能の向上

筋力発揮時に，複数の筋が協調して収縮・弛緩するようになる．

◆ 主働筋－拮抗筋の筋力発揮のバランスの最適化

目的とする筋力の発揮時に，その拮抗筋の活動が抑制されることである．トレーニングの極めて初期における，筋力増加の要因である．

◉ 筋肥大

筋力トレーニングを継続して行うと，筋が肥大する．筋にみられる変化は筋線維の肥大であり，その主な成因は，筋原線維が肥大と分裂を繰り返し，その容量が増すことである．

筋線維では，常に蛋白質の合成と分解が同時に進行しているが，肥大が起こる状況下では，合成速度が分解速度を上回っている．合成速度の亢進は，インスリン様成長因子（insulin-like growth factor-1：IGF-1）などが，筋線維から分泌されることが関与する．これらの成長因子が筋細胞膜にあるレセプターと結合すると，そのシグナルが多くの段階を経て細胞内の核へと伝達され，蛋白質の合成が促進される．代表的なシグナル伝達の経路は，PI3-K（phosphatidylinositole 3 kinase）→ Akt（protein kinase B）→ mTOR（mammalian target of rapamycin）である．

また，トレーニングに伴う筋線維の肥大は，遅筋線維と速筋線維の両方に認めるが，肥大率は遅筋線維より速筋線維のほうが大きく現れ，これを速筋線維の選択的肥大という[26]．

◉ 筋線維組成の変化

筋線維は，その構造的および機能的特性から遅筋（Type I, slow-twitch：ST）線維と速筋（Type II, fast-twich：FT）線維に大別される．速筋線維はATPアーゼのpHに対する安定性の違いにより，Type IIa線維とType IIb線維の2つに分類できる（**表3**）．

筋線維組成は先天的に遺伝要因で決まると考えられてきたが[27]，最近の研究において高強度の筋力トレーニングがType IIb線維→Type IIa線維

表3　筋線維Typeの特徴の比較

特　徴	相対比較
ミオシンATPアーゼ活性	Type IIb線維 ＞ Type IIa線維 ＞ Type I線維
酸化能力	Type I線維 ＞ Type IIa線維 ＞ Type IIb線維
ミトコンドリア密度	Type I線維 ＞ Type IIa線維 ＞ Type IIb線維
疲労耐性	Type I線維 ＞ Type IIa線維 ＞ Type IIb線維
収縮速度	Type IIb線維 ＞ Type IIa線維 ＞ Type I線維
解糖能力	Type IIb線維 ＞ Type IIa線維 ＞ Type I線維

→Type I線維のように，筋線維組成を変化させる可能性があることが報告されている[28]。

● **筋線維数**

筋線維数の増加については，ヒトを対象とした報告は少なく，実際に増加するかどうかは明らかではない。動物実験の報告では，筋線維数の増加を認めたとされている[29]が，トレーニングによる増加率はわずか数％であり，もともとの筋線維数が大きく変化することはない。筋線維数については後天的な要因の関与は少なく，大部分は先天的な要因によると考えられている。

持久力トレーニングの効果

持久力は運動を持続する能力であり，それは疲労の発現やさまざまな運動制限因子によって規定される。運動を持続させるためには，エネルギー産生や酸素（O_2）輸送などが強く影響し，それらは骨格筋，呼吸器系，心血管系の各機能に左右される。

持久力を示す指標としては，$\dot{V}O_2max$が用いられることが多い。$\dot{V}O_2max$の規定因子は，①血液によるO_2と二酸化炭素（CO_2）の運搬能，②心機能（最大心拍出量，最大一回拍出量），③血管の順応（活動組織の血管拡張，非活動組織の血管収縮），④動員される筋のO_2利用能（筋線維の組成，毛細血管の数）である。$\dot{V}O_2max$と並んで，持久力を評価する際よく用いられる指標は，**無酸素性作業閾値，OBLA（onset of blood lactate accumulation）**である[30]（Part I，3章，p.50，図6参照）。運動強度が高くなるほど生成される乳酸の量は多くなるが，トレーニングにより多くの乳酸を除去できるようになれば，無酸素性作業閾値やOBLAを観測する運動強度は高くなる。$\dot{V}O_2max$が低くても，無酸素性作業閾値やOBLAが高くなれば，持久力が改善したと考えてよい。

持久力トレーニングの効果は，$\dot{V}O_2max$の規定因子の向上と，無酸素性

無酸素性作業閾値

漸増負荷運動において，有酸素性代謝から無酸素性代謝が付け加わる運動強度。英語ではanaerobics threshold（AT）といい，嫌気性作業閾値ともいう。

また，血中乳酸値が急増し始める点を乳酸閾値（lactate threshold：LT）という。さらに，換気量が急増し始める点を換気閾値（ventilation threshold：VT）といい，この点はLTとほぼ一致するため，無酸素性作業閾値とよばれ，LTと同じように扱われている。臨床的にATは，安全限界の指標として用いられることが多い。

OBLA

血中乳酸濃度が4mmol/Lに達した点であり，最大酸素摂取量の約80％に相当する。

作業閾値やOBLAの増加に集約される。つまり、運動に使われる骨格筋へO_2を供給する心臓のポンプ機能や血流などの循環能の改善と、骨格筋におけるO_2の取り込み、エネルギー産出能力の向上といった筋の酸素消費能改善である。

循環系の改善

循環系に対する持久力トレーニングの効果は、心拡大や心拍出量の増加、末梢血管の改善、血管抵抗の軽減などである。酸素摂取量は、心拍出量と動静脈酸素較差の積で表される（Fickの理論式、Part I、5章、p.86参照）。持久力トレーニングによって、最大心拍出量が増大するが、それに比べ動静脈酸素較差の増大は大きくないため、心拍出量の増加が$\dot{V}O_2max$の向上に大きく影響している。

一回拍出量あるいは心拍数の増加による心拍出量の増加は、運動時の血液によるO_2とCO_2の運搬能を増加させる。持久力トレーニングにより、静脈還流量が増加し**前負荷**が大きくなる。その前負荷に適応して、心拡張期の心室内腔が拡張することによって心容量が増加すると同時に、心筋の厚さ（心壁厚）も大きくなる[31]。これは、持久力トレーニングによって認められる心形態の変化である（スポーツ心臓）。最大一回心拍出量の増加は、この肥大によって心臓の収縮機能が改善されたことが主な原因である。また、スポーツ心臓では、安静時の一回拍出量も大きいので、安静時心拍数は少なくなる（洞性徐脈）。

> **前負荷**
> 左室拡張末期容積による（Part I、4章、p.65参照）。

毛細血管は筋線維を取り囲み、血液中のO_2を各筋へ供給している。つまり、毛細血管が発達すると、より多くのO_2を筋へ供給できるようになる。持久力トレーニングを行うと、毛細血管密度の増加や内腔面積の拡大が起こる。高強度の持久力トレーニングでは、速筋線維が多い部分で毛細血管数が増加し[32]、内腔面積の拡大も認める[33]。毛細血管密度の増加による生理学的・生化学的利点は、O_2や栄養分などの毛細血管から筋線維への拡散距離が縮小すること、および毛細血管の総横断面積が増すので毛細血管内の血流速度が遅くなり、筋線維への基質供給および筋線維からの代謝産物の除去が容易となることである。

呼吸系の改善

呼吸系に対する持久力トレーニングの効果は、運動時の最大分時換気量（$\dot{V}Emax$）と肺拡散能力の向上などである。$\dot{V}Emax$は一般男性では80〜120L/min、スポーツ選手では120〜180L/minである。一方、スパイロメトリーで得られる最大換気量（maximal voluntary ventilation：MVV）は、一般人とスポーツ選手とで大きな差がない。一般男性では$\dot{V}Emax$はMVVの約70%程度までしか増加しないが（Part II、2章、p.275、**図12**参照）、

スポーツ選手はそれよりも高い水準まで増加させることができる。つまり、MVVとVEmaxの差で表される換気予備力は、持久力トレーニングにより小さくなる。

また、スポーツ選手は一般人に比べて呼吸効率がよく、同じ強度の運動を少ない換気量で行うことができる[34]。これは、運動開始時のO_2摂取応答が速く、動脈血中の酸素分圧と二酸化炭素分圧の変化に対する換気量や呼吸数の増加が低いことを意味する。

● 骨格筋の代謝系の改善

代謝系に対する持久力トレーニングの効果は、筋グリコーゲン濃度および筋トリグリセライド濃度の増加[35]、有酸素性代謝に対する糖質利用率の減少および脂質利用率の増加[36]、筋細胞内のミトコンドリア数の増加[37]などである。

筋グリコーゲン濃度が高いほど運動持続時間が長くなりやすく、持久力は向上する。持久力トレーニングにより、筋細胞内では血液からの遊離脂肪酸の取り込みが増え、脂質代謝酵素の活性が向上し、脂質利用率が増加する。また、筋細胞内のミトコンドリアが増加し、有酸素性代謝能力も向上する。

【文 献】

1) 猪飼道夫：運動生理学入門, 体育の科学社, 1963.
2) American College of Sports Medicine: ACSM's Guidelines for exercise testing and prescription. Ninth edition. 1-38, Lippincott Williams and Wilkins, 2013.
3) 日本体力医学会体力科学編集委員会 監訳：運動処方の指針 原著8版, 南江堂, 2011.
4) 猪飼道夫：日本人の体力, 106-150, 日経新書, 1967..
5) Myers J, et al.: Exercise capacity and mortality among men referred for exercise testing. N Engl J Med 346(11), 793-801, 2002.
6) Blair SN, et al.: Influences of cardiorespiratory fitness and other precursors on cardiovascular disease and all-cause mortality in men and women. JAMA 276(3): 205-210, 1996.
7) 有薗信一：持久性の低下. 実践的なQ&Aによるエビデンスに基づく理学療法（内山 靖 編), 369-382, 医歯薬出版, 2015.
8) Kokkinos P, et al.: Exercise capacity and mortality in hypertensive men with and without additional risk factors. Hypertension 53(3): 494-499, 2009.
9) Kodama S, et al.: Cardiorespiratory fitness as a quantitative predictor of all-cause mortality and cardiovascular events in healthy men and women a meta-analysis. JAMA. 301(19): 2024-2035, 2009.
10) Swallow EB: Quadriceps strength predicts mortality in patients with moderate to severe chronic obstructive pulmonary disease. Thorax 62(2): 115-120, 2007.
11) Matsuzawa Y, et al.: Association between gait speed as a measure of frailty and risk of cardiovascular events after myocardial infarction. J Am Coll Cardiol 61(19): 1964-1972, 2013.
12) Izawa KP, et al.: Handgrip strength as a predictor of prognosis in Japanese patients with congestive heart failure. Eur J Cadiovasc Prev Rehabil 16(1): 21-27, 2009.
13) Afilalo J, et al.: Role of Frailty in patients with cardiovascular disease. Am J Cardiol 103(11): 1616-1621, 2009.
14) Williams PT: Physical fitness and activity as separate heart disease risk factors: a meta-analysis. Med Sci Sports Exerc 33(5): 754-761, 2001.
15) U.S. Department of Health and Human Services: Physical Activity and Health: A Report of the Surgeon General, CDC, 1996.
16) National Institutes of Health: Physical activity and cardiovascular health. NIH Consensus Development Panel on Physical Activity and Cardiovascular Health. JAMA 276(3): 241-246, 1996.
17) Pate RR, et al.: Physical activity and public health. A recommendation from the centers for Disease Control and Prevention

and the American College of Sports Medicine. JAMA 273(5): 402-407, 1995.
18) Haskell WL, et al.: Physical activity and public health: updated recommendation from the American College of Sports Medicine and the American Heart Association. Med Sci Sports Exerc 39(8): 1423-1434, 2007.
19) Aoyagi Y, et al.: Habitual physical activity and physical fitness in older Japanese adults: the Nakanojo Study. Gerontology 55(5): 523-531, 2009.
20) 厚生労働省：健康づくりのための身体活動基準2013, 2013. (http://www.mhlw.go.jp/stf/houdou/2r9852000002xple-att/2r9852000002xpqt.pdf, 2016年7月時点)
21) 石井直方：究極のトレーニング, p.148, 講談社, 2007.
22) 琉子友男 ほか: Isokinetic作業時のpeak torqueに及ぼす筋線維比率および筋断面積の影響. 体育学研究 27(2): 135-142, 1982.
23) Costill DL, et al.: Adaptations in skeletal muscle following strength training. J Appl Physiol Respir Environ Exerc Physiol 46(1): 96-99, 1979.
24) 山田 茂 ほか：生化学, 生理学からみた骨格筋に対するトレーニング効果 第2版. ナップ, 2003.
25) Bell GJ, et al.: Effect of high velocity resistance training on peak torque, cross sectional area and myofibrillar ATPase activity. J Sports Med Phys Fitness 32(1): 10-18, 1992.
26) Staron RS, et al.: Strength and skeletal muscle adaptations in heavy-resistance-trained women after detraining and retraining. J Appl Physiol 70(2): 631-640, 1991.
27) Komi PV, et al.: Physical performance, skeletal muscle enzyme activities, and fibre types in monozygous and dizygous twins of both sexes. Acta Physiol Scand Suppl 462: 1-28, 1979.
28) Spangenburg EE, et al.: Molecular regulation of individual skeletal muscle fibre types. Acta Physiol Scand 178(4): 413-424, 2003.
29) Gonyea WL, et al.: Exercise induced increases in muscle fiber number. Eur J Appl Physiol 55(2): 137-141, 1986.
30) 池上晴夫：スポーツ医学I 病気と運動, 朝倉書店, 1994.
31) Ekblom B, Hermansen L: Cardiac output in athletes. J Appl Physiol 25(5): 619-625, 1968.
32) Gute D, et al.: Regional changes in capillary supply in skeletal muscle of interval sprint and low-intensity, endurance-trained rats. Microcirsulation 1(3): 183-193, 1994.
33) Kano Y, et al.: Effects of different intensity endurance training on the capillary network in rat skeletal muscle. Int J Microcirc Clin Exp 17(2): 93-96, 1997.
34) 長澤純一：運動生理学の基礎と応用, p.37, ナップ, 2016.
35) Fox EL, et al.: Sports Physiology, Saunders, 1979.
36) Henriksson J, et al.: Training induced adaptation of skeletal muscle and metabolism during submaximal exercise. J Phisiol 270(3): 661-675, 1977.
37) Howald H, et al.: Influences of endurance training on the ultrastructural composition of the different muscle fiber types in humans. Pflugers Arch 403(4): 369-376, 1985.

Part I 基礎編

12 運動負荷試験

有薗信一, 三川浩太郎

はじめに

運動負荷試験は, 対象者や目的が異なれば, 実施方法や測定項目が異なるため, 最も適した試験を選択する. 主に, 持久性競技のスポーツ選手や呼吸循環系の疾病をもつ対象者の体力水準の推定には, 運動負荷試験が不可欠である. 運動負荷試験から得られる指標は, 運動処方や運動療法の効果判定に極めて有用である. 運動負荷試験は, その施行方法もさることながら, 生理学的背景を踏まえた各指標の理解は必須である. 本章では, 運動負荷試験の目的や方法, 種類を解説し, 測定結果の読み取り方と解釈について解説する.

1. はじめに

ガス輸送機構と運動負荷試験

運動耐容能にはエネルギー産生や酸素（O_2）輸送などが強く影響し, それらは骨格筋, 呼吸器系, 心血管系の各機能に左右される. 骨格筋機能には, 筋細胞レベルでのガス交換機能や, 有酸素性代謝と無酸素性代謝によるエネルギー産出がある. 呼吸器系機能は, エネルギー産出に必要な O_2 を摂取し, 産出の結果で生じる二酸化炭素（CO_2）を排出する. 心血管系機能は O_2 と CO_2 を運搬する. この3つの歯車（**図1**）がスムーズに噛み合って, 身体運動を持続させていく. これらの機能の一部分でも低下すると, 運動耐容能は低下してしまう[1, 2].

例えば呼吸器疾患では, 運動時の換気障害や換気-血流不均等分布, 拡散障害などで, 需要に対する O_2 供給が足りなくなり, 運動中に低酸素血症

図1 細胞呼吸と肺呼吸が関連するガス輸送機構

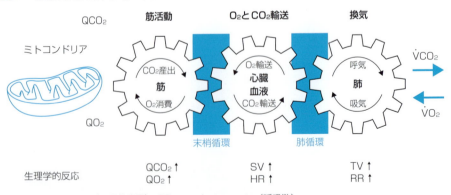

SV：stroke volume（一回拍出量）, RR：respiratory rate（呼吸数）

（文献1より一部改変引用）

Part I 基礎編

や換気亢進が起こり，労作時の息切れが生じてくる．息切れで日常生活の活動量は減少し，ディコンディショニングによって骨格筋機能異常，特に下肢の筋力が著しく低下し，さらなる運動耐容能の低下を導いてしまう．また，運動中の低酸素血症を是正するために，肺血流量増加もしくは全身血液量増加によって，運動中の心ポンプ機能に負担がかかってくる．さらに，運動中の著しい低酸素血症で肺血管攣縮が増大しやすい状況のため，肺高血圧症による右心不全が合併してくる．このように，運動中の心ポンプ機能低下により，呼吸器疾患患者の運動耐容能はさらに低下してしまう．呼吸器疾患患者の運動制限因子は，呼吸機能低下だけではなく，骨格筋や心血管の機能低下が影響しており，重症患者ほど3つの因子が強くかかわってくる．

この歯車を調べるため，心肺運動負荷試験（cardiopulmonary exercise test：CPET）では，①口腔から肺胞に至るまでの換気系，②肺胞と血液の間でのO_2，CO_2のガス交換系，③末梢組織にO_2の運搬を行う心循環系，④全身の代謝を総合的にみたO_2，CO_2のガス交換（O_2利用，CO_2排出状態）を示す$\dot{V}O_2$や$\dot{V}CO_2$，⑤自覚症状，といった指標が用いられる．運動負荷試験は，それぞれの指標を，運動生理学的な観点と臨床症状をリンクさせて総合的に解釈する評価法である．

2. 運動負荷試験の目的

運動負荷試験の主な目的としては，①**運動耐容能**の評価，②診断，③障害の評価，④運動処方，⑤機能障害や能力障害の評価，⑥予後評価，⑦リスク評価などが挙げられる[3,4]．運動負荷試験を実施する対象者によって，詳細な目的が異なる．

健常者や虚弱者，高齢者，スポーツ選手が対象の場合，運動負荷試験の目的は運動耐容能の評価，運動処方，トレーニング状況の把握，オーバートレーニングの早期発見，定期的運動開始前のメディカルチェックなどである．疾患を有する場合は，運動に対するリスクマネジメントとしての目的が強くなる．

例えば，**呼吸器疾患における運動負荷試験**では，運動耐容能の把握，換気制限などの運動制限因子の評価，労作時の低酸素血症の検出や程度，安静時もしくは労作時の酸素療法の導入，運動処方，薬物療法や運動療法などの治療効果判定，予後予測，開胸開腹の手術適応の判定などを目的に行われる[5]．**虚血性心疾患**や心不全などの循環器疾患では，運動耐容能や運動制限因子の評価，心臓リハビリテーションの運動処方，日常生活指導，不整脈や虚血性変化の運動時出現様式の評価，重症度判定，予後予測，治療効果判定などを目的に行われる．

運動耐容能
運動耐容能は，国際生活機能分類（ICF）において「身体運動負荷に耐えるために必要な，呼吸や心血管系の能力に関する機能」と定義されている．

呼吸器疾患における運動負荷試験
慢性閉塞性肺疾患（COPD），特発性間質性肺炎，肺高血圧症では，最高酸素摂取量や6分間歩行テストの歩行距離，低酸素血症などの指標が予後因子とされている．また，COPD患者の気管支拡張薬の治療効果判定については，さまざまな運動負荷試験のなかでも定常負荷試験における運動持続時間が最も優れた指標である．呼吸器疾患患者の運動耐容能の把握や運動制限因子の検出を目的として運動負荷試験が行われてきたが，予後因子としての評価や薬物療法の効果判定など，運動負荷試験の目的が多様化してきた．

虚血性心疾患
心筋の酸素需要量と心筋のO_2供給量のバランスが崩れて生じる疾患群であり，心筋の酸素不足によって心筋の機能が障害された状態である．代表的な疾患は，狭心症や心筋梗塞である．

12章 運動負荷試験

3. 運動負荷試験の方法

　運動負荷試験には，測定方法が標準化されているものと標準化されていないものがある．標準化された運動負荷試験は，誰もがその方法のとおりに測定を実施できれば，信頼できるデータが得られる試験であり，身体資源（physical resource）を評価する試験と作業成績（performance）を評価する試験に分けられる．また，定量化された負荷方法をもたない"標準化されていない運動負荷試験"は，ADL評価などに用いられる．

身体資源の評価による方法

　呼気ガス分析装置を用いたCPETは，対象者の呼気ガス中のO_2とCO_2の濃度などの代謝諸量と，分時換気量や呼吸数などの換気諸量を測定することで，呼吸・循環・代謝の総合的評価が可能である．漸増負荷法（ランプ負荷法）によって，運動耐容能の標準指標である最高酸素摂取量（peak $\dot{V}O_2$）を測定できる．さらに，試験中の心電図変化や血圧変化も測定する．CPETで得られる指標は非常に多く，再現性も高いなどメリットが大きいが，呼気ガス分析や12誘導心電図などの高価な機器を必要とし，熟練したスタッフも必要とすることがデメリットである．

作業成績の評価による方法

　ある条件の運動によって得られた作業成績から運動耐容能を評価する方法は，日常の臨床でよく用いられる．決められた時間内で可能な限り長く歩行（走行）した距離や，1,000m，2,000mなどの一定距離における最速の歩行時間などで評価する．屋外で行うとは限らないが，フィールドテストの一つである．比較的実施が容易で，歩行などの日常生活動作によって測定する方法が開発されており，運動耐容能評価の妥当性も認められている．代表的な試験は，6分間歩行試験（six-minute walk test：6MWT）や漸増シャトルウォーキングテスト（incremental shuttle walking test：ISWT），自転車エルゴメータを用いた最高仕事量や運動持続時間の測定などである．これらの試験は，運動耐容能だけではなく，意欲や集中力などの精神力，効率よく動く運動スキルなども深く関係している．見方を変えれば，作業成績による評価は，それらの総合能力とみなすことができる．

運動様式

　運動負荷試験には，自転車エルゴメータによるペダリング負荷，トレッドミルによる歩行負荷，二階段昇降負荷，平地を歩行するフィールドテストなどの運動方法がある．運動負荷量の調整方法（負荷プロトコル）には，定常負荷，多段階負荷，ランプ負荷を含めた漸増負荷がある（**図2**）．定常

図2 代表的な運動強度の負荷方法

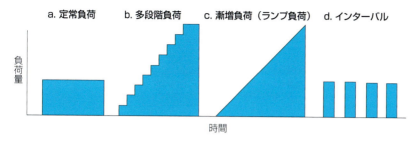

　負荷は，単一の負荷量をかけて，運動中は負荷を変更しない方法である。多段階負荷は，一定の負荷量を経時的に増加させる方法である。漸増負荷は負荷量を直線的に増加させる方法であり，主にエルゴメータを用いたCPETで採択される負荷方法である。漸増負荷のなかのランプ負荷は，無酸素性作業閾値（anaerobics threshold：AT）やpeak $\dot{V}O_2$を求める場合に適しており，よく用いられる。

その他の方法

　"標準化されていない運動負荷試験"は，立ち上がりや自由速度での歩行における呼吸循環応答や自覚症状（息切れ感や疲労感）などの変化を評価するものである。運動時間や運動強度，運動量などは定量化されたものではなく，対象者に必要な動作で評価を行う。この試験での評価は，対象者が必要とする動作の呼吸循環反応を細かく評価できるが，ほかの被検者と比較することはできない。リハビリテーションにおけるADL評価や能力評価が，"標準化されていない運動負荷試験"に当てはまる。在宅での階段昇降や畳からの起き上がり，食事動作や家事動作などの動作を運動負荷ととらえて，自覚症状やパフォーマンスなどを評価する（図3）。

4. 心肺運動負荷試験

心肺運動負荷試験（CPET）

　CPETでは呼気や吸気のガスを分析する。ガス採取方法には，**閉鎖回路法**と開放回路法がある。現在では連続的にガス分析を行うため，主に開放回路法を用いる。

　開放回路法には，mixing chamber法とbreath by breath法がある。前者は，長時間の連続測定や吸入ガス濃度が変化する測定は困難である。breath by breath法は，吸気と呼気のガス濃度および量を一呼吸ごとに連続測定し，時間の遅れをコンピュータで補正する方法である。特に運動開始時の換気応答を評価したい場合には，breath-by-breath法が必須となる。

　breath-by-breath法では，採取されたガスがガス濃度計まで到達する時

> **閉鎖回路法**
> かつてはダグラスバッグという呼気収集バッグを用いて，一定時間呼気を集めて分析を行った。

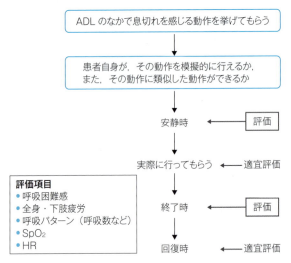

図3 呼吸器疾患患者が息切れを感じるADL動作の評価

ADL動作を運動負荷試験として実施，評価する

間，ガス濃度計の応答時間の補正，そして流量計の校正（キャリブレーション）が極めて重要になる。現在の機器はbreath-by-breath法を採用しており，酸素摂取量（$\dot{V}O_2$）や二酸化炭素排出量（$\dot{V}CO_2$），分時換気量（$\dot{V}_E$）などを連続モニタリングで測定している。また，虚血の評価や心負荷も評価する場合は，12誘導心電図を装着して運動負荷試験を行う。

運動負荷プロトコル

一般に，患者の体力水準や予後の推定のために身体資源を評価する方法として，自転車エルゴメータやトレッドミルを用いた負荷プロトコルが使用される。負荷プロトコルの種類としては，①定常負荷（一定の負荷量），②ランプ負荷，漸増負荷（1分ごと），③多段階負荷（3分ごとなど），④不連続的負荷（インターバル）などに分けられる（**図2**参照）。

定常負荷法

定常負荷は運動負荷試験の最も基本的なプロトコルであり，大きく分けて2つの方法がある。定常負荷プロトコルは運動開始時や回復過程の応答速度，変化量などの身体反応を観察するための方法で，もう1つの一定負荷プロトコルはある程度高い負荷量で症候限界性に行い，最大運動能力を評価する方法である。

前者の定常負荷プロトコルを用いたCPETでは通常，漸増負荷試験などからATを算出してそれ以下の負荷量で行うか，10～20Wの低負荷量で4～6分間の運動を行う。多くの場合，自転車エルゴメータを使用する。AT

以下の負荷量では，3分以内に$\dot{V}O_2$は定常状態になり，この一定の負荷量に対する$\dot{V}O_2$も運動効率を示す指標になる。実際に設定した負荷量がATより高いか低いかは，6分目と3分目の$\dot{V}O_2$の差を求めることで判定できる。$\dot{V}O_2$（6－3）が0であれば負荷量がAT以下であり，AT以上であれば$\dot{V}O_2$（6－3）は0より大になる。

運動開始後の$\dot{V}O_2$のPhase IIの増加曲線の時定数（**τ on**）は，運動開始時の心拍出量と動静脈酸素含有量較差の応答を反映し，運動終了後の$\dot{V}O_2$減衰曲線の時定数（**τ off**）は運動中の酸素不足を反映する指標である。τ on，τ offは，運動耐容能が極めて低い患者でも評価することができる（**図4**）。

後者の定常負荷プロトコルを用いたCPETでは，漸増負荷試験などより求めた最高仕事量やpeak $\dot{V}O_2$の75〜90%の負荷量を設定する。プロトコルは1〜3分間のウォーミングアップを行った後に，設定負荷量で被検者が運動継続ができないと申告するか，なんらかの症状が出現するまで（症候限界性）で行い，運動持続時間や$\dot{V}O_2$，Borg Scaleを測定する。この方法で得られる運動持続時間は，ほかの運動耐容能の指標と比べ，COPD（chronic obstructive pulmonary disease：慢性閉塞性肺疾患）患者や間質性肺炎患者の薬物療法・運動療法の治療効果判定に優れている。

● ランプ負荷法（漸増負荷）

ランプ負荷は，負荷を直線的に増加させる負荷方法で，自転車エルゴメータで行うことができる。**図5**は，American Thoracic SocietyとAmerican College of Chest Physicians（ATS/ACCP）の合同報告で推奨されている漸増負荷プロトコルであり，3分間の安静，3分間の無負荷（0W）のウォーミングアップに続いて毎分漸増する負荷（5〜25W）で症候限界性に，または被検者が中止を申し出るまで行う。最大運動能力を得るには，漸増負荷時間が8〜12分がよいとされ，漸増負荷を1分当たり5〜25Wの間で調節して実施する。

τ on，τ off

- τ on：安静時から定常状態の1/e（約63%）に達するまでの時間である。τ onは，運動開始時の心拍出量と動静脈酸素含有量較差の応答を反映する。つまり，心拍出量と動静脈酸素含有量較差が増加する速度を求め，ある一定の運動負荷に対する適応速度を評価している。

- τ off：運動終了後の回復早期の$\dot{V}O_2$減衰曲線時定数である。運動終了後の$\dot{V}O_2$動態において，運動中の酸素不足（oxygen deficit）を運動終了後に酸素負債（oxygen debt）という形で返還する。τ offは，この酸素不足の程度を反映し，心機能低下の重症度に応じて延長する。

運動負荷量の増加

運動負荷量を数秒〜数十秒程度で増加させる場合は，事実上ランプ負荷と同じである。

図4 定常負荷における$\dot{V}O_2$の反応

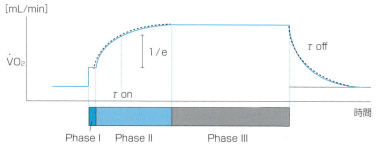

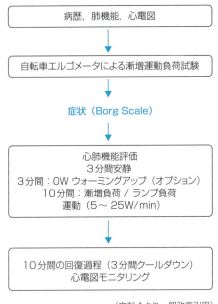

図5 自転車エルゴメータによる症候限界性心肺運動負荷試験の漸増負荷プロトコル

(文献4より一部改変引用)

市販のトレッドミルには，0〜26km/hの速度範囲，0〜20％の傾斜範囲があり，両者の組み合わせで目的に合った運動負荷を設定することができる。トレッドミルを用いる場合も，3分間のウォーミングアップに続いて，歩行速度や傾斜を1分ごとに漸増していく。

この方法により，呼吸器疾患や心不全の予後予測などにとって重要な指標であるATやpeak $\dot{V}O_2$が得られる。

◉ 多段階負荷法

多段階負荷試験は，トレッドミルや自転車エルゴメータを使用して，運動強度を一定時間ごとに増加させる方法で，プロトコルにはAstrand法やBruce法などがある（図6）。Astrand法は速度を5mphに保ち，0％の傾斜で3分間の運動を行った後，2分ごとに2.5％ずつ傾斜を増す方法である。Bruce法は，3分ごとに傾斜と速度を変化させる方法である。

また，休息の有無により，間欠的多段階負荷法と漸増的多段階負荷法とに分けられる。間欠的多段階負荷法は，1段階の負荷を行った後に一定時間の休息を挟んで，次の段階の負荷をかける方法である。**漸増的多段階負荷法**は，一定の運動強度の負荷を一定時間（通常は2または3分間）ごとに上げていく方法である。

心筋虚血誘発を目的に使用される多段階負荷法の一つであるBruce法は，漸増する一段階の負荷量が大きく，最初のステージで$\dot{V}O_2$として約17〜

> **漸増的多段階負荷法**
> 試験の簡便さから，近年は漸増的多段階負荷法かランプ負荷法が主流となっている。

図6　多段階負荷法のプロトコル

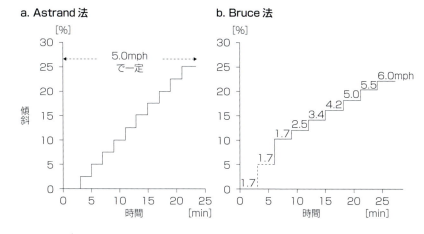

18mL/kg/min（約5**METs**）相当の負荷がかかる．そのため，心不全や呼吸器疾患を有する運動耐容能の低い対象者では，測定することが難しい．

> **METs**
> 1MET＝3.5mL/kg/min

◉ インターバル法

インターバルの負荷調節は，ある強度の負荷量と休憩を数分ごとに交互に行う方法と，低強度（中等度）と高強度の負荷量を交互に行う方法がある．

前者は，運動耐容能が極めて低い対象者に対して運動負荷試験を実施する際に用いられる．1分以内の運動負荷で症候限界に達する対象者は，呼吸，循環，骨格筋の3つに負荷がかかる前に終わってしまうため，休憩を入れながら負荷をかけていく．

後者は，スポーツ選手などの運動耐容能が高い対象者に選択される．より強い運動強度を対象者に与えるために，低強度もしくは中等度の運動を行いながら，対象者の運動耐容能以上の負荷量をかけて，症状が出現するまで行っていく．

◉ 目標とする運動負荷強度の設定方法

ランプ負荷法（漸増負荷）では運動強度が増強するので，運動強度に応じて呼吸循環反応が強くなる．より高い運動強度に達することができれば，peak $\dot{V}O_2$ や $\dot{V}O_2max$ などの体力指標が得られやすい反面，呼吸循環系の問題をもつ者は運動による有害事象（不整脈や低酸素血症など）が生じる可能性があるため，被検者に応じて目標とする最大運動強度を設定する必要がある．

◆ 最大運動負荷試験

健常者やスポーツ選手を対象とした最大運動強度の設定方法である．被

検者がオールアウト，または予測最大心拍数に達するまで運動負荷量を増加させていく．十分に運動負荷量を上げることができれば，レベリングオフ（p.212参照）を観測することができ，$\dot{V}O_2max$を測定することが可能である．

◆ 亜最大（最大下）運動負荷試験

通常は予測最大心拍数より低い心拍数を目標に運動強度を増強していき，目標心拍数に達したところで運動負荷試験を終了とする．高齢者や有病者が対象で，最大運動負荷試験ではなんらかの有害事象が起こることが予想される場合に用いる．目標心拍数の設定は，％直接法やHR reserve法により，係数を0.6〜0.9とすることが一般的である．

◆ 症候限界性運動負荷試験

明らかな呼吸循環系の疾病を有し，運動による異常な心血管反応・呼吸反応を誘発する目的で用いられる．事前に決めた目標心拍数に達するか，異常反応が出現した時点で運動負荷試験を中止とする．循環器疾患では冠動脈の虚血性反応や重篤な不整脈，異常な血圧反応が，呼吸器疾患では呼吸困難やdesaturationなどの出現が運動負荷試験の中止基準である（**表1**）．

表1　運動負荷試験の中止基準

絶対的に中止すべき場合	・高度の呼吸困難の出現　　・重篤な喘息発作 ・狭心症の出現　　・被検者が中止を希望した場合 ・チアノーゼ，顔面蒼白などの出現　　・心室頻拍 ・運動失調，めまい，意識障害などの出現 ・心電図，収縮期血圧などのモニタリングができなくなった場合 ・心電図上，急性心筋梗塞が疑われる場合 ・運動負荷試験の進行とともに，収縮期血圧がベースラインから10mmHg以上低下
中止が望ましい場合	・ST低下（2mm以上の水平または下降型）や著明な軸偏位など，STまたはQRSの変化 ・多源性，三連発性，上室性頻脈，房室ブロック，徐脈などの不整脈の出現 ・疲労，息切れ，喘鳴，足のこむらがえり，跛行 ・胸痛の出現　　・過度の血圧の上昇

（文献6より引用）

心肺運動負荷試験に用いる負荷装置

CPETでは自転車エルゴメータやトレッドミルが用いられている（図7）。それぞれメリットとデメリットがあり、それらを考慮して選択する（表2）。

◉ トレッドミル

トレッドミルは、走行ベルトの速度（歩行速度）と傾斜の両方を調節することで、運動強度を増加させる装置である。トレッドミルを使用するメリットは、速度および傾斜を自由に設定できること、よく慣れた歩行運動

図7　心肺運動負荷試験に用いる負荷装置

a. 自転車エルゴメータ

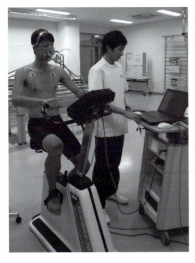

b. トレッドミル

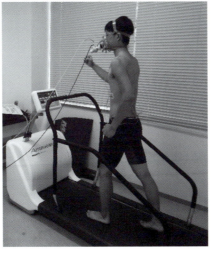

表2　トレッドミルと自転車エルゴメータの比較

特　徴	トレッドミル	エルゴメータ
動作への慣れ	＋＋＋	＋＋
運動強度の定量化	＋	＋＋＋
心電図や血圧の測定	＋	＋＋＋
転倒などの安全性	＋	＋＋＋
最大負荷まで行う	＋＋＋	＋
虚血の評価	＋＋＋	＋
運動耐容能が高い対象者の評価	＋＋＋	＋
騒音	＋	＋＋＋
価格	＋	＋＋＋
運搬のしやすさ	＋	＋＋＋

＋＋＋：優れている　＋＋：やや優れている　＋：優れていない

や走運動で運動負荷をかけられることである。デメリットとしては，転倒の危険性が高いこと，自転車エルゴメータと比べ，厳密で正確な運動負荷量が設定できないことである。また，転倒防止などの安全面から手すりを使用する場合は，上肢の運動がない分$\dot{V}O_2$は低値を示す（約10%の低下）ことを考慮する必要がある。

> **上肢の運動**
> 歩行・走行の際の上肢の運動も$\dot{V}O_2$に影響を及ぼす。自転車エルゴメータでの運動は上肢がほとんど参加しないため，$\dot{V}O_2$は低値を示す。

◉ 自転車エルゴメータ

ペダルを一定の回転数でこぎながら，回転抵抗を徐々に重くすることで負荷をかけ，下肢の運動を行わせる。ペダル運動の負荷量としてはW（ワット）が用いられ，1Wは1秒間に1J（ジュール）の仕事量である（1W＝1J/sec）。自転車エルゴメータ運動におけるエネルギー消費量は，次式で求めることができる。

$$エネルギー消費量＝負荷量 [W] ×回転数 [rpm] ×運動時間 [sec]$$

例えば，30Wの負荷量で，60回転の運動を10分間（600秒）実施した場合の仕事量は，30 [W] × 60 [回転] × 600 [sec] ＝ 1,080,000J ≒ 258.2kcalと計算できる。

自転車エルゴメータのメリットは，負荷量の調節が容易で，一定時間内に行った仕事量を計算できることである。座位型の下肢エルゴメータは，定常負荷やランプ負荷などの負荷調節をしやすい。また，座位のため転倒のリスクが低い。デメリットは，自転車エルゴメータ運動で動員される筋群は，トレッドミル運動に比べて少なく，$\dot{V}O_2$が低く算出されることである。

自転車エルゴメータは，呼気ガス分析器，血圧計，心電図などのモニタリングが比較的容易で，多くの指標の測定が可能であるため，よく用いられる。運動耐容能が低い呼吸器疾患や心不全の患者は高齢者が多く，バランス能力が低下しているため，座位型・半座位（リカンベント）型自転車エルゴメータは安全に実施しやすい。

> **半座位（リカンベント）型エルゴメータ**
> 背もたれ付きの座面位置が低いエルゴメータ。背もたれに寄りかかるように座る。

下肢に整形外科的問題がある場合や上肢運動の評価を行う場合には，上肢のエルゴメータを用いる運動方法もある。しかし，下肢の自転車エルゴメータと比較して動員される筋量が少ないことや，Type I筋線維の比率が低いため，peak $\dot{V}O_2$やAT値は低値を示す。

心肺運動負荷試験の実際

一般的に評価方法として用いられている自転車エルゴメータによる症候限界性の漸増負荷の手順を説明する。図5に示した方法は，ガイドラインで推奨されているCPETの手順である[4]。

表3 運動負荷試験の禁忌事項

絶対的禁忌	・慢性呼吸器疾患の急性増悪時　・重篤な大動脈弁狭窄症 ・安静時における重度の呼吸困難　・急性肺血栓塞栓症 ・気管支喘息の急性発作時　・解離性大動脈瘤 ・発熱などの急性感染症　・不安定狭心症 ・患者の協力が得られないとき　・未治療の心不全 ・急性心筋炎，心膜炎 ・重篤な虚血性心疾患，発症近時の心筋梗塞 ・最近の安静時心電図で急性変化が示唆される場合
時に禁忌となる場合	・中等度の心臓弁膜症　・電解質異常 ・高度の貧血　・不安定な高血圧症 ・頻脈または徐脈性不整脈　・心室性動脈瘤 ・高度の房室ブロック　・全身性の慢性感染症 ・未治療の代謝性疾患 ・肥大型心筋症およびその他の流出路系閉鎖症候 ・運動負荷によって再発する可能性のある神経−筋障害，筋−骨格系障害および関節リウマチ

（文献6より引用）

◉ 運動負荷試験前

- 被検者が，表3に示す運動負荷試験の禁忌事項を満たしていないかを確認する。
- 呼気ガス分析器の校正を行う。測定開始30分前までに呼気ガス分析器の電源を入れ，各指標が安定してから校正を実施する。
- 被検者に，検査の目的などの説明を行う。このとき，CPET実施中にはしゃべってはならないことを理解させる必要がある。
- 心電計，血圧計を装着する。
- サドルの高さやハンドルを調節した後，自転車エルゴメータに乗る。
- マスクを装着して，空気漏れがないことを確認する。呼気にある程度の抵抗をかけて，マスクと顔面の装着部分に空気の漏れがないか確認する。わずかでも空気漏れがあると測定しても測定値が不正確になってしまうので，十分に注意する必要がある。

◉ 安静時評価

- 各呼気ガス指標と心電図波形を確認する。呼吸商（respiratory quotient：RQ）が0.83前後，$\dot{V}O_2$が4〜5mL/kg/min，一回換気量（tidal volume：V_T）や呼吸数が正常範囲になっていることを確認してから，安静時のデータとして数分間評価する。一般に，安静時の測定は3分程度である。
- 食直後はRQが上昇するため，食直後（通常2時間）の施行は避ける。

● 測定開始

- 0〜20Wでウォーミングアップを3〜4分間施行する．被検者には，目標の回転数（50または60回転）を維持するように声かけする．
- 呼気ガス指標，心拍数（heart rate：HR），血圧などの測定状況や測定値の変化を確認する．ウォーミングアップでうまく測定されていなければ，直ちに中止し，呼気ガス分析装置のキャリブレーションを再度行い，再測定を行う．
- 漸増負荷が開始したら，確実にエルゴメータやトレッドミルの負荷量が増加しているかを確認する．
- 測定中は各呼気ガス指標，心電図波形，被検者の状態を確認する．
- 可能であれば，測定中は1分ごとにBorg Scaleなどで呼吸困難感や下肢疲労感を評価する．

● 測定終了

次のような場合は測定を終了する．

- 運動負荷試験中止基準（**表1**参照）を満たした場合．
- 被検者自身が，これ以上運動を継続できないと表した場合（上肢を挙げるなど）．
- 目標心拍数（予測最大心拍数：220－年齢）に達した場合（有病者の場合は，目標心拍数を予測最大心拍数の85〜90％とする）．
- 虚血症状を訴えた場合，心電図で虚血所見が疑われた場合．

● クールダウン

- 負荷中止後はすぐにペダリング運動を止めるのではなく，負荷量がない状態でペダリングを3〜5分間程度続ける．
- 心電図波形，血圧に急激な変化がないか確認する．
- 生あくびや冷汗などの他覚所見に加え，被検者の自覚症状を確認する．
- 運動負荷試験終了10分以内に**有害事象**が出現しやすいので，その間は被検者を監視する．

> **有害事象**
> 低血圧やめまい，失神発作などがある．

心肺運動負荷試験で用いる機器の注意点

● 心電図

　双極誘導では電極装着が容易である．正極をV5とし，負極を胸骨柄とするCM5誘導（**図8**）は，ST偏位に最も高感度である．CC5誘導では正極をV5（左第4肋間レベルと左前腋窩線の交点）とし，負極をV5R（右第4肋間レベルと右前腋窩線の交点）とする．不整脈の監視に最適なNASA誘導は正極を胸骨剣状突起部とし，負極を胸骨柄とする．

　運動中は，電極を四肢につける標準12誘導心電図は不可能なため，腕の

Part I 基礎編

図8 心電図の電極装着位置

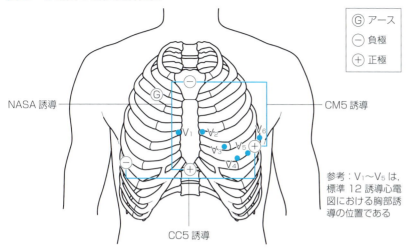

参考：V_1〜V_5は，標準12誘導心電図における胸部誘導の位置である

電極をできるだけ肩の近くに，脚の電極を臍の下に置き，差を最小にして記録する．症候限界性の運動負荷試験を行う場合は，標準12誘導心電図をつけることが望ましい．運動負荷試験中に虚血所見や心室頻拍（VT）が出現した場合は，直ちに終了し，医師と素早く対応する（図9）．

● マスク，マウスピース

呼気ガス採取のために，**マスク（図10）またはマウスピース**を使用する．これらの装着には十分な注意が必要であり，特に上下の体動が激しいトレッドミルでは注意を要する．マスク装着がきつすぎると被検者が不快に感じて呼吸に影響を与え，緩すぎると漏れを生じる．

マウスピースの場合はノーズクリップを併用し，鼻からの呼吸の漏れを防ぐ．マスクよりも，マウスピースのほうが死腔が小さいというメリットがある．しかし，マウスピースの噛み方に慣れを要することや，唾液が口腔内にたまりやすいことがデメリットでもある．

> マスク，マウスピース
> 一般的にはマスクを使用する．

5. 運動負荷試験の結果の読み方と解釈

心肺運動負荷試験で得られる代表的指標の読み方と解釈

● 安静時に評価する指標

◆ 酸素摂取量

安静座位の**$\dot{V}O_2$は3.5mL/kg/min**であるが，自転車エルゴメータに乗るとやや力が入るため，$\dot{V}O_2$はこれよりも多くなり，1.2〜1.8METs程度になる．その値よりも極端に高いまたは低い場合は，機器の校正を再度行う．

> $\dot{V}O_2$
> $\dot{V}O_2=3.5mL/kg/min$を1単位として扱うのがMET（s）である．

◆ 二酸化炭素排出量，ガス交換比

ガス交換比（R）は$\dot{V}CO_2/\dot{V}O_2$で計算する．安静時のRは0.82〜0.83程度

図9　心肺運動負荷試験中の心電図変化

a. ST低下

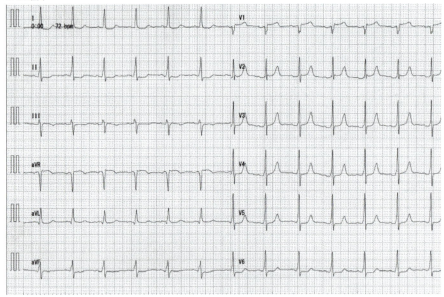

運動開始時

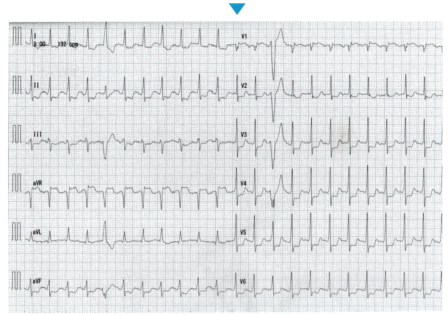

V3-V6にST低下を認め，運動負荷試験を中止（II, aVFもST低下疑い）

b. 心室頻拍出現

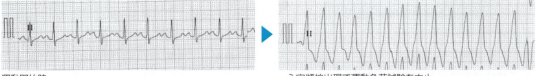

運動開始時　　　　　　　　　　　　　　　心室頻拍出現で運動負荷試験を中止

図10　呼気ガス採取用のマスク

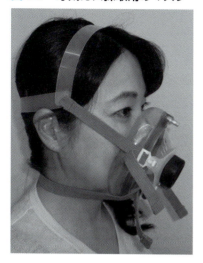

である。安静時のRが0.70未満あるいは1.0以上の場合は異常値であり，$\dot{V}CO_2$または$\dot{V}O_2$が正しく測定できていない可能性がある。

◆ 二酸化炭素換気当量

　$\dot{V}_E/\dot{V}CO_2$は二酸化炭素換気当量といい，換気・血流比不均等分布に依存する指標である。安静時には30～50程度である。安静時の$\dot{V}_E/\dot{V}CO_2$と$\dot{V}_E/\dot{V}CO_2$ slopeは，換気・血流比不均等分布を反映する。

　呼吸様式が浅速呼吸だと，肺胞換気量が低下してガス交換効率が悪くなるため，一定の$\dot{V}CO_2$を得るために多量の換気が必要となり，$\dot{V}_E/\dot{V}CO_2$が高値となる。

　また，肺高血圧症患者の場合，$\dot{V}_E/\dot{V}CO_2$ slopeが高くなるのは，肺血管抵抗上昇に伴って肺血流量が減少し，換気－血流比不均等分布が増大するためである。

◉ ウォーミングアップ時に評価する指標

◆ 酸素摂取量

　ウォーミングアップを開始すると$\dot{V}O_2$は急速に増加するが，即座に定常状態にはならず，指数関数的な増加を示し，3分以内に定常状態に達する（図4参照）。$\dot{V}O_2$の最初の15秒間の立ち上がりをPhase Iという。運動開始時には筋ポンプ作用によって静脈還流量が増加し，一回拍出量を増加させるため，心拍出量が増大して$\dot{V}O_2$が増える。

　Phase Iに続いて生じる$\dot{V}O_2$の指数関数的な増加をPhase IIという。Phase IIにおいて，定常状態の1/eに到達するまでの時間を立ち上がり時定数（τon）という。τonは，必要なO_2の供給能力の指標である。心疾患

や呼吸器疾患などで，呼吸・循環動態の障害が認められると，τonの値は延長する。

◆ $\dot{V}_E/\dot{V}O_2$, $\dot{V}_E/\dot{V}CO_2$（換気当量）

$\dot{V}_E/\dot{V}O_2$と$\dot{V}_E/\dot{V}CO_2$は，ウォーミングアップ開始に伴い低下する。安静時には，ガス交換は肺の中央付近1/3程度でしか行われていない。しかし，運動を開始すると心拍出量が増大し，肺循環の血流が増え，上葉部の血流も増加する。同時に呼吸が深くなり，上葉部の換気量も増えるため，ガス交換の効率が改善される。

◉ 漸増運動負荷時に評価する指標

◆ 酸素摂取量

健常者の場合，1Wの負荷増加に対して$\dot{V}O_2$は約10mL増加する。負荷量と$\dot{V}O_2$との関係はΔ$\dot{V}O_2$/ΔWR（work efficacy）で評価し，正常値は約10.4mL/Wである。Δ$\dot{V}O_2$/ΔWRが低値であることは，運動筋での酸素消費量増加に見合うほど$\dot{V}O_2$が増加していないことを意味し，O_2 deficit（酸素不足）が増大しているといえる。（図11, 12）。

◆ 最大酸素摂取量と最高酸素摂取量

漸増負荷では，$\dot{V}O_2$は運動強度の増加により直線的に増加する。運動強度を増加しても$\dot{V}O_2$がそれ以上増加しない状態，すなわち頭打ちの状態（レベリングオフ）となった時点の$\dot{V}O_2$が，最大酸素摂取量（$\dot{V}O_2$max）と定義される。これは，運動による心拍出量の増加と筋での酸素利用能が限界に達したことを示す。$\dot{V}O_2$maxは，被検者の負荷に対する意欲や自覚症状に依存しない客観的な指標で，生理学的な最大運動能力を示し，peak $\dot{V}O_2$とは区別される。peak $\dot{V}O_2$は，被検者がこれ以上運動できない（オールアウト）という強度における$\dot{V}O_2$のことであり，$\dot{V}O_2$maxの代わりに運動耐容能の指標として用いられる。peak $\dot{V}O_2$は，運動終了直前の30秒間の平均値を採用する。

◆ 無酸素性作業閾値

ATは，ATPのエネルギー産出過程で，有酸素性代謝に無酸素性代謝が加わる時点の$\dot{V}O_2$と定義されている。リハビリテーションの現場では，運動療法の際の運動強度の指標として広く利用されている。

ATは，①$\dot{V}CO_2$と$\dot{V}_E$の傾きが急峻になり始める点，②$\dot{V}O_2$と$\dot{V}CO_2$の関係図において，$\dot{V}O_2$に対して$\dot{V}CO_2$が増加し始め，45°のラインよりも急峻になり始める点（V-slope法），③$\dot{V}_E/\dot{V}O_2$が増加し始める点，④Rが増加し始める点，⑤呼気終末酸素分圧（$P_{ET}O_2$）が増加し始める点である。

図13では，横軸に$\dot{V}O_2$，縦軸に$\dot{V}CO_2$をプロットしている。安静時から最大運動までをプロットすると，4つの直線が得られる。

AT以後，乳酸産生が進行し，徐々にアシドーシスになり始める。アシ

Part I 基礎編

図11 運動負荷に対する $\dot{V}O_2$,$\dot{V}CO_2$ の変化

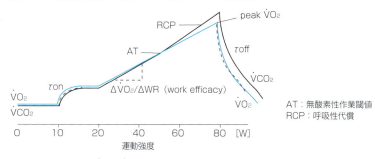

運動強度の増加に伴い $\dot{V}O_2$,$\dot{V}CO_2$ は直線的に増加して AT に達する。AT 以上の運動強度では，有酸素性代謝による CO_2 産生に加えて，緩衝作用による CO_2 産生も加わるため，$\dot{V}CO_2$ の傾きは急峻になる。$\Delta \dot{V}O_2/\Delta WR$ は $\dot{V}O_2$ の傾きである

図12 運動負荷に対する換気当量の変化

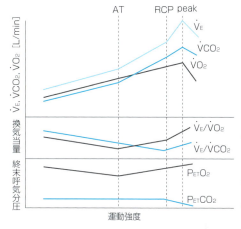

- AT までは $\dot{V}O_2$, $\dot{V}CO_2$, $\dot{V}_E$ は直線的に増加する。AT 以上では，$\dot{V}CO_2$, $\dot{V}_E$ は $\dot{V}O_2$ よりも速く増加するため，$\dot{V}_E/\dot{V}O_2$ も上昇する
- $\dot{V}_E/\dot{V}CO_2$ は RCP から上昇し始める。一方で，$P_{ET}CO_2$ は RCP から減少し始める
- $\dot{V}_E/\dot{V}O_2$ の最低値は AT を表し，$\dot{V}_E/\dot{V}CO_2$ の最低値は RCP を表す

図13 安静から最大運動までの $\dot{V}O_2$ と $\dot{V}CO_2$ の関係

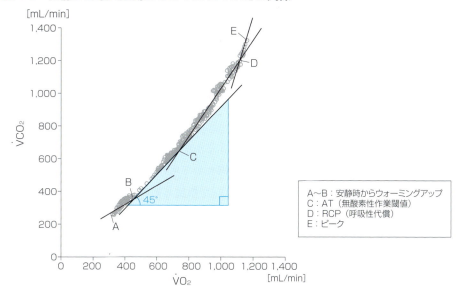

A〜B：安静時からウォーミングアップ
C：AT（無酸素性作業閾値）
D：RCP（呼吸性代償）
E：ピーク

12章 運動負荷試験

217

ドーシスの進行を抑制するために，HCO_3^-（炭酸水素イオン）が産生される。そのため，HCO_3^-由来のCO_2が$\dot{V}CO_2$に加わり，$\dot{V}O_2$に比して$\dot{V}CO_2$が増え，AT付近で$\dot{V}_E/\dot{V}O_2$は上昇していくが，$\dot{V}_E/\dot{V}CO_2$は低下していく。

ATは，LT（lactate threshold：乳酸閾値）やVT（ventilation threshold：換気閾値）と表記する場合があり，ほぼ同様な意義で使用されている。

◆ RCP

AT以後，乳酸が産生されるが，HCO_3^-によって緩衝されるため，動脈血のpHは低下しない。しかし，負荷量がさらに増加すると，腎臓による代償が破綻する。そこからは，アシドーシスを代償するために過換気が始まる。この呼吸器系による代償開始点をRCP（respiratory compensation point）という。この点以降は，動脈血のpHが急速に低下し始める。

◆ 酸素脈

$\dot{V}O_2/HR$は酸素脈（O_2 pulse）といい，$\dot{V}O_2$をHRで除したものである。Fickの法則から，

$$\dot{V}O_2/HR＝一回拍出量×動静脈酸素分圧較差$$

である。末梢の骨格筋に大きな変化がないと仮定すると，1回の心拍出量がどれだけO_2摂取に関与しているかを評価できる指標である。最大負荷時の$\dot{V}O_2/HR$値を，運動制限の因子の評価として用いる。

◆ 換気当量（$\dot{V}_E/\dot{V}O_2$, $\dot{V}_E/\dot{V}CO_2$）

$\dot{V}_E/\dot{V}O_2$と$\dot{V}_E/\dot{V}CO_2$は漸増負荷中，徐々に低下する。一回換気量が大きくなり肺胞が拡張するとともに，肺循環の血流が増加することで死腔換気率が（V_D/V_T）減少し，換気血流不均等分布が改善される。$\dot{V}_E/\dot{V}O_2$はATまで低下し続け，ATから上昇する。$\dot{V}_E/\dot{V}CO_2$はATを超えても低下し，RCPから上昇する。そのATからRCPの間に認められる$\dot{V}_E/\dot{V}CO_2$の最低値を採用する（minimum $\dot{V}_E/\dot{V}CO_2$）。

◆ $\dot{V}_E/\dot{V}CO_2$ slope

$\dot{V}_E$は一回換気量と呼吸数を乗じたものであり，換気量は死腔量（V_D）と肺胞換気量（V_A）からなる。$\dot{V}_E/\dot{V}CO_2$ slopeは一定のCO_2排出に要する換気量を示す。$\dot{V}_E/\dot{V}CO_2$ slopeはminimum $\dot{V}_E/\dot{V}CO_2$と同様に，換気－血流比不均等分布がどの程度改善できるかがわかる指標である。

両者とも心不全の重症度の指標として用いられる。$\dot{V}_E/\dot{V}CO_2$ slopeを測定するときには，漸増負荷中の$\dot{V}_E$が増加し始めた点からRCPまでの一次回帰直線を選択する。

◆ $P_{ET}CO_2$, $P_{ET}O_2$

$P_{ET}CO_2$は，呼気の最終相で排出される肺胞の二酸化炭素分圧である。肺胞の呼気は，肺動脈の動脈血二酸化炭素分圧とほぼ等しい。RCP以降は，

過換気によるPaCO$_2$の低下を反映し，P$_{ET}$CO$_2$は下降する。一方，P$_{ET}$O$_2$は，$\dot{V}O_2$以上に$\dot{V}_E$が増加し始めると上昇する。したがって，RCPはP$_{ET}$CO$_2$の最高値であり，ATはP$_{ET}$O$_2$の最低値を示す。

◆ 心拍数

運動終了時のHRが，予測最大心拍数の85～90％まで上昇していれば，HRによる運動制限が考えられる。安静時から終了時のHRの上昇が少ない場合は，重症心不全患者にまれに認められる **chronotropic incompetence** が疑われる。

> **chronotropic incompetence**
> 運動に対する心拍応答の低下であり，代謝の需要に応じて心拍数を増加させる能力に障害があることを意味する。

◆ 一回換気量，分時換気量

運動強度の増強に伴い一回換気量（tidal volume；V$_T$）は増加するが，予備吸気量（inspiratory capacity：IC）を超えることはなく，運動中盤で頭打ちになる。$\dot{V}_E$は産生されたCO$_2$（動脈血二酸化炭素分圧）に鋭敏に反応する。$\dot{V}_E$は運動で増加する産生CO$_2$に応じて増加し，動脈血二酸化炭素分圧を一定に保つ（40±5mmHg）。運動強度がATを超えると産生CO$_2$の増加が急峻になるため，$\dot{V}_E$も並行して増加量が急峻となる。また，RCPを超えるような高強度では，アシドーシスの是正のために$\dot{V}_E$を増加させて（過換気），CO$_2$を体外へ排出する。RCP以降は，この過換気により$\dot{V}_E$の増加量がさらに急峻となる（図13参照）運動耐容能が低い心不全患者にまれに認めるoscillatory ventilationでは，60～90秒の周期性呼吸があり，$\dot{V}_E$は直線的に上昇しない。その場合は，ATなどの決定も困難となる。

◉ クールダウン時に評価する指標

◆ 酸素摂取量

運動終了後の回復期の酸素摂取動態の指標が，回復期$\dot{V}O_2$の時定数（τoff）である。τoffは運動中の酸素不足の程度を反映する。運動耐容能が高いほど回復も早いため，τoffは小さくなる。

回復期の酸素摂取動態を経時的にみると，2つの段階に分けられる。最初の急峻に低下する段階は副交感神経活性が回復する部分で，2つ目のゆっくり低下する段階は交感神経活性が減少し始める部分である。この段階が切り替わるまでの時間も，クールダウン時の酸素摂取動態の指標である。

◆ 心拍数

クールダウン時は運動負荷がなくなり，心拍数は速やかに低下する。1分間当たり13～15以上の低下がみられない場合は，生命予後が悪いという報告もある。これは，運動終了後に交感神経活性が低下しない対象者は，日常生活で絶えず交感神経活性が高いことを意味している。交感神経活性の興奮により，心血管イベントを引き起こす可能性が高くなる。

● 定常負荷試験の運動持続時間

> **MCID**
> 臨床的に有意な最小変化量のこと。

　定常負荷試験（通常，最大負荷量の60～80％）の運動持続時間の**MCID**（minimal clinical important difference）は，105秒もしくは33％の変化と報告されている[7]。呼吸器疾患患者における報告が多く，気管支拡張薬などの薬物療法，酸素療法，非侵襲的人工呼吸器などの効果判定，運動療法などの効果判定にも用いられ，反応性は鋭敏である[7]。

【文　献】

1) Wasserman K, et al.: Principles of Exercise Testing and Interpretation. 76-110, Wolters Kluwer, 2005.
2) 有薗信一: 呼吸筋を理解することの意義. 理学療法 31(10): 1055-1060, 2014.
3) Master AM, Oppenheimer ET: A simple exercise tolerance test for circulatory efficiency with standard tables for normal individuals. Am J Med Sci 177(2): 223-243, 1929.
4) American Thoracic Society, American College of Chest Physicians: ATS/ACCP Statement on cardiopulmonary exercise testing. Am J Respir Crit Care Med 167(2): 211-277, 2003.
5) 千住秀明, 有薗信一: 運動負荷試験の方法. 呼吸器疾患の運動療法と運動負荷テスト (谷本普一 編), 57-67, 克誠堂出版, 2007.
6) 日本呼吸ケア・リハビリテーション学会 ほか 編: 呼吸リハビリテーションマニュアル －運動療法－ 第2版, 照林社, 2012.
7) Luis PM, et al.: Use of exercise testing in the evaluation of interventional efficacy: an official ERS statement. Eur Respir J 47(2): 429-460, 2016.

MEMO

Part I 基礎編

13 フィールドテスト

有薗信一，三川浩太郎

はじめに

呼気ガス分析器やエルゴメータ，トレッドミルを用いた運動負荷試験は，正確な検査データが得られる反面，機器が高額，大きな労力が必要などのデメリットがあるため，呼吸循環器系を専門とする施設以外でのリハビリテーション場面では，その活用が難しい．一方，歩行や走行の成績から最大酸素摂取量や体力水準を推定しようとする方法は，安価であり同時に多数の対象者を測定できるメリットがある．本章では，フィールドテストの目的や方法，種類を解説し，測定結果の読み取り方と，その解釈について述べる．

1. フィールドテスト

フィールドテストは試験の特性上，4種類に分けることができる．決められた時間内で可能な限り長く歩行した距離で評価する「時間で規定する試験」，漸増歩行速度で可能な限り歩行した距離で評価する「スピードで規定する試験」，一定距離における歩行時間で評価する「距離を規定する試験」，一定負荷で症候限界性に運動を行い，運動持続時間を評価する「負荷量を規定する試験」である．対象者によっては，歩行が走行となる場合もある．

フィールドテストによる作業成績からの測定は，比較的実施が容易で，特別な器具や装置を必要としないため，臨床の場で広く用いられている．リハビリテーションの分野ではさまざまな歩行試験のうち，6分間で歩行した距離を測定する6分間歩行試験（Six-minute Walk Test：6MWT）と，検査手順が標準化された漸増シャトルウォーキングテスト（Incremental Shuttle Walking Test：ISWT）が最も用いられている．これらの試験の特徴を表1に示す[1,2]．また，健康増進やスポーツの分野では，20mシャトルランテスト（20m Shuttle Run Test：20m SRT）や1,500m走試験などが用いられる．

時間で規定する試験

●6分間歩行試験（6MWT）

6MWTは，6分間で歩行した距離を測定する検査で，その距離（6分間歩行距離）により運動耐容能を評価する．片道が最低30mある直線歩行路を往復させて測定する．6MWTはわが国で最も広く用いられているフィールドテストである．測定された歩行距離は，呼吸・循環器疾患において，治療効果判定や予後予測の指標となるため，重要な評価項目となっている．た

> Part I 基礎編

だし，運動負荷方法は自己で速度や休息を決めるセルフペーシング法であるため，安定した結果を得るための標準プロトコルが推奨されている[3]。

6MWTの前後には，酸素飽和度，心拍数を測定し，**修正Borg Scale**を用いて息切れの強さや下肢の疲労感を評価する。

6MWTにおける基準値として，6分間歩行距離の日本人の標準歩行距離はまだ確立されていない。実用上は，70歳前後の高齢日本人の平均的な歩行距離は約500mで，性別，身長による差はわずかしかみられない。6MWTの実際の手順を，『呼吸リハビリテーションマニュアル 第2版』[3]に基いて示す。

> **修正Borg Scale**
> 自覚的運動強度を6～20までの数字で表す原法と，0～10までの数字で表す改変（修正）されたものがある。

● 6分間歩行試験の実際（図1）

◆ 必要備品

- ストップウォッチ
- カウンター（回数計）
- 小さいコーン2個（方向転換用）
- 椅子（歩行コース内で移動が簡単なもの）
- 記録用紙（Borg Scaleの表を含む）
- クリップボード（記録用紙をはさむためのもの）
- 酸素吸入装置
- 血圧計
- 電話
- AED（automated external defibrillator：自動体外式除細動器，あれば望ましい）

表1 各運動負荷試験の特徴

	定常負荷試験	CPET	ISWT	6MWT
再現性	高い	高い	高い	やや弱い
方法の標準化	高い	高い	高い	やや弱い
一般的使用	低い	低い	中等度	高い
他疾患データ	少ない	多い	少ない	多い
酸素療法中の実施	可能	難しい	可能	可能
心血管系モニタリング	可能	可能	難しい	難しい
得られる指標	少ない	多い	少ない	少ない
運動処方	適していない	適している	適している	適していない
運動時の低酸素血症	中等度	中等度	強い	強い
終了時の呼吸困難感	強い	強い	中等度	中等度
終了時の下肢疲労	強い	強い	中等度	中等度

（文献2より引用）

図1　6分間歩行試験の歩行路の例

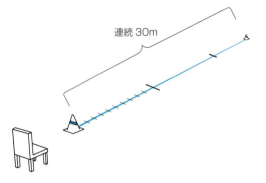

◆ 手順

- 少なくとも試験前10分間，スタートライン付近で椅子に座り安静にし，血圧，脈拍数，**SpO₂**を測定・記録する。

  > **SpO₂**
  > 経皮的動脈血酸素分圧（Part I，3章，p.45参照）

- 被検者を起立させ，ベースラインの呼吸困難と全体的な疲労感を修正Borg Scaleで測定する。
- 被検者に次のように説明する。
  「この試験の目的は，6分間できるだけ距離を長く歩くことです。この片道を今から往復します。6分間は長いですが，努力してください。途中で息切れがしたり，疲労するかもしれません。必要ならペースを落としたり，立ち止まったり休んでもかまいません。壁にもたれかかって休んでもかまいませんが，できるだけ早く歩き始めてください。コーンで方向転換をし，往復歩行します。コーンを素早く回り，往復してください。これから私が実際にやってみます。見ていてください」
- ここで検者自身が1往復し，コーンの素早い回り方を示す。
  「準備はよろしいですか。往復回数を計算するために，このカウンターを使います。あなたがこのスタートラインで方向転換するごとに，カウンターを押します。この歩行試験の目的は，6分間にできるだけ距離を長く歩くというものであることを，もう一度思い出してください。決して走らないでください」
  「検査を始めます。いつでもできるようにしてください」
- 被検者をスタートラインに立たせる。被検者が歩き始めたら同時にストップウォッチをスタートする。
- 被検者への声かけは決まった言葉で，一定の声の調子で行う。被検者がスタートラインに戻ってくるごとに，カウンターを1回押す。声かけは，**表2**に示した言葉を使用する[3]。
- 試験中に被検者が歩行を中断したり，休息が必要となったら次のように言う。

表2　6分間歩行試験中の声かけ

最初の1分	うまく歩けてますよ。残りは後5分です
2分後	その調子で維持してください。残り時間は後4分です
3分後	うまく歩けていますよ。半分が終了しました
4分後	その調子を維持してください。残り時間はもう後2分です
5分後	うまく歩けていますよ。残り時間はもう後1分です

（文献3より引用）

「もし必要なら壁にもたれかかって休むこともできます。大丈夫だと感じたらいつでも歩き続けてください」

その間，ストップウォッチは止めない。被検者が6分経過しないうちに中断したり，試験の継続を拒否したら試験を中止する。そして記録用紙に距離，中断した時間，中止理由を記録する。

- 残り15秒を示したら，次のように言う。

「もうすぐ立ち止まってくださいと言います。私がそう言ったらすぐに立ち止まってください。私があなたのところに行きます」

- ストップウォッチが6分を示したら，次のように言う。

「止まってください」

- 歩行を終了し，歩行後の修正Borg Scaleの呼吸困難と疲労感を記録し，次のようにたずねる。

「もうこれ以上歩けない理由が何かありましたか」

- パルスオキシメータを使っていたら，SpO_2と脈拍数を記録し，総歩行距離を計算し，記録用紙に記録する。

スピードを規定する試験

● 漸増シャトルウォーキングテスト（ISWT）

シャトルウォーキングテストは，規則的な間隔の信号音に合わせて歩行することで負荷量を定量化した試験であり，漸増負荷のISWTと一定負荷のEndurance Shuttle Walking Test（ESWT）に分けられる。

ISWTは，COPD患者用に，スポーツ選手の全身持久力の評価法である20mシャトルランテストを改変した試験である。試験の方法は，10mのコース（両端の0.5m手前にコーンを設置）で，対象者は1分ごとに早まる信号音に合わせてそのコーンの周囲を歩行する。標準化を図るためオリエンテーションもCDに収録し，プロトコルはレベル1（1.8km/h）から最大はレベル12（8.5km/h）となる（**表3**）。中止基準は，過度の呼吸困難などが出現した場合や，対象者が次の信号音についていけない場合などである。測定項目としては合計の歩行距離を記録し，歩行前後にSpO_2，HRを測り，修正Borg Scaleを用いて息切れの強さや下肢の疲労感を評価する。ISWTの

表3 ISWTにおける各レベルの予測$\dot{V}O_2$と歩行速度の関係

レベル	距離 [m]	速度 [km/h]	peak $\dot{V}O_2$ [mL/kg/min]
1	0～30	1.8	4.4～4.9
2	40～70	2.4	5.2～5.9
3	80～120	3.0	6.2～7.2
4	13～180	3.6	7.4～8.7
5	190～250	4.2	8.9～10.4
6	260～330	4.8	10.7～12.4
7	340～420	5.4	12.7～14.7
8	430～520	6.1	14.9～17.2
9	530～630	6.7	17.4～19.9
10	640～750	7.3	20.2～22.9
11	760～880	7.9	23.2～26.2
12	890～1020	8.5	26.4～30.2

実際の手順は，『呼吸リハビリテーションマニュアル 第2版』[3]を参考に記載した．

◉ 漸増シャトルウォーキングテストの実際

◆ 必要備品
- CDプレーヤー
- シャトルウォーキングテストのCD（購入および登録が必要）
- 運動ができる適切な履物
- 10m測定できるメジャー
- コーン（円錐形の標識）

◆ 手順
- CDの初めに，標準化された被検者への説明が収録されている．
  「あなたが信号を聞いたときに，それぞれの標識の周囲を回れるように目標を定め，一定の速度で歩いてください．息切れが我慢できなくなったり，歩行速度を維持することができなくなったと感じるまで歩き続けてください」
- 3回の信号音が試験開始の合図である．
- 被検者はCDの信号音に歩行速度を合わせ，9m間隔の標識の間（図2）を往復歩行する．
- プロトコルは，レベル1（1.80km/h）から最大はレベル12（8.53km/h）となる．
- 試験の終了基準は，呼吸困難がひどく歩行維持が困難になったとき，またはほかの理由で歩くのをやめたとき，歩行速度の維持ができなくなっ

図2　漸増シャトルウォーキングテストの歩行路

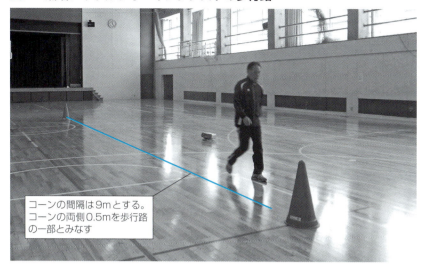

コーンの間隔は9mとする。
コーンの両側0.5mを歩行路の一部とみなす

たとき（信号音が鳴った際に，標識から50cm以上離れているとき）である。
- ただし，信号音が鳴った際に，標識からの距離が50cm以内であれば，その遅れを次の10mで取り戻す機会を与える。被検者がその距離を取り戻せなければ試験を終了する。
- 終了時データとして，呼吸困難感，下肢の疲労感（両者とも修正Borg Scaleで評価），脈拍数，SpO_2，呼吸数を記録する。
- 回復時データとして，脈拍数，SpO_2，呼吸困難感のレベルがベースラインに回復する時間を測定する。
- 結果として，上記の検査成績と，完全に終了したレベル数と移動回数を記録する。結果は総歩行距離［m］で記録する。

● 20mシャトルランテスト（20m SRT）

20m SRTは文部科学省が奨励する若年者～中高年者の全身持久力を評価するフィールドテスト（新体力テスト）であり，小学校や中学校の体力テストに用いられている。20m区間の往復走で，最初のステージ8.5km/hから分速20mずつ増加させ，走速度を維持できなくなるまで続け，20m区間の移動回数（走行距離）を測定するテストである。（図3）

規則的な間隔の信号音に合わせて走行することで負荷量を定量化した試験であり，オールアウトまで追い込むことができる点が特徴である。文部科学省が公開している換算表（表4）を基に，走行距離から最大酸素摂取量（$\dot{V}O_2max$）の推定が可能である。集団を対象とした全身持久力を評価する際に非常に有用で，体育館などで一斉に実施できる。また，その走行

距離から推定された$\dot{V}O_2max$は，非常に妥当性が高く，さまざまな分野の研究で用いられている。デメリットとして，本来，20m SRTはスポーツ選手の全身持久力を評価するために開発されたフィールドテストであるため，中高年者にとっては過負荷となりリスクが非常に高いことが挙げられる。

● 15m漸増シャトルウォーク・アンド・ランテスト（15m ISWRT）

15m漸増シャトルウォーク・アンド・ランテスト（15m Incremental Shuttle Walk and Run Test：15m ISWRT）は中高年者の全身持久力の評価法として開発され，ISWTの10mコースを15mに修正したフィールドテストである。ISWT用のCDで再生される規則的な間隔の発信音に合わせて歩行もしくは走行する。移動速度はレベル1から12まであり，分速15mずつ増加する。レベル1の移動速度は2.7km/hに設定されており，最終的には12.6km/h，総移動距離は1,530mになるように設定されている。15m ISWRTは$\dot{V}O_2max$と強い相関を認め[4]，再現性も高い[5]ことが明らかにされている。

距離を規定する試験
● 1,500m走

1,500m走は，12〜19歳を対象とした文部科学省の新体力テストの一つで，走行路（トラック）をできるだけ速く走るように指示し，その時間を測定するテストである。時間が短いほど全身持久力が高いと判定される。500m，1,000m，2,000m，3,000mと，複数の距離で試験が行われている。

図3　20mシャトルランテストの実施場面

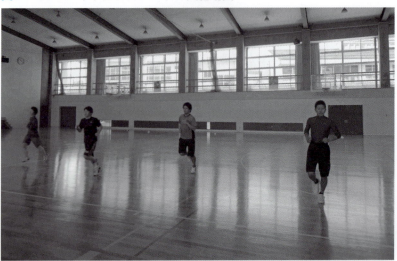

表4　20mシャトルランテストの最大酸素摂取量推定表

折り返し回数							8	9	10
推定V̇O₂max [mL/kg/min]							27.8	28.0	28.3
11	12	13	14	15	16	17	18	19	20
28.5	28.7	28.9	29.2	29.4	29.6	29.8	30.1	30.3	30.5
21	22	23	24	25	26	27	28	29	30
30.7	31.0	31.2	31.4	31.6	31.9	32.1	32.3	32.5	32.8
31	32	33	34	35	36	37	38	39	40
33.0	33.2	33.4	33.7	33.9	34.1	34.3	34.6	34.8	35.0
41	42	43	44	45	46	47	48	49	50
35.2	35.5	35.7	35.9	36.1	36.4	36.6	36.8	37.0	37.3
51	52	53	54	55	56	57	58	59	60
37.5	37.7	37.9	38.2	38.4	38.6	38.8	39.1	39.3	39.5
61	62	63	64	65	66	67	68	69	70
39.7	40.0	40.2	40.4	40.6	40.9	41.1	41.3	41.5	41.8
71	72	73	74	75	76	77	78	79	80
42.0	42.2	42.4	42.7	42.9	43.1	43.3	43.6	43.8	44.0
81	82	83	84	85	86	87	88	89	90
44.2	44.5	44.7	44.9	45.1	45.4	45.6	45.8	46.0	46.3
91	92	93	94	95	96	97	98	99	100
46.5	46.7	46.9	47.2	47.4	47.6	47.8	48.1	48.3	48.5
101	102	103	104	105	106	107	108	109	110
48.7	49.0	49.2	49.4	49.6	49.9	50.1	50.3	50.5	50.8
111	112	113	114	115	116	117	118	119	120
51.0	51.2	51.4	51.7	51.9	52.1	52.3	52.6	52.8	53.0
121	122	123	124	125	126	127	128	129	130
53.2	53.5	53.7	53.9	54.1	54.4	54.6	54.8	55.0	55.3
131	132	133	134	135	136	137	138	139	140
55.5	55.7	55.9	56.2	56.4	56.6	56.8	57.1	57.3	57.5
141	142	143	144	145	146	147	148	149	150
57.7	58.0	58.2	58.4	58.6	58.9	59.1	59.3	59.5	59.8
151	152	153	154	155	156	157			
60.0	60.2	60.4	60.7	60.9	61.1	61.3			

● 200m歩行試験

200m歩行試験は，急性心筋梗塞に対する急性期リハビリテーション負荷試験で用いられる。安静時のHR，血圧，心電図，自覚症状を確認する。この試験後にも再度，HR，血圧，心電図，自覚症状を確認する。

特に，急性心筋梗塞に対する急性期リハビリテーション負荷試験の判定基準をクリアすれば，200m歩行試験と同等の運動負荷強度の活動を，病棟内で行うことが許可される。

> **200m歩行試験**
> 急性心筋梗塞では，早ければ発症後4日目に200m歩行試験が行われる。

負荷量を規定する試験（定常負荷法）

● 一定負荷シャトルウォーキングテスト（ESWT）

一定負荷シャトルウォーキングテスト（Endurance Shuttle Walking Test：ESWT）は[6]，一定の歩行速度でどのくらい長く歩くことが可能かを評価する。ISWTと同様に，一定間隔の発信音に合わせてコースを歩行する。発信音は，最初の約100秒間はゆっくりとしたウォーミングアップであり，その後，歩行速度が上がり一定の速度で歩行を20分間継続する。この一定の速度は16段階あり，ISWTから得られた予測peak $\dot{V}O_2$の85％に相当する歩行速度に設定する。テストのコースと中止基準は，ISWTと同じである。

ESWTは，対象者の許容可能な速度を一定負荷で歩行するため，軽～重症患者まで幅広く評価が可能である。ESWTの成績は，一定の歩行速度を維持して歩行できた運動持続時間，または合計歩行距離である。ESWTの成績は，ISWTの成績よりもリハビリテーションの効果をより反映する。しかし，ESWTは，ESWTの歩行速度の決定方法が煩雑な点が欠点として挙げられる。

● その他

エルゴメータやトレッドミルを用いて，一定負荷で症候限界性で運動を行い，運動持続時間を測定する。ランプ負荷プロトコルや漸増負荷プロトコル別にで求めた最高仕事量やpeak $\dot{V}O_2$の75～90％負荷量を設定負荷量とする。

1～3分間のウォーミングアップを行った後に，設定負荷量で症候限界性に運動負荷試験を行い，運動持続時間や$\dot{V}O_2$，Borg Scaleを測定する。この方法で得られる運動持続時間は，ほかの運動耐容能の指標と比べ，呼吸器疾患患者における治療効果判定に優れており（**図4**），リハビリテーションの効果判定に有用である[7]。

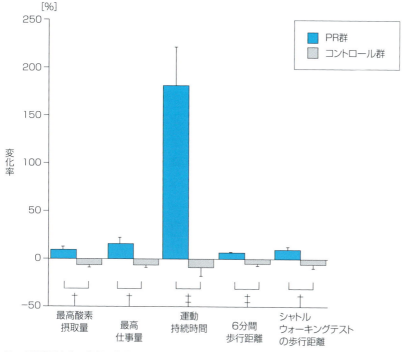

図4 呼吸器疾患患者における運動療法の効果判定

5つの運動耐容能の指標と比較し，運動持続時間が最も反応がよかった

（文献7より一部改変引用）

作業成績から得られる結果の読み方と解釈
●6分間歩行試験

　6MWTから得た歩行距離の解釈方法については，まだ一定の見解は得られていない．適切に実施された6MWTは，生理学的には3分以内に定常状態となる定常負荷の性質をもち，負荷強度は漸増CPETの最高値のおよそ80〜90％とされている．

　健常者を対象に6分間歩行距離の基準値としては諸外国の報告があり，次のように示されている．

Enrightら[8]の基準値
【男性】
　歩行距離 [m] ＝ 7.57 × 身長 [cm]
　　　　　　　－ 5.02 × 年齢 － 1.76 × 体重 [kg] － 309
【女性】
　歩行距離 [m] ＝ 2.11 × 身長 [cm]
　　　　　　　－ 5.78 × 年齢 － 2.29 × 体重 [kg] ＋ 667

Troostwersら[9]の基準値

歩行距離 [m] ＝ 218 ＋ 5.14 × 身長 [cm]
　　　　　　－ 5.32 × 年齢 － 1.80 × 体重 [kg] ＋ 51.31 × 性別*

*：性別は男性＝1，女性＝0とする

　また，6分間歩行距離からpeak $\dot{V}O_2$の予測値を算出する方法も日本人を対象に報告されている。この予測式はCOPD患者用に作成されている[10]。

peak $\dot{V}O_2$ ＝ 0.014 × 6分間歩行距離
　　　　　　－ 0.127 × 年齢 ＋ 0.049 × %1秒量 ＋ 12.477

　高齢者の平均歩行距離は500〜550mであり，ADLとの関係性では，歩行距離が400m未満となると日常的な外出に制限が生じ，200m以下であると生活範囲はごく身辺に限られることが示されている。最近のレビューでは，6MWTの臨床的に意味のある効果量（minimal clinically important difference：MCID）は，25〜33mと報告されている[11]。また，慢性心不全患者では，歩行距離が300m未満の者は450m以上の者に比べて総死亡率が3.4倍，心不全入院が11倍であったと報告されている[12]。

● 漸増シャトルウォーキングテスト

　ISWTでは，運動耐容能を歩行距離から求めたpeak $\dot{V}O_2$より判定し，種々のADL動作のMETsと対比することで，患者の動作能力を評価する。また，心拍数やSpO$_2$，呼吸数の変化，呼吸困難感や下肢疲労感などを評価することによって，運動制限因子が呼吸機能の制限なのか循環機能の制限なのか，骨格筋機能の制限なのかを評価する。

　ISWTは歩行速度を増加させるプロトコルであるため，高齢者などで敏捷性に問題がある場合，呼吸循環（あるいは末梢の骨格筋）の問題とは関係なく低値をとることがあるため，注意が必要である。ISWTのMCIDは47.5mであり，ESWTでは，45〜85秒，60〜110mである[11]。

　また，ISWTの歩行距離からpeak $\dot{V}O_2$の予測値を算出する方法が日本人を対象に報告されている。この予測式はCOPD患者用に作成されている[10]。

peak $\dot{V}O_2$ ＝ 0.012 × ISWTの歩行距離
　　　　　　－ 0.091 × 年齢 ＋ 0.036 × %1秒量 ＋ 12.589

【文献】

1) 有薗信一,谷口博之:慢性呼吸器疾患の運動負荷試験 −理論的根拠と問題点−.THE LUNG perspectives 21(2): 133-137, 2013.
2) 有薗信一 ほか: COPD患者における4種の運動負荷試験の特徴. 日本呼吸ケア・リハビリテーション学会誌 22(1): 94-98, 2012.
3) 日本呼吸ケア・リハビリテーション学会 ほか 編:呼吸リハビリテーションマニュアル −運動療法− 第2版,照林社,2012.
4) Mikawa K et al.: Development of a field test for evaluating aerobic fitness in middle-aged adults: validity of a 15-m incremental shuttle walk and run test. J Sports Sci Med 10(4): 712-717, 2011.
5) Mikawa K et al.: Development of a field test for evaluating aerobic fitness. Int J Sports Med 33(5): 346-350, 2012.
6) Revill SM, et al.: The endurance shuttle walk: a new field test for the assessment of endurance capacity in chronic obstructive pulmonary disease. Thorax 54(3): 213-222, 1999.
7) Arizono S, et al.: Endurance time is responsive exercise measurement following rehabilitation in idiopathic pulmonary fibrosis. Respir Care 59(7): 1108-1115, 2013.
8) Enright PL, Sherrill DL: Reference equations for the six-minute walk in health adults. Am J Respir Crit Care Med 158(5 Pt1): 1384-1387, 1998.
9) Troostwers T, et al.: Six minute walking distance in healthy elderly subjects. Eur Respir J 14(2): 270-274, 1999.
10) 有薗信一 ほか: 6分間歩行テストと漸増シャトルウォーキングテストによるCOPD患者の最高酸素摂取量の予測式. 日本呼吸ケア・リハビリテーション学会誌 18(2): 160-165, 2008.
11) Luis PM, et al.: Use of exercise testing in the evaluation of interventional efficacy: an official ERS statement. Eur Respir J 47(2): 429-460, 2016.
12) Bittner V, et al.: Prediction of mortality and morbidity with a 6-minute walk test in patients with left ventricular dysfunction. SOLVD Investigators. JAMA 270(14): 1702-1707, 1993.

Part I 基礎編

付録 運動に関する諸計算

解良武士

> **はじめに**
> 歩行や走行などの運動中の酸素摂取量や消費カロリーは，換算式を用いることで算出が可能である。目標となる心拍数や歩行速度，運動時間などを示すことで，明確な運動処方や運動指導を行うことが可能となる。

1. 物理的運動強度と生理的運動強度

運動処方における運動強度の表現方法は，物理的運動強度と生理学的運動強度の2つに大別することができる。測定機器や運動器具の物理的特性から算出される負荷量として，物理的運動強度を求めることができる。一方，運動を行った結果，心拍数が増大したり酸素摂取量（$\dot{V}O_2$）が増加したりするが，これは運動による生理反応であるので運動処方ではこれらを運動強度の目安にすることが多い。これを生理学的運動強度という。

2. 運動強度の表し方

物理的運動強度

● 仕事率 [kgm/min]

kgmは1kg重の力が力の方向に物体を1m動かすときのエネルギーを指し，地球上なら1kgの重さを1m持ち上げる仕事量である。例えば，体重60kgの人が階段を垂直距離にして毎分20m（約120段）昇ったときの運動強度は，60kg × 20m = 1,200kgm/minとなる。この仕事率は主にエルゴメータの運動負荷量として用いられるが，近年はエルゴメータのモデルの多くが次に示すワット換算で設定するようになっている。

● ワット（Watt）[W]

毎秒1Jの仕事を1単位として表すのが1ワット[W]である。これは，仕事率で表すと約6.12kgm/minである。近年のエルゴメータの大半は，ワットで運動強度が表示されている。エルゴメータで運動強度を設定する場合，ペダルの回転数によってペダルのトルクが変化する。同一のワットでもペダルの回転数が下がったときにはトルクが上昇するため，被検者は負荷量が強くなったと感じることが多い。

カロリー

体内で単位時間内に消費されるエネルギーをカロリー単位で表したものである。1Lの酸素消費量は約5kcalのエネルギー発生（消費）に相当するため，運動中の酸素消費量を測定することによって，運動強度をkcal単位で求めることができる。ほとんどは身体活動量を推定する際に用いられ，METs（後述）と運動時間から消費カロリーを算出する。

生理学的運動強度

酸素摂取量（$\dot{V}O_2$）

1分間に消費した酸素量で運動強度を表す方法である。体全体で酸素を何mL消費したかを示す絶対表示法と，体重1kg当たりのmLに換算した相対表示法とがあるので，扱う際は単位系に注意を払う必要がある。呼気ガス分析器を用いた体力水準の推定や運動処方の際には，この値がよく用いられる。

メッツ（METs）

運動によって消費されたエネルギーが，安静時のエネルギーの何倍かを表したものがMETs（metabolic equivalents）である。閉眼・覚醒・座位での$\dot{V}O_2$は約3.5mL/kg/minであり，この値を1単位として扱い，METs数で運動強度を表す（1MET＝3.5mL/kg/min）。例えば，映画鑑賞や読書などの座位活動であれば1MET，散歩程度の歩行なら3METsとなる（**表1**）。

心拍数

心拍数は運動強度にほぼ比例するので，心拍数で運動強度を表すことができる。心拍数と運動強度の関係をグラフにプロットすると，心拍数が比較的低いところと高いところでは直線から外れやすいので注意が必要だが，心拍数110〜170程度では心拍数と運動強度（$\dot{V}O_2$）はほぼ直線関係になると考えてよい。心拍数で運動強度を表す方法としては次の2つがある。

%HR法
　目標心拍数［beats/min］＝予測最大心拍数×係数（k）
　　　　　　　　　予測最大心拍数［beats/min］＝220－年齢［yrs］

Karvonen法（HR reserve）
　目標心拍数［beats/min］＝（予測最大心拍数－安静時心拍数）×係数（k）＋安静時心拍数

表1　メッツ換算表

a. 3メッツ以上の生活活動（身体活動量の基準値の計算に含むもの）

メッツ	活動内容
3.0	普通歩行（平地，速度67m/min，幼い子供・犬を連れて，買い物など），釣り〔船で座って（2.5）～6.0（渓流フィッシング）〕，屋内の掃除，家財道具の片づけ，大工仕事，梱包，ギター〔ロック（立位）〕，車の荷物の積み下ろし，階段を下りる，子どもの世話（立位）
3.3	歩行（平地，速度81m/min，通勤時など），カーペット掃き，フロア掃き
3.5	モップ，掃除機，箱詰め作業，軽い荷物運び，電気関係の仕事（配管工事）
3.8	やや速歩（平地，速度94m/min），床磨き，風呂掃除
4.0	速歩（平地，速度95～100m/min程度），自転車に乗る（16km/h未満），レジャー，通勤，動物の世話（徒歩/走る，中強度），屋根の雪下ろし，ドラム，車椅子を押す，子どもと遊ぶ（歩く/走る，中強度）
4.5	苗木の植栽，庭の草むしり，耕作，農作業（家畜に餌を与える）
5.0	子どもと遊ぶ・動物の世話（歩く/走る，活発に），かなりの速歩（平地，速度107m/min）
5.5	芝刈り（電動芝刈り機を使って歩きながら）
6.0	家財道具の移動・運搬，スコップで雪かきをする
8.0	運搬（重い負荷），農作業（干し草をまとめる），納屋の掃除，養鶏，活発な活動，階段を上がる
9.0	荷物を運ぶ（上の階へ運ぶ）

b. 3メッツ以上の運動（運動量の基準値の計算に含むもの）

メッツ	活動内容
3.0	自転車エルゴメータ（50W），とても軽い活動，ウェイトトレーニング（軽・中等度），ボーリング，フライングディスク，バレーボール
3.5	体操（家で，軽・中等度），ゴルフ（カートを使って，待ち時間を除く）
3.8	やや速歩（平地，速度94m/min）
4.0	速歩（平地，95～100m/min程度），水中運動・体操・柔軟体操，卓球，太極拳，アクアビクス
4.5	バドミントン，ゴルフ（クラブを自分で運ぶ，待ち時間を除く）
4.8	バレエ，モダンダンス，ツイスト，ジャズ，タップダンス
5.0	ソフトボールまたは野球，子どもの遊び（石蹴り，ドッジボール，遊具，ビー玉遊びなど），かなりの速歩（平地，速度107m/min）
5.5	自転車エルゴメータ（100W），軽い活動
6.0	ウェイトトレーニング（高強度，パワーリフティング，ボディビルディング），美容体操，ジャズダンス，ジョギングと歩行の組み合わせ（ジョギングは10分以下），バスケットボール，スイミング（ゆっくりしたストローク）
6.5	エアロビクス
7.0	ジョギング，サッカー，テニス，水泳（背泳），スケート，スキー
7.5	山登り（1～2kgの荷物を背負って）
8.0	サイクリング（約20km/h），ランニング（134m/min），水泳〔クロール，ゆっくり（約45m/min），軽・中等度〕
10.0	ランニング（161m/min），柔道，柔術，空手，キックボクシング，テコンドー，ラグビー，水泳（平泳ぎ）
11.0	水泳〔バタフライ，クロール（速く，約70m/min）〕，活発な活動
15.0	ランニング（階段を上がる）

係数kは運動強度（0～1.0）である．%HR法は計算が簡便であるが，高齢者で予測最大心拍数が低く安静時心拍数が高い場合は運動処方ができない．Karvonen法は計算がやや煩雑であるが，予備心拍数（予測最大心拍数－安静時心拍数）を考慮した方法なので，高齢者にも適用できる．

●RPE（rating of perceived exertion）

自覚的判断に基づく運動強度で，Borg Scaleが最も用いられている。Borg Scaleの原法は自覚的負担度を6〜20までの整数で表している。最低値が6から始まるのは，数値を10倍すると心拍数に近い値になるように工夫されているためである。呼吸困難感は下限値が6では回答しにくいため，0〜10の数値に置き換えたModified Borg Scaleが用いられる（**表2**）。

3. 各種の身体活動におけるエネルギー必要量の計算法

ACSM（American College of Sports Medicne）は，歩行や走行などの基本的でかつ律動的な身体活動について，物理的運動強度から$\dot{V}O_2$を算出する換算式を作成している。これらは一次回帰式を用いているため簡便である。$\dot{V}O_2$がわかれば，酸素消費量1L＝約5kcalという換算から消費カロリーを求めることも可能である。

歩行の酸素摂取量換算式

歩行速度が上昇すると$\dot{V}O_2$は増加するため，歩行速度の上昇に対する$\dot{V}O_2$の関係式を作成することができる。歩行速度が1m/min上昇するごとに，$\dot{V}O_2$が0.1mL/kg/min上昇する。また，基礎代謝として3.5mL/kg/minを加算する。

表2 Borg Scale

a. Borg Scale（原法）

6	
7	非常に楽である（Very, very light）
8	
9	かなり楽である（Very light）
10	
11	楽である（Fairly light）
12	
13	ややきつい（Somewhat hard）
14	
15	きつい（Hard）
16	
17	かなりきつい（Very hard）
18	
19	非常にきつい（Very very hard）
20	

b. Modified Borg Scale

0	何も感じない（Nothing at all）
0.5	非常に弱い（Very very weak）
1	かなり弱い（Very weak）
2	弱い（Weak）
3	ちょうどいい（Moderate）
4	ややきつい（Something strong）
5	きつい（Strong）
6	
7	かなりきつい（Very strong）
8	
9	
10	非常にきつい（Very, very strong）
	最大

◉ 水平歩行

> 水平歩行（成分）$\dot{V}O_2$ [mL/kg/min] ＝
> 　歩行速度 [m/min] × 0.1 ＋ 3.5 [mL/kg/min] …式1

ただし，歩行速度と$\dot{V}O_2$の関係は厳格には二次曲線であるため，極端に歩行速度が遅い場合と速い場合は，実測値がやや高値となる。

◉ 傾斜歩行

トレッドミルを用いた勾配歩行の場合は，垂直成分を考慮しなくてはならない。そのため，$\dot{V}O_2$の推定では水平成分に垂直成分を加えて算出する。トレッドミルの傾斜は通常，％（パーセント勾配）で表してある。これは，傾斜1％（0.001）の場合，100m進むと1m傾斜が上がることを意味する。傾斜が1m上昇するごとに，約1.8mLの酸素を必要とするため，計算式は次のようになる。

> 垂直成分$\dot{V}O_2$ [mL/kg/min] ＝
> 　パーセント勾配（小数）×
> 　歩行速度 [m/min] × 1.8 [mL/m/min] …式2

傾斜歩行の$\dot{V}O_2$は，水平成分（斜度をつけていないときの歩行の$\dot{V}O_2$）と垂直成分を足したものとなる。

> 傾斜歩行の全$\dot{V}O_2$ [mL/kg/min] ＝
> 　水平成分の$\dot{V}O_2$（式1）＋垂直成分の$\dot{V}O_2$（式2）

走行の酸素摂取量換算式

◉ 水平走行

走行の場合は歩行よりも酸素消費量が多くなる。100〜134m/minは歩行と走行の境界スピードであり，どちらで計算するかにより推定される$\dot{V}O_2$は異なる。

> 水平走行（成分）$\dot{V}O_2$ [mL/kg/min] ＝
> 　走行速度 [m/min] × 0.1 ＋ 3.5 [mL/kg/min] …式3

傾斜走行

歩行と同様に，水平成分と垂直成分を合成して算出する．通常の坂道登坂とトレッドミル走行とでは，後者のほうが$\dot{V}O_2$は低く見積もられる．これは，トレッドミルでは両下肢が接地していないときでも走路が動いているため，通常の坂道登坂に比べ効率がよくなるためである．

坂道登坂の垂直成分の計算は，式2と同様である．トレッドミル走行の垂直成分の計算は次のとおりである．

$$\text{トレッドミル走行の垂直成分}\dot{V}O_2\ [mL/kg/min] = \text{パーセント勾配（小数）} \times \text{歩行速度}\ [m/min] \times 0.9\ [mL/m/min] \quad \cdots 式4$$

歩行と同様に，水平成分と垂直成分を加算して全$\dot{V}O_2$を算出する．

$$\text{傾斜走行の全}\dot{V}O_2\ [mL/kg/min] = \text{水平成分の}\dot{V}O_2\ (式3) + \text{垂直成分の}\dot{V}O_2$$

（通常の坂道登坂では式2，トレッドミル走行では式4）

自転車エルゴメータの酸素摂取量換算式

かつて自転車エルゴメータは，Monark社を代表とする機械式ブレーキ（フライホイール）で負荷を加える機種が使用されていた．この負荷形式の場合の仕事量[kgm]は，力×進む距離×ペダル回転数，すなわちkg×rpm×m=kgmで産出される．近年では電磁ホイール式の負荷が一般的であるため，ワット[W]表記の自転車エルゴメータが多い．kgmとWは，1W=6.12kgm（約6kgm）の関係にある．

自転車エルゴメータの$\dot{V}O_2$は，①負荷量に応じて増加する成分，②空漕ぎで消費する成分，③基礎代謝の3つで成り立つ．

①は仕事率（負荷量[kg・m/min]）当たり1.8mLの酸素消費量（体重当たり）が増加することを意味する．②は定数で3.5mL/kg/min，③は基礎代謝分3.5mL/kg/minである．

$$\text{エルゴメータでの全}\dot{V}O_2\ [mL/kg/min]\\ = (1.8 \times \text{仕事率}\ [kg \cdot m/min]\ /\text{体重}) + 3.5\ [mL/kg/min] + 3.5\ [mL/kg/min]$$

負荷量をWattsで表記すると次のようになる。

$$\text{エルゴメータでの全}\dot{V}O_2 \text{ [mL/kg/min]}$$
$$= (1.8 \times 0.62 \times \text{Watts/体重}) +$$
$$3.5 \text{ [mL/kg/min]} + 3.5 \text{ [mL/kg/min]}$$

ただし，この計算法は300～1,200kgm/min（約50～200W）の負荷の場合に適応となる。また，回転数が高くなると身体の内部負荷は増加するため，ペダル回転数の設定が一般的な50～60rpmの場合に適応となる。

踏み台昇降運動の酸素摂取量換算式

踏み台昇降運動は，1段の台に方向を変えずに前向きで上り，後ろ向きで下りる運動である。この場合のエネルギー必要量は，1分間当たりの回数や踏み台の高さにより変化する。踏み台昇降運動の$\dot{V}O_2$は，①前進後退運動（水平成分），②上昇と下降（垂直成分），③安静代謝の3つの成分にで決定される。

水平方向の前進運動と後進運動のエネルギー諸費量は，1サイクル当たり0.2mL/kg/minである。

$$\text{踏み台昇降（水平成分）}\dot{V}O_2 \text{ [mL/kg/min]}$$
$$= \text{ステップ率 [step/min]} \times 0.1$$

また，垂直方向に上がるとき（ステップの高さ：height［H］）に必要な$\dot{V}O_2$は，1m当たり1.8mLである。一方，下りるときの$\dot{V}O_2$は，経験的に上りの1/3程度ということがわかっている。そのため，下りを合わせると上りの1.3倍ということになる。これにステップ率を乗ずると，次の式が求められる。

$$\text{踏み台昇降（垂直成分）}\dot{V}O_2 \text{ [mL/kg/min]} =$$
$$\text{ステップの高さ [m]} \times 1.8 \times 1.3 \times \text{ステップ率 [step/min]}$$

これらから，踏み台昇降運動における$\dot{V}O_2$は，安静時$\dot{V}O_2$を加えた次の式で求められる。

$$\text{踏み台昇降}\dot{V}O_2 \text{ [mL/kg/min]}$$
$$= \text{ステップ率 [step/min]} \times 0.1 +$$
$$\text{ステップの高さ [m]} \times 1.8 \times 1.3 \times \text{ステップ率 [step/min]}$$

4. 求められた$\dot{V}O_2$から消費カロリーを計算する方法

 直接測定した$\dot{V}O_2$や外部負荷により算出された酸素消費量（＝$\dot{V}O_2$）から，消費カロリーを求めることができる。1Lの酸素消費量は約5kcalのエネルギー発生（消費）に相当するので，消費カロリーと酸素消費量には次式の関係がある。

$$消費カロリー\,[kcal] = \dot{V}O_2\,[L] \times 5kcal$$
＊いずれも単位時間当たり，体重当たりの値ではないことに注意。

 厚生労働省は「健康づくりのための運動基準2006 〜身体活動・運動・体力〜」を公表し，そのなかの「エクササイズガイド2006」で，国民の健康の維持・増進，生活習慣病の予防を目的とした身体活動量や運動の基準を示した。身体活動を「骨格筋の収縮を伴い安静時よりも多くのエネルギー消費を伴う身体の状態」と定義し，また身体活動を日常生活における労働や家事，通勤などの「生活活動」と，体力の維持・向上を目的として計画的・意図的に実施する「運動」の2つに分けた。この身体活動は，1時間当たり1METの運動強度で運動したときのエネルギー消費量（MET・h）で表すことができる。METsで表した運動強度は，**表1**の換算表で表すことができる。これにより，消費カロリーが計算できる。

$$消費カロリー\,[kcal] = MET・h\,（運動時間）\times 1.05 \times 体重\,[kg]$$
＊いずれも単位時間当たり，体重当たりの値でないことに注意。

 これらの換算式は運動処方で利用される。

【文献】
1) 日本体力医学会体力科学編集委員会 監訳：運動処方の指針 原著第8版，南江堂，2011．
2) 運動所要量・運動指針の策定委員会：健康づくりのための運動指針2006〈エクササイズガイド2006〉．(http://www0.nih.go.jp/eiken/programs/pdf/guidelines2006.pdf, 2016年8月時点)
3) Glass S, Dwyer GB 著, 大野秀樹, 長澤純一 監訳：ACSMメタボリック・カリキュレーション・ハンドブック，ナップ，2008．

Part II 臨床編

疾病の病態と運動制限の原因,および運動が及ぼす影響

Part II 臨床編

1 筋機能・関節障害と運動

長谷川　聡

はじめに

　リハビリテーションの対象となる身体機能障害のなかで最も頻度の高いものが，筋機能と関節の障害である．筋機能障害を規定する因子としては，神経性機能低下と形態的機能低下が挙げられる．これらの生理学的変化は，筋力低下を引き起こす．これらに加えて，筋疲労も筋機能障害の要因となりうる．

　一方，関節障害は，さまざまな要因によって引き起こされ，それがもたらす可動域制限が臨床上大きな問題となる．関節可動域制限の原因としては，骨の衝突，疼痛，腫脹，皮膚の癒着・瘢痕による伸張性低下，筋・腱の短縮，筋緊張亢進，関節包の癒着・短縮，関節包内運動の障害などが挙げられる．これらの要因に基づく関節不動化の惹起が関節障害の直接的な原因といえる．

1. 神経系の機能低下

　たとえ大きな断面積をもった筋であっても，神経系の機能が低下すれば，大きな筋力を発揮することはできない．発揮される筋力を規定する神経性要因としては，動員する運動単位の種類と総数が最も強い影響を及ぼす．それに加えて，α運動神経発火頻度，運動単位の活動時相なども影響する．神経系の機能低下をもたらす病態としては，運動単位動員の減少，末梢神経の障害，神経筋接合部の障害，上位中枢の障害などが挙げられ，運動継続による疲労も神経系の機能低下をもたらす．

運動単位の動員の減少

●動員する運動単位の種類と総数

　1つの運動ニューロンが支配する筋のグループを運動単位とよぶ．動員される運動単位の種類は，筋力発揮の際に動員される運動単位の順番を表し，随意運動では，**サイズの原理**に従って，遅筋（Type I）線維を支配する**S型の運動単位から動員され，順次，FR型，FF型の運動単位が動員されていく**．また，動員する運動単位の総数を増すことによって大きな力を発揮し，逆に弱い力を発揮する際には，動員する運動単位は少ない．つまり，筋の張力の変化は動員される運動単位活動の総和にほかならない．

　筋力の弱化への影響は，筋量の絶対的な減少以外に動員運動単位の減少によるものも大きい．

●α運動神経発火頻度

　発揮される筋力は，α運動神経の発火頻度によって規定される．α運動

サイズの原理
随意的に筋収縮を増強していった場合，弱い張力の段階では小さい運動単位であるS型運動単位が動員され，遅筋線維が活動する．徐々に張力を増していくにつれ，大きい運動単位のFR型，FF型が動員され，速筋線維が活動する．運動ニューロンは，サイズが細いタイプのものから動員されていく性質をもつ．ただし，遠心性収縮，急激な動き，電気刺激による筋収縮ではこの限りではない（Part I，1章，p.12参照）．

運動単位の種類
運動単位は支配している筋線維の特性により，
FF (fast and fatiguable) 型
FR (fast and fatigue-resistant) 型
S (slow and fatigue-resistant) 型
に大別される．

神経細胞が単位時間当たりにどのくらい発火するかで収縮力が加算される。発火量が少ないと筋力は発揮できない。

● 運動単位の活動時相

発揮される筋力は，個別の運動単位をどのようなタイミングで機能させるかで調節される。弱い収縮を実現する際には，活動させる運動単位のタイミングをずらし，安定した一定の張力を発揮させるが，強い収縮を実現する際には，動員する運動単位の活動を同期させ，一気に強い張力を発揮する。タイミングをずらした場合は安定した持続性のある収縮が可能であるが，同期させた場合は持続性に欠ける。

加齢や中枢神経機能の低下，中枢性疲労（p.258参照）によって，運動単位の動員は減少する。

神経筋接合部の障害

神経筋接合部の障害としては，重症筋無力症や筋無力症候群が代表的である。

前者は筋力の低下というよりも，筋の異常な疲労が特徴として挙げられる。筋収縮の反復により筋力が低下するが，一定の休息後には回復を示す。病態としては，自己免疫機序により抗アセチルコリン受容体抗体（acetylcholine receptor antibody：AChRAb）が産生され，それによって神経・筋接合部における伝達障害が起こる。骨格筋の易疲労性および脱力を主症状とし，寛解・増悪を繰り返す。神経筋接合部における伝達異常に由来する疾患である。

後者は，肺癌でよくみられる筋無力症状で，易疲労性と脱力があり，筋萎縮を伴うこともある。筋無力症とは異なり，反復運動で筋出力の増強を呈するのが特徴である。

そのほかに神経筋接合部の障害をもたらす代表的な疾患としては，クラーレ中毒，イートン・ランバート症候群，殺虫剤中毒，ボツリヌス中毒，ジフテリアなどが挙げられる。

神経筋接合部の障害では，筋緊張低下，深部腱反射は正常ないし低下し，近位筋優位の筋萎縮症状を呈する（**表1**）。

上位中枢の影響

運動の指令を伝えるために，大脳皮質から脊髄の前角細胞や脳幹の脳神経核まで軸索を伸ばしてシナプスを形成する中枢神経を，上位運動ニューロンという。シナプスで上位ニューロンから運動の命令を受けて，その信号を四肢などの運動器に伝える末梢神経を下位運動ニューロンとよぶ。筋機能は，上位運動ニューロンと下位運動ニューロンによってコントロール

表1　神経機能各障害レベルによる臨床徴候

	上位運動ニューロン	下位運動ニューロン	神経筋接合部
筋緊張	↑	↓	↓
深部腱反射	↑	↓	→ or ↓
病的反射	＋	－	－
筋萎縮	－	＋（遠位筋優位）	＋（近位筋優位）
線維束性収縮	－	＋	－

されている。

　上位運動ニューロンは下位運動ニューロンに収縮するよう司令を出しているが，同時に収縮しすぎないように抑える働きももっている。したがって，司令塔である上位運動ニューロンが障害されると，下位運動ニューロンが過剰に活動し，筋の活動状態が亢進してしまう。その結果，痙性麻痺，筋トーヌス亢進，深部腱反射亢進状態となる。一方，下位運動ニューロンが障害されると，上位運動ニューロンからの興奮の司令を受けても筋が収縮できない。したがって，弛緩性麻痺，遠位筋優位の筋萎縮，線維束性収縮といった症状となる（**表1**参照）。

2. 筋の肥大と萎縮

　筋の正常な肥大とは，トレーニングによって筋原線維が増加し，筋線維が肥大することである。一方，病的な肥大も存在し，筋ジストロフィーでは筋の間に脂肪組織が蓄積することによって，筋が肥大する。これを仮性肥大という。

　筋萎縮は，筋原線維の減少による筋線維の萎縮である。原因としては，神経筋の直接的な病態が原因となって引き起こされる筋萎縮と，他の疾患に伴って生じる筋萎縮に分けられる（**表2**）。前者には，筋原性，神経筋接合部，神経原性の筋萎縮があり，一次障害としての筋萎縮と位置づけられる。一方，後者としては，廃用性筋萎縮，阻血性筋萎縮，脱神経性筋萎縮が挙

表2　筋萎縮の原因

直接的な原因 （一次性筋萎縮）	・筋原性 ・神経筋接合部の障害 ・神経原性
間接的な原因 （二次性筋萎縮）	・廃用性 ・阻血性 ・脱神経性

げられ，二次性の筋萎縮とされる。いずれも筋力の低下を招く。

廃用性筋萎縮

　骨格筋は，絶えず蛋白質の合成と分解を行う組織である。そのバランスが崩れたときに，骨格筋量は大きく変化する。骨格筋への機械的負荷の減少が続くと，骨格筋量の減少および機能の低下が生じる。これを，廃用性筋萎縮とよび，筋の収縮などが可能であるにもかかわらず，筋の使用が少なくなることで発生する筋萎縮である。

● 力学的変化

　筋活動が最大筋力の20％以下だと筋力は低下し，20～30％の筋活動があれば筋力は維持され，40％以上あれば筋力は増強する。筋活動がない場合，筋萎縮は1日に3～6％，1カ月で50％進む。

● 形態学的および組織学的変化

　筋原線維が減少し，筋線維径が低下する。Type Ⅰ線維とType Ⅱ線維のいずれも径が減少するが，Type Ⅱ線維の質的な変化もみられ，遅筋の速筋化が起こる。収縮速度が速く疲労耐性の低い筋線維タイプへの移行が生じるが，このタイプ移行は，Type Ⅰ→Ⅱa→Ⅱx→Ⅱbというように段階的に生じる。またタイプ移行は，速筋に比べ遅筋で早期から始まり，程度も大きい。例外的に，ヒラメ筋ではType ⅠからType Ⅱaへの移行に比べ，Type Ⅱサブタイプ間の移行が先行する。

　形態学的な変化は特に急性期に起こるが，組織学的な変化であるタイプ移行は，廃用が長期にわたった慢性期に起こり，4週以降も進行すると報告されている[1]。Widrick[2]は，体重支持活動でも一定の効果が得られるが，筋への抵抗負荷強度を高めることで，効果的に速筋化を伴う萎縮を軽減できることを報告している。

● 生化学的変化

　廃用性筋萎縮の生化学的変化としては，筋の総蛋白量の減少，ATP（adenosine triphosphate：アデノシン三リン酸）の減少，糖質の減少が認められるが，ミオグロビン含有量は変化しない。

　筋量は，筋蛋白質の合成と分解のバランスによって決定される。筋萎縮の進行は，筋蛋白質の合成抑制と分解促進が生じることで起こり，蛋白質代謝が分解系に傾く[3]。ラットの尾部懸垂実験において，ヒラメ筋の筋原線維蛋白質の代謝変化を観察すると，蛋白質合成低下に比べて蛋白質分解の亢進が顕著であり，懸垂2週目でピークとなり約4週目には懸垂前のレベルに回復する[1]。

蛋白質の合成に関連した筋萎縮現象は，近年まで中～長期の廃用性筋萎縮についてはヒトで調査されてきたが[4]，短期的な変化についてはあまり広く認められていなかった。しかし最近，短期（7時間以下）廃用性筋萎縮における初期の筋肉量減少は，筋蛋白合成の低下だけが原因ではないという報告がなされた。

一方，蛋白質の分解については，**ユビキチン－プロテアソーム系**が関与していることが報告されている。これは，必要のない筋細胞の分解を促し，一部の筋萎縮状態における筋肉量の減少の助けになり，筋蛋白分解の原因となる。

> **ユビキチン－プロテアソーム系**
> ユビキチンは不要な蛋白質，例えば合成ミスを起こしたり，寿命を迎えたものなどに複数個付加（ポリユビキチン化）されることで，該当する蛋白質を壊すように指令を出す。つまり，ユビキチンは不要蛋白質と結合して蛋白質の分解シグナルとして働く。ユビキチンが結合した不要蛋白質を実際に分解させる酵素がプロテアソームである。これらの一連の蛋白質分解経路を，ユビキチン－プロテアソーム系とよぶ。

阻血性筋萎縮

主にコンパートメント症候群に伴う，筋や周辺の神経血管阻血状態によって引き起こされる筋萎縮である。四肢の筋肉，血管，神経組織は，筋膜や骨間膜などに囲まれており，この閉鎖空間をコンパートメントという。外傷などでコンパートメント内の組織圧が上昇して循環不全を生じ，筋腱神経組織が壊死に陥る障害をコンパートメント症候群という。

血行障害のため，筋組織が強く障害されて線維性の瘢痕組織に置き換えられ，筋の伸縮性が失われて萎縮が生じる。その結果，関節の可動制限をきたし，変形が生じる。

代表的な疾患として，小児の肘関節部外傷，特に上腕骨顆上骨折におけるギプスによる緊縛で生じることが多く，前腕屈筋群に発生し，手関節以遠の関節の変形を伴うものをフォルクマン拘縮という。

ミオパチー

筋萎縮の解剖学的なレベルでの原因は，筋原性，神経筋接合部，神経原性の障害に分類されるが，そのうち筋原性の筋障害の総称をミオパチーという。ミオパチーの原因はさまざまであるが，代表的なものを挙げると**表3**のように分類される。

表3 ミオパチーの代表的な原因

内分泌性	内分泌性の臓器の異常によって起こる
遺伝性	遺伝子異常が原因とされ，筋を構成する蛋白質に問題が生じることで起こる
代謝性	糖尿病，脂質代謝異常症によって起こる
薬剤性	筋疾患を有さない人が薬剤を使用した際に，筋力低下や筋痛などの症状が起こる
先天性	ミオパチーのなかでもまれで，10万人に1人の割合で患者がいるとされている

ミオパチーを発症する代表的な疾患としては，筋ジストロフィーと多発性筋炎が挙げられ，そのメカニズムはそれぞれ異なる．

● 筋ジストロフィー

◆ 病態

　筋ジストロフィーとは，骨格筋の壊死・再生を主病変とし，臨床的には進行性の筋力低下を認める遺伝性筋疾患の総称である．組織学的な原因については，まだ明らかになっておらず，これまで血管病変によるとする血管説，神経病変によるとする神経説，筋の病変によるとする筋原説が議論されてきた．現在最も有力とされているのが筋原説であり，そのなかでも筋細胞膜に異常があるとする説が有力とされている[5]．近年の研究で，ジストロフィンやジストロフィン結合蛋白質は，細胞膜を基底膜や膜細胞骨格と連結し，物理的な補強に役立っていると考えられている．最も激しく動く骨格筋が，細胞膜の脆弱性により機械的な障害を受けると推測されている（図1）．そのため，筋の弱化が最初に認められ，最も障害されるのは姿勢の保持，安定に役割を果たす抗重力筋であるとされる．

　筋ジストロフィーには多数の疾患が含まれるが，いずれも筋機能に不可欠な蛋白質の設計図となる遺伝子に異常が生じた結果，発症する疾患である．遺伝子に変異が生じると蛋白質の機能が障害されるため，細胞が正常な機能を維持できなくなり，筋の変性壊死が生じる．その結果，筋萎縮や脂肪・線維化が生じ，筋力が低下して運動機能を主としたさまざまな機能障害をもたらす．

　主症状は運動機能の低下であるが，拘縮・変形，呼吸機能障害，心筋障害，嚥下機能障害，消化管症状，骨代謝異常，内分泌代謝異常，眼症状，難聴，中枢神経障害などさまざまな機能障害や合併症を伴い，疾患分類ごとに特徴がある．筋ジストロフィーの疾患の型は，遺伝形式，臨床症状の特徴，発症年齢などに基づいて分類される．表4に臨床病型を示す．

図1　ジストロフィンによる細胞膜と基底膜・膜細胞骨格との連結モデル

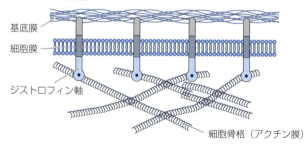

ジストロフィンやジストロフィン結合蛋白質は細胞膜を基底膜や膜細胞骨格と連結し，物理的な補強に役立っている

表4　筋ジストロフィーの病型分類

1. 性染色体劣性筋ジストロフィー	(1) デュシェンヌ型 (2) ベッカー型 (3) エメリ・ドレフュス型		
2. 常染色体劣性筋ジストロフィー	(1) 肢帯型		
	(2) 先天性	①福山型	
		②非福山型	a. メロシン陽性型 b. メロシン陰性型
	(3) 遠位型	①三好型 ②空胞型	
3. 常染色体優性筋ジストロフィー	(1) 顔面肩甲上腕型 (2) 遠位型（ウエランダー型） (3) 筋強直性		

　近年，筋ジストロフィーの原因となる遺伝子が多数発見され，責任遺伝子や蛋白に基づいた分類がなされるようになってきた。これにより，同じ遺伝子に変異が起こっても異なる病型を示す例や，異なる遺伝子の変異でもよく似た症状を示す例が存在することがわかってきた。一方，現在も責任遺伝子が同定されていない分類不能な疾患も多く存在する。

◆ 治療

　治療法の確立に向けていまだ研究中であるが，デュシェンヌ型に対する副腎皮質ステロイドの有効性は証明されており，運動機能がピークになった時点で投与を開始することが一般的である。

　生活の質を維持するために，早期からのリハビリテーションの導入が重要である。筋ジストロフィーに対して筋力増強プログラムを行う際に最も注意しなければならないことは，過用性筋力低下（overwork weakness）である。筋力維持を目的とした運動処方では，過用性筋力低下と廃用性筋力低下を起こさない程度の負荷強度，至適運動量で行わなければならない。状況によっては，日常生活活動レベルでも使いすぎになる可能性があるため，運動療法場面だけではなく，日常生活場面の運動量も考慮した筋力維持が必要である。

　筋力増強トレーニングは疾患の初期に始めるべきであり，緩徐に進行する病態の人に限る。神経筋疾患患者が安全に筋力増強トレーニングを行うためには，低負荷高頻度を原則とし，筋収縮の種類としては筋障害を考慮して等張性運動（求心性）が好ましい。重力に抗して動かせる筋力よりも負荷が大きい場合には，等張性運動と等尺性運動を組み合わせる。できるだけ，日常生活で多く用いられる基本動作を用いたトレーニングが推奨される。

● 多発性筋炎

◆ 病態

自己免疫性の炎症性筋疾患で，主に体幹や四肢近位筋，頸部屈曲筋群，咽頭・喉頭筋群などの筋力低下をきたす。手指，肘関節や膝関節外側の紅斑（ゴットロン徴候），上眼瞼の腫れぼったい紅斑（ヘリオトロープ疹）などの特徴的な皮膚症状を伴う場合は，皮膚筋炎とよばれる。単核球の未壊死筋線維周囲への浸潤と，筋線維の変性・壊死・再生が認められる。浸潤細胞は，T・Bリンパ球，マクロファージなどが多い。

生化学的変化としては，**筋原性酵素**やミオグロビン値の上昇が特徴的で，高γグロブリン血症や抗Jo-1抗体，抗ARS（aminoacyl tRNA synthetase）抗体，抗MDA5（melanoma differentiation-associated gene 5）抗体などの種々の自己抗体が認められることもある。MRI画像では，炎症部位に一致してSTIR（short TI inversion recovery）法で高信号を得る。

組織学的には，横紋筋各筋の筋線維の太さが大小不同となり，炎症・変性・再生像を呈する。また，間質や血管周辺にリンパ球を主とする炎症性細胞浸潤が認められる。

電気生理学的には，筋電図での筋原性変化（低振幅電位，短持続時間電位）を認める。筋線維の萎縮・破壊に伴い，前角細胞が支配する筋線維の絶対数の減少と支配している個々の筋線維が萎縮し，1つの運動単位が小さくなり，運動単位の単収縮で出力される筋力が低下する。

主症状としては，発熱，全身倦怠感，易疲労性などの全身症状と筋症状が認められる。筋症状は，緩徐に発症して進行する体幹，四肢近位筋群，頸筋，咽頭筋の筋力低下が多く，日常生活では，階段昇降，しゃがみ立ち，重量物の持ち上げ，臥位における頭部の持ち上げなどが困難となる。嚥下にかかわる筋力の低下は，構音障害だけではなく，誤嚥や窒息の原因となる。筋痛を認めることもあり，進行例において筋萎縮を伴う。

◆ 治療

治療は，副腎皮質ステロイドによる薬物療法が基本となるが，ステロイド単独では治療が難しい場合や，ステロイドの使用量を減らしたい場合には，シクロホスファミドやアザチオプリン，タクロリムス，メトトレキサート，シクロスポリンのような免疫抑制薬，および免疫グロブリン静注療法が併用されることもある。筋力低下の進行を防ぐため，治療開始早期からのリハビリテーションが重要とされる。進行を遅らせる目的での残存筋の筋力強化を実施するが，過負荷は症状を悪化させるため，低負荷高頻度が原則となる。頻回に**クレアチンキナーゼ（creatine kinase：CK）値**値が上昇していないかを確認しながら負荷強度を設定する。また，運動中，運動後，翌日の筋力評価が重要であり，疲労による筋力低下が出現しないかを注意深く評価しながらリハビリテーションを進める。

筋原性酵素
CPK（creatine phosphokinase：クレアチンホスホキナーゼ），アルドラーゼ，乳酸脱水素酵素，AST（aspartate transaminase：アスパラギン酸トランスアミナーゼ），ALT（alanine transaminase：アラニントランスアミナーゼ）

クレアチンキナーゼ
クレアチンキナーゼは，クレアチンホスフォキナーゼ（CPK）ともよばれる酵素である。骨格筋，心筋，平滑筋，脳などの細胞に存在し，それらの部位で損傷が起きると，この酵素が血中に出てくるため，血液検査で高値を示す。クレアチンリン酸の合成・分解を触媒する酵素であり，筋収縮時には，クレアチンリン酸をクレアチンとリン酸に分解し，ADPにリン酸基を転移してATPを補給する。一方で，休息時にはATPのリン酸基を1つ，クレアチンに転移し，クレアチンリン酸を合成する。つまり，筋の収縮・弛緩に必要なエネルギー供給をする酵素である。

運動による筋肥大のメカニズム

運動によって起こる筋肥大を，作業性筋肥大，あるいは運動性筋肥大という。筋肥大が起こると，個々の筋線維の直径は太くなり，筋原線維の数が増加するだけではなく，筋細胞内のATPやクレアチンリン酸，グリコーゲンなども増加する。つまり，筋肥大が起こると，筋の収縮力が増大するだけではなく，それを支える栄養補給機構も同時に向上する。

運動による骨格筋細胞の肥大は，なんらかの要因が引き金になってその形態が正常以上に大きく変化した状態である。一般に，骨格筋細胞の肥大は個々の細胞内での変化としてとらえられる。筋肥大における筋線維の変化としては，これまで多くの研究結果が報告されているが，a. 筋線維の増大，b. 筋線維の細胞分裂による増殖，c. 筋線維の増大と細胞分裂による増殖という3つの説が報告されている[6-8]。

◉ 筋線維の増大（図2）

トレーニングによる適応により，筋原線維が増加して，結果的に筋線維が大きくなるという説である。筋線維タイプによって増大しやすいものと，増大しにくいものがあるため，**すべての筋線維が増大するわけではない**。

> **筋線維の増大**
> 遅筋に比べ，速筋のほうが肥大しやすい。これを速筋の選択的肥大という。

図2　筋肥大のメカニズムの3つの説

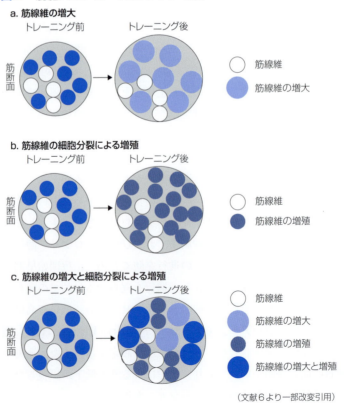

（文献6より一部改変引用）

● 筋線維の細胞分裂による増殖（図2b）

筋原線維が増加し、筋線維が大きくなるにしたがって、筋線維が細胞分裂して結果的に筋が肥大するという説である。

● 筋線維の増大と細胞分裂による増殖（図2c）

筋原線維の増加と、それによる筋線維の増大からの細胞分裂の両者が起こるという説である。

さまざまな報告があり、議論がなされているが、実際に肥大した筋細胞の分析では、細胞の長さや直径が増大したと報告されている。また、成熟した筋線維では細胞質や核の分裂は起こらないとされているにもかかわらず、肥大した筋線維を観察すると数多くの核が存在することが知られている[9]。したがって筋肥大は、筋線維の増大と細胞分裂による増殖の両者が起こっているという説が有力である。

筋肥大のメカニズムをさらにミクロに分析すると、筋原線維の中にも変化が認められる。筋肥大は筋原線維内のアクチンとミオシンの収縮蛋白質量の増大の結果でもあることがわかっている。

運動が及ぼす内分泌系の変化による筋肥大（図3）

これまでの定説では、運動による筋肥大に強く関与する内分泌物質として、成長ホルモン、テストステロン、インスリンが挙げられていた。これらの物質は筋細胞の蛋白質同化作用を高め、筋肥大を促すとされる。

成長ホルモンは、それ自体が筋細胞に作用して蛋白質の同化を促進させているわけではない。成長ホルモンの分泌は、筋や肝臓から蛋白質同化作

図3　内分泌物質の変化と筋肥大の関係

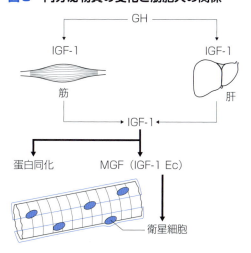

用を高めるインスリン様成長因子（insulin-like growth factor-1：IGF-1）の分泌増加に作用している．このように成長ホルモンは，筋細胞の蛋白質同化に重要な働きをしている．運動時の血中成長ホルモン濃度は，運動強度の増加に伴って上昇し，さまざまな組織の標的細胞に到達して作用する．また，運動持続時間が長くなるにつれて，成長ホルモン濃度が上昇することも報告されている．しかし近年，運動時に成長ホルモン濃度が上昇してもIGF-1の増加が観察されないことや，成長ホルモン分泌を阻害した動物を運動させても筋肥大がみられたという報告から，筋肥大に必要なのはIGF-1であり，成長ホルモンは必要ではないとの意見もある．

　IGF-1はペプチドホルモンであり，構造的にインスリンに類似していることからその名がつけられた．IGF-1は活性化した衛星細胞，成人の筋原線維およびシュワン細胞でみられ，肝臓で分泌されることが知られていたが，近年，筋線維が自己分泌することで筋肥大に作用することがわかってきた．IGF-1の正確な作用機序は解明されていないが，機械的刺激によりIGF-1がメカノ成長因子（mechano growth factor：MGF）に接合し，続いて筋肥大を「始動させる」と考えられている．IGF-1が分化した筋原線維内において蛋白質の合成率を高めることにより，直接蛋白質同化作用を促進し，局所的に発生したMGFが衛星細胞を活性化し，それらの増殖と分化を調節する．またIGF-1は，筋核の提供を促進して筋組織における最適なDNA対蛋白質比率の維持を助け，筋線維と衛星細胞の融合を増やしたり，L型カルシウムチャネル遺伝子の発現を促すことにより，筋肉Ca^{2+}濃度の上昇をもたらす．

　テストステロンはそれ自体が筋肥大を促進するほか，筋の成長を阻害するミオスタチンという蛋白質の働きを抑える作用がある（図4）．

　インスリンの標的組織としては，筋，脂肪組織，肝臓などが挙げられるが，その筋における生理的作用として，糖・アミノ酸・K^+の取り込み促進，グリコーゲン合成，蛋白質合成の促進などがある（図5）．

　近年は筋肥大にかかわるホルモンの作用について，従来からいわれている成長ホルモン，テストステロン，インスリンの存在が絶対的ではないという報告が出されるようになり[9]，IGF-1の関与がクローズアップされている．しかし，どのようなメカニズムでIGF-1が筋肥大に関与しているかについては，現在さまざまな研究がなされているところである．

筋肥大に要する時間

　筋力トレーニングを行うと最大筋力が増大するが，トレーニング初期における最大筋力の増加は，活動する運動単位の増加や複数の運動単位の活動の同期化など，神経系の働きによるところが大きいとされている．トレーニングをある一定期間継続することで，初めて実質的な筋断面積の増加，

図4 筋肥大におけるテストステロンの関与

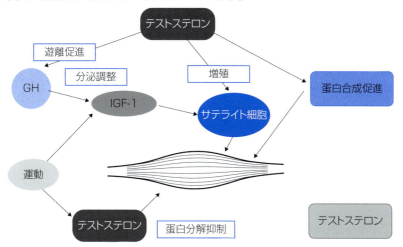

GH：growth hormone（成長ホルモン）
IGF-1：insulin-like growth factors-1（インスリン様成長因子）
運動などによる機械的負荷によりテストステロンの活動は増大し、蛋白合成率を高めて蛋白質分解を抑制することにより、同化が促進される。また、GHなどの蛋白同化ホルモンの遊離を促進することによって、蛋白質の付着にも間接的に寄与する。さらに、衛星細胞の複製と活性化を促進することも知られており、筋衛星細胞の数を増加させる

図5 筋肥大におけるインスリンの関与

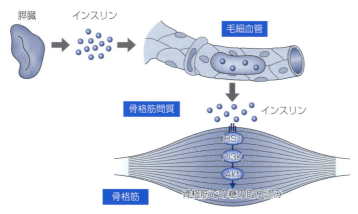

膵臓から分泌されたインスリンは毛細血管を通り、筋、脂肪組織、肝臓などを標的組織として作用するが、筋では糖の取り込み促進、グリコーゲン合成、蛋白質合成などの役割を担う。

つまりは筋肥大が起こる。

Sale[10]は、100週間の筋力トレーニングを行った際の「筋力」増大の過程を、「筋肥大」と「神経系」の変化を報告した（図6）。トレーニング開始直後から60週ごろまで筋力が増大する。20週までは神経系の適応が続くが、30週でプラトーに達し、それ以上は向上しない。一方、筋肥大は少なくとも最初の10週は起こらないが、それ以降は筋力と平行して向上してい

図6　筋力強化の過程と各因子の変化

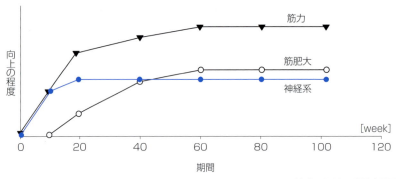

（文献10より一部改変引用）

く。したがって，最初の筋力の向上は神経系の適応によるもので，それ以降は筋肥大によるものであることがわかる。

筋肥大に必要な運動負荷強度

最大筋力の30％以上で連続運動を規則的に行うと筋の酸素消費が増え，筋の代謝の変化が起こり，エネルギー源として糖質の代わりに脂肪酸やケトンが効率よく利用されるようになる。しかし，最大筋力の30～60％程度の運動では，筋肉の生理学的変化をもたらすようなメカニカルストレスが加わらないため，筋の肥大にはつながらない。筋の肥大をもたらすためには，抵抗運動あるいは静止性運動を利用し，少なくとも最大筋力の75％以上での筋収縮を行う必要がある。**「最大反復法」**というトレーニング方法を用いて筋力強化を行うと，効果的に筋肥大が起こるとされている。

また，筋線維の肥大のしやすさは筋線維タイプで異なることが知られており，（遅筋と比べて）速筋が肥大しやすいとされている。単一筋内の速筋と遅筋の線維の比率は，遺伝的に決定されるといわれており，そのため，筋力トレーニングによる筋肥大の効果には個人差がある。

> **最大反復法**
> 最大に近い負荷量を用いて筋疲労の限界まで反復するトレーニング方法。筋肥大による筋力増強を目的としたものである。神経因性の増強効果は少ない。
> ● 負荷：最大筋力の60～95％
> ● 反復回数：疲労困憊まで
> ● 速度：ゆっくりと
> ● 休息：セット間の休憩を短くする。約30秒

3. 筋疲労の仕組み

疲労は，筋肉など"身体の疲れ"として現れる神経筋接合部より下位の活動制限である末梢性疲労と，主に"脳の疲れ"として現れる神経筋接合部より上位の活動制限である中枢性疲労に分けられる。スポーツなど激しい運動をした後や，長時間身体を動かした後などは，全身のだるさ，疲労感を感じる。これが末梢性疲労で，筋疲労や眼精疲労などが含まれる。これに対し，脳の疲れである中枢性疲労には精神的ストレスや個人の性格などが影響している場合が多く，身体は疲れていないのにだるいと感じたり，無気力になったり，頭痛や不眠などの症状が現れたりする。

末梢性疲労

末梢性筋疲労は，主に筋のエネルギー供給過程に原因があるものや，神経筋接合部における神経伝達物質の減少によるものがある。

● 筋のエネルギー供給機構に起因するもの

疲労は，エネルギーの欠乏，代謝産物の蓄積，および筋内水素イオン・pHの変化によって生じる。筋のエネルギー供給機構にはATP-CP系，無酸素的解糖系，有酸素系の3種類があり（Part I, 1章, p.4参照），運動を開始するとエネルギーとしてATPが消費される。

減少したATPは筋内のクレアチンリン酸（creatine phosphate：CP）を消費することで補充されるが（ATP-CP系），この系によるエネルギー供給は短時間で行われる。同時に，筋内のグリコーゲンからもATPが作られる。運動の初期には無酸素的解糖でATPが産生され，その過程で乳酸が作られる。運動を続けていくと，酸素運搬系が働いてグリコーゲンなどを酸素とともに消費し，有酸素的解糖からATPが作られる。このように，筋では段階的なエネルギー産生が行われる。

速筋の筋疲労は長年の間，筋収縮による代謝生産物の乳酸の蓄積が原因とされてきたが，近年，乳酸は遅筋線維のエネルギー源，疲労回復物質であり，速筋の疲労原因はリン酸であるとされている。高強度の運動ではATPやクレアチンリン酸の分解が起こり，リン酸が蓄積する。このリン酸がカルシウムと結合しやすいことから，筋収縮に必要なカルシウム（Ca^{2+}）の働きを阻害してしまうことが速筋の筋疲労の原因とされる。一方，遅筋は有酸素性代謝のため疲労しにくいが，筋グリコーゲンの欠乏により疲労は起こる。グリコーゲンの枯渇，酸素の欠乏，代謝産物であるリン酸蓄積によるカルシウム不足により，筋を強く収縮できない状況が発生する。

● 神経筋接合部のアセチルコリン減少

最大随意収縮を反復すると筋張力が低下するが，中枢から運動神経細胞へのインパルスは筋疲労前と比べて変化していないにもかかわらず，速筋線維を支配する運動神経細胞が発するインパルスの頻度は，筋疲労前の2/3程度に減少することがわかっている。これは，筋張力を低下させる神経学的な原因が，運動神経細胞の興奮性の低下にあることを示唆している。

神経筋接合部における神経の末端と筋線維の膜（筋鞘）との間には，わずかな隙間が存在する。インパルスが神経線維を伝わって神経末端に到達すると，神経側からアセチルコリンが放出され，筋鞘へ刺激が伝達される。強い筋収縮を反復すると，次第にアセチルコリンが枯渇してくる。それに伴い，神経筋接合部におけるアセチルコリンを介した伝達機能が低下し，これが筋疲労の原因になる。

● 筋小胞体でのCa^{2+}の取り込み低下

　筋収縮のメカニズムのなかで，Ca^{2+}は重要な役割を担っている。神経から筋線維に興奮が伝わると，筋小胞体からCa^{2+}が放出される。このCa^{2+}によってアクチンとミオシンが接触し，ATPを分解してエネルギーを放出する。このエネルギーが筋収縮の原動力となっているが，神経からの刺激がなくなると，Ca^{2+}は筋小胞体に吸収されて筋肉が弛緩する。すなわちCa^{2+}は，筋の収縮と弛緩を制御している（図7）。

　疲労困憊に至るような運動を行うと，筋小胞体におけるCa^{2+}の放出・取り込み機能が低下し，筋の収縮－弛緩の切り替えが低下する。これが筋疲労の原因の一つであるといわれている。激しい筋活動によって筋小胞体のCa^{2+}取り込み機能が低下するのは，収縮に伴って発生する活性酸素が原因とされている。また，疲労困憊に至るような運動を行うと，筋内の無機リン酸濃度，ADP（adenosine diphosphate：アデノシン二リン酸）濃度，CK作動性が低下し，筋小胞体の機能が変化することが知られており，これがCa^{2+}放出・取り込み機能の低下につながる。この疲労の特徴として，運動強度にかかわらず疲労困憊に至る運動を行うと，特に主動作筋の筋小胞体の機能が低下する。

● 筋内T管系の伝導性低下

　神経筋接合部で，筋鞘がアセチルコリンを受け取るとインパルスが発生する。このインパルスは，筋鞘上を筋線維の長軸に沿って両方向に走る。筋鞘にはところどころ，筋鞘を貫くようにT管という穴が空いている（図8）。インパルスはT管を通って筋線維内部に入り，情報を伝える。筋収縮を繰り返すと，筋鞘あるいはT管において，インパルスの伝導機能が低下する。すなわち，筋収縮を繰り返すと神経からの情報が筋線維内で十分に伝わらなくなり，これが筋疲労の原因の一つとなる。

中枢性疲労

　中枢性疲労は，なんらかの要因で運動を意識して実行する力が減弱し，運動野からのインパルスが低下し，運動単位の動員数が減少した状態である。末梢運動器の活動性低下として現れるが，その原因についてはこれまでいくつかの仮説が提唱されてきた。

　まず挙げられる原因として，「運動時の脳内グリコーゲン濃度の低下による神経活動の低下」がある。Matsuiら[11]は，120分の長時間運動時には脳内グリコーゲン濃度の低下が生じると報告している。しかし，中枢性疲労はそれよりもはるかに短時間の運動でも観察されることが知られており，運動による中枢性疲労をすべて説明するには至っていない。その他の原因としては，セロトニン，アンモニア，サイトカインなど，さまざまな脳内

図7 Ca²⁺による筋収縮−弛緩のメカニズム

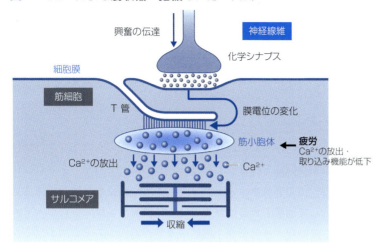

筋収縮：神経線維からの活動電位により，筋小胞体からCa²⁺が放出され，これによりアクチンとミオシンが接触してATPを分解して筋収縮エネルギーが発生する
筋弛緩：神経線維からの活動電位がなくなると，Ca²⁺は筋小胞体に吸収されて筋が弛緩する

図8 T管

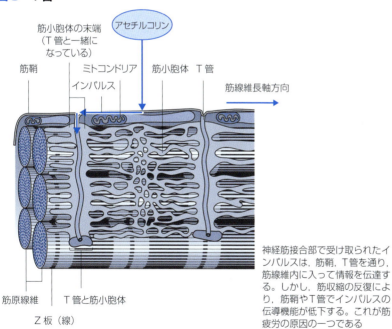

神経筋接合部で受け取られたインパルスは，筋鞘，T管を通り，筋線維内に入って情報を伝達する．しかし，筋収縮の反復により，筋鞘やT管でインパルスの伝導機能が低下する．これが筋疲労の原因の一つである

物質が報告されている。

中枢性疲労は身体を保護する防御機構の一つと考えることもできるので，それが単一の機構で制御されているのではなく，複数の因子が防御機構として機能していると考えられる。次に，脳内物質の分泌変化が原因とされる中枢性疲労の諸説を紹介する。

● セロトニン

セロトニンは，脳内の神経伝達物質として働き，脳のセロトニン作動性神経は多くの重要な機能を担うことが知られている。セロトニンの前駆体は，アミノ酸の一種であるトリプトファンであるが，これは血中で血清アルブミンと結合して運搬される。血中では脂肪酸もアルブミンによって輸送されており，長時間の運動で血中脂肪酸濃度が増大すると，アルブミンと脂肪酸の結合量が増大し，トリプトファンが追い出される形となり，血中に遊離トリプトファンが増大する。その結果，脳内へのトリプトファン供給が増大し，脳内セロトニン濃度が増加して中枢性疲労につながるのではないかといわれている[12, 13]。

● アンモニア

アンモニアは，アミノ酸や核酸の代謝によって生じる。アンモニアは神経に限らず，すべての細胞にとって有害であることから，体外に排出する機構が発達している。

貯蔵エネルギー源が枯渇するほど長時間の運動を行うと，体内の蛋白質がアミノ酸に分解されてエネルギー源として利用される。この際，脱アミノ反応が起こり，アンモニアが生じる。大量のアンモニアが生成すると一部が脳に到達し，神経細胞に影響を及ぼして疲労感が生じるとされている[14, 15]。

● サイトカイン

免疫系情報伝達物質である**サイトカイン**は，主にグリア細胞によって中枢神経内で産生される。脳内で産生されたサイトカインは，中枢神経系に作用し，自律神経や内分泌系，摂食，睡眠，体温調節などに大きな影響を与える。

サイトカインの中枢神経作用と，疲労に伴うさまざまな徴候には多くの類似性があり，疲労の発現・持続と脳内サイトカインとの関連が強く示唆される。

脳内サイトカインの産生は，中枢神経系の感染による炎症などで誘発されるだけではなく，高強度運動のような非炎症性ストレスによっても誘導される。サイトカインの多くは炎症性のものに分類されているが，サイト

サイトカイン

サイトカインは免疫担当細胞から分泌され，局所および全身の炎症反応を制御する重要な働きをもつ。炎症反応により産生が誘発される炎症性サイトカインとして代表的なものに，活性化マクロファージや活性化血管内皮細胞から産生される，TNF（腫瘍壊死因子）-α，IL（インターロイキン）-1β，IL-6，IL-8，IGF（インスリン様成長因子），IFN（インターフェロン），G-CSF（顆粒球コロニー刺激因子）がある。

カイン薬の投与は副作用として発熱や疲労感を引き起こす。また，風邪やインフルエンザなど感染症の症状に疲労感が含まれることから，サイトカインが疲労感の生成に関与していると考えられている。

4. 関節障害：原因と病態

　関節障害を惹起する要因は多岐にわたり，どのような病態か，何が原因かを知ることは，リハビリテーションを実施していくうえで必須である。関節障害の原因としては，骨の衝突，疼痛，腫脹，皮膚の癒着・瘢痕による伸張性低下，筋・腱の短縮，筋緊張亢進，関節包の癒着・短縮，関節包内運動の障害などが挙げられる。これらの要因に基づく関節不動化の惹起が，関節可動域制限の直接的な原因となる。また，不動期間は関節可動域制限の大きさを左右し，不動期間の長期化に伴い，関節可動域の制限因子となっている責任病巣の関与も変化する。

　1カ月以内の不動で起こる関節障害の責任病巣の中心は骨格筋にあると考えられ，具体的には骨格筋の力学的特性の一つである粘弾性要素の変化に起因する柔軟性・伸長性の低下による。不動1カ月を境にして，関節障害の責任病巣の中心は骨格筋から関節構成体に変化する（図9）。

骨の衝突

　関節軟骨や関節を取り巻く構成体の変形により骨が衝突し，関節可動域が制限される。代表例として，骨棘形成，関節鼠，石灰化などが挙げられる。これらが原因の関節障害は運動療法の対象とはならず，逆に運動によって器質的変化を増悪させる危険がある。

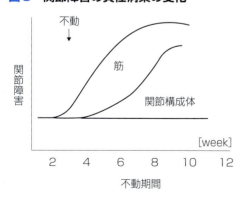

図9　関節障害の責任病巣の変化

疼痛

　関節周辺組織の手術や有痛性疾患によって惹起される関節障害である。骨格筋，関節，靱帯などが損傷すると侵害受容器が興奮し，γ運動神経の活動が亢進する。γ運動神経の興奮に伴い錘内筋の興奮が高まり，筋緊張が亢進する[16]。さらに，筋緊張亢進に基づく持続的筋収縮により，筋内毛細血管が虚血状態となり，痛覚増強物質を誘導して侵害受容器の興奮を惹起する。そのうえ，疼痛の持続は交感神経の活動を亢進させることから，末梢血管収縮による局所の循環不全を引き起こす。この循環不全による酸素欠乏状況は，ATP産生の抑制など筋の弛緩不全を引き起こし，拘縮を形成するといった悪循環を招く。

　関節を他動的に運動させたとき，**最終域感（エンドフィール）**に至る抵抗感より先に疼痛を訴える，または患者の痛みの訴えによってそれ以上可動域を増すことができない場合は，疼痛が関節障害の原因である。

> **最終域感**
> 他動運動にて関節を運動させるとき，可動最終域でセラピストが感じる抵抗感のこと。この抵抗感によって，関節可動域の原因を推測する。

腫脹・浮腫

　関節内外の炎症や手術侵襲による腫脹・浮腫により，関節運動が障害される。浮腫などによる浸出液は線維素が多量に含まれることから，周辺組織の線維化を促進し，拘縮を発生しやすくする[2]。他動関節運動の最終域では軟部組織伸張性の最終域感となり，患者は運動時に組織伸張性の疼痛を訴えることが多い。

皮膚の癒着・瘢痕

　術創，外傷，熱傷などで皮膚に瘢痕が形成され，組織が癒着して皮膚の伸張性が低下した結果，関節可動域が制限される。他動関節運動の最終域では軟部組織伸張性の最終域感となり，運動により，患者は皮膚の突っ張り感や表面の疼痛を訴えることが多い。

筋・腱の短縮

　外傷，手術後の安静，患部の固定，長期臥床など不動が原因で，最も早期からもたらされる組織学的因子である。関節障害の発生要因のなかで，最も割合が高いとされる。

　骨格筋内のコラーゲン線維の形態や性質がリモデリングすることが影響すると考えられる。他動関節運動時の最終域は，軟部組織伸張性の最終域感であり，運動により患者は徐々に伸張感を感じるが，痛みは比較的少ない。

筋緊張亢進

　中枢神経性，末梢神経性の制御機構の問題，疼痛，血液循環不全などが原因で持続的な筋緊張亢進状態となり，関節可動域が制限される．組織の構造的な短縮はみられないことが特徴である．他動関節運動時の最終域では筋スパズム性の最終域感となり，患者は可動初期から強い痛みを感じることが多い．

関節包の癒着・短縮

　外傷，手術後の安静，患部の固定，臥床などによる不動が長期間持続された結果，関節包が癒着したり，短縮したりすることで生じる関節障害である．他動関節運動時の最終域では非常に硬い軟部組織伸張性の最終域感となり，可動域全般では抵抗を感じず，最終域でのみ強い抵抗感を感じることが特徴である．運動により，患者は最終可動域においても強い疼痛を感じることは少ない．

関節包内運動の障害

　関節包の短縮をはじめとする，関節内外のさまざまな因子により，関節内の構成運動や関節の遊び運動が障害されることで発生する．他動関節運動時の最終域感はさまざまであり，関節包内運動を阻害している因子による．患者は最終域で疼痛を感じることは少ない．

【文　献】

1) 山内秀樹 ほか：長期非荷重に伴う筋萎縮とミオシン重鎖分子種の発現変化．リハビリテーション医学 39: 236-244, 2002.
2) Widrick JJ, Fitts RH: Peak force and maximal shortening velocity of soleus fibers after non-weight-bearing and resistance exercise. J Appl Physiol 82(1): 189-195, 1997.
3) Thomason DB, Booth FW: Atrophy of the soleus muscle by hindlimb unweighting. J Appl Physiol 68(1): 1-12, 1990.
4) Palus S, et al.: Muscle wasting: an overview of recent developments in basic research. Int J Cardiol 176(3): 640-644. 2014.
5) 理学療法科学学会 監：第4章 筋の障害．臨床運動学 第6版, 19-44, アイペック社, 1998.
6) 松永　智：トレーニングと筋の肥大を考えよう．大阪市立大学保健体育学研究紀要 38: 1-4, 2002.
7) Antonio J, Gonyea WJ: Skeletal muscle fiber hyperplasia. Med Sci Sports Exerc 25(12): 1333-1345, 1993.
8) Allen DL, et al.: Myonuclear domain in muscle adaptation and disease. Muscle Nerve 22(10): 1350-1360, 1999.
9) 山田　茂 ほか：運動による骨格筋の肥大機構の文献的研究．実践女子大学生活科学部紀要 49: 191-201, 2012.
10) Sale DG: Neural adaptation to resistance training. Med Sci Sports Exerc 5(Suppl): S135-145, 1988.
11) Matsui T, et al.: Brain glycogen decreases during prolonged exercise. J Physiol 589(Pt 13): 3383-3393. 2011.
12) Blomstrand E, et al.: Effect of sustained exercise on plasma amino acid concentrations and on 5-hydroxytryptamine metabolism in six different brain regions in the rat. Acta Physiol Scand 136(3): 473-481, 1989.
13) Yamamoto T, Newshoime EA: Diminished central fatigue by inhibition of the L-system transporter for the uptake of tryptophan. Brain Res Bull 52(1): 35-38, 2000.
14) Lin S, Raabe W: Ammonia intoxication: effects on cerebral cortex and spinal cord. J Neurochem 44(4): 1252-1258, 1985.
15) Raabe W, Lin S: Pathophysiology of ammonia intoxication. Exp Neurol 87(3): 519-532, 1985.
16) 宮子あずさ, 川人　明：Q&A・看護アセスメントに役立つ基礎医学の知識．別冊ナーシングトゥデイ 2, 102-107, 日本看護協会出版会, 1998.

2 呼吸機能障害と運動

玉木　彰，解良武士

はじめに

呼吸とは，酸素（O_2）を外気から摂取して体内の細胞へ供給し，細胞内の代謝によって生じた二酸化炭素（CO_2）を外気に排出することであり，これにより細胞活性および生命活動の維持をしている．外気のO_2は肺に取り込まれた後，血液中に移動するが，この外気と血液間のO_2-CO_2交換を外呼吸という．また，酸素化された血液によって体内の各臓器にO_2を供給するが，この血液と細胞間のO_2-CO_2交換を内呼吸という．

しかし，なんらかの原因や異常によって，細胞へのO_2の供給やCO_2の排出が障害され，生体が正常な機能を営むことができなくなった状態を呼吸不全という．

1. 呼吸不全

呼吸不全は，「呼吸機能障害のため動脈血液ガス（特にO_2とCO_2）が異常値を示し，そのために正常な機能を営むことができない状態」と定義されている[1]．また，旧厚生省（現，厚生労働省）の特定疾患呼吸不全調査研究班は，呼吸不全の基準をより具体的に，次のように定義している．

- 室内空気吸入時のPaO_2（動脈血酸素分圧）が60Torr以下となる呼吸器系の機能障害，またはそれに相当する異常状態を呼吸不全とする．
- 加えて$PaCO_2$（動脈血二酸化炭素分圧）が45Torr以下のものをⅠ型呼吸不全，45Torrを超えるものをⅡ型呼吸不全に分類する．
- 慢性呼吸不全とは，呼吸不全の状態が少なくとも1カ月以上続くものをいう．
- 呼吸不全の状態には至らないが，室内空気呼吸時のPaO_2が60Torr以上で70Torr以下のものを準呼吸不全とする．

呼吸不全の4つのパターン（病態生理）

◉肺胞低換気

換気とは，吸気と呼気を繰り返すことで，外気と肺の空気の出入りを行う過程であり，これらは呼吸中枢を介して横隔膜，肋間筋などの呼吸筋の収縮によってなされている．しかし，なんらかの原因で生体に必要な換気，特にガス交換に直接関与する肺胞に到達する換気量が低下した場合，肺胞内および血液中のO_2は不足し，逆にCO_2が蓄積される．これを肺胞低換気とよび，低酸素血症（PaO_2の低下）および高炭酸ガス血症（$PaCO_2$の上昇）を呈する（Ⅱ型呼吸不全）．肺胞低換気により$PaCO_2$が増加すると，肺胞におけるCO_2の割合が増すとともにO_2の割合が減少するため，その結果，呼吸不全となる．

肺胞低換気によるPaO₂の低下は，肺胞に至るまでの過程の問題であるため，通常は**肺胞気−動脈血酸素分圧較差（A-aDO₂）**は開大しない。

◉ 拡散障害

　肺胞まで到達したO₂は，肺胞腔から毛細血管内にある赤血球内ヘモグロビン（Hb）に結合するまでに，肺胞上皮細胞，間質，毛細血管内皮細胞，血漿を通過する。この物理的な現象を拡散という（**図1**）。拡散障害とは，この肺胞気から赤血球までO₂が拡散する過程で，なんらかの原因によって拡散面積の減少や拡散距離の増加などの障害が生じることをいう（**図2**）。拡散障害では，A-aDO₂は開大し，低酸素血症を呈する病態となる。拡散障害がよほど高度にならない限り，安静時には低酸素血症にならないが，運動時には赤血球が肺胞を通過する時間が短くなるため，低酸素血症の原因になる。ただし，CO₂はO₂に比べて約20倍速く拡散するため，拡散障害があっても肺胞低換気がない限りPaCO₂は上昇しない。

◉ 換気−血流比不均等

　静脈血は，肺毛細血管網を通過する過程でO₂とCO₂の交換が行われ，動脈血化される。このガス交換が十分に行われるためには，肺胞換気量と

> **肺胞気−動脈血酸素分圧較差（A-aDO₂）**
> A-aDO₂とは肺胞気酸素分圧（P$_A$O₂）とPaO₂の差のことであり，
> A-aDO₂ = P$_A$O₂ − PaO₂
> の計算式で算出できる。
> 室内空気吸入時（FiO₂ 21%）の場合，
> P$_A$O₂ = (760 − 47*¹) × 0.21 − PaCO₂/0.8*²
> で求めることができる。安静時PaCO₂は40Torrであるため，代入して計算するとP$_A$O₂ ≒ 100Torrとなる。
> 健常者でも換気−血流比の不均等が多少あるためPaO₂は100Torrにはならず，そのためA-aDO₂は0にはならない。室内空気吸入下ではA-aDO₂は10Torr以下が正常範囲と考えられ，10～20Torrを境界値，20Torr以上を異常値としている。
>
> *1: 体温37℃で飽和された水蒸気圧
> *2: 呼吸商（ガス交換比）

図1　拡散現象

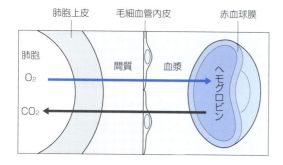

図2　拡散障害

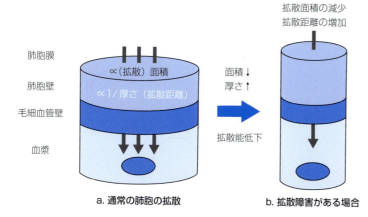

a. 通常の肺胞の拡散　　b. 拡散障害がある場合

肺血流量が常に保たれているだけでは不十分であり，肺内の各領域において換気量と血流量のマッチング，すなわち換気－血流比が適切であることが重要である。

健常肺でも血流は重力の影響で下肺に多く分布するため，肺内の換気－血流比は一定ではなく，その値は不均等に分布している（**表1**）。すなわち，上肺では換気が普通にあっても血流が少ないことから換気－血流比を表すV/Q比は3.0程度となるが，中肺野では換気と血流のバランスがほぼ同程度となるためV/Q比は1.0となる。下肺野になると換気も多くあるが，重力の影響で血流がかなり多くなるため，V/Q比は0.6程度となり，肺野全体では平均して0.8程度となる。

このように，健常肺においても肺の領域によって換気－血流比の不均等があるが，なんらかの疾患や障害によって血流が少ない肺胞や換気が非常に少ない肺胞が出現すると，この不均等分布が増大してPaO_2は低下してくる（**図3**）。しかし，$PaCO_2$については，換気応答が正常に機能していれば上昇しない。また，換気－血流比不均等の場合，A-aDO_2は開大するが，通常はO_2吸入を行うことでPaO_2は改善する。

● シャント（右－左シャント）

右心室から拍出された血液が肺胞気に接触せず，酸素化されないまま左心系に流入する病態を右－左シャントという。シャントがある場合，A-aDO_2は開大し，O_2吸入を行ってもシャント血に対する効果は認められないため，シャント率が高度の症例ではPaO_2はなかなか上昇しないという特徴がある。

シャントはその発生機序によって，解剖学的シャントと生理学的シャントに分類される。例えば，気管支動脈の一部は，気管支を還流した後，右心系に戻らずそのまま肺静脈に入ることがあるが，これを解剖学的シャン

表1 肺の各領域における換気－血流比の違い

	V：Q	V/Q
上肺野	0.6：0.2	3.0
中肺野	1.0：1.0	1.0
下肺野	2.4：3.8	0.6
全体	4.0：5.0	0.8

図3 換気－血流比不均等

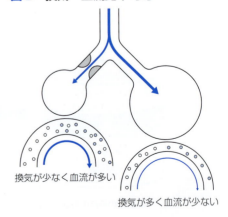

換気が少なく血流が多い

換気が多く血流が少ない

トという（図4）。また，無気肺や肺水腫などによって罹患領域の換気がなくなると，その部分に還流している血流はいわゆるシャント血となり，酸素化されることなく左心系に流入するが，このようなシャントを生理学的シャントという。さらに，先天性心疾患による右－左シャントなどもある。

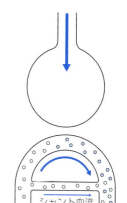

図4 解剖学的シャント

これらのような呼吸不全を引き起こす病態の原因をまとめると，表2のようになる。

低酸素血症

低酸素血症とは，肺胞低換気，拡散障害，換気－血流比不均等，シャントなどの原因によってPaO_2が低値（60Torr以下）となった状態のことであり，呼吸不全の定義のとおり，$PaCO_2$が45Torrを超える場合（II型）と超えない場合（I型）とがある。

I型呼吸不全は肺性障害またはガス交換不全などといわれ，$A\text{-}aDO_2$は開大する。$A\text{-}aDO_2$が開大する病態としては，拡散障害，換気－血流比不均等，シャント（右－左シャント）があるが，I型呼吸不全は重症化や長期化すると，II型呼吸不全を呈するようになることもある。

一方のII型呼吸不全は，肺外性障害あるいは換気不全といわれ，肺胞低換気によって高炭酸ガス血症を呈する。肺胞低換気のみの場合は，$A\text{-}aDO_2$は開大しない。

表3に，低酸素血症の分類を示す。

高炭酸ガス血症

高炭酸ガス血症とは，$PaCO_2$が45Torrを超える異常値を示す状態である。通常，延髄に存在する中枢性化学受容器は，$PaCO_2$が上昇する（すな

表2 呼吸不全の病態と原因

	病　態	原　因
肺胞低換気	十分なガス交換を行えるだけの肺胞換気量が得られていない状態	呼吸中枢からの換気ドライブの減少（抗不安薬や麻薬性鎮痛薬による呼吸中枢の抑制など），神経筋疾患，胸郭・肺の異常など
拡散障害	肺胞気から血液中までのO_2の拡散過程において，なんらかの障害が生じている状態	肺胞膜の障害・肥厚（間質性肺炎など），肺面積の減少（広範な無気肺，肺切除など），肺毛細血管血液量の減少（多発性肺血栓塞栓症など），血液のHb濃度の低下（貧血）など
換気－血流比不均等	肺胞換気量と血流のバランスが不均等な状態	気道疾患，間質性肺疾患，肺循環障害など，気道肺胞系・肺血管系に異常をきたすすべての疾患
シャント（右－左シャント）	右心室から拍出された血液が肺胞気と接触せず，酸素化されないまま左心系に流入する状態	肺内血管シャント（肺動静脈瘻など），肺胞内の充満（無気肺，肺炎），肺胞の虚脱（無気肺），肺内毛細血管の拡張（肝肺症候群）など

表3 低酸素血症の分類

肺胞低換気	II型呼吸不全	$PaCO_2 > 45Torr$	$A-aDO_2$正常
拡散障害	I型呼吸不全	$PaCO_2 \leq 45Torr$	$A-aDO_2$開大
換気–血流比不均等			
シャント（右–左シャント）			

わち高炭酸ガス血症になる）と換気量を増加してCO_2を排出しようとする。しかし，例えば呼吸筋力が著しく低下している神経筋疾患などでは，換気するための駆動力（筋力）が低下しているため，CO_2を排出することができなくなり，高炭酸ガス血症となる。また，$PaCO_2$が80Torr以上となるようなCO_2ナルコーシス状態になると，中枢に対して麻酔効果が生じて呼吸が抑制されるため，さらに高炭酸ガス血症が悪化することになる。

$PaCO_2$の値は，次に示した式から，肺胞換気量に反比例することがわかる。

$$P_ACO_2 = \dot{V}CO_2 \times 0.863 / \dot{V}_A$$

0.863：定数，$\dot{V}_A$：alveolar ventilation（肺胞換気量），$P_ACO_2 \fallingdotseq PaCO_2$と考えてよい

つまり，肺胞換気量が低下すると$PaCO_2$は上昇し，肺胞換気量が上昇すると$PaCO_2$は低下することになる。

肺の疾患などによって肺胞に障害が起こると，低酸素血症・高炭酸ガス血症の状態になると考えられるが，前述のように血中の二酸化炭素分圧が上昇してくると，受容器が感知して換気量を増やしてCO_2排出を促進するため，低酸素血症はきたすものの$PaCO_2$は正常範囲，あるいはやや過換気を反映して低値となることが一般的である。これをI型呼吸不全という。

2. 呼吸不全と運動制限

運動が制限される原因は呼吸不全のタイプや障害によって異なる。また，疾患によってはI型あるいはII型呼吸不全の特徴が強く出現する場合や混在する場合があり，その病態は複雑である。呼吸不全を呈する患者の運動が制限される主なメカニズムは次のとおりである。

酸素摂取および酸素運搬能にかかわる原因

肺胞の減少や肺胞の膜の肥厚によりO_2の取り込みが悪くなるとPaO_2の低下が起こる。このI型呼吸不全は運動能力を著しく低下させる。

Part II 臨床編

● 低酸素血症

呼吸不全によって十分なガス交換が困難な場合，PaO_2が低くなり，組織に届くO_2も少なくなる。これは末梢での筋の有酸素エネルギー代謝を制限し，運動能力を低下させる。

呼吸不全では，安静時にPaO_2や動脈血酸素飽和度（SaO_2）が正常限界より高くても，運動によってそれらの値が低値となる**運動誘発性低酸素血症（exercise induced hypoxemia：EIH）**を呈する場合が多い[4]。

間質性肺炎のように拡散障害が強い場合は，運動によって容易に低酸素血症に陥る。**図5**に，肺内の血液の酸素化の様子を示す。肺胞内に到達した混合静脈血は，毛細血管を介して肺胞に接触すると酸素化される。

肺内の血液の酸素化には，拡散能に加え，肺内の血流速度が関係する。正常な肺胞では，血液がほぼ100％酸素化（$PaO_2 > 95mmHg$あるいは$SaO_2 ≒ 100％$）されるのに必要な時間は，わずか0.25秒である。この時間は，安静時の肺内血流速度から換算される血液（赤血球）の肺胞接触時間0.75秒より十分に短く，たとえ運動中でも肺胞接触時間は0.25秒を下回らない。

しかし，肺線維症や肺気腫のような拡散障害が起こる病態では，酸素化に必要な時間が0.25秒より大幅に延長するため，安静時でも酸素化が十分に行えない。この場合，血液は十分に酸素化されないまま肺胞を通過し，体循環へ流出する。運動時には血液の肺胞接触時間はさらに短縮するため，

> **運動誘発性低酸素血症**
> 運動によって末梢での酸素消費が増加するために起こるが，それ以外にO_2の取り込みの部分での障害も関係する。

2章 呼吸機能障害と運動

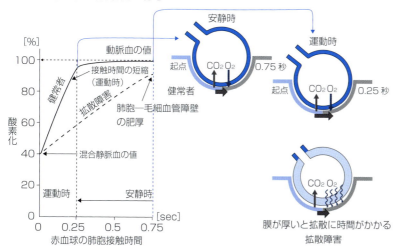

図5 肺内血液の酸素化の様子

グラフ中の実線は健常者の，破線は拡散障害が強い場合の赤血球の肺胞接触時間と酸素化との関係を示している。安静時は血流が遅いため，接触時間は0.75秒あまりだが，運動時は血流が速いため，接触時間は0.25秒しかない。拡散障害があると，完全に酸素化されるために必要な時間が延長するため，安静時でも酸素化が十分ではなく，運動時はさらに酸素化が悪化する

（文献5より改変引用）

これらの疾患では低酸素血症が運動時にさらに悪化する[5]。

● 低酸素性肺血管攣縮

肺胞の酸素分圧が低下すると，毛細血管が攣縮し血流が減少する。これを低酸素性肺血管攣縮（hypoxic pulmonary vasoconstriction：HPV，**図6**）という[13]。

もともとこの反応は，換気が少なく酸素分圧が低い肺胞の毛細血管の血流を減少させ，換気が多く酸素分圧が高い肺胞へ血流を分配するための合理的な機構である。しかし低酸素血症が強い場合は，肺全体の毛細血管が攣縮を起こしてしまう。これによって肺全体の血管抵抗が上昇すると肺動脈圧の上昇（肺動脈高血圧），右心の**後負荷**の増加が起こり，右心系に負担がかかる。そのため，心拍出量を増加させることができず，運動能力が低下する。

> **後負荷**
> 心臓が収縮し始めた後に加わる負荷をいう。この場合は末梢血管抵抗である。

換気力学的な原因

気道閉塞や呼吸筋弱化は換気不全による$PaCO_2$の上昇を伴うPaO_2低下，すなわちⅡ型呼吸不全を呈する。

● 気道閉塞現象

慢性閉塞性肺疾患（chronic obstructive pulmonary disease：COPD）の代表である肺気腫は，呼気時に気道が閉塞するという**閉塞性換気障害**の一つである。呼気時には胸腔内圧の上昇により気道が潰れやすくなるが，肺胞が支持組織の役割を担うことで気道は簡単には潰れない。しかし，肺気

> **閉塞性換気障害**
> スパイロメトリーの結果によって，換気障害は1秒率が70％未満の閉塞性換気障害と，比肺活量（予測肺活量/実測肺活量）が80％未満の拘束性換気障害，この両方の特徴を有する混合性換気障害に区分できる。

図6　低酸素性肺血管攣縮

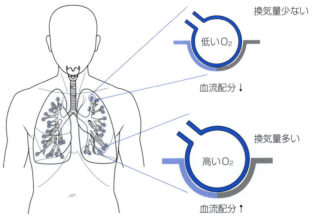

換気量が少なく酸素分圧が低い肺胞は（立位の場合は肺尖部），毛細血管が収縮して血流が減少する。一方，換気量が多く酸素分圧が高い肺胞は，毛細血管が拡張して血流が増加する

腫では肺胞が破壊され，気道を支える肺胞が減少するため，呼気時に容易に気道が潰れて呼息が困難となる（呼気時気道閉塞現象，図7）。

呼気努力や運動などでは胸腔内圧が上昇しやすくなるため，気道閉塞現象が起こりやすく，この閉塞によって気道抵抗が上昇する。換気量が増大すると呼気流速も速くなるため，これらにより呼吸仕事量が増大する。

この呼吸仕事量の増大は，呼吸筋酸素摂取量の増大をもたらす。肺気腫ではもともと体酸素摂取量に対する呼吸筋酸素摂取量が多いため，呼吸仕事量の増大は全酸素摂取量の増大をもたらす。また，呼吸仕事量の増大は呼吸努力を増加させるため，これにより呼吸筋疲労や呼吸困難が起こりやすくなる。これらは肺気腫の運動時の制限因子として極めて大きい。

●肺コンプライアンスと肺気量位の変化

肺コンプライアンスとは，肺の"軟らかさ"のことである。肺胞が破壊されて気腫化が進むと，肺のコンプライアンスは上昇する。図8に，正常例，COPD，**肺線維症**における肺の圧量曲線を示す[5]。正常例に比べてCOPDでは，同じ圧に対する肺の拡張の程度が大きい，すなわち肺が軟らかい。これは肺気腫では肺胞の破壊によって肺の収縮圧が減少するためである。一方，肺線維症の場合は，同じ圧に対する肺の拡張の程度が小さい，すなわち肺が硬くなっている。肺線維症の場合，肺の炎症による線維化に

> **肺線維症**
> 間質性肺炎の末期には肺の間質組織の線維化が進行し，肺線維症を呈する。

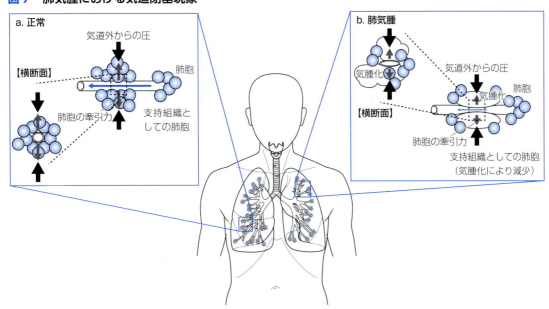

図7 肺気腫における気道閉塞現象

呼気時の気道にかかる圧と牽引力の関係を示す。呼気時には，胸腔の圧縮により気道に外圧が発生する。正常例（a）では，気道の周囲にある肺胞が支持組織として働き，気道が外圧で潰れないように支える。一方，肺気腫の場合（b），肺胞の破壊によって気腫化が進むと気道を支持する肺胞が減少するため，気道が潰れやすくなり，気道が狭小化あるいは閉塞する

図8 正常例，COPD，肺線維症患者における肺の圧量曲線

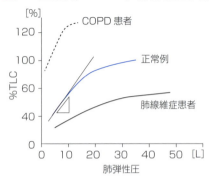

縦軸が肺気量，横軸が肺弾性圧を示す。各線の左端がFRCにおける測定圧である。肺気量位が高くなると，肺の弾性収縮圧が増加する。肺線維症では肺が硬い（コンプライアンスが低い）ため，同じ圧でも拡張しない。一方，肺気腫では，わずかな圧で容易に拡張する

FRC：機能的残気量，TLC：全肺気量

（文献5より一部改変引用）

> **過膨張**
> 呼吸器系はFRC位において，肺の収縮圧と胸郭の拡張圧が釣り合っている。肺気腫では肺のコンプライアンス上昇（収縮圧の減少）により，FRCが高くなる。この状態を過膨張と表現する。

よって肺が小さくなり，伸縮性も乏しくなる。

肺コンプライアンスの変化は，肺気量分画にも影響を及ぼす。肺気量位は，肺実質の収縮圧と胸郭の拡張圧（呼吸筋の収縮を含む）のバランスで決まる。

肺気腫の場合，コンプライアンスの上昇により肺の収縮圧が減少するため，相対的に胸郭拡張圧が増大し，肺が**過膨張（lung hyperinflation）**となる。また，呼気時気道閉塞現象によって呼息も困難となる。そのため，機能的残気量（functional residual capacity：FRC），全肺気量（total lung capacity：TLC），残気量（residual volume：RV）が増加する（図9）。この肺気量の増加は吸気筋にとっては不利であり，呼気筋力は低下する（後述）。

> **V_TとTV**
> 運動負荷試験時の一回換気量はV_T，スパイロメトリー測定時の一回換気量はTVと，用いる略号が異なる。

一方，肺線維症では，肺コンプライアンスの低下によりFRC，TLC，RVはいずれも減少する。特に，**一回換気量（tidal volume：V_T）**の減少は呼吸パターンに影響を与える。

> **zone of apposition**
> zone of appositionとは，横隔膜肋骨部が胸郭に接している部分を指す。呼気時には，腹部より陰圧となっている胸腔内圧によって，横隔膜が胸腔内に引き込まれている。それによりzone of appositionは拡大する（part I，2章，p.21参照）。

● 呼吸筋のdisadvantage

肺気腫でみられる肺の過膨張は，呼吸筋における，筋の長さ－張力関係（Part I，1章，p.14参照）の変化を介した呼吸筋収縮力の減少をもたらす。このことを，呼吸のresting positionであるFRCを基準に説明する。FRCが増加すると**zone of apposition**が減少し，吸気開始時の吸気筋（特に横隔膜）の長さは健常者に比べて短縮している状態となる。この状態は筋の長さ－張力関係から考えると不利であり，中枢からの呼吸中枢出力が同じ場合は呼吸筋収縮力は減少する。そのため，同じ換気量を維持するには呼吸中枢出力を増加する必要がある。呼吸中枢出力の増加は，呼吸努力感，さらには呼吸困難の出現をもたらす。

肺の過膨張は筋の長さ以外にも，横隔膜の機械的損失を引き起こす。横隔膜はドーム型であるため，その発生張力（T），発生圧（Pi－Po），ドー

ムの大きさ（半径rの大きさ）にはLaplace modelが適用できる[7]。横隔膜の平底化が起こると，横隔膜の収縮力に対する発生圧が減少する。このように，呼吸筋の機械的なdisadvantageが起こると，運動時には容易に呼吸筋疲労に陥り，運動が持続できなくなる（図10）。

換気量の制限

漸増運動負荷試験を行うと，運動強度に応じて心拍数（heart rate：HR）と分時換気量（$\dot{V}_E$）が増大する。漸増的に運動強度を増加させていくと，いずれは運動を持続できなくなるオールアウトに達する。健常者の場

図9 各疾患の肺気量分画

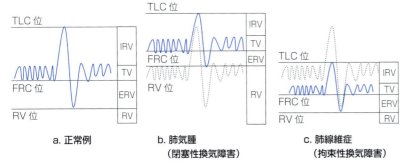

a. 正常例　　b. 肺気腫（閉塞性換気障害）　　c. 肺線維症（拘束性換気障害）

TLC：全肺気量，FRC：機能的残気量，RV：残気量，TV：一回換気量，IRV：予備吸気量
ERV：予備呼気量

各グラフには，正常例の呼吸曲線を重ねている。肺気腫（閉塞性換気障害）では過膨張の影響によって，正常よりもTLC，FRC，RV，いずれの値も大きくなる。しかし，RVの増大が大きく呼出できないため，肺活量（IRV＋TV＋ERV）は健常者より小さくなる。一方，肺線維症（拘束性換気障害）では肺が小さく硬くなるため，TLC，FRC，RVとも小さくなる

図10 肺の過膨張による吸気筋への影響

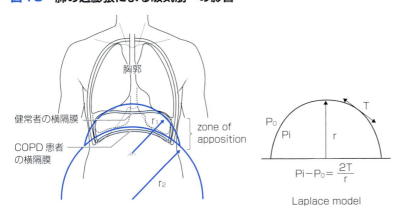

肺の過膨張により，横隔膜は腹側へ降下する。その結果，横隔膜の肋骨部は短縮し，筋の収縮力は低下する。また横隔膜のドームの半径は長くなるため（$r_1 < r_2$），Laplace modelで説明される同じ張力（T）に対する発生圧（$P_i - P_o$）は減少する。すなわち，横隔膜の平底化が起こると，同じ呼吸中枢出力で得られる横隔膜発生圧は減少する

> **予測最大HR**
> 220 − 年齢である。20歳なら予測最大HRは200 beats/minである。

合は下肢の疲労により運動が終了する。また，HRが**予測最大HR**に達することも少なくない。

運動強度が増加すると酸素摂取量（$\dot{V}O_2$）もHRも増加するため，$\dot{V}O_2$-HR関係は直線となる（図11）。心疾患では一回拍出量の低下があるため，HRを増大させることで必要な心拍出量を賄う。そのため，健常者よりも同一運動強度に対する心拍反応が大きく，$\dot{V}O_2$-HR関係は急峻となる。その結果，容易に最大HRに達してしまうため，最高酸素摂取量（**peak $\dot{V}O_2$**）は低値をとる。COPD患者の場合，$\dot{V}O_2$-HR関係は健常者とそれほど変わらないにもかかわらず，HRが低いうちにオールアウトに達してしまい，その結果，peak $\dot{V}O_2$は心疾患患者と同様に低値を示す。心疾患とCOPDの違いは，最大運動時に心疾患では心予備力を残さないのに対し，COPDは心予備力が残っている。すなわち，COPD患者では心機能が運動制限要因とはならず，心機能が最大まで動員される前に運動が終了してしまう[7]。

> **$\dot{V}O_2$maxとpeak $\dot{V}O_2$**
> 漸増運動時の最大値の表現はmaxとpeakが混在している。厳密には二者は異なる。非病的状態で，かつ最大努力にて得られた値にはmax（例えば$\dot{V}O_2$maxやV_E max）を用いて表現する。病的あるいはなんらかの要因により最大努力で得られるであろう値より低い場合はpeak（例えばpeak $\dot{V}O_2$, peak $\dot{V}_E$）を用いて表現する。

漸増運動時の$\dot{V}O_2$-$\dot{V}_E$関係は二次曲線状で$\dot{V}O_2$の増加に対して$\dot{V}_E$が相乗的に増大する（図12）。これは，運動強度が無酸素性作業閾値（anaerobic threshold：AT）を超えると，乳酸緩衝のためのCO_2生成が増加し，CO_2を排出するために換気量が増加することが原因である。それでもスパイロメトリーで得られる**最大換気量（maximal voluntary ventilation：MVV）**と比較すると，健常者の場合はオールアウトまで運動強度を増加させても，最大分時換気量（$\dot{V}_E$ max）は静的条件で観測されるMVVの値よりはるかに小さい[8]。この差を呼吸予備能（breathing reserve：BR）とよぶ。COPDのBRは，ほとんどないか，あるいはMVV＜peak $\dot{V}_E$となる。これは，COPDではピーク時は換気能力が最大限に動員されていることを示す（Part I，2章，p.31参照）。

> **最大換気量**
> スパイロメトリーの一つで，12秒間マウスピースへ最大努力で呼吸運動（吸う−吐く）を行う検査である。主に気道の閉塞と呼吸筋力で決まる。$FEV_{1.0}$（1秒量）の40倍ほどである。

● 呼吸パターンの変化

肺線維症患者では肺のコンプライアンスが低くなるため，運動時にV_Tを増大させることが難しく，呼吸数の増大で$\dot{V}_E$の増加を賄う。このような"速くて浅い"呼吸パターンを，浅速呼吸（rapid-shallow breathing pattern）という。心不全例でも肺うっ血によって肺コンプライアンスが低下するため，同様に浅速呼吸となる[9]（図13）。

肺コンプライアンスが低下する疾患では，肺を拡張させるには呼吸筋力が必要になるため，一回換気量（V_T）の代わりに呼吸数を増加させることで呼吸筋仕事量の増加を抑制する。一方で換気効率の面からは不利である（Part I，2章，p.33参照）。逆に，肺コンプライアンスが上昇する閉塞性肺疾患でも，運動時のV_T増加量は小さくなる。これは，気道閉塞現象によって呼気を呼出することができないため，限りのある吸気量の増大だけ

Part II 臨床編

では必要なV_Tの増大を賄いきれないためである。

　健常者，閉塞性肺疾患患者，拘束性肺疾患患者の漸増運動負荷中のV_Tの増加の様子の比較を図14に示す。健常者は最大運動においても，V_Tは**最大吸気量（inspiratory capacity：IC）**に比べて十分に小さい。これは$\dot{V}_E$についても同様で，運動中止点における$\dot{V}_E$はMVVと呼吸予備能（BR）に比べて小さい。

> **最大吸気量**
> ICは，FRCから最大吸気位まで吸気を行った際の吸気量を指す（Part I, 2章, p.25参照）。

図11　各種疾患における心拍数と酸素摂取量の関係

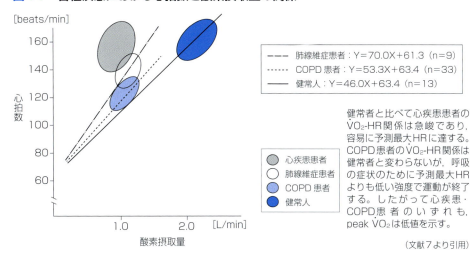

- 肺線維症患者：Y＝70.0X＋61.3（n＝9）
- COPD患者：Y＝53.3X＋63.4（n＝33）
- 健常人：Y＝46.0X＋63.4（n＝13）

凡例：
- 心疾患患者
- 肺線維症患者
- COPD患者
- 健常人

健常者と比べて心疾患患者の$\dot{V}O_2$-HR関係は急峻であり，容易に予測最大HRに達する。COPD患者の$\dot{V}O_2$-HR関係は健常者と変わらないが，呼吸の症状のために予測最大HRよりも低い強度で運動が終了する。したがって心疾患・COPD患者のいずれも，peak $\dot{V}O_2$は低値を示す。

（文献7より引用）

図12　健常者と閉塞性肺疾患（COPD）患者の運動に伴う換気量の反応の比較

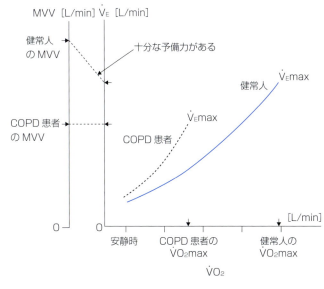

MVV：最大換気量
$\dot{V}_E$ max：最大分時換気量

健常者の$\dot{V}_E$ maxはMVVよりも十分に低い。COPD患者の$\dot{V}_E$は，MVVと近接するか，MVVのほうが$\dot{V}_E$ maxよりも高くなることがある

（文献8より引用）

図13 漸増運動負荷テスト中の呼吸パターン

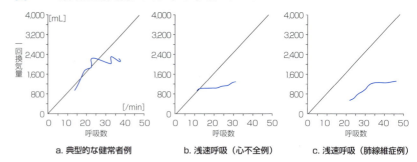

a. 典型的な健常者例　　b. 浅速呼吸（心不全例）　　c. 浅速呼吸（肺線維症例）

健常者でも，ある程度運動強度が高くなると一回換気量の増加が頭打ちとなり，呼吸数の増大で換気量を賄う．しかし，心不全例では低強度から浅速呼吸が進行しており，一回換気量はほとんど増えない．循環の制限によって運動が終了するため，呼吸数は健常者と同程度までしか増加しない．肺線維症の場合は，運動開始時点から呼吸数が多く，呼吸数の最大値は50/minを超えることもある．一回換気量はある程度は増えるものの，運動強度が低いうちに頭打ちになる

（文献9より一部改変引用）

図14 健常者，閉塞性肺疾患，拘束性肺疾患における漸増運動負荷テスト中の分時換気量と一回換気量の関係

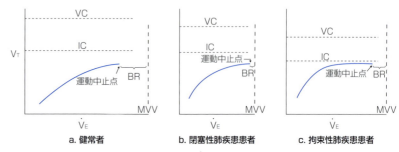

a. 健常者　　b. 閉塞性肺疾患患者　　c. 拘束性肺疾患患者

BR：呼吸予備力，MVV：最大換気量，peak $\dot{V}_E$：最高分時換気量，V_T：一回換気量

グラフの終点は被検者の最大運動能を示す．縦の破線は被検者のMVVを示し，MVVとpeak $\dot{V}_E$との差がBRである．閉塞性肺疾患者ではBRは極めて小さい．V_Tは常に肺活量やICよりも小さいが，拘束性肺疾患者のV_TはICに極めて近接する

（文献10より引用）

● 肺の動的過膨張

肺気腫では安静時にも肺の過膨張が起こっているが，運動によりその程度が悪化することがある．

図15に，漸増運動時の肺気量位の変化を示す．健常者では，運動負荷の増大に伴うV_Tの増大を，主に吸気量を増加させることで賄う．しかし，呼吸数も増加するため，最大運動強度においても全肺気量位（TLC位）に対して十分な残余がある．

一方，COPD患者では，運動開始前の時点で肺気量位が高く，換気量の増大に伴って呼気時の胸腔内圧が高くなるため，気道閉塞現象が悪化する．さらに，最後まで息を吐ききれないまま次の吸気を始めるため，徐々に呼

図15 肺の動的過膨張

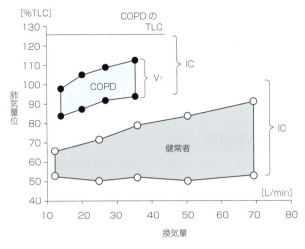

健常者とCOPD患者における漸増運動時のV_Tと肺気量位の変化を示している。健常者に比べ、COPD患者は運動開始前から肺気量位が高く、運動強度が強くなるとさらに高くなる。縦軸の肺気量位は、%TLCで示している

(文献12より引用)

気終末肺容積(end-expiratory lung volume : EELV)は高くなる。これを肺の動的過膨張(lung dynamic hyperinflation)とよぶ[12]。その結果、吸気終末肺容積(end-inspiratory lung volume : EILV)はTLCに近づくため、V_Tの増加が限界に達する。また、増加するEELVは横隔膜の短縮をもたらし、長さ－張力関係で説明される横隔膜のdisadvantageもさらに進むため、呼吸筋疲労も起こしやすい。これらはCOPDにおいて運動を制限する重要な機序である。

● 換気効率

COPDや肺線維症患者の運動時にみられる浅速呼吸は、換気効率の面からも不利である。口元で測った$\dot{V}_E$と、実際に利用できる肺胞内を換気するガスの量(分時肺胞換気量)は等しくない。これは一回肺胞換気量(V_T－死腔)と呼吸数から説明できる(PartⅠ、2章、p.33参照)。

浅速呼吸は換気効率の面で不利であるが、肺線維症のように肺コンプライアンスが低下している場合は、V_Tを増やせない代わりに戦略的に呼吸数を増やしているため、むやみにV_Tを増やして呼吸数を減ずる調整をしても効果はない。

● シーソー呼吸、奇異呼吸

健常者の場合、吸気時には胸郭の吸気筋(主に外肋間筋)と横隔膜の活動によって胸郭が拡張し、同時に横隔膜が腹部臓器を尾側へ押し下げるため、腹部が膨隆する。

一方、呼吸不全患者では、運動時に呼吸運動における胸郭と腹部の協調性が低下することが少なくない。これは、神経学的に呼吸筋活動が協調し

ない例もあるが，呼吸筋力の弱化や呼吸筋疲労によって呼吸筋収縮力が低下することで生じる。

吸気時に腹部は膨隆するが上部胸郭が縮小（陥没）する場合をシーソー呼吸，胸郭は拡張するが腹部が陥没する場合を奇異呼吸（abdominal paradox）という（図16）。いずれもV_Tが増加しないため，運動の制限因子となる。

末梢組織（筋）にかかわる原因

呼吸不全の影響は末梢の筋にも及び，筋組成の変化は運動機能を低下させる。

● 筋組成の変化

骨格筋には，有酸素性のエネルギー代謝に優れた持久性能力が高い遅筋（TypeⅠ線維）と，収縮速度が速く収縮力が強い速筋（TypeⅡaおよびⅡb線維）がある。

加齢による筋組成の変化として速筋線維の選択的萎縮があるが，COPDでは遅筋線維も減少する[14]。その結果，非COPD者と比べ，遅筋線維の割合が低くなる。そのため同じ運動強度であっても健常者に比べ無酸素性作業閾値（AT）に容易に達する。

● 無酸素性作業閾値の低下

健常者に比べ，呼吸不全患者の運動耐容能は低下し，peak $\dot{V}O_2$，ATともに減少する。呼吸不全患者のpeak $\dot{V}O_2$の低下は，運動強度の増大に対する換気量の増加や換気効率の悪化，呼吸困難などの要因が大きい。

ATについてはもともと末梢の筋の要素が大きいが，呼吸不全による筋組成の変化はATに影響を与える。呼吸不全が筋に及ぼす影響として組織

図16　胸郭・腹部の非協調運動

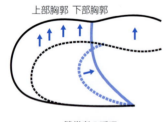
a. 健常者の呼吸

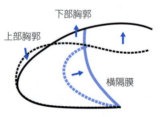
b. シーソー呼吸

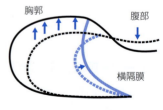
c. abdominal paradox

b：シーソー呼吸…肋間筋の収縮力が弱化すると（頸髄損傷など），横隔膜の収縮力によって下部胸郭が拡張して腹部も膨隆するが，上部胸郭は胸腔内の陰圧によって陥没する
c：abdominal paradox…横隔膜の収縮不全があると肋間筋の活動で胸郭は拡張するが，横隔膜は腹部内臓を尾側へ押し出せないため腹部は膨隆せず，むしろ相対的には陥没する

学的・生化学的な変化があり，長期間の低酸素状態への暴露は有酸素系酵素活性を低下させ，遅筋線維を減少させる[15]（**表4**）。これらの変化によりATが減少する。

さらに，ATが減少すると，同じ運動強度であっても容易にアシドーシスに至るため，生成されたCO_2を排出して乳酸を緩衝するために，換気量は増大する（**図17**）。呼吸不全患者にとって換気量の増大は，呼吸困難の増大の原因となり，運動も制限される。

表4　種々の条件によって襲来する慢性低酸素症に対する骨格筋の組織学的・生化学的順化

	高　地	呼吸不全	心不全
有酸素系酵素	↓	↓	↓
解糖系酵素	←→	←→	←→
I型筋線維（遅筋）	←→	↓ ←→	↓ ←→
II型筋線維（速筋）	←→	↑ ←→	↓ ←→
毛細血管密度	↓	?	↓ ←→
筋肉断面積	↓	↓	↓

（文献15より引用）

図17　健常高齢者とCOPD患者の無酸素性作業閾値と最高酸素摂取量

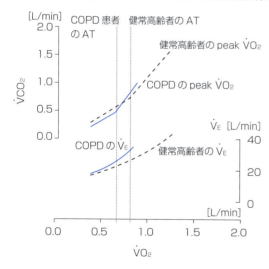

$\dot{V}_E$：分時換気量
peak $\dot{V}O_2$：最高酸素摂取量

健常高齢者に比べ，COPD患者ではAT，$\dot{V}O_2$いずれも低値を示す。COPD患者はATが低いため，低強度からCO_2生成量が増加する。その排出のために$\dot{V}_E$が増加する

【文　献】

1) 川上義和：呼吸不全の定義，診断基準．呼吸不全 診断と治療のためのガイドライン（厚生省特性疾患「呼吸不全」調査研究班 編），メジカルレビュー社，10-13，1996．
2) 玉木　彰：呼吸不全と換気異常の理解に直結する解剖整理　O_2とCO_2の交換・運搬．呼吸器ケア 13（4）：321-326，2015．
3) West JB, Luks AM：West's Respiratory Physiology 10th ed, LWW, 2015.
4) 藤井達夫 ほか：慢性閉塞性肺疾患患者における運動誘発性低酸素血症と長期予後の関係．日本胸部疾患学会雑誌 35（9）：934-941，1997．
5) 小山信一郎，堀江孝至：呼吸機能検査とその解釈．呼吸療法テキスト 改訂第2版（3学会合同呼吸療法認定士委員会 編）：38-52，克誠堂出版，2005．
6) 解良武士：呼吸筋力の特性．理学療法科学 16（4）：231-238，2001．
7) 栗原直嗣 ほか：運動時の心循環反応と anaerobic threshold. 呼吸 9（4）：422-427，1990．
8) 平賀　通，栗原直嗣：閉塞性肺疾患の運動負荷試験．呼吸器疾患の運動療法と運動負荷テスト 改訂第2版（谷本普一 編），克誠堂出版，2007．
9) Akaishi S, et al.: Relationship between exercise tolerance and TV vs. RR relationship in patients with heart disease. J Cardiol 52（3）：195-201, 2008.
10) 栗原直嗣 訳：総合的心肺運動負荷テストにおける測定項目．運動負荷テストの原理とその評価法（谷口興一 監訳）：61-90，南江堂，1999．
11) 藤本繁夫 ほか：運動負荷と limiting factor. 呼吸と循環 44（4）：345-351，1996．
12) O'Donnell DE, Webb KA: The major limitation to exercise performance in COPD is dynamic hyperinflation. J Appl Physiol 105（2）：753-755, 2008.
13) 浦野哲哉：ハイポキシアと肺血管反応．呼吸と循環 47（6）：559-564，1999．
14) Richardson RS, et al.: Reduced mechanical efficiency in chronic obstructive pulmonary disease but normal peak $\dot{V}O_2$ with small muscle mass exercise. Am J Respir Crit Care Med 169（1）：89-96, 2004.
15) 沓澤智子：ハイポキシアと骨格筋代謝．呼吸と循環．47（6）：581-587，1999．

MEMO

3 心機能障害と運動

Part Ⅱ 臨床編

木村雅彦

はじめに

　心筋梗塞や心不全が起こると，最高酸素摂取量の低下や運動耐容能の低下が起こる．さらに重篤になると，心機能障害は生命すら脅かす．一方で，外科的あるいは内科的治療により心機能低下に歯止めがかかれば，運動療法を中心としたリハビリテーションにより運動耐容能が改善されたり，ADLを再獲得したりすることができる．これらの効果やその機序については，運動生理学・病態生理学の手法を用いた多くの研究によって明らかにされている．本章では，心筋虚血，不整脈，弁膜症などの代表的な基礎疾患に基づく心不全状態が，血行動態に及ぼす影響について解説する．

1. 心不全

心不全とは

　血液を循環させるポンプである心臓の機能は，臓器組織に酸素を供給することである．つまり，心臓のポンプ機能に求められる能力は，臓器組織必要とする血流量(臓器血流量および組織血流量)を満たすことにある．安静時だけではなく，運動時にもこの需給バランスが保たれていれば，生体は機能を維持することができる．一方，需給バランスを保つことができなければ，局所の虚血や機能障害を生じ，ひいては壊死や個体死につながることもある．

　心不全とは心臓になんらかの器質的障害を有し，必要臓器に十分な酸素供給ができない状態をいう．その基礎疾患として，虚血性心疾患や弁膜症，心筋症，不整脈，高血圧などのいわゆる心血管（循環器）疾患や代謝性疾患が存在する．

心不全の分類

　心不全は状態を表す言葉であり，血行動態から心不全の状態を考えてみると，ポンプが機能不全に陥ることで**低拍出（low output）**と血液のうっ滞〔**うっ血（congestion）**〕という2つの事象が生じる．うっ滞が進むと，心室手前の心房内の圧力が上がり，さらにその前に位置する静脈や臓器内に，静脈血がいわば渋滞を起こした状態となる（**図1**）．

　これら心ポンプ機能とうっ血の状態から血行動態を評価したものがForrester分類（**図2**）である．さらに，症状やフィジカルアセスメントの所見を加えて判別するNohria-Stevenson分類（**図3**）によって，心不全の状態を把握し，心不全のなり立ちから症状，徴候を一連の情報としてとら

低拍出
心ポンプ能力の減衰により目的とする臓器に必要な血液量を駆出できない状態．

うっ血
心ポンプ能力の減衰により心室内の血液を駆出できず，拡張末期の心室内の圧力が下がらない状態．

Part II 臨床編

3章 心機能障害と運動

図1 心不全状態における血行動態の模式図

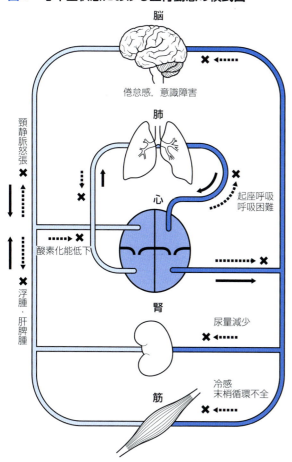

図2 Forrester分類

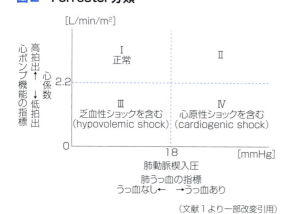

（文献1より一部改変引用）

図3 Nohria-Stevenson分類

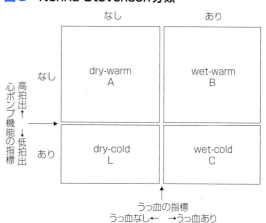

- うっ血所見：起座呼吸，頸静脈圧の上昇，浮腫，腹水，肝頸静脈逆流
- 低灌流所見：小さい脈圧，四肢冷感，傾眠傾向，低Na血症，腎機能悪化

（文献2より一部改変引用）

えることが重要である。

心不全にはいくつかの分類方法（**表1**）があるが，心臓には体循環にかかわる左心室と肺循環にかかわる右心室があることから，左心不全と右心不全が区別される。

ただし，左心系と右心系は一連の循環系であり，両心不全を呈したり，症状として両者が同時に出現することも十分に想定しておかなければならない。

心不全の病期

心不全を病期からみると，急性心不全と慢性心不全に分けられる。

● 収縮能と拡張能

心臓という筋肉で構成された臓器について考えてみると，最も重要な運動は，体循環のポンプである左心室が拡張して十分な血液を充満すること，そして十分な収縮によって血液を駆出することである。心臓が血液を駆出する際に収縮する能力のことを収縮能，血液を心室に充満する際に拡張する能力のことを拡張能とよぶ。収縮能には心筋の収縮特性と後負荷（具体的には血管抵抗）が，拡張能には心筋の拡張特性と前負荷（静脈還流量）が影響する[3]（**図4**）。左室駆出率（left ventricular ejection fraction：LVEF）は左室の拡張末期容積に対する収縮期末期容積の比率で，従来から代表的な収縮能の指標として用いられている。しかし，1990年代から単に心機能を収縮能である駆出率（EF）だけで評価するのではなく，拡張能も注目されるようになった。左心室の拡張能が障害されると，後負荷や前負荷の増大によって左心室への逆流が生じるため左室拡張末期圧が上昇しやすくなり，心不全を惹起する。拡張能の指標については，直接測定できる方法が

左心不全
全身臓器組織に対する低拍出所見として，末梢の冷感，冷や汗，尿量の減少や倦怠感，意識障害などに注意する必要がある。左心室上流に位置する肺に生じるうっ血（肺うっ血）の所見としては，起座呼吸（臥位をとると肺うっ血が強くて苦しく，寝ていられないため，座って上半身を起こした状態で行う呼吸）や夜間発作性呼吸困難が特徴的である。

右心不全
肺への駆出が障害されており，低酸素血症を生じることがある。また，うっ血は体静脈系に生じるため，頸静脈怒張，下肢浮腫，肝腫大を認めることなどが特徴である。

急性心不全と慢性心不全
例えば，急性心筋梗塞を発症し，心機能低下が急速に発生した場合が急性心不全である。一方，陳旧性心筋梗塞や，高血圧などの基礎疾患心機能障害が遷延化した状態が慢性心不全である。

前負荷（preload）と後負荷（afterload）
心臓のポンプの前後という意味で前負荷，後負荷という。

左室駆出率
正常では60%程度である。

表1 心不全のさまざまな分類

左心と右心（循環系）に基づく分類（うっ血性心不全）	・左心不全 ・右心不全
基礎疾患に基づく分類	・虚血性心不全 ・高血圧性心不全　など
左室収縮能に基づく分類	・HFrEF ・HFmrEF ・HFpEF
病期に基づく分類	・急性心不全 ・慢性心不全
血行動態の安定程度に基づく分類	・代償性心不全 ・非代償性心不全

HFrEF：heart failure with reduced ejection fraction
HFmrEF：heart failure with mid-range ejection fraction
HFpEF：heart failure with preserved ejection fraction

図4 心拍出量ならびに収縮能と拡張能に影響する因子

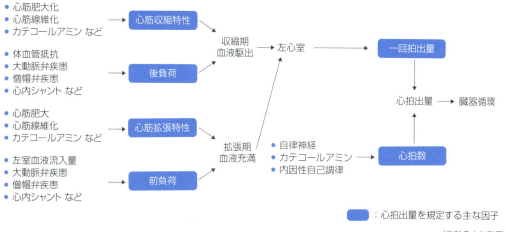

（文献3より引用）

確立されていないため，現在は心臓超音波検査によって得られる左室急速流入血流速度／僧帽弁輪最大拡張早期運動速度（early diastolic filling velocity/peak early diastolic velocity of the mitral annulus：E/E'）などが用いられている。

近年は，収縮能の低下した心不全（heart failure with reduced ejection fraction：HFrEF）と，収縮能が保たれている心不全（heart failure with preserved ejection fraction：HFpEF）の2つに区分する概念がある。さらに欧州心臓学会（European Society of Cardiology：ESC）は，中等度にEFが低下したものをHFmrEFとして区分している。EFが保たれるHFpEFは，EFの低下したHFrEFと比べて死亡率が低いが，HFpEFは高齢者に多くみられるため[4]，心臓血管死以外の死亡リスクも考慮すべきと考えられている。

● 代償機転

心筋の収縮性が悪化し，ポンプ機能が慢性的に低下している状態では，心筋の収縮特性を保つためにさまざまな機序が働き，生命維持や活動に必要な心拍出量の維持が図られる。この機序がいわゆる「代償機転」である。代償性心不全と非代償性心不全という分類は，代償機転の範囲内にとどまって血行動態が安定しているかという観点と考えることができる。

生体にはさまざまな代償機能が存在しており（**図5**），心不全を生じうる病態においてもそれぞれが相互に関連し合って，一定の範囲内での代償を図っている（代償性心不全）。しかし一方で，それぞれの機序が代償範囲を超えると非代償性心不全に陥る。

図5　心不全で起きる代償機構（心不全の病態を形作る要因）

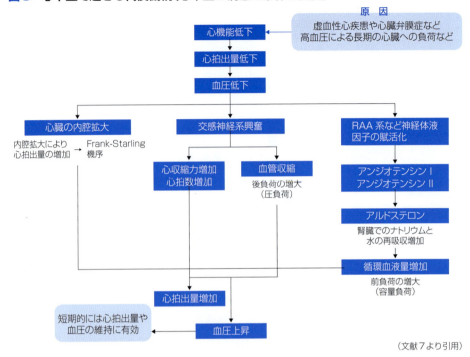

（文献7より引用）

◆ 神経性因子

　心臓交感神経活動の亢進は，β作用（心筋収縮力の増大や心拍数の増加）およびα作用（血管収縮による後負荷の増加）によって，心拍出量および血圧を維持しようと作用する。また，交感神経活動は体液性因子も活性化することで相乗効果をもたらす。しかし，慢性的な交感神経活動の過剰な亢進とそれに伴う副交感神経活動の減弱は，心拍予備能の減少，前負荷と後負荷双方の増大，心筋の肥大化や線維化を生じることになり，心不全の病態進展に寄与することになる。

◆ 体液性因子

　レニン-アンジオテンシン-アルドステロン系（renin-angiotensin-aldosterone system：RAAS）などの神経体液因子の賦活化は，心拍出量の低下に対して腎血管の収縮やナトリウムと水の再吸収を促進し，循環血液量を維持しようと作用する。また，それに対して利尿を維持しようとするナトリウム利尿ペプチドも作用し，これらの調節が代償を形成する。しかし，交感神経活動の亢進によってRAASが亢進すると低カリウム血症や心筋の線維化を招くことが知られており，これも心不全の病態を進展させる。

◆ 心臓における機械的代償

　心筋が伸張されて心筋長が長くなるほど収縮力が強くなることは，Frank-Starling機序[5]（図6）によって説明される。正常心の運動時なども，左室に充満する血液量（前負荷）を増加して左室内腔を拡大させることで，

Part II 臨床編

心筋の収縮力を高めることができる．心不全患者でもこれを利用して，左室内腔の拡大が生じる．一定の範囲では収縮力の維持増加が図れるため，この機序を用いることで最初は心ポンプ機能の低下を代償し一回拍出量と心拍出量を回復できる．しかし，これが長期にわたり，心筋の損傷や線維化が進行するにつれ，Frank-Starling曲線と圧容量曲線収縮終期が右下方に，拡張終期は上方に変偏して代償的な収縮能力が発揮できくなる[3]（**図7**）．

図6 各種病態におけるFrank-Starling曲線

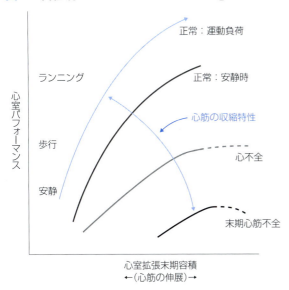

（文献5より引用）

図7 圧容量曲線ならびに不全心におけるその代償

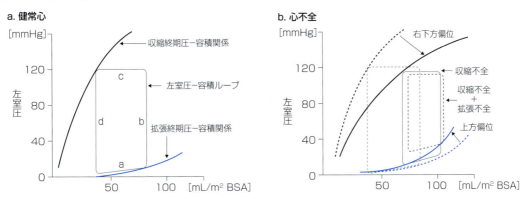

a：健常心の左室圧−容積関係を示す．拡張流入期（a），等容収縮期（b），駆出期（c），等容弛緩期（d）における左室圧と左室容積との関係を経時的に表示すると，一心周期で1つの左室圧−容積ループが描かれる．このループの面積が，左心室の外部仕事量を表し，収縮終期圧−容積関係と拡張終期圧−容積関係によって規定される
b：心不全状態における左室圧−容積関係を示す．収縮不全の左室圧−容積関係（実線）は，健常心と比べて右下方に偏位し，収縮終期圧−容積関係の勾配は低下する．収縮不全に拡張不全を伴う場合は，拡張終期圧が上昇するため，拡張終期圧−容積関係は上方に偏位する

（文献3より引用）

器質的にも，心室壁の菲薄化や心室腔の拡大，心室自体の肥大化（cardiomegaly）を生じて，終末期には代償の破綻による心不全増悪を招くことになる（図8）。

◉心機能低下による血流配分の変化

心臓から駆出される各臓器組織への血流配分は一律ではなく，安静時と運動時でも変化する。

臓器組織への血流配分の変化[6]（Part II，7章，p.370，図11参照）は，安静時，運動時とも血管緊張のコントロール（代償性血管拡張と交感神経系血管収縮）によって制御され，運動時には特に骨格筋へ配分される。心不全例では，健常者と比べて交感神経活動が亢進しており，レニン-アンギオテンシン系やバソプレシンなどによる末梢血管収縮によって，皮膚，筋，腎への血流が減少する。静脈系では，静脈還流量を増大させて心拍出量を維持するために，四肢の静脈収縮によって静脈容積の減少（静脈伸展性の低下）が生じている[8,9]。

このように，種々の代償機転の範囲内においては，抵抗血管（末梢動脈）と容量血管（静脈）の収縮は血圧の上昇に作用する。しかし，代償機転の範囲を超えて破綻すると，心不全が顕在化して臓器への血流が維持できなくなる。

◉重力による血液分布の変化

長期の臥床状態では，循環血漿量の減少をはじめとする身体機能の低下，ならびにその結果でもある運動機能や運動耐容能への弊害が多く指摘されている。

臥位からの起座や離床で生じる血圧の低下（起立性低血圧）の発生機序

図8 不全心におけるリモデリング

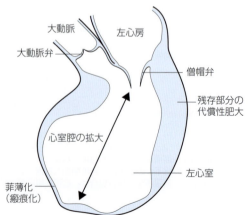

左心室を矢状面でカットし，側方から見た図

について解説する。

立位に比べ，臥位では静水圧の影響を受けるため静脈圧は上昇しやすい。これが心房や頸動脈にある圧受容器を持続的に刺激し，血液量が過剰であるという情報が視床下部に送られる。その結果，脳下垂体からの抗利尿ホルモン（antidiuretic hormone：ADH）の分泌抑制や心房性ナトリウム利尿ペプチド（atrial natriuretic peptide：ANP）の分泌を惹起し，利尿が起こり血漿量が減少する。

姿勢の影響により，臥位に比べて，頭尾側に高低差のある座位や立位では，血液が下肢へシフトする。脳，胸腹部，下肢動脈に代表される大口径の動脈路において，長軸方向に重力が作用し，血液は下肢方向にシフトしやすい[10]（図9）。このとき，小動脈が収縮して血液の下肢へのシフトと心臓より高位の部位の血圧降下に対抗するが，心不全患者，高齢者，長期臥床患者ではこの調節が障害されることが多いため，血圧が低下しやすい。一方，容量血管である静脈は拡張し，下肢に移動した血液をプールする。しかし，心拍出量は前負荷である循環血液量にも依存するため，起立に伴う前負荷の減少は起立性低血圧の要因の一つになる。

なお，前庭－心血管反射（交感神経反射）を遮断すると起立性低血圧が発生することが知られており，耳石機能検査と起立時の血圧低下とに有意な相関があることから，起立性低血圧には前庭機能の関与も指摘されている[10, 11]。

図9 重力による静水圧の変化と血液の移動

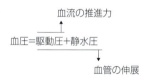

頭部の静水圧：−400/13.6≒−30 [mmHg]
足部の静水圧：1,300/13.6≒96 [mmHg]

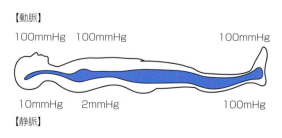

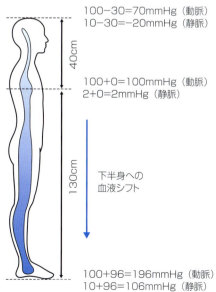

（文献10より引用）

● 運動時の反応

運動時における心拍応答は，健常者と心不全患者とでは大きく異なる。心拍数を調整する心臓の自律神経活動は，健常者では安静時には副交感神経活動のほうが交感神経活動よりも優位である。運動開始による自律神経活動の変化は，**副交感神経活動の減弱**から始まり，次に交感神経活動が亢進し，心拍数が上昇する。慢性心不全例の場合，**安静時から交感神経活動が亢進しており**，運動開始に伴い交感神経活動がさらに亢進して心拍数を上げようとするが，安静から最大までの心拍数の伸びしろ，つまり心拍予備能が少ないため，心拍数は増やせない。

また，心筋を栄養する冠動脈へは，安静時・運動時を問わず心拍出量の4～5%が分配されている。この比率が一定なのは，運動時には心筋酸素需要量の増大に応じて冠血流を増大させているためである。心筋虚血の素因があったり，弁膜機能不全などの構造的な障害があったりすることで，増大する心筋酸素需要量を満たすことができなければ，心筋収縮力が発揮できず，心機能が制限される。

さらに，慢性心不全例では，骨格筋の毛細血管の発達が不十分であることや，筋の酸素利用能が低下することによって運動制限が生じる。

2. 循環と不整脈

虚血（心筋虚血）

心臓に必要な酸素供給量を満たす冠血流量を維持できず，心筋が酸素不足となる状態を，心筋虚血という。

心臓は左心室から大動脈弁を経て全身に血液を駆出するが，大動脈基部から最初に分岐する動脈が冠動脈（左冠動脈主幹部および右冠動脈）であり，他の臓器への血流に先んじて自身への血流を確保していることは非常に興味深い。

冠血流と心筋酸素抽出能

心筋は，他の骨格筋や平滑筋と比べ酸素抽出能に優れる。つまり，一定量の血液から酸素を抽出する能力が高いが，一方でこの特性は，骨格筋が運動時に酸素抽出能を上げて酸素摂取量を増加できるのに対して，心筋の酸素抽出予備能が低いことを意味しており，心筋酸素需要が増大した際でも酸素供給量はほぼ冠血流量に依存することを表している。したがって，冠動脈の血流が制限されている場合，心筋はすぐに虚血に陥る危険がある（**図10**）。冠動脈の血流制限は，**器質的狭窄**だけではなく冠攣縮によって血流量が低下する機械的狭窄の場合にも生じるし，また，心筋虚血は心筋酸素需給のインバランスによって成立するため，運動などの心仕事量の増大によって相対的に心筋酸素消費量が供給量を上回った場合にも生じる。その

副交感神経活動の減弱
車に例えると，停車時に踏んでいるブレーキを緩めること。

安静時からの交感神経活動の亢進
車に例えると，アクセルを踏み込んでエンジンの回転数を上げているが，馬力が上がらず走り出せない状態。

器質的狭窄
冠動脈造影などでみられる75%以上の内腔狭窄を，有意狭窄とよぶ。

図10 冠動脈の狭窄率と血流量の関係

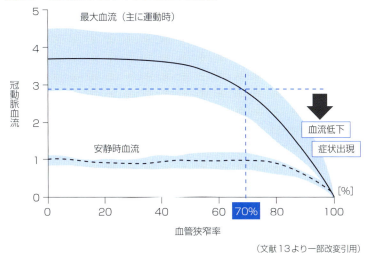

（文献13より一部改変引用）

ため，特に運動時に誘発される心筋虚血については，十分な警戒が必要である。なお，心仕事量，すなわち心筋の酸素消費量を反映する指標として**二重積**が多用される。

> 二重積
> ＝収縮期血圧[mmHg]
> ×心拍数[回/分]

心筋虚血による心電図変化

　心電図上は特に，ST-T部分の基線からの変化が虚血の判定に有用である。一般に可逆性の心筋虚血である狭心症では，STの基線からの下降を認める。特に，下降型や水平型のST低下は疑陽性率も低く，注意する必要がある。なお，狭心症は可逆性の虚血であるため，心電図変化も可逆性である。

　一方，急性心筋梗塞は非可逆性の心筋細胞の壊死であり，当該部位の心筋電気的活動を検出する誘導において，一般にSTの上昇がみられる（図11）。

　心筋虚血に伴う症状は多様である。代表的な症状である胸痛（関連痛や放散痛を含む）・呼吸困難と，心筋虚血による心ポンプ機能低下で生じる低心拍出・うっ血症状の両者に注意が必要である。特に胸痛に関しては，深部感覚障害などに基づく無症候のものや，患者の疾患知識不足により自覚が乏しい場合もあり，問診するうえでも注意を要する。

不整脈

　不整脈とは，触診（検脈）した際にリズムが不整，あるいは心拍数の著しい多寡があるものの総称である。不整脈は，刺激生成異常による期外収縮（早期収縮）と伝導障害（および補充障害）に大別される[3]。

　なお，正常洞調律（normal sinus rhythm：NSR）とは，各波形成分が正

図11　虚血性心疾患における特徴的な心電図波形とその経時的変化

a. 急性心筋梗塞

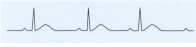
安静時（発症前）

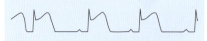
梗塞部位に該当する誘導でST部分が上昇

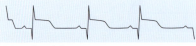
異常Q波の形成

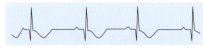
ST部分は基線に回復。T波陰転，異常Q波

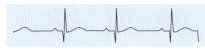
異常Q波が残存

b. 狭心症

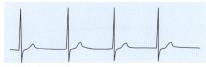
安静時（発症前）

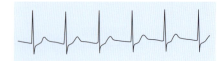
発作中。ST低下

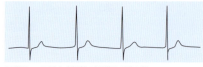
回復し，STも基線に回復している

（文献14より一部改変引用）

常で，かつ安静時の心拍数が60〜100beats/minであるものを指す。各波形成分が正常であっても，頻拍および徐拍の心拍数異常は不整脈に含まれる。一方，正常で認める呼吸性洞性不整脈は，呼吸性に生じる心血管反応[12]の代表的なものの一つであり，陰圧が生じる吸気でP-P間隔が短縮し，呼気では延長する。

● 期外収縮

期外収縮は，通常の洞結節から起こる正常な心収縮とは異なる，異常な部位から発生した収縮全般を指し，不整脈のなかでも最も多い。期外収縮の発生源となる異常発火の部位は多様だが，心房期外収縮（上室性期外収縮）と心室期外収縮に大別できる。運動によって誘発されたり頻度が増加したりする場合には注意を要する。

基線に着目して心電図波形を判読すると，心房内の異所性発火がリズムを形成している心房細動および心房粗動（図12）では，正常でみられるP波を認めない。心房細動では基線上に**細動波**が，心房粗動では**粗動波**を認める。

細動波（f波），粗動波（F波）
細動波は，不規則な形で出現間隔も無秩序な，350/min以上となる高頻度の波形。粗動波は，規則的で鋸状の250〜350/min程度の波形である。

図12　洞調律，心房細動，心房粗動の心電図波形

a. 洞調律

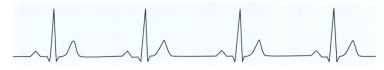

b. 心房細動

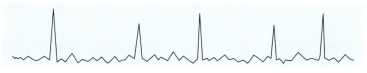

c. 心房粗動

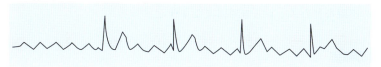

（文献14より一部改変引用）

　心房細動では，心房内の不規則な異所性発火が房室接合部以下に不規則に伝導される。そのため，心室収縮を表すQRS波も不規則に発生し，脈拍も強弱不正となり，絶対性不整脈ともよばれる。心房細動があると，乱流の発生する心室内に血栓が生じやすく，これが遊離して脳梗塞の発生リスクが高くなる。そのため，この危険因子評価としてCHADS$_2$スコアや，さらに細分化したCHA$_2$DS$_2$VAScスコアなどが用いられている[4]。

　心房粗動は，心房内の一定の部位からの発火によってF波（250〜350/min程度）が生じた状態で，これらのすべてが心室に伝導される場合（1：1伝導）や，2回に1回が伝導する2：1伝導，4回に1回が伝導する4：1伝導などの頻度で心室が収縮する。臨床的には，高頻度で伝導される頻拍が問題となる。また，心室への伝導比率には規則性を認めることが多いものの，伝導比率が変動する場合や高度の徐脈を呈する場合もある。

　心周期において通常の洞結節の興奮のタイミングより早期に肺静脈，上大静脈，心房などで刺激生成が起こり，心房−心室を興奮させる。この場合，多くは正常な心周期の電気活動と同じパターンを示す。心室が完全に拡張する間もなく早期に心室が収縮するため，心室の血液充満時間が短くなり一回心拍出量が減少することがある。逆に，上室性期外収縮の次の正常な心周期までの時間は延長することが多いので心室の血液充満時間は延長し，一回拍出量が増加する。これに関連して，橈骨動脈で触れる拍動はリズムの変化以外に脈の大きさの変化も観察される。

　心室筋が異所性に発火するものが心室期外収縮（premature ventricular

contraction：PVC）である．発火源が心室筋であるため，心電図上のQRSに対応するP波を認めない．心室収縮を反映するQRS部分に注目すると，刺激伝導系を介さない収縮であることから刺激伝導（収縮の伝播）に時間がかかるため，QRS波の時間情報である横幅が正常範囲以上に延長する．また，異所性の発火であることから，心室内の刺激伝導方向にも差異が生じ，正常心電図と比べてQRSの波形や向きが変化する．これに注目すると心電図上で判別しやすいが，過去に心筋梗塞の既往があるなど，すでに心室内の伝導障害を有する場合には注意を要する．

期外収縮の原因としては，虚血性心疾患，弁膜症，心筋症などの心疾患に加えて，電解質異常や自律神経障害も挙げられる．ただし，心ポンプ機能や形態的には特に異常がない正常心にも生じることがある．精神的ストレスや不眠などのストレスも誘因になりうる．

● 伝導障害

洞結節から心筋に至るまでの刺激伝導系のいずれかの部位で，伝導が障害されたものが伝導障害で，房室ブロック（図13）がその代表である．伝導障害を理解するには，刺激伝導系のどの部位で異常を生じているか，また補充調律（補充収縮）の有無についても心電図上の各波形成分と時間成分（横軸）から判読する必要がある．

● 重症度（治療の緊急性）からみた不整脈

不整脈を重症度，すなわち治療の緊急性から分類すると，治療（主に薬物療法）の必要性を特に認めないものから，緊急に対処を要するものまで多様である（表2）．この重症度とはすなわち，心ポンプ機能に対する影響を意味する．

前述のように，徐脈性・頻脈性不整脈はいずれも調律にかかわらず，心拍数の多寡によって不整脈として取り扱う．拍出量を維持できるかによっ

図13 房室ブロック

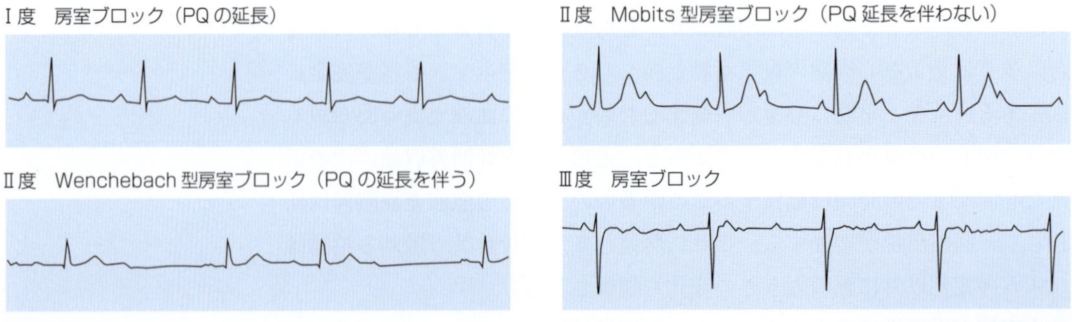

Ⅰ度 房室ブロック（PQの延長）

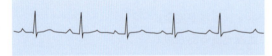

Ⅱ度 Wenchebach型房室ブロック（PQの延長を伴う）

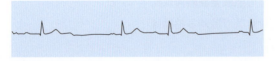

Ⅱ度 Mobits型房室ブロック（PQ延長を伴わない）

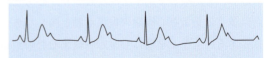

Ⅲ度 房室ブロック

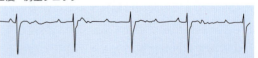

（文献14より一部改変引用）

て重症度が変化するが,徐脈はもとより頻脈でも心拍数が過度に上昇すると,心室拡張期が短縮して心室充満を得られなくなり,一回拍出量が減少して心拍出量が減る.

通常,心房(上室)もしくは心室における単回の期外収縮は,次の収縮によって心拍出が補償されるため,特別な治療の必要を認めない.一方で,これらが連続的に発生する場合は心ポンプ機能(心拍出量)に対する影響が無視できないため,治療の必要性が高くなる.特に心室期外収縮についてはLown分類(**表3**)を基に緊急性を判断することができる.

なかでも致死性不整脈とよばれる心室頻拍(ventricular tachycardia:VT)や心室細動(ventricular fibrillation:VF,**図14**),心停止は,循環補助や緊急除細動を要する.近年普及している自動体外式除細動器

表2 心ポンプ機能への影響度からみた不整脈の重症度

重症度	不整脈
通常は治療不要	・心房期外収縮 ・単発の心室期外収縮(PVC) ・慢性心房細動(ただし,抗血栓療法は必要)
治療を要するもの (薬物療法ならびにペースメーカー)	・心室期外収縮(2連発以上,多形性,R on T) ▸発作性心房細動 ▸発作性心房粗動 ▸発作性上室性頻拍 ▸房室ブロック,洞不全症候群
緊急治療を要するものもしくは植込み型心除細動器の適応	・心室頻拍 ・心室細動・粗動 ・心停止 ・高度の徐脈性頻脈性不整脈

(文献14より一部改変引用)

表3 心室期外収縮のLown分類

0	期外収縮なし
I	1時間に30発未満の心室期外収縮
II	1時間に30発以上の心室期外収縮
III	多源性心室期外収縮
IVa	心室期外収縮の2連発
IVb	3連発以上の心室期外収縮
V	R on T型,心室頻拍,心室細動

(文献14より一部改変引用)

図14 心室頻拍と心室細動の例

a. 心室頻拍

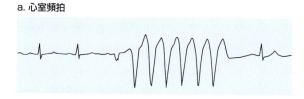

b. 心室細動

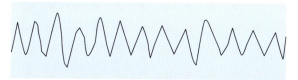

(文献14より一部改変引用)

(automated external defibrillator：AED) は，VTもしくはVFを電気的に判断して除細動を自動的に行うものであり，救命率の向上に貢献している。

3. 心臓弁膜疾患[3)]

心臓弁膜と代表的弁膜疾患

●僧帽弁閉鎖不全症（mitral regurgitation：MR）

左心室が収縮すると心室内の乳頭筋が収縮し，腱索を介して僧帽弁が牽引されて閉じる。それにより，圧力が高値となる左心室内から左心房への血液の逆流を防いでいる。MRは，僧帽弁尖，弁輪，腱索，乳頭筋のいずれかに異常があり，弁膜が十分に閉鎖せず，左心室収縮時に左心房へ血液が逆流する病態である（図15）。

原因としては，弁尖や弁輪の加齢による変形や石灰化，心筋梗塞や心不全の代償による左室腔拡大などが挙げられる。急性心筋梗塞の致死的な合併症である乳頭筋断裂は代表的な原因であるが，ほかにも細菌性心内膜炎や僧帽弁逸脱などさまざまあり，近年増加している弁膜症である。

初期の左心房圧上昇はわずかで，長期間無症状のままのことも多いが，心臓の代償能力を超えて，大動脈への前方拍出量を維持できずに運動筋への血流が不足すると，労作性の疲労が顕在化する。収縮期の左心室から左心房への逆流は，心尖部で収縮期逆流性雑音として聴取される（表4）。

病態が進行すると左心不全から両心不全に至るため，浮腫や頸静脈怒張などの右心不全症状も認める場合がある。逆流によって左心室の収縮末期容積が小さくなる場合には，LVEFの測定値が基準値に近く評価されてしまうこともある。

●僧帽弁狭窄症（mitral stenosis：MS）

僧帽弁の肥厚によって開口面積が縮小し，左心房から左心室への駆出が障害されて左心室の充満が得られないことと，左心房の圧負荷に伴う症状が発生する（図16）。左心房圧の上昇に続いて肺静脈圧と肺毛細血管圧も上昇することから，続発性肺高血圧および肺動脈弁閉鎖不全をもたらす可能性がある。

●大動脈弁狭窄症（aortic stenosis：AS）

高齢者の増加に伴い，近年急速に患者数の増加が指摘されている弁膜症である。左室流出路である大動脈弁の加齢に伴う石灰化や肥厚に伴い，弁口面積が縮小する。これが駆出抵抗となるため，左心室と大動脈の間に圧差が生じ，左室圧負荷が増大する。圧負荷により心筋の酸素需要が増大し，左心室も肥大するが，駆出量が減少するため大動脈拡張期圧は上昇せず，結果として冠灌流圧が低下する（図17）。このため，冠動脈に有意な狭窄が

図15 僧帽弁閉鎖不全症の考え方

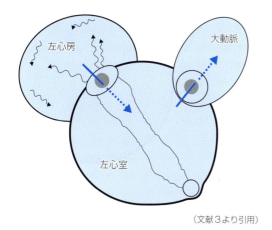

（文献3より引用）

表4 心雑音と代表的な疾患

心雑音		音の特徴	心音図	主な疾患
収縮期雑音	収縮期駆出性雑音	I音から離れて始まり，音量は漸増して収縮中に最大となり，その後漸減		・大動脈弁狭窄症（AS） ・肺動脈弁狭窄症（PS） ・閉塞性肥大型心筋症（HCOM） ・心房中隔欠損症（ASD） ・心内膜欠損症（ECD） ・機能性雑音
	収縮期逆流性雑音（全収縮期雑音）	I音からII音まで連続し，音量はほぼ一定		・僧帽弁閉鎖不全症（MR） ・三尖弁閉鎖不全症（TR） ・心室中隔欠損症（VSD）
拡張期雑音	拡張期灌水用（逆流性）雑音	II音より始まり，漸減する		・大動脈弁閉鎖不全症（AR） ・肺動脈弁閉鎖不全症（PR）
	拡張期ランブル	II音から離れて僧帽弁開放音で始まる		・僧帽弁狭窄症（MS） ・三尖弁狭窄症（TS）
	前収縮期雑音	拡張終期に始まり，I音まで続く		僧帽弁狭窄症
連続性雑音と往復性雑音	連続性雑音	収縮期〜拡張期を通じて（II音を超えて）続く		・動脈管開存（PDA） ・冠動脈瘻 ・肺動静脈瘻
	往復性雑音	収縮期雑音と拡張期雑音が同時に存在（II音で途切れる）		・大動脈弁狭窄症＋大動脈弁閉鎖不全症 ・肺動脈弁狭窄症＋肺動脈弁閉鎖不全症

（文献15より一部改変引用）

図16 僧帽弁狭窄症の考え方

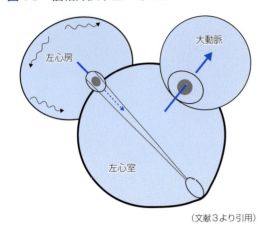

（文献3より引用）

図17 大動脈弁狭窄症の考え方

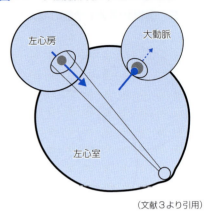

（文献3より引用）

なくても，冠血流量の減少に伴い心筋への酸素供給が相対的に不足し，狭心症や不整脈が出現することがある．また，同様の機序により，特に運動中，心拍出量と血圧が低下して重要臓器への灌流圧が維持できず失神やめまいが生じたり，場合によっては突然死が起こることもある．

● **大動脈弁閉鎖不全症（aortic regurgitation：AR）**

　左心室が大動脈へと拍出した血液が，拡張期に左心室へ逆流し，左心室の容量負荷の状態を招く病態である．心機能が保たれている場合には代償性に一回拍出量が増大する一方で，拡張期血圧は急速に低下し，脈圧が大きくなるのが特徴である．

　慢性のARでは，左心室の代償機序により無症状のまま長期間経過するが，労作時の息切れや，進行すると起座呼吸などの症状を呈するようになる．拡張期大動脈圧が低下するため，冠灌流圧が低下して狭心症を生じることもある．

● **弁膜症患者の心肺運動負荷試験における特徴**

　心臓弁膜疾患患者の心肺運動負荷試験の主要な運動制限因子は，いずれの弁膜症においても一回拍出量（SV）が低値になることであり，健常者のような運動に伴うSV増加も得られにくい．また，基礎的に心拍数が上昇していたり，心房細動を合併していることもあり，これも心拍出量増大には不利に働く．

　運動強度に対する酸素脈と酸素摂取量（$\dot{V}O_2$）の増加の程度は低く，心拍数の上昇は急峻であるものの，予備能が低いため比較的低い運動強度で最高心拍数に達し，到達する$\dot{V}O_2$，無酸素性作業閾値（AT）はともに低くなる．

【文 献】

1) Forrester JS, et al.: Medical therapy of acute myocardial infarction by application of hemodynamic subsets (second of two parts). N Engl J Med 295(25): 1404-1413, 1976.
2) Nohria A, et al.: Clinical assessment identifies hemodynamic profiles that predict outcomes in patients admitted with heart failure. J Am Coll Cardiol 41(10): 1797-1804, 2003.
3) 増田 卓, 松永篤彦 編: 循環器理学療法の理論と実践, メジカルビュー社, 2009.
4) Meta-analysis Global Group in Chronic Heart Failure (MAGGIC): The survival of patients with heart failure with preserved or reduced left ventricular ejection fraction: an individual patient data meta-analysis. Eur Heart J 33(14): 1750-1757, 2012.
5) Opie LH 編著, 岩瀬三紀, 横田充弘 監訳: オピーの心臓生理学, 西村書店, 2008.
6) 堀 清記 編: TEXT生理学, p.74, 南山堂, 1999.
7) 丸岡 弘: 心不全に対する理学療法. シンプル理学療法学シリーズ 内部障害理学療法学テキスト 改訂第2版(細田多穂 監, 山崎裕司 ほか 編), p.82, 図9-1, 南江堂, 2012.
8) 本郷利憲 編: 標準生理学 第5版, p.565, 医学書院, 2000.
9) 清野精彦 ほか: 急性心筋梗塞における心血行動態および末梢循環動態に対する各種血管拡張薬の作用. 心臓 15(2): 179-187, 1983.
10) 森田啓之, 安部 力: 宇宙から帰還後の起立性低血圧: 前庭系の関与？. 医学の歩み 243(5): 425-431, 2012.
11) Tanaka,K. et al.: Subsensory galvanic vestibular stimulation augments arterial pressure control upon head-up tilt in human subjects. Auton Neurosci 166(1-2): 66-71, 2012.
12) Elstad M: Respiratory sinus arrhythmia: opposite effects on systolic and mean arterial pressure in supine humans. J Physiol 536(Pt 1): 251-259, 2001.
13) Gould KL, et al.: Noninvasive assessment of coronary stenoses by myocardial perfusion imaging during pharmacologic coronary vasodilation. VIII. Clinical feasibility of positron cardiac imaging without a cyclotron using generator-produced rubidium-82. J Am Coll Cardiol 7(4): 775-789, 1986.
14) 木村雅彦 責任編集: 15レクチャーシリーズ理学療法テキスト 内部障害理学療法学 循環・代謝, 中山書店, 2010.
15) 倉田千弘: 診察/心臓の聴診. 病気がみえる vol.2 循環器 第3版(医療情報科学研究所 編), p.19, 24-25, メディックメディア, 2012.

Part II 臨床編

4 末梢循環障害と運動

森沢知之，大浦啓輔

はじめに

　生活習慣病や人口の高齢化に伴い，近年では末梢動脈疾患や深部静脈血栓症などの末梢循環障害患者が増加する傾向にある．末梢動脈疾患に対する運動療法は高いエビデンスが認められており，積極的な運動療法が求められている．末梢動脈疾患の運動療法の基本はトレッドミルトレーニングであり，下肢の循環動態を改善させ，歩行能力やQOLを改善させる効果がある．深部静脈血栓症や起立性低血圧に対しては骨格筋ポンプ作用を利用した足関節運動が有効である．

1. 末梢動脈疾患

末梢動脈疾患とは？

　末梢動脈疾患（peripheral arterial disease：PAD）とは，末梢動脈の内腔狭小化によって末梢動脈に循環障害をきたす病態であり，歩行障害や潰瘍・壊死などの症状を呈する疾患の総称である．内腔狭小化の主な原因は，高血圧，脂質異常，糖尿病，喫煙，ストレス，身体不活動などによる動脈硬化である．

　PADの主な症状は下肢に限局されるが，動脈硬化は全身性に及んでいる場合が多く，併存疾患として脳血管障害・虚血性心疾患が約20％，糖尿病が約30％，高血圧が約50％に合併することから，PADは単なる「下肢動脈の循環不全」ではなく，「全身性の動脈硬化性血管病変」の一部としてとらえる必要がある．

末梢動脈疾患の病態と臨床症状

　PADは下肢への血流が減少した状態であり，冷感やしびれなどの軽度な循環不全から，重度になれば壊疽や壊死に至る場合もある．PAD患者で最も多い症状は間欠性跛行であり，歩行中の活動筋に対する酸素輸送量と代謝供給量のミスマッチにより，下肢に疼痛や違和感を生じる．

　PADの重症度を表す指標としてFontaine分類やRutherford分類が広く使用されている（表1）．Fontaine分類は下肢虚血の症状を4段階に分類したものであり，Rutherford分類はさらに運動負荷試験や生理検査の結果を加味したもので，より客観的な分類である．

表1　末梢動脈疾患の重症度分類

a. Fontaine分類

病期	臨床症状
Ⅰ	無症状，冷感やしびれ
Ⅱa	軽度跛行
Ⅱb	中等度から重度跛行
Ⅲ	安静時疼痛
Ⅳ	虚血性潰瘍・壊疽

b. Rutherford分類

等級	分類	臨床症状	客観的基準
0	0	無症状，非典型的症状（冷感・しびれ）	トレッドミル運動負荷試験あるいは反応性充血試験が正常である
Ⅰ	1	軽度の間欠性跛行	標準的トレッドミル運動負荷試験完了後の足関節圧が50mmHg以上で，かつ安静時より少なくとも20mmHg低い
Ⅰ	2	中等度の間欠性跛行	分類1と分類3の間
Ⅰ	3	重度の間欠性跛行	標準的トレッドミル運動負荷試験終了不能，および運動後の足関節圧＜50mmHg
Ⅱ	4	安静時疼痛	安静時足関節圧＜40mmHg，または足関節部/中足骨部の容積脈波が平坦あるいは微弱（足趾血圧＜30mmHg）
Ⅲ	5	小さな組織欠損	安静時足関節圧＜60mmHg，または足関節部/中足骨部の容積脈波が平坦あるいは微弱（足趾血圧＜40mmHg）
Ⅲ	6	大きな組織欠損	

◉ 冷感としびれ

PADの初期症状は下肢末梢の冷感やしびれである。末梢への血流低下により，皮膚温の低下やチアノーゼを呈する。

◉ 間欠性跛行（IC）

間欠性跛行（intermittent claudication：IC）とは，歩行すると下肢筋の酸素需要に対して供給が不足する，いわゆる下肢の相対的虚血虚血により下肢筋（多くは下腿三頭筋部）に疼痛や張りを訴え，歩行の継続が困難になるが，いったん休憩し，虚血が改善すると再び歩行が可能になる症状である（**図1**）。ICは脊柱管狭窄症でもみられるため，その**鑑別**が必要になる。

> **ICと脊柱管狭窄症の鑑別**
> 脊柱管狭窄症では体幹を前傾すると症状が改善する。

◉ 安静時疼痛，潰瘍・壊疽

末梢循環不全がさらに重症化すると安静時疼痛，潰瘍，壊疽などの臨床症状を呈する重症下肢虚血（critical limb ischemia：CLI）となる。安静時疼痛は，虚血，組織欠損域，虚血性神経障害，あるいはこれらの組み合わせによって引き起こされる。潰瘍や壊疽は足趾や圧点の多い踵に生じやすく，小さな局所性外傷から惹起される場合が多い。CLIの場合，経皮的血管形成術やバイパス術などの血行再建術，切断術など，侵襲の高い治療が施される。

図1　間欠性跛行

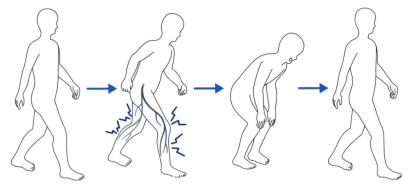

歩行中に患側の下肢に異常感覚と緊張感を訴え，少し休憩すれば症状は軽減し，歩行可能となる

末梢動脈疾患患者の身体的特徴
● 下肢骨格筋の異常

　健常者と比較して，PAD患者の下肢骨格筋は萎縮しやすい。PAD患者では歩行中，下腿後面に疼痛が生じることが多く，下腿三頭筋の筋萎縮が顕著に現れやすい。PAD患者の下腿三頭筋の筋力は，健常者と比較しておおよそ13～40%低下しており[1,2]，CTを用いた筋断面積の評価でも明らかに縮小している[3]。下腿三頭筋以外にも，**股関節や膝関節周囲筋の筋力も同様に，健常者より低下している**[4]。これらの筋萎縮・筋力低下は，PADの重症度を反映する**足関節上腕血圧比**（ankle brachial pressure index：ABI，**図2**）と関連しており，下肢の血流障害が重度であれば筋力低下・筋萎縮がより重度であることが明らかにされている。

> **PAD患者の筋力低下**
> 【股関節】
> ・伸展筋力：約20%低下
> ・屈曲筋力：約13%低下
>
> 【膝関節】
> ・伸展筋力：約10%低下
> ・屈曲筋力：約20%低下

> **足関節上腕血圧比**
> ABIは足関節部収縮期血圧と上腕動脈収縮期血圧の比で，下肢動脈の狭窄度を反映しており，PADの診断および重症度評価の指標として用いられる。健常者では0.9～1.0以上であり，0.9以下ではPADが疑われる。

図2　足関節上腕血圧比の測定結果の例

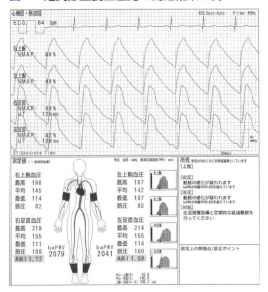

Part II 臨床編

◆骨格筋異常のメカニズム

PAD患者における骨格筋異常の病態生理学的なメカニズムは完全には解明されていないが，疾患特異性によるものや，加齢や併存疾患に伴う筋の変性が影響しているものと考えられる。

- 疾患特異性による影響（**図3**）：下肢動脈のアテローム硬化に伴う骨格筋虚血の悪影響は，下腿三頭筋の筋原線維萎縮，ミトコンドリアの機能障害，筋の損傷と変性，末梢神経の機能障害を招く。その結果，骨格筋での酸素消費障害や骨格筋の萎縮が起こり，運動耐容能や運動機能の低下が生じる。
- 加齢や併存疾患に伴う影響：PADは高齢者に多いことから，骨格筋の加齢的変化による影響も含まれる。加齢に伴う筋線維のサイズや数の減少に特徴づけられる筋量と筋力の低下を引き起こす二次性**サルコペニア（加齢性筋肉減少症）**ともいえる。

> **サルコペニア**
> サルコペニアとは「進行性かつ全身性の筋肉量と筋力の減少によって特徴づけられる症候群で，身体機能障害，生活の質の低下，死のリスクを伴うものである」。
> 〔European Working Group on Sarcopenia in Older People（EWGSOP）の定義より〕

●運動耐容能の低下

ICを伴うPAD患者は歩行による疼痛を避けるために，歩行の距離や速度，階段昇降など，移動動作を主とする身体活動レベルを制限した日常生活を送る。ICのあるPAD患者の最高酸素摂取量は，同年代の健常者と比べて50％に低下している[6]。ICを伴わないPAD患者でも，長距離の歩行が困難であったり，罹患前よりも歩行距離が低下するため，同様に全身の身体機能の低下が認められる。また，PAD患者の約65％が冠動脈疾患，脳動

図3　末梢動脈疾患患者における骨格筋異常のメカニズム

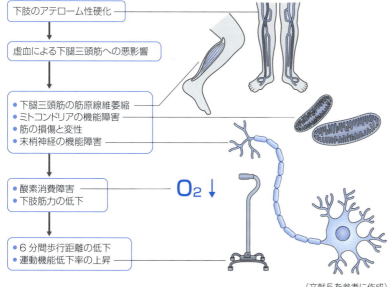

（文献5を参考に作成）

4章　末梢循環障害と運動

脈疾患など他の血管疾患の臨床的徴候を有しており，併存疾患に伴う身体機能の低下や骨格筋異常も，より一層の運動耐容能低下を招くことになる。

末梢動脈疾患と運動との関係
● 運動による運動耐容能改善のメカニズム

PAD患者は，ICによる運動制限と，虚血に伴う筋の変性による運動制限を受ける。一方で，運動は血管内皮機能の改善，血管新生の促進などを介して，身体機能を改善する。運動によってPAD患者の運動耐容能が改善するメカニズムを**図4**に示す。運動耐容能改善には，次に示す効果が複合的に作用していると推測されている。

- 一酸化窒素合成酵素やプロスタサイクリン（血管拡張作用）の増加による血管内皮機能の改善
- 炎症の改善
- 適度な運動によって酸化ストレスを軽減。繰り返す虚血が血管内皮成長因子を介し，血管新生を促進
- 筋の酸素取り込み能の改善や筋酵素活性の増加により筋肉代謝が改善
- 血流の改善

そのほかにも，下肢骨格筋の側副血流の増加，ミトコンドリアにおけるエネルギー産生の改善，ミトコンドリア発生の増加（動物モデル）などの効果があり（**表2**），その結果，歩行能力や運動耐容能が改善すると考えられている。

図4 運動療法による運動耐容能改善のメカニズム

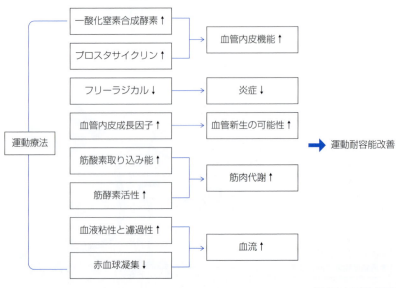

（文献7を参考に作図）

末梢動脈疾患の運動療法

PADに対する運動療法の基本は歩行トレーニングとレジスタンストレーニング（resistance training：RT）である。

● 歩行トレーニング（図5）

PADの国際治療ガイドラインである下肢閉塞性動脈硬化症の診断・治療指針Ⅱ（The Trans-Atlantic Inter-Society Consensus Ⅱ：TASC Ⅱ）にお

表2　末梢動脈疾患における機能障害と運動の効果

病態生理学的な過程	機能障害	運動の効果
動脈の障害	血流量減少	側副血流の増加
血管内皮機能障害	血管拡張能の低下	一酸化窒素依存性血管拡張の改善
	動脈硬化の亢進	ー
	反応性充血の障害	ー
	動脈リモデリングの障害	ー
	炎症活性の亢進	ー
ミトコンドリア機能障害	エネルギー産生障害	ミトコンドリアエネルギー産生の改善
	酸素利用能の障害	動物モデルにおけるミトコンドリア発生の増加
	活性酵素の増加	ー
	骨格筋の減少	ー
炎症活性	アテローム硬化進行	全身性炎症マーカーの減少

（文献8を参考に作成）

図5　歩行トレーニング

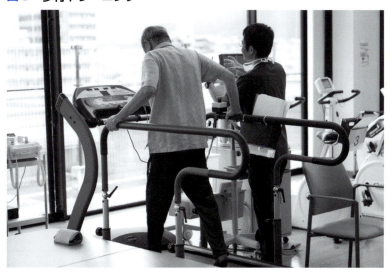

いて，ICのあるPAD患者に対する運動療法は高いエビデンスが示されている。下肢に疼痛や壊死があって歩行が不可能な場合を除いて，運動療法の中心は歩行トレーニングになる。運動療法の方法・種類・強度・時間は，『心血管疾患におけるリハビリテーションに関するガイドライン（2012年改訂版）』[9]（**表3**）や，TASC IIで推奨される運動処方[10]（**表4**）を参考に進める。

　いずれのガイドラインにおいても，監視型の歩行トレーニングが推奨されている。運動頻度は週3回以上を基本とし，1回につき30分以上の運動が望ましい。運動強度については，歩行速度や傾斜角が設定されているが，

表3　慢性末梢動脈閉塞症の運動処方

方法	監視型を推奨
種類	・トレッドミル歩行 ・運動トレーニングは，①ウォームアップ，②歩行運動，③クールダウンの順番でプログラムを立てて行う ・主な病変が下腿以下の場合，特にTAOでは，末梢部位での虚血による筋肉への負担が調整できる体操（バージャー体操，ラッチョウ運動）なども試す ・IC患者に対する動的な上肢運動による運動療法の報告もあり，選択肢の一つになる可能性がある
強度	・最初は傾斜12%，速度2.4km/hで行い，修正Borg Scale*6〜8/10（ややつらい）程度の下肢疼痛が生じるまで歩く ・この強度で10分以上歩けるようなら，速度を3.2km/hとするか，傾斜を強くする。さらに，4.8km/hまで速めることもできる
持続時間・間隔・期間	・1回の歩行時間は30分以上，1時間までとする ・頻度は1日に1〜2回行い，週3回以上は実施する（できれば5日以上/week） ・先の疼痛に達するまでの歩行と，疼痛が緩和するまでの休息（1〜5分程度）とを繰り返す ・治療期間は3〜6カ月間が一般的である ・報告では約2カ月以上，3カ月は続ける必要がある
監視項目	心拍・脈拍数管理，血圧管理を必須として，心電図モニタによる監視も実施する

TAO：thromboangiitis obliterans（炎症に伴うバージャー病）
＊慢性末梢動脈閉塞症の診療では，1〜10で表示する修正Borg Scaleを使用している点に注意

（文献9を参考に作成）

表4　TASC IIで推奨される運動処方

運動強度	3〜5分以内に跛行症状が出現する程度の速度と傾斜に調整する
運動方法	・跛行症状が中等度になった時点で中断し，痛みが軽快するまで安静にする ・上記の運動−休息−運動を繰り返す ・中等度の疼痛を生じることなく10分間以上歩けるようになったら，トレッドミルの傾斜や速度を増加させる ・平均歩行速度は2.4〜3.2km/hとし，すでに3.2km/hで歩行できる場合は傾斜を増加させる
運動時間	初回は少なくとも35分間行い，慣れるに従って，1回ごとに5分ずつを目安に50分間まで延長する
運動頻度	週3回を基本とする

（文献10より引用）

高齢者や歩行能力の低い患者で実施が[難しく]
れている患者に応じた歩行速度・傾斜角[度]
の方法においても，ICが改善すれば歩行[能力を]
増強させる。トレッドミルが設置されて[いない施設で]
する。

◆ 歩行トレーニングのエビデンスと効果

　ICをもつPAD患者を対象とした運動療[法のメタアナリシ]
スの結果では，疼痛が出現するまでの歩[行距離が]
179％，最大歩行距離（maximum walking [distance：MWD）が改善]
したと報告されている。また，監視下[運動療法（supervised exercise]
therapy：SET）と血管内治療（endovascu[lar treatment：EVT）のランダム]
化比較試験（randomized controlled trial[：RCT）では，EVTが短期間]
のMWDを改善するが，12カ月後にはSET[の方が改善すると報告されて]
いる。最近ではEVTとSETの併用に関す[る研究が多数報告されてお]
り，EVTとSETの併用はそれぞれ単独で行[うよりも，歩行距離，QOL]
にも歩行能力を有意に改善すること，また[EVT+SETの併用がQOL]
の改善に有効なことが示されている。

● レジスタンストレーニング

　骨格筋の機能障害が，歩行能力やADL，Q[OL低下に関連しているのであ]
れば，PAD患者に対する下肢骨格筋へのアプ[ローチは重要な治療となりう]
る。

　歩行トレーニングに関しては具体的な方法[が示されているが，RTの]
具体的な方法（適応，禁忌，頻度，強度）について明確に示されたものは
ない。しかし，歩行トレーニングとは異なり，RTは筋力低下が生じてい
る筋を選択的にトレーニングできる利点がある。

◆ レジスタンストレーニングのエビデンスと効果

　機器を使用したRTの効果（2〜3day/week，実施期間12〜24週間）と
して，股関節伸展筋力，膝伸展筋力，レッグプレスやカーフプレスの筋力
が有意に改善したことが報告されている。また，RTによる筋力回復で6分
間歩行距離が約20％改善，跛行出現距離，MWDなどの歩行能力が有意に
改善，さらにはQOLが有意に改善したことが報告されている。

　最近の研究では，下肢骨格筋の筋力低下は歩行能力やADL低下だけでは
なく，生命予後にも影響を及ぼす可能性が示唆されている。PAD患者にお
けるRTの最も重要な目的は，骨格筋の改善により歩行能力やADL，QOL
を改善させることであるが，RTで生命予後が延長する可能性もある。

2. 深部静脈血栓症

深部静脈血栓症とは？

深部静脈血栓症（deep vein thrombosis：DVT）とは，静脈の損傷や血液凝固能の亢進などにより，**深部静脈**に血栓が生じた状態である（**図6**）。

DVTは肺血栓塞栓症（pulmonary thromboembolism：PTE）の主な原因であり，DVTとPTEは一連の病態として静脈血栓塞栓症（venous thromboembolism：VTE）とよばれている。

DVTの発生頻度は年間約15,000例と推定されており，ここ10年間で約30倍に増加している[11]。

深部静脈血栓症の成因と危険因子

血栓形成には血流の停滞，静脈内皮障害，血液凝固能の亢進の3つの要因が関連している（**表5**）。

- 静脈内皮障害：手術による損傷やカテーテル留置，静脈炎などで，静脈の血管内皮や内膜が損傷を受けると血栓を生じやすくなる。
- 血液凝固能の亢進：脱水，熱傷，多血症や薬物などの影響により，血液凝固が持続的に亢進した状態になると血栓を生じやすくなる。
- 血流の停滞：長期臥床や麻痺などによる下肢の運動制限が原因で，静脈灌流量が停滞することにより，静脈内に血栓を生じやすくなる。

DVTの危険因子はさまざまであり，通常，複数の危険因子が作用してDVTを発症する（**表6**）。

◉ 強い危険因子

- 先天性血栓性素因：多くは単一遺伝子病で，血栓性の家族歴があり，若年時から原因不明のVTEを発症する。わが国では**アンチトロンビン，プロテインC，プロテインS**が先天性血栓性素因の20～30％を占め，ほかの因子と重なることでリスクが非常に高くなる。
- VTEの既往：非常に強いリスク因子であり，既往のない例と比較して50倍発症しやすいという報告もある[12]。
- 下肢ギプス包帯固定：ギプス固定により，運動低下や圧迫による静脈血流量低下が生じ，血液が停滞しやすくなる。下肢ギプス包帯固定後のVTE発症率は4～30％と報告されている[13]。
- 神経系疾患：脊髄損傷や下肢の運動麻痺などにより運動制限が生じ，静脈血が停滞することで発症しやすくなる。

深部静脈
大腿静脈，膝窩静脈などの，体の深部にある静脈。

アンチトロンビン，プロテインC，プロテインS

【アンチトロンビン】
肝臓で産生される糖蛋白質で，血液凝固反応を調節する重要な凝固制御因子。血液凝固活性化の結果として生じるトロンビン（FIIa），活性型第X因子（FXa），活性型第IX因子（FIXa）などの活性型凝固因子（セリンプロテアーゼ）に対する生理的凝固阻止因子で，血液凝固制御機構において極めて重要な機能を果たしている。

【プロテインC】
肝臓でビタミンKに依存して合成されるカルシウム結合蛋白質。血液凝固系のプロテアーゼ（蛋白質分解酵素）であるトロンビンによって部分的に分解され活性化される。プロテインCの活性低下は凝固亢進状態を招き，血栓症の発症リスクとなる。

【プロテインS】
血液凝固を抑制するビタミンK依存性蛋白質で，肝臓で合成される。カルシウム結合蛋白質で，血液凝固系制御蛋白質である活性化プロテインCの働きを促進する補因子である。プロテインS，プロテインCおよびアンチトロンビン欠損症は，日本人の3大先天性血栓性素因である。

●中等度の危険因子

- 長期臥床：下腿筋の運動低下により静脈血が停滞し，血栓の原因となる。1週間の臥床による深部血栓の発生率は15〜35%であるのに対し，1週間以上では80%と非常に高率になる[14]。
- 悪性腫瘍：がん細胞により静脈内皮細胞が障害を受けると，これが，血栓形成の原因となる。悪性腫瘍では通常の3〜5倍，血栓が多いことが報告されている[15]。

図6　深部静脈血栓症

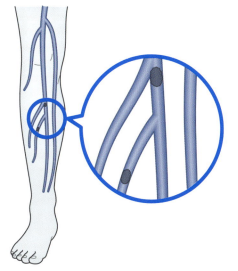

静脈の損傷や血液凝固能の亢進などにより，深部静脈に血栓が生じた状態

表5　深部静脈血栓症の成因

血流の停滞	● 長期臥床 ● 長距離旅行（エコノミークラス症候群） ● 肥満，妊娠 ● うっ血性心不全 ● 脳血管障害，下肢麻痺 　など
静脈内皮障害	● 手術による損傷（整形外科，産婦人科，一般外科ほか） ● 外傷，骨折，熱傷 ● 各種カテーテル検査，処置 ● 静脈炎 　など
血液凝固能の亢進	● 手術，妊娠 ● 多血症，脱水 ● 経口避妊薬，エストロゲン製剤服用 ● 悪性疾患，ネフローゼ症候群 ● アンチトロンビン欠損症 　など

表6　深部静脈血栓症の危険因子

事項	危険因子
背景	● 加齢 ● 長時間座位：旅行，災害時
病態	● 外傷：下肢骨折，下肢麻痺，脊髄損傷 ● 悪性腫瘍 ● 先天性凝固亢進：凝固抑制因子欠乏症 ● 後天性凝固亢進：手術後 ● 心不全 ● 炎症性腸疾患，抗リン脂質抗体症候群，血管炎 ● 下肢静脈瘤 ● 脱水・多血症 ● 肥満，妊娠・産後 ● 先天性 iliac band や web，腸骨動脈による iliac compression ● VTE既往：静脈血栓症・肺血栓塞栓症
治療	● 手術：整形外科，脳外科，腹部外科 ● 薬剤服用：女性ホルモン，止血剤，ステロイド ● カテーテル検査・治療 ● 長期臥床：重症管理，術後管理，脳血管障害

- がん化学療法：抗がん薬による腫瘍細胞の崩壊や，化学療法薬自体の作用により凝固能が亢進し，血栓形成の原因となる。
- 加齢：加齢により血液凝固能の亢進や線溶活性の低下が起こる。加えて，筋ポンプ機能の低下や血管壁の変化が生じると血栓の原因となる。欧米のガイドラインでは40歳以上からリスクが高まる[16]。

● 弱い危険因子

- 肥満：肥満による運動制限や線溶活性の低下が血栓形成の原因となる。
- ホルモン療法：エストロゲンは凝固因子の産生を促進し，プロゲステロンには平滑筋弛緩作用があり，静脈を弛緩させ血流速度を低下させる。そのため，経口避妊薬服薬中やホルモン充填療法中は，VTEが起こりやすい。
- 性差：欧米では女性の発症率が低いという報告が多いが，わが国では女性の発症率が高いという報告が多い。
- 静脈瘤：うっ血や**線溶能**低下のために静脈瘤に血栓性静脈炎が生じた場合，DVTに進展する場合がある。

> **線溶能**
> 血液中の蛋白成分で，血液の凝固と溶解を調整する。

深部静脈血栓症の発生部位と病型分類（図7）

下肢・下腿のDVTは，骨盤型，大腿型，下腿型に大別される。

骨盤型は腸骨静脈圧迫症候群や骨盤内占拠性病変が原因であり，血栓は末梢側へ進展する。

大腿型では大腿部からのカテーテルの穿刺や留置により発生することが多く，中枢側もしくは末梢側へ血栓が進展する。

下腿型は主に血流の停滞が原因で発症する。ヒラメ筋静脈は拡張しやすく，血流が貯留しやすい性質をもつため，血栓が生じやすい（図8）。ヒラメ筋内の血栓は，多くは数日で消失するが，約30％が数週以内に中枢側に進展する。

深部静脈血栓症の理学所見

患肢の腫脹，緊満感を訴え，浮腫をきたす場合もある。下肢のうっ血が高度となり，皮膚は赤紫色を呈する。色調の変化は立位や下垂位で明瞭となり，下肢挙上により速やかに改善する。

DVTの診断には超音波検査や静脈造影が有力であるが，理学所見としては**Homans' sign**（図9）が有用である。

> **Homans' sign**
> 背臥位で足関節を背屈させると，腓腹部に疼痛を生じる。

Part II 臨床編

図7　深部静脈血栓症の病型分類

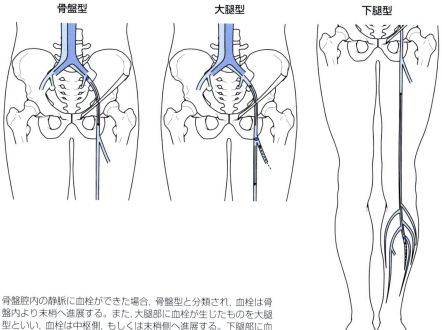

骨盤腔内の静脈に血栓ができた場合，骨盤型と分類され，血栓は骨盤内より末梢へ進展する．また，大腿部に血栓が生じたものを大腿型といい，血栓は中枢側，もしくは末梢側へ進展する．下腿部に血栓が生じたものが下腿型で，主に血流の停滞が原因で発症する

図8　深部静脈血栓症好発部位：ヒラメ筋静脈

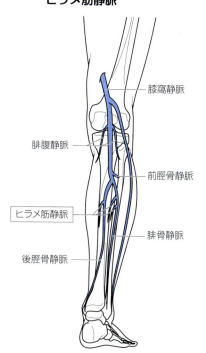

図9　Homans' sign

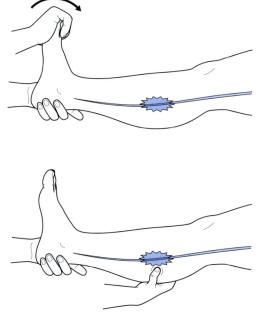

膝関節を伸展させた状態で足関節を背屈させたり，腓腹部を把握すると，腓腹筋部に疼痛が生じる

4章　末梢循環障害と運動

運動との関係
骨格筋ポンプ作用

下肢の静脈には血液の逆流を防ぐために静脈弁が備わっている。静脈の周囲に存在する下肢骨格筋の収縮は，周辺の静脈に圧力を加える（静脈を圧迫する）。静脈の圧迫により静脈内圧が高まると，遠位（末梢側）の弁が閉鎖され，近位（中枢側，心臓方向）の弁が開放される。その結果，静脈内にある血液は中枢側へ押し返される。このような静脈弁と筋収縮のポンプ作用のことを，骨格筋ポンプ作用という（図10）。

骨格筋が弛緩して深部静脈への圧力が低下した場合，血液は表層静脈から深部静脈に流れ込む。骨格筋ポンプ作用は静脈還流量を促通する極めて重要な作用であり，立位，歩行動作や足関節運動による下肢骨格筋の骨格筋ポンプ作用はDVT予防の基本となる。

venous foot pump（図11）

venous foot pumpとは，立位や歩行など，足底部に体重負荷をかけることで足底の静脈が圧迫され，静脈還流が促される作用である。静脈弁がないため，骨格筋ポンプよりも作用は弱い。

深部静脈血栓症に対する運動療法とエビデンス
早期離床

早期離床は，DVTを予防するうえで最も重要な介入といえる。立位や歩行により，下肢骨格筋の骨格筋ポンプ作用やvenous foot pumpで，停滞していた静脈還流が促通される。

早期離床のRCTによると，1週間以上の臥床はDVTの発症率が80％と高率であったが，1週間以内であれば15～30％に減少したことが報告されている[14]。DVTの予防ガイドラインにおいても，早期離床は重要視される。

足関節の自動運動・他動運動

足関節の自動運動，他動運動には，静脈還流を促通する効果がある。自動運動，他動運動ともに総大腿静脈血流速度を上げるが，自動運動のほうが増加率が高いとされている。他動運動時（足関節底背屈）には大腿静脈速度が平均速度9％，最高速度21％増加したのに対し，足関節背屈，底屈，内反，外反の複合的な自動運動では平均速度38％，最高速度は58％増加したと報告されている[16]（図12）。すなわち，さまざまな制約により離床ができない場合でも，ベッド上で積極的な足関節の自動運動・他動運動を実施することが，DVT予防に効果的であるとされている。

運動療法以外にも，**弾性ストッキング**や**間欠的空気圧迫法**などの物理療法が用いられる。

弾性ストッキング
下肢を圧迫することにより静脈の血流速度を増加させ下肢の静脈停滞を減少させる。

間欠的空気圧迫法
下肢に巻いたカフに，機械から間欠的に空気を注入して下肢をマッサージすることで，静脈の還流を促進させる。

Part II 臨床編

図10　骨格筋ポンプ

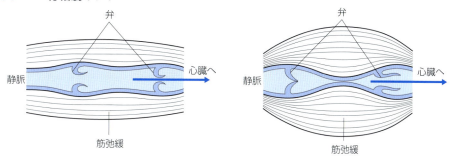

a. 弁の開口

b. 近位の弁の開口，遠位の弁の閉鎖

図11　venous foot pump

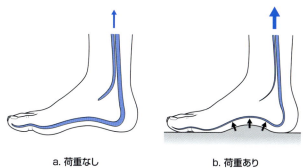

a. 荷重なし

b. 荷重あり

図12　足関節の自動・他動運動時の大腿静脈速度

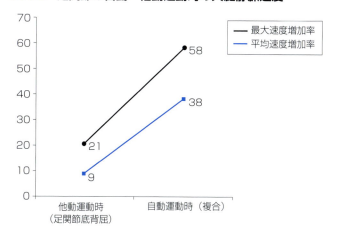

4章　末梢循環障害と運動

313

3. 血管調節障害

起立性低血圧とは？

起立性低血圧（orthostatic hypotension：OH）の定義は「仰臥位または座位から立位への体位変換に伴い、起立3分以内に収縮期血圧が20mmHg以上低下するか、拡張期血圧の10mmHg以上の低下」とされている。

OHの主な症状には、脳血管灌流量の低下による、めまい、耳鳴り、浮遊感、失神などがある。

起立性低血圧発生のメカニズム

背臥位から立位になる際に約500〜800mLの血液が下肢や腹部臓器に移動し、心臓への循環血液量が約30％減少する。このため、心拍出量が低下し、血圧は臥位や座位に比して大きく低下する。この循環動態の変化に対して圧受容器反射が賦活し、末梢血管を収縮させ、適切な血圧を保とうとする働きが起こる（血圧調整に関しては、Part I、5章、p.76を参照してほしい）。

これらの血圧反応が適切に機能して血圧の過剰な低下を抑制しているが、圧受容器反射系のいずれかの部分に過剰な低下をきたしたり、循環血液量が異常に減少した状態になると、OHが起こる。

OHの診断には立位試験、チルト試験が用いられる。立位試験では、能動的立位5分間の間に血圧低下を認めるとOHと診断される。

起立性低血圧の原因

OHの原因は、神経因性と非神経因性の2つに分類することができる。
- 神経因性：
  - 神経炎（糖尿病あるいは自己免疫性神経障害など）
  - 中枢の病変（パーキンソン病や多系統萎縮症など）
- 非神経因性：
  - 心機能低下（心筋梗塞や大動脈弁狭窄症）
  - 循環血液量の減少（脱水や副腎不全）
  - 血管拡張によるもの（発熱や肥満細胞症）
  - 薬物によるもの（降圧剤、利尿剤など）

OHの原因疾患としては、体液量減少や薬剤（血管拡張作用）に起因するものが最も多い。特に高齢者では、圧受容器反射機能低下のために、薬剤による血圧低下作用が生じやすい。また、心機能が低下しており、適切な循環血流量を維持できない循環器疾患患者や、血圧の調節反応が遅延・減少している脳血管疾患患者にもOHが起きやすい。自律神経障害や廃用

症候群，脊髄損傷患者，糖尿病患者も同様に，血圧調節反応の低下によりOHが起こりやすい。

さらに，手術後患者や急性期患者においても，手術後の全身状態の影響により，循環血液量減少や薬剤の影響のためのOHを認めることが多い。

起立性低血圧が起こりやすい状況

状態によって異なるが，次のタイミングに注意が必要である。
- 食後：食事を摂取すると，消化管の血流が急速に増大するため，血圧が低下しやすくなる。
- 排便後：便を出すために力を入れると副交感神経が興奮するため，血管の収縮反応が起こりにくく，血圧が低下しやすくなる。
- 就寝後：就寝中は副交感神経が優位に活動し，血圧調整機構が低下するため，起床時にOHを起こしやすい。就寝の途中のトイレや，朝起きた際に血圧が低下しやすくなる。
- 入浴後：浴槽に浸かって体に水圧がかかると，手足の血液が押し戻されて血圧が高い状態になる。浴槽から出る際には水圧がなくなるため，手足に血液が流れ血圧が低下しやすくなる。

起立性低血圧の治療

日本循環器学会の『失神の診断・治療ガイドライン（2012年改訂版）』[17]では，OHの治療として次の方法を挙げている。

◉ クラスI
- 急激な起立の回避：ゆっくりと動作することで，急激な血液の分布変化を予防する。
- 誘因の回避：脱水，過食，飲酒などで血液循環量が減少しないように注意する。水分補給をしっかりと行う。心不全や透析患者など，水分制限が必要な患者の場合は主治医と相談する。
- 誘因となる薬剤の中止・減量：降圧薬，前立腺疾患治療薬としてのα遮断薬，硝酸薬，利尿薬など
- 適切な水分・塩分摂取：高血圧症がなければ，水分2〜3L/dayおよび塩分10g/day

◉ クラスII
- 循環血液量の増加：食塩補給，鉱質コルチコイド，エリスロポエチン
- 腹帯・弾性ストッキング
- 上半身を高くした睡眠：10°の頭部挙上
- α刺激薬

起立性低血圧と運動療法

　OHが予測される患者の場合，自覚症状や血圧低下に注意しながら慎重に離床を進める．OHに対する明確な運動療法の基準はないが，骨格筋ポンプ作用を利用した運動のほか，弾性ストッキング，腹帯の使用などがある．

● 骨格筋ポンプ作用を利用した運動

　骨格筋ポンプ作用には静脈還流量を増加させる効果があるため，足関節を中心とした自動運動を実施し，静脈還流量を増加させる．OHの予防には，足関節の底背屈運動や，立位ではカーフレイズを積極的に導入する．

● 弾性ストッキング，腹帯

　OHを認めた場合や，OH出現が予測される場合は，体幹に腹帯を使用したり，下肢に弾性ストッキングや弾性包帯を用いて末梢の血管抵抗を上げ，静脈還流量の増加を促進する．

【文 献】

1) McDermott MM et al.: Associations between lower extremity ischemia, upper and lower extremity strength, and functional impairment with peripheral arterial disease. J Am Geriatr Soc 56(4): 724-729, 2008.
2) Regensteiner JG, et al.: Chronic changes in skeletal muscle histology and function in peripheral arterial disease. Circulation 87(2): 413-421, 1993.
3) McDermott MM et al.: Lower extremity ischemia, calf skeletal muscle characteristics, and functional impairment in peripheral arterial disease. J Am Geriatr Soc 55(3): 400-406, 2007.
4) McDermott MM et al.: Leg strength in peripheral arterial disease: associations with disease severity and lower-extremity performance. J Vasc Surg 39(5): 523-530, 2009.
5) McDermott MM et al.: Lower extremity manifestations of peripheral artery disease: the pathophysiologic and functional implications of leg ischemia. Circ Res 116(9): 1540-1550, 2015.
6) Bauer TA, et al.: Oxygen uptake kinetics during exercise are slowed in patients with peripheral arterial disease. J Appl Physiol 87(2): 809-816, 1999.
7) Stewart KJ et al.: Exercise training for claudication. N Engl J Med 347(24): 1941-1951, 2002.
8) Hamburg NM et al.: Exercise rehabilitation in peripheral artery disease: functional impact and mechanisms of benefits. Circulation 123(1): 87-97, 2011.
9) 野原隆司 ほか: 心血管疾患におけるリハビリテーションに関するガイドライン (2012年改訂版), (http://www.j-circ.or.jp/guideline/pdf/JCS2012_nohara_h.pdf, 2016年7月時点)
10) 日本脈管学会 編: 下肢閉塞性動脈硬化症の診断・治療指針II, 44-45. メディカルトリビューン, 2007.
11) Flordal PA, et al.: Clinical relevance of the fibrinogen uptake test in patients undergoing elective general abdominal surgery- relation to major thromboembolism and mortality. Fragmin Multicentre Study Group. Thromb Res 80(6): 491-497, 1995.
12) Jorgensen PS, et al.: Low molecular weight heparin (Innohep) as thromboprophylaxis in outpatients with a plaster cast: a venografic controlled study. Thromb Res 105(6): 477-480, 2002.
13) Gibbs NM: Venous thrombosis of the lower limbs with particular reference to bed rest. Br J Surg 45(191): 209-236, 1957.
14) Lee AYY, Levine MN: The thrombophilic state induced by therapeutic agents in the cancer patient. Semin Thromb Hemost 25(2): 137-145, 1999.
15) Geerts WH, et al.: Prevention of venous thromboembolism: The Seventh ACCP Conference on Antithrombotic and Thrombolytic Therapy. Chest. 126(3): 338S-400S, 2004.
16) Sochart DH, et al.: The relationship of foot and ankle movements to venous return in the lower limb. J Bone Joint Surg BR 81(4): 700-704, 1999.
17) 井上 博 ほか: 失神の診断・治療ガイドライン (2012年改訂版), (http://www.j-circ.or.jp/guideline/pdf/JCS2012_inoue_h.pdf, 2016年7月時点)

Part Ⅱ 臨床編

5 代謝疾患と運動

万行里佳

はじめに

　糖代謝異常による糖尿病や脂質代謝異常による脂質異常症など，個別に取り扱われることが多かった代謝疾患であるが，メタボリックシンドロームの病態によって，脂肪細胞から分泌されるアディポサイトカインが糖代謝，脂質代謝，血圧などにさまざまな影響を与えることが解明されており，代謝疾患をより包括的にとらえるようになってきている。
　代謝疾患は自覚症状が少ないことが多いが，重篤な合併症を発症したり動脈硬化の起因となり，脳心血管疾患などの疾患リスクを増加させる。多くの代謝疾患の治療では，生活習慣の是正が重要であり，食事療法と並んで運動療法の有効性が立証されている。

1. 糖尿病

　厚生労働省による「平成26年 国民健康・栄養調査」[1]の結果では，20歳以上の日本人において男性の15.5％，女性の9.8％に糖尿病が強く疑われると推計されており，70歳以上の男性では4人に1人が該当する。また，同省による「平成26年 患者調査」[2]の結果では，糖尿病患者数は平成23年の同調査より46万人以上増加し，316万人を超えている。今後は特に，高齢者の糖尿病患者の増加による問題が懸念されている。
　糖尿病の診断は，血糖値の異常や高値 **HbA1c**，糖尿病の典型的な症状より診断される（**表1**）。糖尿病の成因分類では，1型糖尿，2型糖尿病，遺伝子異常などによる糖尿病があり，1型糖尿病は膵β細胞の破壊により発症する[3]。本章では，日本人の糖尿病患者の90％以上を占める2型糖尿病について主に述べる。
　糖尿病は合併症が発症しなければ自覚症状が少ない疾患であるが，病状が進行すると，代表的な合併症である腎症，神経障害，網膜症以外にも心筋梗塞，脳卒中，下肢閉塞性動脈硬化症，白内障，歯周疾患，皮膚感染症などさまざまな疾患の発症リスクを高める要因となる。

> **HbA1c**
> 赤血球中のヘモグロビンに，ブドウ糖が非酵素的に結合したもの。赤血球の寿命が約120日であることから，HbA1cは過去1〜2カ月の平均血糖値を反映する。基準値：4.6〜6.2％（全米グリコヘモグロビン標準化プログラム，National Glycohemoglobin Standardization Program：NGSPによる）。

表1 糖尿病の診断基準

項目	結果
①血糖値	空腹時血糖値126mg/dL以上，経口ブドウ糖負荷試験2時間値200mg/dL以上，随時血糖値200mg/dL以上のいずれか
②HbA1c	6.5％以上（NGSP値）
③糖尿病の典型的症状	口渇，多飲，多尿，体重減少，確実な糖尿病網膜症のいずれか

診断基準は①と①（再検査が必要），①と②または①と③（1回で診断可能）のうちのいずれかが該当すれば，糖尿病と診断される

（文献3より引用）

細小血管症予防の観点から，多くの患者で治療目標値はHbA1c7.0％未満を目標とするが，年齢，罹病期間，臓器障害，低血糖の危険性，サポート体制などを考慮して個別に設定する[4]。

糖代謝異常

人体において血糖値増加作用のあるホルモンは，グルカゴン，アドレナリン，糖質コルチコイド，成長ホルモンなど多くあるが，血糖値降下作用のあるホルモンはインスリンのみである。また，インスリン以外で血糖値降下作用があるのは運動であり，糖尿病治療において運動療法の効果は極めて重要である。

●骨格筋でのインスリンによるグルコースの取り込み機序[5, 6]（図1）

①食後などに血中グルコース濃度が上昇すると，膵β細胞からインスリンが分泌される。

②インスリンが細胞膜上のインスリン受容体αサブユニットに結合し，βサブユニットの情報伝達にかかわるチロシンキナーゼを活性化させる。自己リン酸化（アミノ酸の形を変えることで情報を下流に伝える）が起こる。

③活性化したチロシンキナーゼは細胞内のインスリン受容体基質（insulin receptor substrate：IRS）をリン酸化し，さらに，PI3-K（phosphatidylinositol 3-kinase）を活性化させ，下流へ情報が伝達される。

④細胞質内の糖輸送体（glucose transporter：GLUT）4が細胞膜へ移動，すなわちトランスロケーションされる。

⑤細胞膜へトランスロケーションしたGLUT4の作用により，細胞外のグルコースが筋細胞内へ取り込まれ，血糖値が低下する。脂肪細胞でも同様に，GLUT4によるグルコース取り込みが行われる。

図1　インスリン作用による骨格筋でのグルコース取り込み

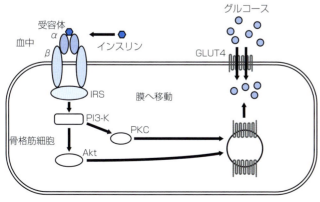

● 糖代謝異常

2型糖尿病は，遺伝的な要因に加えて過食，運動不足などの環境要因が重なりインスリン需要の増大が長期間に及ぶことで，インスリンの分泌能低下やインスリン抵抗性の増大（感受性の低下）が起こることで発症する[7]。

インスリン抵抗性の増大とは，インスリンが分泌されても，末梢組織でのインスリン感受性が低下することによって，インスリン分泌量に見合った作用が得られない状態のことをいう。肥満者や糖尿病患者では，脂肪細胞から分泌される**レプチン**関連因子などのホルモン分泌パターンが変化し，インスリンの情報伝達能力が低下する。そのため，インスリン効果を発現するには，より多くのインスリンが必要となる。これが，インスリン抵抗性増大の機序である。インスリン需要が高まることにより，高インスリン血症の原因となる[6]。

2型糖尿病の発生機序として，過食や運動不足などの環境因子や遺伝因子の影響により，インスリンの分泌能低下や抵抗性増大が起こり，インスリンの作用不足が生じる。はじめは食後の高血糖を是正することができずに食後高血糖となるが，さらに食後高血糖の時間が延長することで，空腹時も高血糖の状態となる。このように慢性的な高血糖が続くことで，インスリン分泌能不全やインスリン抵抗性がさらに悪化するという悪循環が生じ，2型糖尿病発症となる（**図2**）。

> **レプチン[8]**
> 脂肪細胞から分泌されるアディポサイトカイン（生理活性物質）の一つであり，エネルギー消費増大や摂食抑制作用など肥満抑制に働く。体脂肪量が増加すると血中レプチン濃度は増加するが，肥満者は非肥満者よりもレプチン抵抗性が高くなるため，分泌量に見合った作用が発現しない。

運動時の糖代謝[10]

運動時には，筋収縮に必要なエネルギーであるグルコースの需要が高まるため，血中インスリン濃度が高まるのではないかと考えられる。しかし実際は，交感神経活動亢進に伴い，骨格筋におけるグリコーゲン分解を促進するカテコールアミン（アドレナリン，ノルアドレナリン）が分泌され，それによってインスリン分泌が抑制される。

運動では主にインスリンの作用ではなく，運動それ自体によるグルコースの細胞内への取り込みが促進される。

図2　2型糖尿病の病態

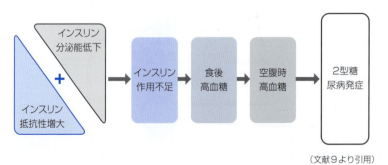

（文献9より引用）

運動療法効果発現のメカニズム

運動により血糖値の降下がみられるが，糖尿病における運動療法の効果には，運動中から血糖値降下がみられる「急性効果」と，長期的な運動の継続によりインスリン抵抗性が改善する「慢性効果」の2つがある。

● 運動療法の急性効果[5, 10]

筋収縮によって，そのエネルギー源となるアデノシン三リン酸（adenosine triphosphate：ATP）は，ATP→ADP（adenosine diphosphate：アデノシン二リン酸）＋リン酸→AMP（adenosine monophosphate：アデノシン一リン酸）＋2リン酸まで分解される。つまり，筋収縮によりATPが消費されると，ATPは減少してAMPが増加するため，AMP/ATP比は増加する。

運動（骨格筋の収縮）によりAMP/ATP比が増加すると，AMPK（AMP-activated protein kinase）が活性化され，それによりGLUT4のトランスロケーションが引き起こされる。GLUT4が細胞膜にトランスロケーションされることで，細胞内へグルコースの取り込みが促進し，血糖値が下がる。

AMPKは，α，β，γのサブユニットからなる3量体の蛋白質である。AMPKには，運動によって低下したエネルギーを細胞内に補充するためのスイッチの役割があると考えられている。AMP/ATP比の増加以外にも，クレアチン/クレアチンリン酸比の増加や一酸化窒素（NO），Ca^{2+}に依存した機序なども指摘されているが，詳細は不明である。運動による血糖値降下の急性効果は，運動中が最も高く，運動終了後48時間程度で消失する（図3）。

● 運動療法の慢性効果

運動の長期間継続によりインスリン抵抗性が改善されることを慢性効果という。これは，GLUT4蛋白質の増加による細胞膜へのトランスロケーションの増加や筋線維タイプの変化[11]，ミトコンドリア生成増加などによって生じる。

GLUT4蛋白質増加の機序には，PI3-Kの下流にあるAktなどのリン酸化が関与している。これらのシグナル伝達分子は，1回または繰り返しのトレーニングにより活性化される。それによってGLUT4遺伝子の転写反応が亢進し，GLUT4mRNAが増加し，運動後数十時間でGLUT4蛋白質が増加する。ただしこの効果は，96時間かけてトレーニング前のレベルまで低下するといわれる[12]。

図3 運動による筋細胞内へのグルコース取り込み

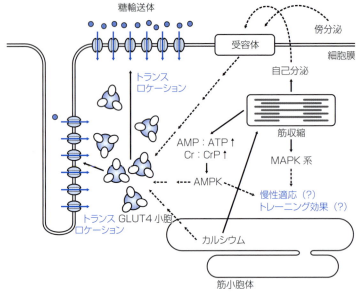

① 骨格筋の収縮によりAMP/ATP比が増加し，AMPKが活性化する
② AMPKの活性化によりGLUT4のトランスロケーションが引き起こされ，細胞内へのグルコースの取り込みが促進される

（文献10より引用）

2. 脂質代謝異常

脂質異常症

　かつては高脂血症とよばれていたが，2007年に診断基準が改訂され「脂質異常症」と改名された．脂質異常症は，高LDL（low density lipoprotein）コレステロール血症，低HDL（high density lipoprotein）コレステロール血症，高トリグリセライド（triglyceride：TG，中性脂肪）血症，高non-HDLコレステロール血症などがある．**表2**に脂質異常症の診断基準を示す[13]．なお，non-HDLコレステロールとは，総コレステロール（TC）からHDLコレステロールを引いた値である（TC－HDL-C）．

　令和元年の国民健康・栄養調査結果では，20歳以上の日本人の血清総コレステロール値が高値（240mg/dL以上）の割合は男性12.9%，女性22.4%であった[14]．脂質異常症は，自覚症状がほとんどないが，血管の動脈硬化を進展させ，脳心血管疾患の発症リスクを高める．遺伝的要因で発症する家族性高コレステロール血症などを除き，生活習慣を起因として発症した脂質異常症の治療は，禁煙や食事療法，運動療法などの生活習慣の改善と薬物療法である．

　脂質異常症の治療目標値として，動脈硬化性心血管疾患の予防の観点からみた，リスク区分別脂質管理目標値が定められている．これは，治療方針の原則として，リスクの高い「二次予防（生活習慣の是正とともに薬物治療の考慮が必要である者）」と「一次予防（まず，生活習慣の改善を行っ

表2 脂質異常症診断基準

LDLコレステロール	140mg/dL以上	高LDLコレステロール血症
	120〜139mg/dL	境界域高LDLコレステロール血症[*2]
HDLコレステロール	40mg/dL未満	低HDLコレステロール血症
トリグリセライド	150mg/dL以上（空腹時採血[*1]）	高トリグリセライド血症
	175mg/dL以上（随時採血[*1]）	
Non-HDLコレステロール	170mg/dL以上	高non-HDLコレステロール血症
	150〜169mg/dL	境界域高non-HDLコレステロール血症[*2]

[*1]：基本的に10時間以上の絶食を「空腹時」とする。ただし水やお茶などカロリーのない水分の摂取は可とする。空腹時であることが確認できない場合を「随時」とする。
[*2]：スクリーニングで境界域高LDL-C血症，境界域高non-HDL-C血症を示した場合は，高リスク病態がないか検討し，治療の必要性を考慮する。
- LDL-CはFriedewald式（TC−HDL-C−TG/5）で計算する（ただし空腹時採血の場合のみ）。または直接法で求める。
- TGが400mg/dL以上や随時採血の場合はnon-HDL-C（＝TC−HDL-C）かLDL-C直接法を使用する。ただしスクリーニングでnon-HDL-Cを用いる時は，高TG血症を伴わない場合はLDL-Cとの差が＋30mg/dLより小さくなる可能性を念頭においてリスクを評価する。
- TGの基準値は空腹時採血と随時採血により異なる。
- HDL-Cは単独では薬物介入の対象とはならない。

（文献13より引用）

た後，薬物療法の適用を考慮する者）」に分けられ，さらに，一次予防は，リスク別に高リスク，中リスク，低リスクの3区分に分類され，それぞれの脂質管理目標値が定められている。具体的な管理目標値や目標値設定のためのフローチャートに関する詳細は成書に譲る[15]。

◉ 脂質代謝

◆ リポ蛋白とは

血清脂質には，コレステロール，トリグリセライド，リン脂質，遊離脂肪酸（free fatty acid：FFA）がある。これらは水に不溶性であるため，水と油に親和性のあるアポ蛋白と結合してリポ蛋白となり，体内で代謝される。アポ蛋白は，アポB-100やアポB-48，アポA-ⅠやアポA-Ⅱなどが核となる構造蛋白である。

リポ蛋白は球状構造をしており，中心部分にコレステロールエステルとトリグリセライドがあり，表面にはリン脂質，遊離コレステロール，アポ蛋白に覆われている。

リポ蛋白はその比重により分類され，主にトリグリセライドが多いほど比重が低い。比重の低いものからカイロミクロン，超低比重リポ蛋白（very low density lipoprotein：VLDL），中間比重リポ蛋白（intermediate density lipoprotein：IDL），低比重リポ蛋白（low density lipoprotein：LDL），高比重リポ蛋白（high density lipoprotein：HDL）に分類される[16]（Part Ⅰ，8章，p.146参照）。

◆ 脂質代謝の経路[16]

脂質代謝の経路には，食事由来の脂質を運搬する外因性経路，肝臓で新生された脂質を運搬する内因性経路，過剰なコレステロールを再配分するコレステロール逆転送系の3つがある。

- 外因性経路：食事由来で生成される脂質を運搬する経路である。小腸で吸収された脂質は代謝され，カイロミクロンとなり循環血液系に入る。リポ蛋白リパーゼ（lipoprotein lipase：LPL）の作用により，カイロミクロン内のトリグリセライドが加水分解されてFFAとなる。細胞内に取り込まれたFFAは，エネルギー源などに利用される。トリグリセライドが分解されたカイロミクロンはさらに小型化し，コレステロールの比率が増加してカイロミクロンレムナントとなり，肝臓に取り込まれる（図4）。
- 内因性経路：肝臓で新生された脂質を運搬する経路である。肝臓で形成されたVLDLは，血中に入った後，VLDL内部のトリグリセライドはLPLの作用により加水分解され，FFAとなる。VLDLはVLDLレムナントとなり，その一部はIDLとよばれる。IDLには肝性リパーゼ（hepatic lipase：HL）が作用し，内部のトリグリセライドが分解されてLDLとなる。LDLは肝臓に取り込まれるほか，末梢組織に取り込まれ，副腎皮質ステロイドホルモンや細胞壁などの産生に利用される。また，その過程において，動脈壁で変性したLDLは**動脈硬化**発症の要因となる（図5）。
- コレステロール逆転送系：末梢での過剰なコレステロールを回収して，組

> **脂質異常症と動脈硬化**[17]
> 高LDL-C血症では，酸化などにより変性したLDL由来のコレステロールが血管壁に蓄積して粥状動脈硬化を発症・進展させる。コレステロールに富む進行した粥状動脈硬化病変は構造的にもろく，破裂すると血栓を生じて血管を閉塞させる。

図4　外因性経路

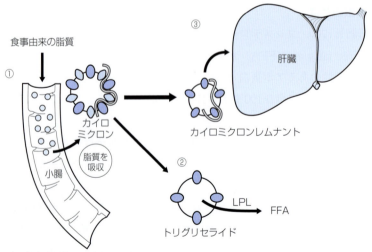

①小腸で吸収された脂質はカイロミクロンとなり，循環血液系に入る
②LPLの作用によりカイロミクロン中のトリグリセライドが分解されて，FFAとなる
③カイロミクロンはさらに小型化し，カイロミクロンレムナントとなり，肝臓に取り込まれる

（文献16より引用）

織への再配分を行う経路である。末梢での過剰なコレステロールを取り込んだ成熟型HDLは，コレステロールエステル転送蛋白（cholesterol ester transfer protein：CETP）の作用によりコレステロールをVLDLやLDLなどに転送し，トリグリセライドを受け取る。成熟型HDLからVLDLやLDLなどに転送されたコレステロールは，肝臓に取り込まれる。成熟型HDLが受け取ったトリグリセライドは，HLの作用により加水分解されて放出される。トリグリセライドを放出した結果，成熟型HDLは原始HDLとなり，再びコレステロールの逆転送を繰り返す（図6）。

● 脂質異常症[18]

◆ 誘因，原因

遺伝素因と，過食や食生活の欧米化などの食事習慣，運動不足などの運動習慣を含めた生活習慣の乱れにより発症する。遺伝素因を原因とする原発性（一次性）高脂血症と，主に生活習慣を原因とする続発性（二次性）高脂血症に分けられる。原発性高脂血症（**家族性高コレステロール血症**など）の治療は薬物治療が主となる。ここでは主に，続発性高脂血症について述べる。

◆ 病態

遺伝素因によるものでは，脂質転送蛋白機能の異常や脂質代謝に関連す

> **家族性高コレステロール血症[19]**
> 常染色体優性遺伝疾患であり，LDL受容体の完全欠損もしくは発現低下により高LDL-C血症を呈する。早発性冠動脈疾患発症リスクが極めて高いため，治療では薬物療法を主としたLDL-C値の厳格な管理を必要とする。

図5　内因性経路

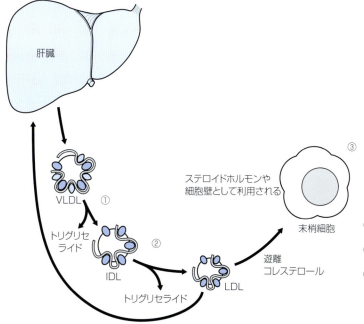

① 肝臓で作られたVLDL内部のトリグリセライドが分解される
② IDL内部のトリグリセライドが分解され，LDLとなる
③ LDLは肝臓に取り込まれるほか，末梢組織に取り込まれ，ステロイドホルモンなどの産生に利用される

（文献16より引用）

図6 コレステロール逆転送系

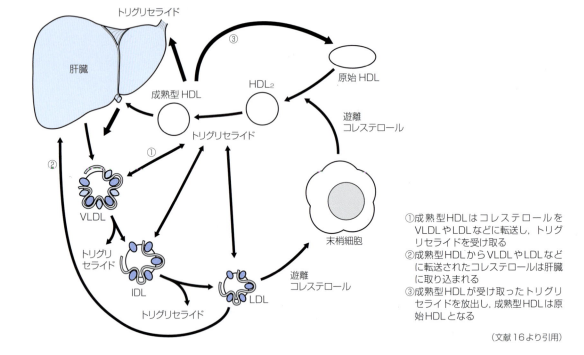

①成熟型HDLはコレステロールをVLDLやLDLなどに転送し、トリグリセライドを受け取る
②成熟型HDLからVLDLやLDLなどに転送されたコレステロールは肝臓に取り込まれる
③成熟型HDLが受け取ったトリグリセライドを放出し、成熟型HDLは原始HDLとなる

（文献16より引用）

る酵素機能の異常などが原因となる。

一方、環境要因に関する病態では、運動不足や脂質・糖質過多による高カロリーの食事習慣により、摂取カロリーが消費カロリーを上回り、エネルギー過剰供給状態となる。

エネルギーとして使用されるFFAを作り出すトリグリセライドが消費されないため、高トリグリセライド血症となる。余剰トリグリセライドは脂肪として蓄積されるため、過体重・肥満症の原因となる。また、肥満症やインスリン抵抗性、運動不足によって、リポ蛋白代謝を促進するLPLの活性が低下し、高トリグリセライド血症や、原始HDLの産生減少による低HDLコレステロール血症となる。

そのほかの環境要因として、喫煙や過度な飲酒も発症要因といわれている（図7）。

運動による脂質代謝改善

◆脂質代謝改善の機序[20, 21]

運動に必要なエネルギー源となるFFAは、トリグリセライドがLPLによって分解されることで生成される。運動によってトリグリセライドの消費が高まることで、高トリグリセライド血症が改善される。

乳酸が蓄積するような高強度の運動では脂質の利用比率が低いため、中

等度の強度である有酸素運動レベルが適している．また，運動によりLPL活性が高まり，運動後4〜18時間でピークとなる．LPL活性の上昇により，トリグリセライドの低下，HDLコレステロール増加の効果がみられる（図8）．

図7　主に環境要因が原因で生じる脂質異常症発症の流れ

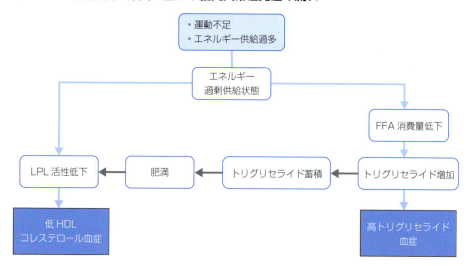

図8　運動療法による脂質代謝改善の流れ

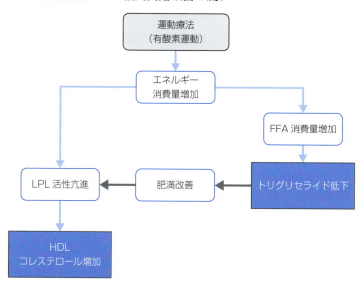

3. 肥満症・メタボリックシンドローム

肥満[22-25]

　肥満とは，脂肪組織が過剰に蓄積した状態である。肥満の判定には，体重［kg］を身長［m］の2乗で割った値であるBody Mass Index（BMI）が用いられており，わが国ではBMI 25［kg/m^2］以上を肥満としている。さらに，その程度により肥満1〜4度に分類される（Part I, 10章, p.183，**表4**参照）。

　世界保健機関（World Health Organization：WHO）の基準では，BMI 30以上を肥満と定義しており，肥満の基準がわが国とは異なる。その理由の一つとして，日本人のうちBMI 26〜28未満の肥満1度に分類される群と普通体重群では，高血糖や高血圧，高トリグリセライド血症などの発症リスクが，肥満1度群のほうが約2倍以上高くなるという報告があり，日本人は軽度の肥満であっても健康障害につながりやすいことが挙げられる。普通体重はBMI 18以上25未満であり，さらに疾患合併率が最も低いBMI 22に相当する体重が標準体重である。

● 肥満症[25, 26]

　肥満症とは，「肥満に起因ないし関連する健康障害を合併するか，その合併が予測される場合で，医学的に減量を必要とする病態をいい，疾患単位として取り扱う」と定義される。

　肥満症の診断基準は，肥満と判定された者（BMI≧25）のうち，①肥満に起因ないし関連し，減量を要する（減量により改善する，または進展が防止される）健康障害（**表3**）を有する者，②健康障害を伴いやすい高リスク肥満，ウエスト周囲長のスクリーニングにより内臓脂肪蓄積を疑われ，腹部CT検査によって確定診断された内臓脂肪型肥満，この①，②のいずれかの条件を満たす者を肥満症と診断する。肥満症診断のフローチャート

表3　肥満に起因ないし関連し，減量を要する健康障害

【肥満症の診断基準に必須の健康障害】
1. 耐糖能障害（2型糖尿病，耐糖能異常など）
2. 脂質異常症
3. 高血圧
4. 高尿酸血症，痛風
5. 冠動脈疾患：心筋梗塞，狭心症
6. 脳梗塞：脳血栓症，一過性脳虚血発作（TIA）
7. 非アルコール性脂肪性肝疾患（NAFLD）
8. 月経異常，不妊
9. 閉塞性睡眠時無呼吸症候群（OSAS），肥満低換気症候群
10. 運動器疾患：変形性関節症（膝・股関節），変形性脊椎症，手指の変形性関節症
11. 肥満関連腎臓病

を図9に示す。

　肥満症の診断では原発性肥満（病因が不明）が対象となり，内分泌性肥満や遺伝性肥満など特定の疾患に起因する二次性肥満は対象外となる。また，肥満のうちBMI 35以上を高度肥満としている。内臓脂肪型肥満はメタボリックシンドロームの病態と類似しており，皮下脂肪型肥満よりも将来，健康障害を発症するリスクの高い肥満とされている。内臓脂肪型肥満の判定手順を図10に示す。

　肥満症の治療目標は，減量によって肥満に伴う健康障害を解消あるいは軽減，予防することである。3～6カ月で現在の体重から3％の減量を目標とする。数％の減量により内臓脂肪が減少し，糖代謝，脂質代謝，血圧の改善が認められる。

図9　肥満症診断のフローチャート

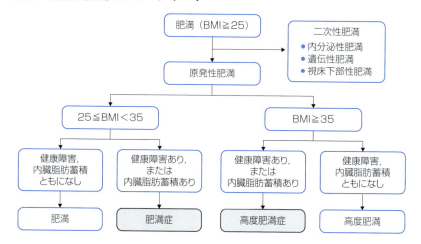

図10　肥満における内臓脂肪型肥満の判定手順（BMI≧25の場合）

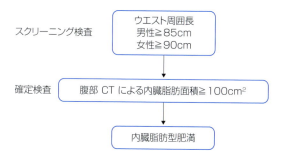

メタボリックシンドローム

● メタボリックシンドロームの概念[27, 28]

1980年代後半，肥満，高血糖，高血圧，脂質代謝異常など重複した危険因子が心血管疾患の発症に関与することが指摘され，マルチプルリスクファクター症候群とよばれた．その後，内臓脂肪の過剰蓄積によって多重危険因子の病態であることが示された．これらよりメタボリックシンドロームは，内臓脂肪の過剰蓄積を基盤に高血糖，脂質代謝異常，血圧上昇といった動脈硬化性疾患と2型糖尿病発症リスク因子が集積した病態として，わが国では2005年に診断基準が策定された．

● メタボリックシンドロームの診断基準

メタボリックシンドロームは，腹部肥満（内臓脂肪型肥満）に加えて脂質異常，高血糖，高血圧のうち，2つ以上が該当する場合に診断される[29]．ウエスト周囲径が男性85cm以上，女性90cm以上であることは診断における必須項目であるが，このウエスト周囲径の基準は，腹部臍位CT断面像から測定された内臓脂肪面積が約100cm^{2}以上であることに相当する（**表4**）．

● 内臓脂肪が及ぼす影響

診断基準の必須項目である内臓脂肪型肥満は，メタボリックシンドロームの病態において重要な要因である．

脂肪組織の役割はかつて，脂肪を蓄えエネルギーを貯蔵するだけだと考えられていたが，現在ではホルモンやアディポサイトカインなどの生理活性物質を生成・分泌する器官でもあることがわかっている．特に，内臓に蓄積される内臓脂肪は，皮下脂肪に比べてアディポサイトカインの産生・分泌が盛んであり，その影響は大きい．

内臓脂肪が過剰に蓄積されると，脂肪細胞へのマクロファージ浸潤など，炎症や酸化ストレスが亢進した状態となる．炎症が亢進すると，アディポサイトカインのなかでもいわゆる悪玉とされるサイトカイン（TNF-α，PAI-1，IL-6など）の活性が高まり，さらに脂肪分解が促進されてFFAが

表4 メタボリックシンドロームの診断基準

【必須項目】			【選択項目】これらの項目のうち，2項目以上
		ウエスト周囲径	・中性脂肪≧150mg/dLかつ/またはHDLコレステロール＜40mg/dL
内臓脂肪蓄積	男性	≧85cm	・収縮期血圧≧130mmHgかつ/または拡張期血圧≧85mmHg
	女性	≧90cm	・空腹時血糖値≧110mg/dL

この基準は，男女とも内臓脂肪面積100cm^{2}以上に該当する

増加する。

　悪玉サイトカインの活性によりインスリン抵抗性が惹起され，高血圧や動脈硬化が促進される。内臓脂肪が過剰に蓄積された状態では，抗炎症作用のあるいわゆる善玉サイトカインであるアディポネクチンの分泌は，レプチン抵抗性の増大などが重なって減少するため，さらに状態が悪化する[30, 31)]（図11）。

　メタボリックシンドローム患者は，非メタボリックシンドローム者に比べて心血管疾患発症および心血管疾患死のリスクは1.5～2倍，2型糖尿病の発症リスクは3～6倍になる。さらに，メタボリックシンドロームによる高血糖，高血圧，脂質異常症を誘因として，ドミノ倒しのようにさまざまな生活習慣病の発症リスクが高まり，生命予後を悪化させる[32)]（図12）。

メタボリックシンドロームの管理目標[27, 28)]

　メタボリックシンドロームの改善には，肥満症や2型糖尿病の場合と同様，あるいはそれ以上に食事の適正化と運動（身体トレーニング）の継続が有用である。代謝異常の元凶となる内臓脂肪を基準値内に戻すことが，これらの病態改善，併せて高血圧症などインスリン抵抗性関連のすべての生活習慣病の予防・治療に重要な役割を果たしている。

　治療目標として，現体重の3％以上の体重減少[27)]や5～10％の体重減少により糖尿病や心血管疾患の発症が抑制につながる[28)]。

図11　メタボリックシンドロームの病態生理

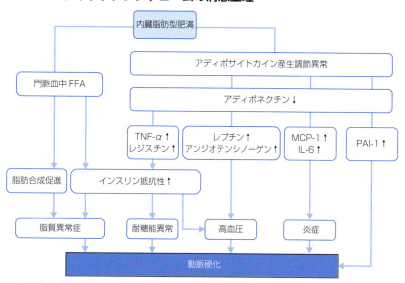

- 内臓脂肪から，トリグリセライド分解によりFFAが放出される
- アディポサイトカインの産生・分泌異常が起こる
- 脂質異常，耐糖能異常，高血圧，炎症が起こり，動脈硬化の原因となる

図12 メタボリックドミノ

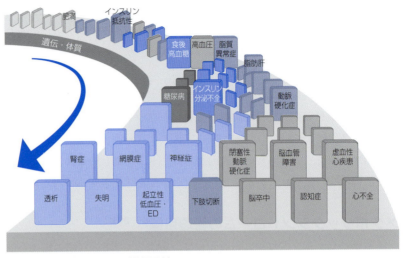

ED：erectile dysfunction（勃起不全）

環境要因（生活習慣の乱れ）や遺伝要因を起因として，メタボリックシンドロームの状態からさまざまな生活習慣病の発症リスクが高まる

（文献32より一部改変引用）

運動療法による改善[33]

◉機序

摂取エネルギーよりも消費エネルギーのほうが少ない場合，体内で余ったエネルギーはトリグリセライドという形で脂肪細胞に蓄積される．

運動によりアドレナリンの作用が亢進すると，脂肪分解酵素が活性化される．その結果，トリグリセライドの加水分解が亢進し，運動のエネルギーとなるFFAが作られる．

蓄積されたトリグリセライドを運動で消費することで脂肪細胞が減少し，体重が減って肥満が改善される．

◉代謝疾患の運動療法

糖尿病や脂質異常症などの代謝疾患の運動療法は，血糖値降下や脂質代謝改善に有効な有酸素運動を基本として，筋力の維持，増強，代謝改善を目的としたレジスタンス運動を組み合わせて1日30分程度実施することが共通して推奨されている．運動療法を実施する前は，症状に合わせて多段階運動負荷試験や整形外科的検査などのメディカルチェックを行う．日本糖尿病学会，日本動脈硬化学会，日本肥満学会の運動指針を**表5**に示す．

表5 各疾患の運動療法指針

	糖尿病[34]	脂質異常症[35]	肥満症[26]
強度	・$\dot{V}O_2max$の40～60% ・有酸素運動	・$\dot{V}O_2max$の50% ・有酸素運動	はじめは低～中等度，慣れたら強度を上げることを考慮
時間	20～60分/日 週150分以上	30分以上/日 週180分以上	30～60分/日 週150～300分
頻度	できれば毎日，少なくとも週3～5回	できれば毎日	ほぼ毎日 （週5日以上）
有酸素運動以外の運動	週2～3回のレジスタンス運動	レジスタンス運動	レジスタンス運動，ストレッチング，座位時間の減少など

$\dot{V}O_2max$：最大酸素摂取量

【文献】

1) 厚生労働省：平成26年 国民健康・栄養調査 結果の概要 (http://www.mhlw.go.jp/file/04-Houdouhappyou-10904750-Kenkoukyoku-Gantaisakukenkouzoushinka/0000117311.pdf, 2016年6月時点).
2) 厚生労働省：平成26年(2014) 患者調査 主な傷病の総患者数 (http://www.mhlw.go.jp/toukei/saikin/hw/kanja/14/dl/05.pdf, 2016年6月時点).
3) 日本糖尿病学会 糖尿病診断基準に関する調査検討委員会：糖尿病の分類と診断に関する委員会報告. 糖尿病 53 (6): 450-467, 2010.
4) 日本糖尿病学会：糖尿病治療の目標と指針. 糖尿病診療ガイドライン2016 (日本糖尿病学会 編), 23-35, 南江堂, 2016.
5) 桧垣靖樹：グルコース取り込み. ニュー運動生理学Ⅱ (宮村実晴 編), 299-308, 真興交易医書出版部, 2015.
6) 笹子敬洋, 門脇 孝：分子生物学からみる糖尿病. 糖尿病の理学療法 (清野 裕 ほか 監, 大平雅美 ほか 編), 9-20, メジカルビュー社, 2015.
7) 日本糖尿病療養指導士認定機構：2型糖尿病. 糖尿病療養指導ガイドブック2016 (日本糖尿病療養指導士認定機構 編著), 26-27, メディカルレビュー社, 2016.
8) 冨樫健二：レプチン. ニュー運動生理学Ⅱ (宮村実晴 編), 309-319, 真興交易(株)医書出版部, 2015.
9) 日本糖尿病学会：治療方針の立て方. 糖尿病治療ガイド2014-2015 (日本糖尿病学会 編著), 27-32, 文光堂, 2014.
10) 加賀英義 ほか：血糖降下のメカニズムとエビデンス. 糖尿病の理学療法 (清野 裕 ほか 監, 大平雅美 ほか 編), 82-91, メジカルビュー社, 2015.
11) Dubé JJ, et al.: Exercise-induced alterations in intramyocellular lipids and insulin resistance: the athlete's paradox revisited. Am J Physiol Endocrinol Metab 294(5): E882-888, 2008.
12) Kawanaka K, et al.: Changes in insulin-stimulated glucose transport and GLUT-4 protein in rat skeletal muscle after training. J Appl Physiol 83(6): 2043-2047, 1997.
13) 日本動脈硬化学会 編：動脈硬化性疾患予防ガイドライン2022年版. p.22, 一般社団法人日本動脈硬化学会, 2022.
14) 厚生労働省：令和元年「国民健康・栄養調査」の結果 (https://www.mhlw.go.jp/stf/newpage_14156.html, 2023年2月時点).
15) 日本動脈硬化学会 編：動脈硬化性疾患予防ガイドライン2022年版. p.68-72, 一般社団法人日本動脈硬化学会, 2022.
16) 熊谷真菜：脂質代謝総論. 糖尿病・代謝・栄養疾患ビジュアルブック (落合慈之 監), 130-135, 学研メディカル秀潤社, 2010.
17) 寺本民生 ほか：脂質異常症の発症メカニズムと分類. 脂質異常症治療ガイド2013年版 (日本動脈硬化学会 編), 13-17, 杏林舎, 2015.
18) 熊谷真菜：脂質異常症. 糖尿病・代謝・栄養疾患ビジュアルブック (落合慈之 監), 136-151, 学研メディカル秀潤社, 2010.
19) 寺本民生 ほか：家族性高コレステロール血症(小児含む). 脂質異常症治療ガイド2013年版 (日本動脈硬化学会 編), 75-76, 杏林舎, 2015.
20) 井上由加利 ほか：脂質の種類とその代謝調節. 脂質代謝異常 －高脂血症・低脂血症－. 日本臨牀 65(増刊7): 7-10, 2007.
21) 橋本健志：脂質代謝. ニュー運動生理学Ⅱ (宮村実晴 編), 25-34, 真興交易医書出版部, 2015.
22) 船橋 徹：肥満をどのように測定・判断するか. 肥満・肥満症の指導マニュアル 第2版 (日本肥満学会編集委員会 編), 1-11, 医歯薬出版, 2001.
23) 日本肥満学会：治療が必要な肥満(肥満症)はどのように判定(診断)するか. 肥満治療ガイドライン ダイジェスト版 (日本肥満学会 編), 17-24, 協和企画, 2007.
24) 松澤佑次 ほか：新しい肥満の判定と肥満症の診断基準. 肥満研究 6(1): 18-28, 2000. 24) 日本肥満学会：肥満症の治療をどのよ

うにすすめていくか. 肥満治療ガイドライン ダイジェスト版 (日本肥満学会 編), 25-29, 協和企画, 2007.
25) 日本肥満学会 編: 肥満の判定と肥満症の診断基準. 肥満症診療ガイドライン 2016, 4-17, ライフサイエンス出版, 2016.
26) 日本肥満学会 編: 治療と管理・指導. 肥満症診療ガイドライン 2016, 38-70, ライフサイエンス出版, 2016.
27) 日本肥満学会 編: メタボリックシンドローム. 肥満症診療ガイドライン 2016, 71-77, ライフサイエンス出版, 2016.
28) 日本糖尿病学会 編: メタボリックシンドローム. 科学的根拠に基づく糖尿病診療ガイドライン 2013, 325-341, 南江堂, 2013.
29) メタボリックシンドローム診断基準検討委員会: メタボリックシンドロームの定義と診断基準. 日内会誌, 94(4): 794-809, 2005.
30) 門脇　孝 ほか: メタボリックシンドロームの成因とメカニズム. メタボリックシンドローム リスク管理のための健診・保健指導ガイドライン (門脇　孝 ほか 編), 41-50, 南山堂, 2008.
31) 宮崎　滋: メタボリックシンドローム. 糖尿病・代謝・栄養疾患ビジュアルブック (落合慈之 監), 162-171, 学研メディカル秀潤社, 2010.
32) 伊藤　裕: メタボリックドミノとは −生活習慣病の新しいとらえ方. 日本臨牀, 61(10): 1837-1843, 2003.
33) 島本和明: メタボリックシンドロームにおける予防・治療の基本的な考え方. 日本臨牀 69(増刊 1): 521-524, 2011.
34) 日本糖尿病学会 編: 運動療法. 糖尿病診療ガイドライン 2016, 67-81, 南江堂, 2016
35) 寺本民生 ほか: 脂質異常症の治療. 脂質異常症治療ガイド 2013年版 (日本動脈硬化学会 編), 31-58, 杏林舎, 2013.

MEMO

Part II 臨床編

6 骨粗鬆症と運動

藤田博曉

はじめに

リハビリテーション領域では，骨粗鬆症は骨折や変形性関節症などの背景因子として理解され，骨粗鬆症そのものを理解することは少なかったように感じる。また，対象とする年齢も，いわゆる高齢者に限られた領域の問題とされていた。しかし，超高齢社会であるわが国では，骨粗鬆症そのものを疾患としてとらえ，高齢者だけではなく若い世代を含めて予防的な視点から対処することが重要である。

1. 骨粗鬆症の背景

健康寿命と運動器疾患

超高齢社会のわが国における平均寿命は，女性は86.61歳，男性は80.21歳を超えており[1]，人生90年を見据えた対策が必要といわれている。一方で厚生労働省は，国民生活基礎調査の結果から「健康寿命」という考えを発表している。健康寿命とは「健康面の支障がなく日常生活を過ごせる期間」といわれており，平成25年の調査では男性が71.19歳，女性が74.21歳であった。平均寿命とは男性で9.02年，女性では12.40年の差があることが明らかとなっており，健康寿命の延伸を重要な課題として掲げている（図1）。

また，要介護になった主な原因としては，「脳血管障害」が21.5%と第1位であり，次いで「認知症」15.3%となっている。一方，「関節疾患」は

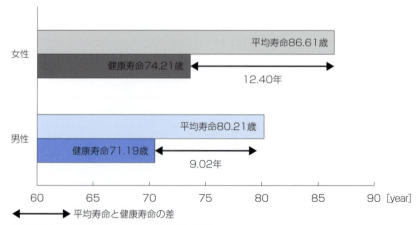

図1 平均寿命と健康寿命の乖離

※平均寿命：厚生労働省「平成25年簡易生命表」
健康寿命：厚生労働省「平成25年簡易生命表」「平成25年人口動態統計」「平成25年国民生活基礎調査」，総務省「平成25年推計人口」より算出

（文献2より引用）

10.9％，「骨折・転倒」は10.2％であり，両者をまとめて「運動器疾患」として考えると21.1％にのぼり，脳血管障害と同等に大きな問題としてとらえる必要がある[3]（図2）。

このように，超高齢社会を迎えたわが国にとって，運動器疾患は大きな問題であり，骨粗鬆症を背景とした骨折や関節疾患が問題となっている。

骨折

骨折は，直達外力や介達外力によって骨の連続性が断たれ，機能的破綻をきたした状態である。骨折は大きな外力が原因であり，交通事故や人力をはるかに超えるような外力による骨折は，high energy fractureとよばれている。一方で高齢者における骨折は，尻もちや移動時の転倒などのわずかな外力で起きる骨折であり「脆弱性骨折」といわれる。脆弱性骨折は海綿骨が多く分布する部位で起きやすく，椎体，大腿骨近位部，上腕骨頸部，橈骨遠位端などが好発部位であり，高齢者においては「四大骨折」として知られている。このような脆弱性骨折の要因として骨粗鬆症は大きく，骨粗鬆症を正しく理解し具体的な対策をすることは，重要な課題である。

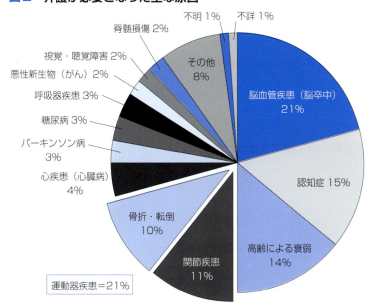

図2　介護が必要となった主な原因

（文献3より一部改変引用）

2. 骨粗鬆症の定義と疫学

骨粗鬆症の定義

一般に，骨粗鬆症（osteoporosis）とは，単に骨量や骨密度が低下した状態を示すものではなく骨折リスクが増大した状態を表している。WHO（World Health Organization：世界保健機関）は，「骨粗鬆症は，低骨量と骨組織の微細構造の異常を特徴とし，骨の脆弱性が増大し，骨折の危険性が増大する疾患である（1993年）」と定義していた。しかしその後，骨強度に影響する因子としては，骨密度以外にも多くのものが明らかとなっている。そのような背景を踏まえ，2000年のアメリカ国立衛生研究所（National Institutes of Health：NIH）におけるコンセンサス会議では，骨粗鬆症の定義について「骨強度の低下を特徴とし，骨折のリスクが増大しやすくなる骨格疾患（A skeletal disorder characterized by compromised bone strength predisposing to an increased risk of fracture）」と定めている[4]。

図3 に示すように，「骨強度」には「骨密度」と「骨質」の2つの要因がかかわり，骨密度は骨強度のほぼ70％を説明しており，残り30％程度が骨質によって説明できるといわれている。また，骨質を規定する因子としては，微細構造，骨代謝回転，**微小骨折（micro crack）**，骨組織の石灰化などが挙げられている。

つまり骨粗鬆症は，ICD10（国際疾病分類第10版）にも記載されているとおり疾患と定義されており，骨折に至る病的な過程である。骨折は，骨粗鬆症の結果として生じる合併症と考える必要がある。骨粗鬆症は「沈黙の疾患（disease of silence）」とよばれるように，多くの患者は無症状で進

> **微小骨折**
> 骨折というと外傷などでみられる長管骨骨折をイメージするかもしれない。椎体骨折などでは受傷機転のはっきりしない骨折が認められることがある。骨強度は骨密度と骨質（bone quality）によって決まり，骨密度以外の骨強度規定因子が骨質である。骨質には，幾何学的形状（geometry）とともに，皮質骨の多孔性（cortical porosity）などの構造が関連している。骨質が低下すると，目に見えない微小骨折が生じるが，これが生じやすくなることが骨粗鬆症の特徴でもある。骨強度は骨密度評価（DXA）に加えて，後述する骨代謝マーカーでも評価（骨皮質）することができる。

図3 骨強度におよぼす骨密度と骨質の関係

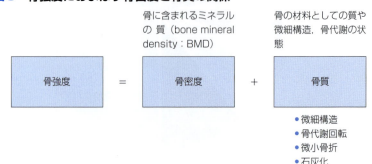

この模式図のように，骨質に関連するすべての要因は，骨密度とともに骨強度に影響を及ぼし，骨折危険因子となることを示している

（文献4より一部改変引用）

行し，骨折によって顕在化することがほとんどである。しかし，近年では骨折危険性についての定量的な検討が進んでおり，骨折危険因子を統合した形で絶対骨折危険率の評価が試みられている。代表的な評価ツールとして，後述する骨折評価ツール「FRAX®」が有用である。

骨粗鬆症は大きく**原発性骨粗鬆症（一次性骨粗鬆症）と続発性骨粗鬆症（二次性骨粗鬆症）**の2つに分けられる。原発性骨粗鬆症は特に原因となる疾患がなく，加齢などが基本的な要因となる。続発性骨粗鬆症は，内分泌疾患などが原因となるものや，薬の副作用が要因となる。

骨粗鬆症の疫学

◉ 有病率

運動器疾患に対する疫学的研究としては，吉村ら[5,6]のROAD（Research on Osteoarthritis / Osteoporosis Against Disability）studyが2005年より行われ，2010年には3年目の追跡調査が終了し，多くの報告がなされている。

骨粗鬆症の有病率について，**DXA（dual-energy X-ray absorptiometry：二重エネルギーX線吸収測定法）**による計測と，日本骨代謝学会の基準を用いて推定した腰椎および大腿骨頸部の骨粗鬆症の調査が報告されている。これによると，40歳以上の一般住民の骨粗鬆症有病率は，腰椎（L2-4）において男性3.4%，女性19.2%であった。大腿骨頸部では男性12.4%，女性26.4%であり，女性に多く，年齢とともに有病率が高くなると報告されている。この結果を平成17年度の年齢別人口構成に当てはめたわが国の患者推定数は，腰椎骨粗鬆症は約640万人（男性80万人，女性560万人），大腿骨頸部の骨粗鬆症は約1,070万人（男性260万人，女性810万人）である。腰椎か大腿骨頸部のいずれかで骨粗鬆症と判断された者を骨粗鬆症ありとすると，その患者数は1,280万人（男性300万人，女性980万人）と推計されている[7]（**図4**）。また，全国7地域から無作為抽出された女性を対象としたJapanese Population Based Osteoporosis（JPOS）研究においても，腰椎骨粗鬆症患者は831万人，大腿骨頸部では907万人と報告されている[8]。いずれの有病率調査でも，女性の有病率が男性の2倍であることが，骨粗鬆症の大きな特徴である。

◉ 発生率

◆ 腰椎の骨粗鬆症

骨粗鬆症の発生率についての疫学報告は，国際的に少ない。わが国の調査結果としては，和歌山県の山村住民を対象に，1990年から10年間の骨密度を追跡した調査が行われている。腰椎骨密度から40〜79歳における骨粗鬆症の発生率を推計したところ，1年間に男性は約0.6%，女性では2.3%が

原発性骨粗鬆症と続発性骨粗鬆症

原発性骨粗鬆症は閉経後や老化に伴い骨密度が低下することから，一次性骨粗鬆症ともいわれる。原因としては，エストロゲン分泌の減少，腎機能低下に伴うビタミンD産生の減少がかかわっている。
続発性骨粗鬆症はなんらかの疾患を背景として生じるもので，骨代謝に関連するホルモンの異常，栄養障害，薬の副作用，先天性免疫疾患などが代表であり，二次性骨粗鬆症ともいわれる。

DXA

骨密度の検査法としては，第二中手骨のX線像の濃淡や幅から骨密度を推定するMD（micro densitometry）法，超音波発生装置に足を乗せて踵骨で測る定量的超音波測定法（quantitative ultrasoud）が代表的である。しかし，いずれも診断基準としては採用されておらず，あくまでも検診やスクリーニングとして用いられる。骨粗鬆症の診断基準には，腰椎と大腿骨近位部の両者を測定するDXA法が推奨されている。これは2つのX線エネルギーの透過性の違いを利用したもので，YAM値の70%または80%未満が判定基準となっている。

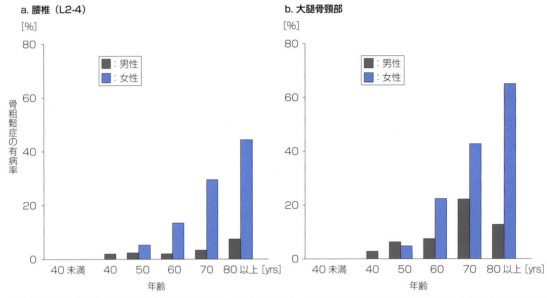

図4 骨粗鬆症の有病率

a. 腰椎（L2-4）
b. 大腿骨頸部

腰椎骨粗鬆症の患者数は約640万人（男性80万人，女性560万人），大腿骨頸部骨粗鬆症の患者数は約1,070万人（男性260万人，女性810万人）

（文献5より引用）

新たに骨粗鬆症に罹患すると報告されている。この数値を平成17年度の年齢別人口構成に当てはめ，わが国の骨粗鬆症発生数を推計すると，腰椎骨粗鬆症の発生数は年間97万人（男性16万人，女性81万人）に及ぶとされている[9]。

◆ **大腿骨頸部の骨粗鬆症**

大腿骨頸部の骨粗鬆症発生率については，和歌山県漁村部における1993年から10年間の骨密度追跡調査が報告されている。その結果，1年間に男性では0.2％，女性では1.1％が新たに大腿骨頸部の骨粗鬆症に罹患するとされている。この数値を2005年度の年齢別人口構成に当てはめると，年間45万人（男性5万人，女性40万人）が罹患すると推計されている。

● **治療率**

わが国では，骨粗鬆症の治療率に関する調査は少ない。前述のROAD studyで推計された患者数1,280万人に対して，国内の薬剤販売量から推計された治療患者数は約200万人で，患者全体の15.6％に過ぎないと推定されている。

また，骨粗鬆症の薬物治療が実施されている者の割合は，椎体骨折で4％，大腿骨近位部骨折でも4～8％に過ぎないことが報告されている[10]。

これらの調査結果からもわかるように，骨粗鬆症は潜在的な骨粗鬆症患

者数が多いこと，骨粗鬆症そのものの治療率が低いこと，治療継続率が低いことが大きな問題である．

3. 骨粗鬆症の危険因子

　骨粗鬆症の危険因子としては，性別（女性），高齢，低骨密度，既存骨折など多くの因子が関与することが報告されている．WHOのワーキンググループは，骨密度測定装置が普及していない国でも使えるように，2008年に骨折リスクを評価するツールとしてFracture Risk Assessment Tool（FRAX®）を作成している．FRAX®は骨密度あるいは危険因子から，対象者の骨折リスクを評価するツールである．将来10年間の骨折確率が15%以上となると，骨折リスクが高いと考えることができる．

　FRAX®に含まれる項目は**表1**に示すように，年齢，性，身長，体重，両親の大腿骨近位部骨折歴，現在の喫煙，ステロイド薬の使用の有無，続発性骨粗鬆症の有無，アルコール摂取（1日3単位以上），大腿骨近位部骨密度である．FRAX®は，今後10年間の主要骨粗鬆症性骨折（大腿骨近位部，橈骨遠位端，上腕骨近位部，椎体）の可能性をパーセンテージ［%］で表す[11]．

　わが国におけるFRAX®を用いた調査[12]では，65歳以上の平均的な体格の日本人女性において，ほかの危険因子がない人の10年間の主要骨粗鬆性骨折率は7.5%と報告されている．喫煙，飲酒などの危険因子をもつと確率は高くなり，既存骨折をもつ女性では約15%で，危険因子をもたない人の約2倍のリスクとなることが報告されている．しかし，FRAX®の解釈には注意が必要である．例えば，FRAX®に含まれていない転倒は，骨折の重要な危険因子であり，よく転倒する人の骨折確率は高くなる．また，2型糖尿病患者も，同じFRAX®の値でも，糖尿病のない人に比べて実際の骨折発生率が高いことが報告されている[13]．

　診療におけるFRAX®の活用としては，『骨粗鬆症の予防と治療ガイドライン 2011年版』において，主要骨粗鬆症性骨折確率が15%以上を治療開始基準として加えており，『同ガイドライン 2015年版』においても**図5**の

表1　FRAX®に含まれる質問項目

- 年齢
- 性
- 体重，身長
- 両親の大腿骨近位部骨折歴
- 現在の喫煙
- ステロイド薬の使用
- 続発性骨粗鬆症の有無
- アルコール摂取（1日3単位）
- 大腿骨近位部骨密度

インターネット上で，FRAX®の計算ツールが利用可能である（https://www.shef.ac.uk/FRAX/tool.aspx?country=3）

図5 原発性骨粗鬆症の治療開始基準

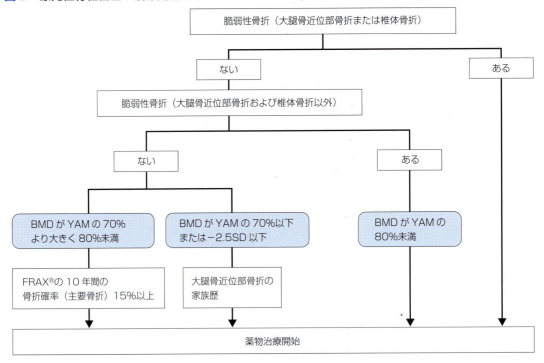

BMD：bone mineral density（骨密度），YAM：young adult mean（若年成人平均値），SD：standard deviation（標準偏差）

（文献14より引用）

骨粗鬆症リエゾンサービス

わが国の骨粗鬆症患者は1,200万人を超えることが報告され，骨粗鬆症の代表的な骨折である大腿骨近位部骨折の新規患者数は増加傾向にある。骨折患者や骨折リスクの高い症例に対して適切な予防を実施するには，医師とメディカルスタッフが連携した活動が必要となる。「リエゾン（liaison）」とは「連携係」と訳され，診療におけるコーディネーターの役割を意味する。その目的は，最初の骨折への対応と骨折リスクの評価，そして新たな骨折の予防だけではなく，最初の脆弱骨折の予防である。日本骨粗鬆症学会では，骨粗鬆症治療におけるリエゾンサービスの普及を目的に，骨粗鬆症の診療支援サービスにかかわる医療職を対象にした教育プログラムを策定し，普及・推進を進めている。理学療法士にも，運動機能や転倒リスクの評価，運動指導など，幅広い活動が求められている。

ように活用されている[14]。また，FRAX®は骨密度測定を行えない施設においても利用することが可能である。医師以外の医療職の連携として行われる「**骨粗鬆症リエゾンサービス**」（osteoporosis liaison service：OLS）の活動として，潜在的な骨粗鬆症を見つけるだけではなく，薬物治療が必要な潜在患者を見つけることが可能である。予防医学的な観点からも，ますます活用されるべき評価ツールであると考える。

4. 骨代謝について

脊椎動物における骨の役割

　骨は，身体の保護や姿勢の維持をつかさどり，筋肉を用いた運動の起点となるだけではなく，栄養の貯留や血液を産生する場としても大きな役割をもっている。成人の身体には大小206の骨がある。地上に生きる3,000万種を超える動物のなかで，最も進化した生き物は脊椎動物であり，その頂点に位置しているのはホモ・サピエンスである現生人類である。脊椎動物の最大の特徴は，骨組織をもつことともいわれている。脊椎動物が現在のような骨組織をもったのは，水中から陸上へ移住することがきっかけであったと考えることができる。

なお，宇宙医学の分野では骨の研究が盛んに行われている[15]。微小重力下でのヒトの長期滞在に関する研究によって，ヒトの身体には次のような異常が起きることがわかっている。
①平衡感覚の異常に代表される神経系の異常（宇宙酔い）。
②循環系に異常をきたし，血液が上半身に移動する（ムーンフェイス）。
③重力に抗して運動する必要がなくなり，筋力が低下する。
④骨からカルシウムが喪失し，骨が脆弱になる（骨粗鬆症）。

ここで特に問題となるのは，「微小重力下では骨からカルシウムが喪失する」ことである。これは，骨吸収の亢進と骨形成の抑制というメカニズムが原因であり，骨代謝について理解する必要がある。

骨リモデリング

破骨細胞と骨芽細胞

骨リモデリングは，骨表面の破骨細胞と骨芽細胞による連関した制御システムである。破骨細胞が古い骨を吸収（破壊）することで開始し，骨芽細胞がその欠損部分に骨基質を分泌して充填する新陳代謝機構である[16]（図6）。主に破骨細胞，骨芽細胞，ライニング細胞（休止期骨芽細胞），そして骨基質内に存在する骨細胞といった細胞群が，連携して活動することで生じるプロセスである。

骨リモデリングは破骨細胞の骨吸収から始まるとされているが，一度，新生骨に置き換えられた場所は，数年間は骨リモデリングが開始しないと考えられている。しかし，破骨細胞がいつどのようなきっかけで古い骨を認識して骨吸収を開始するのか，そしてどの段階で骨吸収を停止するのか，その後に骨芽細胞がどのように破骨部位を認識し，欠損部分に過剰な骨を形

図6 骨リモデリング

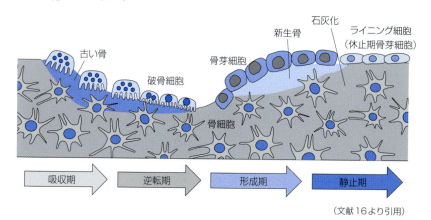

（文献16より引用）

成することなく適切に骨新生で補完していくのかは，いまだ十分には解明されていない[17]）。

◉ 骨代謝の違いによる骨粗鬆症分類

骨吸収と骨形成のバランスが崩れた状態に陥ると骨粗鬆症となり，図7に示すような2つのタイプに分けて考えることができる。1つは骨形成に対して骨吸収が勝ることで骨量が減少する「高代謝回転型（Ⅰ型）」で，もう1つは骨リモデリングが低下して骨の形成と吸収の両方の速度が低下する「低代謝回転型（Ⅱ型）」である。

高代謝回転型は，閉経後の女性にみられるタイプである。エストロゲンというホルモンには骨形成を促して骨吸収を抑える働きがあるが，閉経によりエストロゲンが不足することで骨代謝の回転速度が進み（高回転），骨吸収が骨形成を上回って骨粗鬆症に至る。

閉経による骨量の変化や低下現象は，70歳前後にはいったん安定するが，その後の加齢によって骨代謝全体の回転速度が低下する。これが原因となるのが低代謝回転型である。閉経の時期とは異なり，骨吸収が低下し，骨形成がそれをさらに下回ることで徐々に骨量が減少していくことから，老人性骨粗鬆症ともよばれる。骨吸収と骨形成の能力については，==骨代謝を測る==ことで把握可能である。

> **骨代謝マーカー**
> 骨形成マーカーとしては骨型アルカリフォスターゼ（bone specific alkaline phosphatase：BAP），骨吸収マーカーとしては骨型酒石酸抵抗性酸性ホスファターゼ-5b（tartrate-resistant acid phosphatase-5b：TRACP-5b）が代表的である。

図7　骨代謝状態と骨量減少

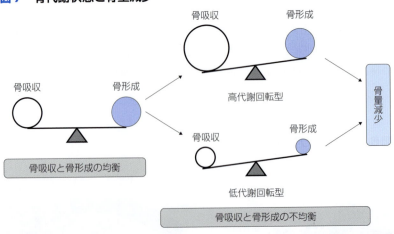

（文献18より引用）

Part II 臨床編

5. 骨粗鬆症の診断

原発性骨粗鬆症（一次性骨粗鬆症）の診断手順

　骨粗鬆症は，骨強度の判定と，鑑別診断，除外基準によって診断される。骨強度を判定するのはもちろんであるが，骨粗鬆症を引き起こすほかの病気や薬剤の存在を確認するための鑑別診断が重要といわれている。診断は**図8**に示すように，『骨粗鬆症の予防と治療ガイドライン 2015 年版』の原発性骨粗鬆症の診断手順に沿って行われる。その手順は，①医療面接（病歴の聴取），②身体診察，③画像診断，④血液・尿検査（骨代謝マーカーの測定を含む），⑤骨評価（骨密度測定および脊椎X線撮影）を行った後，⑥鑑別診断，⑦原発性骨粗鬆症の診断基準に基づいて診断される。

　ポイントとしては，脆弱性骨折の有無の確認と，DXAによる骨密度のカットオフ値（YAM：young adult mean）を用いる点である。

　表2に示すように，椎体骨折または大腿骨近位部骨折などの脆弱性骨折の既往がある場合は，原発性骨粗鬆症と診断され，その他の脆弱性骨折がある場合は骨密度がYAMの80％未満を基準に診断される。脆弱性骨折がない場合には，骨密度がYAMの70％以下，または−2.5SD以下の場合に診断される。

　なお，診断の手順としての医療面接では，続発性骨粗鬆症や低骨量をき

図8　原発性骨粗鬆症の診断手順

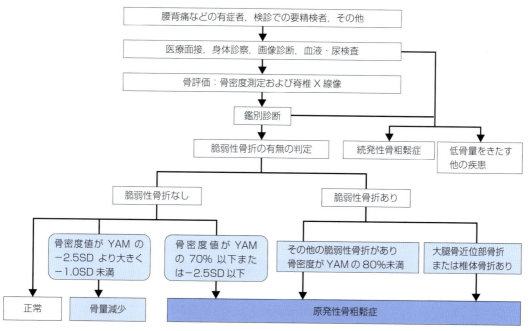

（文献14より引用）

表2 原発性骨粗鬆症の診断基準

低骨量をきたす骨粗鬆症以外の疾患，または続発性骨粗鬆症の原因を認めず，骨評価の結果が下記の条件を満たす場合に，原発性骨粗鬆症と診断する。

I. 脆弱性骨折[*1]あり
　1. 椎体骨折[*2]または大腿骨近位部骨折あり
　2. その他の脆弱性骨折[*3]があり，骨密度[*4]がYAMの80%未満
II. 脆弱性骨折なし
　骨密度がYAMの70%以下または−2.5SD以下

*1：軽微な外力によって発生した非外傷性骨折。軽微な外力とは，立った姿勢からの転倒か，それ以下の外力を指す
*2：形態椎体骨折のうち，2/3は無症候性であることに留意するとともに，鑑別診断の観点からも脊椎X線像を確認することが望ましい
*3：軽微な外力によって発生した非外傷性骨折で，骨折部位は肋骨，骨盤（恥骨，坐骨，仙骨を含む），上腕骨近位部，橈骨遠位端，下腿骨とする
*4：骨密度は原則として腰椎または大腿骨近位部骨密度とする。また，複数部位で測定した場合には，より低い%値またはSD値を採用することとする。腰椎においてはL1-4またはL2-4を基準値とする。ただし，高齢者において，脊椎変形などのために腰椎骨密度の測定が困難な場合には，大腿骨近位部骨密度とする。大腿骨近位部骨密度には頸部またはtotal hip (total proximal femur) を用いる。これらの測定が困難な場合は橈骨，第二中手骨の骨密度とするが，この場合は%のみ使用する
付記：骨量減少〔骨減少，low bone mass (osteopenia)〕：骨密度が−2.5SDより大きく，−1.0SD未満の場合を骨量減少とする

（文献19より一部改変引用）

たすほかの疾患の有無とその既往，使用薬物，骨粗鬆症性骨折の臨床的危険因子の有無，生活習慣（カルシウム摂取状況，運動や日常の活動性，喫煙の有無，飲酒習慣）に加え，家族歴や女性では閉経の時期（年齢）などについて聴取することが必要である。

身体所見：FOSTA

身体所見としては体重と身長が重要視されている。体重が軽い人は骨密度が低いとの報告もあることから，体重を用いた女性専用の骨粗鬆症自己評価ツールであるFOSTA (Female Osteoporosis Self-assessment Tool for Asians) が低骨密度のスクリーニング法として用いられる。**FOSTAは体重から年齢を引いた値を0.2倍して求め**，「−4未満」を高リスク群，「−4以上，−1以下」を中リスク群，「−1より大きい」場合を低リスク群とし，前腕骨の骨密度との関連が報告されている[20]。

また，身長が縮んだ人は椎体骨折リスクが高いといわれており，20歳ごろと測定時の身長差が3cmの場合で1.49倍，4cmだと20.6倍との報告もある。骨粗鬆症のスクリーニングツールとして，若年時との身長差の聴取は重要な項目といえる。なお，身長低下については運動機能との関連が認められている。

> **FOSTAの算出式**
> ＝（体重[kg]−年齢[year]）
> 　×0.2
> （ただし，女性に限る）

骨密度評価：X線検査，QUS法

骨密度評価としては，X線を用いる方法と，超音波を用いたQUS (quantitative ultrasound) 法の2種類が行われている。QUS法は，骨内における超音波の伝搬速度と減衰係数から評価する方法で，保健所などの地

域検診事業で用いられている。しかし，あくまでもスクリーニングとしての活用であることに注意が必要である。

骨粗鬆症の診断としては，より正確性・再現性の高いX線を用いるDXAで腰椎と大腿骨近位部を測定することが望ましいといわれている。なお，腰椎DXAでは，L1-4またはL2-4の前後方向測定が推奨されている。

続発性骨粗鬆症（二次性骨粗鬆症）との鑑別

原発性骨粗鬆症の診断では，ほかの疾患や治療などによる続発性骨粗鬆症との鑑別が重要となる。

続発性骨粗鬆症には，原因となるさまざまな基礎疾患がある（**表3**）。低骨量をきたす骨粗鬆症以外の疾患，または上記の原因による続発性骨粗鬆症を認めず，骨評価の結果が**表2**の条件を満たす場合に，原発性骨粗鬆症と診断される。

6. 骨粗鬆症に対する薬物療法

骨粗鬆症の予防と治療の目的は，骨折を予防し骨格の健康を保つことに加えて，生活機能とQOLを維持することにある。近年の骨粗鬆症に対する治療では，栄養療法と運動療法の重要性はいうまでもないが，薬物治療が大きな位置を占める。近年の骨粗鬆症治療薬の進歩は著しいが，薬物の正しい理解は治療効果を得るうえで重要である。薬物治療についても，骨リモデリング作用の骨吸収と骨形成を中心に考えることで，理解を深めることができる。

骨粗鬆症治療薬の推奨グレード

表4に示すように，多くの骨粗鬆症治療薬について，効果と推奨グレードが示されている。骨粗鬆症治療薬の臨床試験では，椎体骨折・非椎体骨折・大腿骨近位部骨折に分けて推奨グレードが示されており，骨折発生抑制効果について「A：抑制する」「B：抑制するとの報告がある」「C：抑制するとの報告はない」の3段階評価が示されている。

表3　続発性骨粗鬆症の原因

内分泌性	副甲状腺機能亢進症，性腺機能不全，クッシング症候群
栄養性	吸収不良症候群，胃切除後，ビタミンAまたはD過剰
薬物性	ステロイド薬，性ホルモン低下療法治療薬，SSI予防薬など
不動性	全身性（安静臥床，対麻痺，廃用症候群，宇宙旅行），骨折後など
先天性	骨形成不全症，マルファン症候群
その他	関節リウマチ，糖尿病，慢性腎臓病，肝疾患，アルコール依存症

SSI：surgical site infection（術後感染症）

表4 骨粗鬆症治療薬の推奨グレード一覧

作用	分類	薬品名	推奨グレード			
			骨密度	椎体骨折	非椎体骨折	大腿骨近位部骨折
骨吸収を緩やかにする	ビスフォスフォネート薬	エチドロン酸	A	B	C	C
		アレンドロン酸	A	A	A	A
		リセドロン酸	A	A	A	A
		ミノドロン酸	A	A	C	C
		イバンドロン酸	A	A	B	C
	SERM	ラロキシフェン	A	A	B	C
		バゼドキシフェン	A	A	B	C
	カルシトニン薬*1	エルカトニン	B	B	C	C
		サケカルシトニン	B	B	C	C
骨形成を促す	活性型ビタミンD_3薬	アルファカルシドール	B	B	B	C
		カルシトリオール	B	B	B	C
		エルデカルシトール	A	A	B	C
	ビタミンK_2薬	メナテトレノン	B	B	B	C
	副甲状腺ホルモン薬	テリパラチド(遺伝子組換え)	A	A	A	C
		テリパラチド酢酸塩	A	A	C	C
骨を作るための栄養素の補給	カルシウム薬	L-アスパラギン酸カルシウム	B	B	B	C
		リン酸水素カルシウム	B	B	B	C
エストロゲン	女性ホルモン薬	エストリオール	C	C	C	C
		結合型エストロゲン*2	A	A	A	A
		エストラジオール	A	B	B	C
その他	抗RANKL抗体	デノスマブ	A	A	A	A
		イプリフラボン	C	C	C	C
		ナンドロロン	C	C	C	C

*1：疼痛に関して鎮痛作用を有し，疼痛を改善する
*2：骨粗鬆症は保険適用外
SERM：selective estrogen receptor modulator（選択的エストロゲン受容体調整薬）
RANKL：receptor activator of nuclear factor kappa-B ligand

（文献13より一部改変引用）

骨粗鬆症治療薬の種類

骨粗鬆症治療薬は，その作用から大きく3つに分かれる。

1つめは破骨細胞の働きを抑え，骨吸収のスピードを緩やかにする作用をもつ薬であり，主に**ビスフォスフォネート製剤**，SERM（ラロキシフェンなど），カルシトニン製剤である。特に第二世代のビスフォスフォネート製剤は，椎体骨折，非椎体骨折，大腿骨近位部骨折のすべてに対して推奨グレードAとなっている。

2つめは骨形成そのものを促す薬剤で，活性型ビタミンD_3製剤やビタミ

ビスフォスフォネート製剤

現在多くの種類が開発されている骨粗鬆症薬のなかで，広く用いられているのがビスフォスフォネート製剤である。ビスフォスフォネート製剤は腸管から吸収されて骨に密着し，破骨細胞に取り込まれる。破骨細胞の働きを抑えることで，骨からのカルシウムの流出を抑え，骨量を増加させる作用がある。

ンK₂などのほかに、骨折リスクの高い人に用いられるテリパラチド（副甲状腺ホルモン）などがある。わが国で開発されたエルデカルシトール（活性型ビタミンD₃製剤）は、骨代謝に対する強力な効果があるといわれている。

3つめは、骨を作るために必要な栄養素となる薬で、代表的な薬剤にはカルシウム製剤がある。カルシウムについては普段の食事から積極的に摂ることが勧められているが、食事だけでは必要なカルシウム量を摂取することが困難な患者に処方されている。

現在の骨粗鬆症治療薬の第一選択はビスフォスフォネート製剤であり、アレンドレン酸やリセドロン酸などの骨吸収を抑制する薬が処方される。また、若年者や軽度の骨粗鬆症患者に対しては、ビタミンD₃製剤が処方される。抗RAKL抗体であるデノスマブは、椎体骨折だけではなく大腿骨近位部骨折にも有効な薬であり、6カ月に1回もしくは4週間に1回の皮下投与で済むことから患者負担が小さく、また強力な骨吸収抑制作用をもつ。

なお、ビスフォスフォネート製剤の有害事象として、消化管障害や急性期反応に加えて、顎骨壊死が報告されている。しかし、ビスフォスフォネート製剤による顎骨壊死は非常にまれであり、ESCEO（European Society for Clinical and Economic Aspects of Osteoporosis, Osteoarthritis and Musculoskeletal Diseases）のワーキンググループの調査では、38,000人の患者のうち、年間1件程度と推定されている。わが国の調査においても、経口ビスフォスフォネート製剤を使用している例では、服用3年未満であることに加えて、リスクファクターがなければ休薬は不要であるといわれている。

7. 骨粗鬆症に対する栄養療法

骨の健康に有用な栄養素といえば、多くの人はカルシウムを連想するであろう。カルシウムは重要な栄養素であるが、骨にはほかにも多くの栄養素が必要である。骨組を構成する蛋白質であるコラーゲンや、石灰化に必要となるリン、ビタミンD・K・Cなどである。

カルシウムの摂取量については、年齢に応じた目標値が示されている（**表5**）。男性では、小中学生までは1,000mg/day、50〜69歳では700mg/dayである。女性は、小中学生までは800mg/dayのカルシウム摂取が勧められている。しかし、現代日本人のカルシウム摂取量は、70歳以上で524mgであるが、それよりも若い世代では400mg前後であることが報告され[21]、カルシウム不足が問題となっている。そのため、カルシウム摂取を勧める際には、現在のカルシウム摂取量を把握することが重要である。カルシウム自己チェック表（**表6**）が開発されており[22]、普段の食生活を振り返ることで、カルシウム摂取量を把握することができる。また、カルシウム摂取

表5 カルシウムの推奨摂取量[mg/day]

年齢[歳]	男性	女性
12〜14	1,000	800
15〜17	800	650
18〜29	800	650
30〜49	650	650
50〜69	700	650
70歳以上	700	650

厚生労働省:日本人の食事摂取基準2015年版より
耐容上限量(過剰摂取による健康障害の予防のための値)は成人の場合男女とも2,500mg/day

(文献14より一部改変引用)

表6 カルシウム自己チェック表

		0点	0.5点	1点	2点	4点
1	牛乳を毎日どのくらい飲みますか?	ほとんど飲まない	月1〜2回	週1〜2回	週3〜4回	ほとんど毎日
2	ヨーグルトをよく食べますか?	ほとんど食べない	週1〜2回	週3〜4回	ほとんど毎日	ほとんど週2個
3	チーズ等の乳製品やスキムミルクをよく食べますか?	ほとんど食べない	週1〜2回	週3〜4回	ほとんど毎日	2種類以上毎日
4	大豆,納豆など豆類をよく食べますか?	ほとんど食べない	週1〜2回	週3〜4回	ほとんど毎日	2種類以上毎日
5	豆腐,がんも,厚揚げなど大豆製品をよく食べますか?	ほとんど食べない	週1〜2回	週3〜4回	ほとんど毎日	2種類以上毎日
6	ほうれん草,小松菜,チンゲン菜などの青菜をよく食べますか?	ほとんど食べない	週1〜2回	週3〜4回	ほとんど毎日	2種類以上毎日
7	海藻類をよく食べますか?	ほとんど食べない	週1〜2回	週3〜4回	ほとんど毎日	−
8	シシャモ,丸干しいわしなど骨ごと食べられる魚を食べますか?	ほとんど食べない	月1〜2回	週1〜2回	週3〜4回	ほとんど毎日
9	しらす干し,干し海老など小魚類を食べますか?	ほとんど食べない	週1〜2回	週3〜4回	ほとんど毎日	2種類以上毎日
10	朝食,昼食,夕食と1日に3食を食べますか?	−	−	1日1〜2食	欠食が多い	きちんと3食

【判定とコメント】

合計点数	判定	コメント
20点以上	良い	1日に必要な800mg以上摂れています。このままバランスのとれた食事を続けましょう
16〜19点	少し足りない	1日に必要な800mgに少し足りません。20点になるよう,もう少しカルシウムを摂りましょう
11〜15点	足りない	1日に600mgしか摂れていません。このままでは骨がもろくなっていきます。あと5〜10点増やして20点になるよう,毎日の食事を工夫しましょう
8〜10点	かなり足りない	必要な量の半分以下しか摂れていません。カルシウムの多い食品を今の2倍摂るようにしましょう
0〜7点	まったく足りない	カルシウムがほとんど摂れていません。このままでは骨が折れやすくなってとても危険です。食事をきちんと見直しましょう

(文献22より引用)

量が少ない場合には，できる項目から少しずつ摂取量を増やすよう心がけることをアドバイスするなど，評価表と指導方法を兼ねた優れたツールである．

表7に，骨粗鬆症の治療時に推奨される食品と過剰摂取を避けたほうがよい食品を示す．カルシウムを多く含む食品としては，牛乳や乳製品，小魚などが推奨されている．ビタミンDを多く含む食品は魚類やきのこ類，ビタミンKを多く含む食品は納豆や緑黄色野菜などである．蛋白質はもちろん重要であり，肉や魚，卵なども推奨されている．なお，国際骨粗鬆症財団（International Osteoporosis Foundation：IOF）の栄養指導で取り上げている栄養素は，カルシウム，ビタミンD，蛋白質，ビタミンK，マグネシウム，亜鉛，ビタミンB群，ホモシステイン，ビタミンAである．骨の健康のためには，人体に必要な栄養素をまんべんなく，バランスよく摂取することが必要である．

8. 骨粗鬆症に対する運動の効果

骨粗鬆症の治療としては，栄養指導・薬物療法・運動療法が三本柱として位置づけられており，運動療法は重要である．運動療法の目的は骨密度の維持・増加である．筋力強化だけではなく，転倒予防に対する取り組みも行うことで，骨折抑制にも寄与できる．運動介入による骨密度への影響を検討したBonaiutiら[23]のシステマティックレビューによると，有酸素荷重運動で腰椎骨密度が1.79％増加し，ウォーキングによって腰椎および大腿骨近位部の骨密度がそれぞれ1.31％，0.92％増加すると報告されている．閉経後の女性でも，運動介入によって骨密度の維持だけではなく増加が認められる．それには下肢への荷重や筋力を発揮することが重要であり，運動の有用性が示唆されている．

表7 骨粗鬆症の治療時に推奨される食品と過剰摂取を避けたほうがよい食品

	栄養素と食品	具体例
推奨される食品	カルシウムを多く含む食品	牛乳・乳製品，小魚，緑黄色野菜，大豆・大豆製品
	ビタミンDを多く含む食品	魚類，きのこ類
	ビタミンKを多く含む食品	納豆，緑黄色野菜
	果物と野菜	—
	蛋白質	肉，魚，卵，豆，牛乳・乳製品
過剰摂取を避けたほうがよい食品	リンを多く含む食品	加工食品，一部の清涼飲料水
	食塩	—
	カフェインを多く含む食品	コーヒー，紅茶
	アルコール	—

（文献14より引用）

骨粗鬆症に対する介入研究としては，Sinakiら[24]の報告が有名である。彼らは平均年齢56.6歳の閉経後女性を対象に，背筋最大筋力の30％の負荷を背負って行う背筋強化訓練を，1日10回，週5回の頻度で2年間行い，介入後10年時に再評価を行った（無作為化比較試験）。その結果，運動をしない対照群に比べて，運動介入群の背筋力と腰椎骨密度は有意に高く，椎体骨折もリスク低下率が62.8％であった。

　転倒予防に対する運動介入の効果については，高齢者を対象に多くの研究が行われている。Gillespieら[25]のシステマティックレビューによると，転倒リスクはさまざまな運動介入によって減少し，リスク低下率はグループエクササイズにおいて15％，ホームエクササイズで22％，太極拳で29％と報告されている。また，骨折リスクは運動指導によって66％まで減少するとのことである。Karlssonら[26]のメタアナリシスにおいても，バランス練習や筋力強化を中心とした運動指導により転倒リスクが減少すると報告されている。グループエクササイズではリスク低下率が22％，ホームエクササイズでは34％，太極拳では37％まで減少するとのことである。これらの研究から，背筋を中心とした筋力強化訓練は椎体の骨折予防に有用であること，筋力訓練とバランス訓練を組み合わせた運動指導は，高齢者の転倒予防だけではなく骨折予防にも有用であることが示唆されている。

　これらのエビデンスから，骨粗鬆症患者に対する運動療法の一つとして，骨密度を増加させるための有酸素荷重運動，背筋の筋力強化，バランス訓練の組み合わせが考えられる。Yamazakiら[27]は，閉経後の骨量減少・骨粗鬆症患者（平均年齢65歳）を対象に，ウォーキング（8,000歩／日，3日以上／週，1年）は腰椎骨密度を1.71％増加させることを報告している。また，ウォーキング（30分／日）と筋力訓練〔2日／週，1RM（repetition maximum）の40％の負荷で8〜10回／日から開始〕は骨密度維持に有用とされている[28]。椎体骨折が1カ所以下の患者においては，前述のSinakiらの背筋強化訓練はよい適応といわれている[29]。Sakamotoら[30]は，日常動作のなかで瞬間的に実施されている片脚で立つという動作を力学的分析の下に体系づけた運動として，開眼片足起立運動（ダイナミックフラミンゴ療法）の効果を報告している。開眼片脚立ちを15秒以上できる75歳以上の高齢女性を対象に，バランス訓練として開眼片足起立訓練を左右それぞれ1分，1日3セットを6カ月間行ったところ，転倒発生率が31.4％減少したとのことである。赤羽根ら[31]は，骨粗鬆症性脊椎圧迫骨折に対して外固定と運動療法の2群を比較し，椎体の圧潰率は受傷後3カ月と6カ月において運動療法群で有意に低い値であったこと，Th12，L1の胸腰椎移行部での椎体の圧潰率は，受傷後6カ月において運動療法群で有意に低かったと報告している[31]。

9. おわりに

わが国は総人口の減少と同時に，急速な高齢化が進行している。政府が進める国民の健康作りの対策である「健康日本21（第二次）」では，健康寿命の延伸が第一の目標となっている。

高齢者が要介護となり健康寿命を損なう要因として，脆弱性骨折の占める割合は大きく，その因子である骨粗鬆症は，わが国の大きな課題と考えることができる。骨粗鬆症は椎体骨折や大腿骨近位部骨折などの脆弱性骨折を引き起こし，生活機能の低下だけではなくQOLの低下，そして健康寿命を脅かす大きな要因である。

国際骨粗鬆症財団は，「Stop at the One!」というキャンペーンにおいて「Make your first break your last」というメッセージを発信している。初回の骨折から積極的に骨粗鬆症治療に介入し，脆弱性骨折の連鎖を効果的に予防することの重要性を提言している。適切な診断や治療の開始，そして治療継続率の向上について，リハビリテーション専門職の果たすべき役割は大きいと考える。

【文 献】

1) 厚生労働省: 平成26年簡易生命表の概況．〈http://www.mhlw.go.jp/toukei/saikin/hw/life/life14/dl/life14-15.pdf, 2016年7月時点〉
2) 厚生科学審議会地域保健健康増進栄養部会・次期国民健康づくり運動プラン策定専門委員会: 健康日本21（第2次）の推進に関する参考資料, p.25, 図1, 2012.〈http://www.mhlw.go.jp/bunya/kenkou/dl/kenkounippon21_02.pdf, 2016年8月時点〉
3) 内閣府: 平成26年版高齢者白書．〈http://www8.cao.go.jp/kourei/whitepaper/w-2014/zenbun/26pdf_index.html, 2016年7月時点〉
4) World Health Organization: Assessment of fracture risk and its application to screening for postmenopausal osteoporosis. Report of a WHO Study Group. WHO Tech Rep Ser 843: 1-129, 1994.
5) Yoshimura N. et al.: Cohort Profile: research on Osteoarthriti/Osteoporosis Against Disability study. Int J Epidemiol 39 (4): 988-95, 2010.
6) 吉村典子: 骨粗鬆症の疫学．骨粗鬆症の予防と治療ガイドライン2011年版．（骨粗鬆症の予防と治療ガイドライン作成委員会 編），ライフサイエンス出版, p.4, 2011.
7) Yoshimura N et al.: Prevalence of knee osteoarthritis, lumbar spondylosis and osteoporosis in Japanese men and women: the research on osteoarthritis/osteoporosis against disability study. J Bone Miner Metab 27 (5): 620-628, 2009.
8) Iki M, et al.: Bone mineral density of the spine, hip and distal forearm in representative samples of the Japanese female population: Japanese Population-Based Osteoporosis (JPOS) Study. Osteoporos Int 12 (7): 529-537, 2001.
9) Yoshimura N et al.: Epidemiology of lumbar osteoporosis and osteoarthritis and their causal relationship--is osteoarthritis a predictor for osteoporosis or vice versa?: the Miyama study. Osteoporos Int 20 (6): 999-1008, 2009.
10) 萩野 浩: OLSとは何？ わかる！できる！骨粗鬆症リエゾンサービス（中村利孝 監，萩野 浩，細井孝之 編），12-30, 医薬ジャーナル社, 2013.
11) University of Sheffield: FRAX® WHO Fracture Risk Assessment Tool.〈https://www.shef.ac.uk/FRAX/index.aspx, 2016年7月時点〉
12) Fujiwara S, et al.: Development and application of a Japanese model of the WHO fracture risk assessment tool (FRAX). Osteoporosis Int 19 (4): 429-435, 2008.
13) Kanis JA, et al.: Interpretation and use of FRAX in clinical practice. Osteoporos Int 22 (9): 2395-2411, 2011.
14) 骨粗鬆症の予防と治療ガイドライン作成委員会: 骨粗鬆症の予防と治療ガイドライン2015年版, ライフサイエンス出版, 2015.
15) 大島 博: 無重力と骨・骨代謝．骨粗鬆症治療 13 (2): 108-112, 2014.
16) 中島友紀, 林 幹人, 高柳 広: 骨のリモデリングの制御機構．実験医学 Vol31, No.4: 862-847, 2013.
17) 中島友紀 ほか: 骨リモデリングの制御機構．実験医学 31 (6): 842-848, 2013.

18) 骨粗鬆症財団 監: 老人保健法による骨粗鬆症予防マニュアル, 2000.
19) 宗圓 聰 ほか: 原発性骨粗鬆症の診断基準 (2012年度改訂版). Osteoporo Jpn 21: 9-21, 2013.
20) 富田雅人 ほか: 骨粗鬆症リスク評価ツール (FOSTA) の前腕骨骨密度による骨粗鬆症識別能. 整形外科と災害外科 54 (4): 631-633, 2005.
21) 厚生労働省: 平成26年 国民健康・栄養調査結果の概要, (http://www.mhlw.go.jp/file/04-Houdouhappyou-10904750-Kenkoukyoku-Gantaisakukenkouzoushinka/0000117311.pdf, 2016年7月時点)
22) 石井光一 ほか: 簡便な「カルシウム自己チェック表」の開発とその信頼度の確定. オステオポローシスジャパン 13 (2): 497-502, 2005.
23) Bonaiuti D, et al.: Exercise for preventing and treating osteoporosis in postmenopausal women. Cochrane Database Syst Rev 3: CD000333, 2002.
24) Sinaki M, et al.: Stronger back muscles reduce the incidence of vertebral fractures: a prospective 10 year follow-up of postmenopausal women. Bone 30 (6): 836-841, 2002.
25) Gillespie LD, et al.: Interventions for preventing falls in older people living in the community. Cochrane Database Syst Rev 15 (2): CD007146, 2012.
26) Karlsson MK, et al.: Prevention of falls in the elderly: a review. Scand J Public Health 41 (5): 442-454, 2013.
27) Yamazaki S, et al.: Effect of walking exercise on bone metabolism in postmenopausal women with osteopenia/osteoporosis. J Bone Miner Metab 22 (5): 500-508, 2004.
28) Asikainen TM, et al.: Exercise for health for early postmenopausal women: a systematic review of randomized controlled trials. Sports Med 34 (11): 753-778, 2004.
29) Pfeifer M, et al.: Musculoskeletal rehabilitation in osteoporosis: a review. J Bone Miner Res 19 (8): 1208-1214, 2004.
30) Sakamoto K, et al.: Why not use your own body weight to prevent falls? A randomized, controlled trial of balance therapy to prevent falls and fractures for elderly people who can stand on one leg for ≦ 15 s. J Orthop Sci 18 (1): 110-120, 2013.
31) 赤羽根良和 ほか: 骨粗鬆症性脊椎圧迫骨折に対する運動療法の意義－椎体圧潰変形の抑止効果について. 理学療法ジャーナル 44 (6): 527-533, 2010.

MEMO

Part II 臨床編

7 腎機能障害と運動

忽那俊樹

はじめに

　腎臓は尿を生成することによって生体の恒常性を維持する器官であり，水と電解質の調節，酸塩基平衡の調節，蛋白質代謝産物の排出，およびホルモン分泌といった働きをもつ．腎疾患や併存疾患の影響，そして加齢に伴って腎機能が低下してくると，これらの働きを十分に果たすことができなくなることで多様な臨床症状を呈し，末期腎不全に至ると透析治療や腎移植といった腎代替療法が導入される．近年では，腎機能障害者における身体機能や生活の質の低下が問題視されるようになり，運動療法の必要性が叫ばれている．一方で，腎機能障害者が運動すると，健常成人とは異なった腎循環応答を呈し，腎血流量の低下とともに蛋白尿の出現や糸球体濾過量の低下を生じる．そのため，腎機能障害者に運動療法を処方する際には，病態や運動中の生理学的反応を理解したうえで，慎重に運動内容（特に運動強度）を設定することが重要となる．

1. 腎機能

腎臓の構造と働き

　腎臓は人体の左右に1対あり，尿管，膀胱，および尿道とともに泌尿器系を構成している（図1a）．身体の右側には肝臓があることから，右の腎臓の位置は左の腎臓よりもわずかに低く，後腹膜腔内において第12胸椎から第3腰椎の高さに位置している．腎臓の上端には副腎が覆い被さっている．

　腎臓の内側中央部にあるくぼみを腎門とよび，尿管，脈管（動脈，静脈，リンパ管），および神経はここから出入りする（図1b）．腎臓の実質は，皮質と髄質（外層，内層）に区別される．皮質は腎臓の表層を占めており，髄質は腎門を中心に放射状に配列する10〜15個の腎錐体からなる．腎錐体とその周囲の皮質を合わせて腎葉といい，腎臓の肉眼的な構造単位である．腎錐体の先端は腎乳頭とよばれ，腎杯によって鞘状に取り巻かれている．腎杯が集まって腎盂となり，腎盂は尿管へ移行して膀胱へとつながる．膀胱に蓄えられた尿は尿道を通って，尿道口から体外へ排出される．

　腎臓における尿生成の機能的な構造単位はネフロンである（図1c）．ネフロンは，尿の原料である原尿を生成する腎小体（糸球体，ボウマン嚢）と原尿の成分を調節する尿細管から構成されており，左右の腎臓で200万個ほど存在する．尿細管は近位尿細管，ヘンレループ，および遠位尿細管の3つの部分に分けられ，数個のネフロンの尿細管が1本の集合管へとつながり，腎盂に開口している．

　腎臓は，水と電解質の調節，酸塩基平衡の調節，蛋白質代謝産物の排出，

Part II 臨床編

およびホルモン分泌といった働きをする。また，腎臓は各種ホルモンの作用を受けて体液量を増減させることで，血圧の調節にも影響を及ぼす。成人の腎臓は1個当たり100～150gで，2個の合計重量が体重のわずか0.5%に過ぎない小さな器官であるものの，体液の恒常性を維持するにあたって多大な役割を担っている。

尿生成

呼吸や代謝によって生じた老廃物や代謝産物は，血流に乗って腎臓へ運ばれ，濾過，再吸収，および分泌の3段階の過程を経て，尿として体外へ排出される（図2）。単位時間当たりの腎臓における原尿の総生成量は，糸

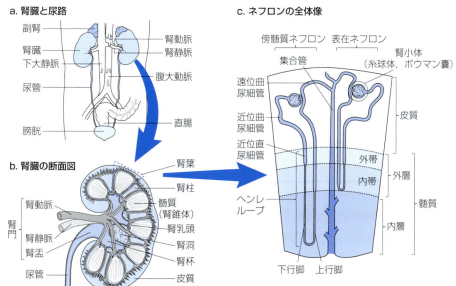

図1　腎臓の位置と構造

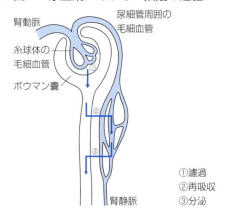

図2　尿生成における3段階の過程

①濾過
②再吸収
③分泌

球体濾過量（glomerular filtration rate：GFR）とよばれる。健常成人のGFRは100〜120mL/min/1.73m^{2}で，1日当たりおおよそ140〜170Lもの原尿が作られるが，その99%以上は再吸収されるため，最終的に尿となるのは1,000〜1,500mLである。

● 濾過

血液の濾過は，糸球体で行われる。糸球体は糸玉状の毛細血管であり，**メサンギウムと足細胞**で裏打ちされた構造となっている。糸球体の濾過膜は，毛細血管内皮細胞，基底膜，および足細胞のスリット膜という孔の直径が異なる3層から構成されている。また，毛細血管内皮細胞と基底膜のプロテオグリカンが陰性に帯電しているため，陰性荷電物質は濾過されにくいという特徴がある。つまり，濾過膜で濾過される物質は，分子の大きさと荷電によって決定される。

血液が腎動脈→葉間動脈→弓状動脈→小葉間動脈→輸入細動脈の順に通過して糸球体へ流れ込むと，細胞成分（赤血球，白血球，血小板など）と分子量が70,000以上の蛋白質（アルブミン，グロブリンなど）を血液中に残したうえで，血漿成分がボウマン嚢内へ濾過されて原尿が生成される。一方で，低分子物質と水は，濾過膜を自由に通過して尿細管の中へ出ることができる。そのため，原尿には老廃物だけではなく人体に有用な物質も多く含まれることから，人間が生命を存続させるためには，尿細管における再吸収の機構が必須となる。

● 再吸収と分泌

原尿が尿細管を通過する間には，水，各種イオン，グルコース，アミノ酸，ビタミン，および代謝産物の輸送（再吸収，分泌）が行われる（**図3**）。水，Na$^+$，K$^+$，Ca^{2+}，HCO$_3^-$，およびHPO$_4^{2-}$などの生体にとって有用な物質は，近位尿細管で70〜80%が再吸収される。また，グルコース，アミノ酸，ビタミン，および濾過された微量の蛋白質は，ほぼ100%が再吸収される。一方で，尿酸，アンモニア，**パラアミノ馬尿酸**（para-aminohippuric acid：PAH），およびH$^+$は，周囲の毛細血管から近位尿細管の中へ分泌される。

ヘンレループでの**対向流増幅系や対向流交換系**は，浸透圧勾配を形成することで，尿細管と集合管における尿の濃縮に寄与する。遠位尿細管と集合管では，各種ホルモンの影響を受けて各物質の再吸収量が調節されることで，尿中への排泄量が決められる。

● 電解質の調節

各種の電解質は，尿細管と集合管における輸送によって排泄量が調節さ

メサンギウムと足細胞

メサンギウムは，メサンギウム細胞とメサンギウム基質からなる特殊な結合組織であり，糸球体係蹄の中枢部を占めて糸球体の毛細血管を束ねる役目をする。メサンギウム細胞が糸球体係蹄を支持して構造を保持することで，糸球体は毛細血管にかかる高い静水圧に耐えることができる。

足細胞はタコの足のように多数の突起を伸ばし，糸球体係蹄の表面を覆っている。隣接した足細胞の突起間のスペースには糸球体の濾過膜において最小の孔があり，腎小体の本質的な濾過層となっている。

パラアミノ馬尿酸

パラアミノ馬尿酸は，体内で合成されることがない有機酸である。糸球体で自由に濾過された後，ほとんどすべてが近位尿細管へ分泌されるが再吸収はされない物質であるため，腎血漿流量や腎血流量の評価に用いられる。

対向流増幅系と対向流交換系

ヘンレループは髄質深部でUターンし，下行脚と上行脚が向かい合う構造をとっており，上行脚でのNa$^+$の再吸収が間質を介して下行脚に影響を及ぼしている。この構造によって腎皮質から腎髄質に向かう大きな浸透圧勾配が形成される。この仕組みを対向流増幅系とよぶ。下行脚では浸透圧勾配によって尿濃縮が，上行脚では浸透圧勾配とNa$^+$の能動輸送によって尿希釈が行われることで，さらに浸透圧勾配が維持される。

腎髄質内を通る毛細血管では，向かい合う下行路と上行路との間でNa$^+$や水の交換が行われ，対向流増幅系で作られた浸透圧勾配を維持している。この仕組みを対向流交換系とよぶ。

図3　尿細管と集合管における再吸収と分泌

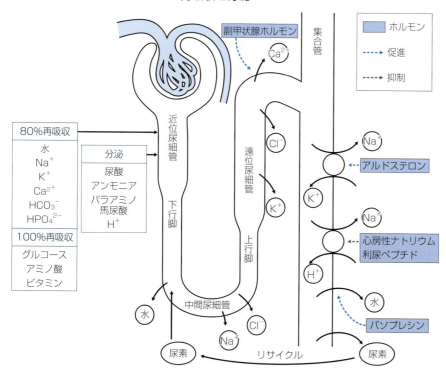

れている（**図3**参照）。電解質の輸送にはさまざまな経路や仕組みがあり，さらに電解質の種類およびネフロンの部位ごとにそれらは多岐に渡るため，代表的な電解質輸送を中心に解説する。

●ナトリウムイオン（Na⁺）

電解質のなかでもNa^+は，細胞外液に最も多く存在する陽イオンである。尿細管におけるNa^+輸送は水輸送と深くかかわっており，生体の体液量調節に大きな影響を及ぼす。ネフロンの各部位におけるNa^+の再吸収率は，近位尿細管で約67％，ヘンレループで約25％，遠位尿細管と皮質集合管で約5％，そして髄質集合管で約3％である。また，Cl^-は体内に存在する主要な陰イオンであり，NaClとしてNa^+と一緒に摂取されることが多いため，生体内ではNa^+と同じような動態をとる。

●カリウムイオン（K⁺）

K^+は細胞容積や静止膜電位を維持するのに必要な陽イオンであり，約80％は筋細胞内に存在している。濾過されたK^+の70〜80％が近位尿細管で，10〜20％がヘンレループで再吸収され，残りの約10％が遠位尿細管へ

流れ込む。その後の集合管におけるK$^+$の輸送は，血漿K$^+$濃度を正常値に保つうえで重要な役割を果たす。

●カルシウムイオン（Ca^{2+}）

Ca^{2+}は，筋収縮などの生体におけるさまざまな機能調節に重要な役割を果たす陽イオンである。Ca^{2+}輸送は尿細管のさまざまな部位で行われるが，最終的には遠位尿細管でホルモンの影響を受けて再吸収量の調節が行われる。

体液量と血圧の調節

水は人体の構成要素の大部分を占め，全体重の55～60％を構成していることから，水分量の恒常性を維持することは生体にとって極めて重要である。水の摂取量は主に飲水量によって，排泄量は **尿量** によって調節されることで，水分出納のバランスが保たれている（図4）。尿量は，体液量と体液の浸透圧との2つの系統によって調節されている。脱水などで体内の水が欠乏しているときには尿を濃縮して少量の高張尿が排泄され，水が過剰なときには薄い尿である低張尿が多量に排出される。

腎臓には，さまざまなホルモンや血管作動性物質が影響を及ぼしている（図5）。体液量は，腎臓によるNa$^+$排泄量のコントロールが主な調節機構となっている。腎臓で産生されるレニンは，レニン–アンジオテンシン系（renin-angiotensin system：RA系）やレニン–アンジオテンシン–アルドステロン系（renin-angiotensin-aldosterone system：RAA系）をとおして，血圧や体液量を調節している。さらに，アンジオテンシンⅡ，アルドステロン，バソプレシン，心房性ナトリウム利尿ペプチド，および副甲状腺ホルモンなどは，腎臓に作用して各種の電解質や水の輸送を調節することで，体液の恒常性の維持に関与している。

各種のホルモンやRA系，RAA系の詳細については，PartⅠ，4章，p.73，同9章，p.165を参照してほしい。

酸塩基平衡の調節

細胞外液のpHは，体内でのpH変化を抑えるpH緩衝系と，肺や腎臓から酸と塩基を体外へ排泄する機構とで管理されている。体内の酸塩基平衡に異常を生じた場合には，まず細胞内外で化学的な緩衝作用が生じ，次に肺からの二酸化炭素（CO$_2$）排泄量が調節され，最後に腎臓での代償がなされる。この腎臓でのpHの代償は，**腎性代償** とよばれる。

酸塩基平衡は，血液中のPCO$_2$とHCO$_3^-$によって調節される。体内のpHは7.35～7.45という弱アルカリ性の非常に狭い範囲で保たれているが，この正常域のpHよりも小さくなった状態をアシドーシス，大きくなった状

尿量の異常

尿量2,500mL/day以上を多尿とよぶ。口渇中枢やバソプレシン，および腎臓での水再吸収などによって調節される水分バランスの障害によって尿量が増加した状態である。
一方，乏尿（400mL/day以下）や無尿（100mL/day以下）は尿量が減少した状態であり，体内への水分の貯留，不要な代謝産物の蓄積，および電解質バランスの喪失をきたす。乏尿と無尿は，腎臓への血流量低下による腎前性，腎実質の障害による腎性，および上部尿路の閉塞による腎後性が原因として挙げられる。

腎性代償

$CO_2 + H_2O \rightleftarrows H_2CO_3$
$\rightleftarrows H^+ + HCO_3^-$

なんらかの原因でCO$_2$の呼出に障害が起きた場合，上記の式は右に進むためH$^+$が生成され，pHは酸性に傾く。その際，腎臓は，HCO$_3^-$の再吸収を促進して式を左へ進めることで，呼吸性アシドーシスを代償する。
一方，CO$_2$が正常以上に呼出された場合，式は左に進むためH$^+$が減少し，pHはアルカリ性に傾く。その際，腎臓は，HCO$_3^-$の排出を促進して式を右へ進めることで，呼吸性アルカローシスを代償する。

Part II 臨床編

図4 1日の水分出納

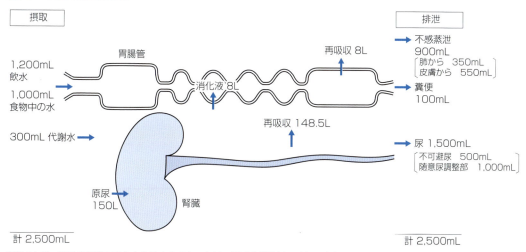

代謝水とは，代謝の過程で産生される水のことである．不感蒸泄とは，呼気や皮膚から喪失した水のことであり，発汗は含まれない

図5 腎臓に作用するホルモンとその効果

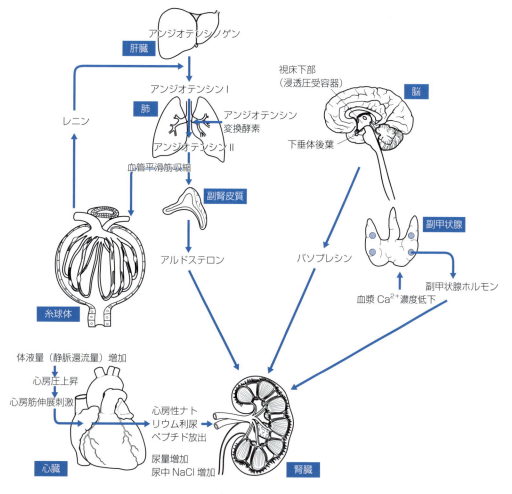

7章 腎機能障害と運動

態をアルカローシスとよぶ．アシドーシスとアルカローシスは，PCO_2の変化に起因する呼吸性アシドーシスと呼吸性アルカローシス，ならびにHCO_3^-とH^+の変化に起因する代謝性アシドーシスと代謝性アルカローシスに分類される．なんらかの原因によって生体がアシドーシスもしくはアルカローシスになると，pHを7.40へ回復させるために代償性の生理反応が起こる．呼吸性アシドーシスと呼吸性アルカローシスに対しては，腎性代償によってHCO_3^-とH^+を調節することでpHの異常が代償されるものの，腎臓の酸分泌能を変化させるのには時間がかかるため，数時間から数日をかけてゆっくりと代償されることになる．

無酸素運動で生じる乳酸，食事で生じる酢酸，および蛋白質代謝で生じるリン酸や硫酸などは，不揮発性酸とよばれる．不揮発性酸から生じるH^+は，一時的にはpH緩衝系と呼吸によって緩衝されるが，最終的には腎臓がNH_4^+や$H_2PO_4^-$として，尿を介して体外へ排出する．さらに，不揮発性酸の一部はHCO_3^-と反応してCO_2となり呼気中に排出されるが，腎臓がこの消費されるHCO_3^-を新生することで酸塩基平衡を調節している．

腎機能の評価

腎機能は腎血漿流量（renal plasma flow：RPF），GFR，近位尿細管の機能，および遠位尿細管と集合管の機能で評価され，**図6**に示すようにそれぞれの機能を反映する検査がある．臨床現場においては，腎機能の指標としてGFRを用いることが多い．

● 腎血漿流量

RPFは，単位時間当たりに両方の腎臓へ流入する血漿量を表す．PAHを用いるPAHクリアランス（PAH clearance：C_{PAH}）は，RPFの指標として最もよく用いられる．腎臓に流入する血漿の約10％はネフロンの存在しない部位に流れるため，C_{PAH}は全RPFの約90％に当たり，有効RPFとよばれる．

● 糸球体濾過量

GFRを反映する検査として，イヌリンクリアランス（inulin clearance：C_{in}）とクレアチニンクリアランス（creatinine clearance：C_{cr}）がある．C_{in}とC_{cr}は，イヌリンやクレアチニン（creatinine：Cr）が糸球体で濾過される一方で，尿細管では輸送がなされないという性質を用いて測定している（Crは尿細管でわずかに分泌される）．

C_{in}とC_{cr}はGFRを正確に反映するが，その測定手順が煩雑で患者の負担が大きいため，日常診療における測定は困難である場合が多い．そのため，18歳以上の成人においては，血清Cr値もしくは血清シスタチンC（Cys-C）

Part II 臨床編

図6 腎機能の検査

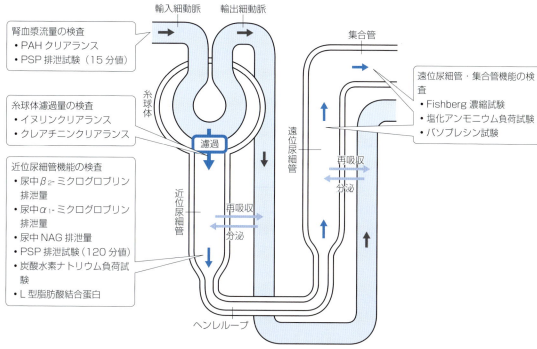

PSP：phenolsulfonphthalein（フェノールスルホンフタレイン）
NAG：N-acetyl-β-D-glucosaminidase（N-アセチル-β-D-グルコサミニダーゼ）

値，年齢，および性別から**GFR推算式**を用いて推算GFR（estimated GFR：eGFR）を算出することが広く行われている[1,2]。

◎ 近位尿細管の機能

近位尿細管の機能を反映するマーカーとして，α_1-ミクログロブリン（α_1 microglobulin：α_1MG），N-アセチル-β-D-グルコサミニダーゼ（N-acetyl-β-D-glucosaminidase：NAG），およびL型脂肪酸結合蛋白（liver type fatty acid binding protein：L-FABP）などが用いられる。

◎ 遠位尿細管・集合管の機能

遠位尿細管と集合管の機能を反映する検査として，Fishberg濃縮試験，塩化アンモニウム負荷試験，およびバソプレシン試験などが用いられる。

2. 腎不全

腎疾患概論

腎機能障害を惹起する腎疾患は，病変のある部位によって，糸球体疾患，尿細管間質性疾患，および腎血管性疾患に大別される。また，原因が明らかではなく腎臓に病変が限局している一次性（原発性，特発性）と，腎臓

GFR推算式

血清Cr値[mg/dL]に基づくGFR推算式（酵素法で測定されたCr値を用いる）

【男性】
eGFRcreat[mL/min/1.73m^2]
$= 194 \times Cr^{-1.094} \times$ 年齢[yrs]$^{-0.287}$

【女性】
eGFRcreat[mL/min/1.73m^2]
$= 194 \times Cr^{-1.094} \times$ 年齢[yrs]$^{-0.287} \times 0.739$

血清Cys-C値[mg/L]に基づくGFR推算式（国際的な標準物質に基づくCys-Cの測定値を用いる）

【男性】
eGFRcys[mL/min/1.73m^2]
$= (104 \times Cys$-$C^{-1.019} \times 0.996^{年齢[yrs]}) - 8$

【女性】
eGFRcys[mL/min/1.73m^2]
$= (104 \times Cys$-$C^{-1.019} \times 0.996^{年齢[yrs]} \times 0.929) - 8$

7章 腎機能障害と運動

以外の原因によって腎機能障害が生じる二次性（続発性）とに分類されることもある。

腎疾患に伴う腎機能障害は，主に糸球体の破壊によって濾過機能を失うことで生じる。その理由は，糸球体での濾過が腎臓の尿生成機能にとって必要不可欠な過程であるうえに，糸球体は繊細な構造で壊れやすく，一度壊れると再生しないためである。

◉糸球体疾患

糸球体疾患は腎疾患のなかでも発症頻度が高く，蛋白尿や血尿，GFRの低下，高血圧，および浮腫などを呈する。糸球体の障害には，免疫学的機序，血管障害による血行力学的機序，ならびに脂質や糖の代謝異常による機序などのさまざまな要因の関与が指摘されている。

GFRが低下することで腎臓でのNa^+の排泄量が減少すると，Na^+や水が身体に貯留し，昇圧系（RAA系，交感神経など）の亢進や降圧系（カリクレイン−キニン系，プロスタグランジン系など）の減弱とともに腎性高血圧を引き起こす。疾患に対する適切な治療がなされないと，糸球体の障害が進行し，GFRはさらに低下して腎不全へと至る。

◉尿細管間質性疾患

尿細管間質性疾患では，尿細管の機能が障害されるため，電解質や酸塩基平衡の異常を生じる。腎機能障害により生じる電解質異常としては，低Na^+血症，低K^+血症，高K^+血症，および低Ca^{2+}血症が挙げられる。また，尿細管におけるHCO_3^-の再吸収やH^+の分泌が障害されることで，代謝性アシドーシスを生じることがある。

◉腎血管性疾患

高血圧，動脈硬化，血管炎，および血栓症や塞栓症によって腎血管系の障害をきたすことで，腎血管性疾患が惹起される。また，腎動脈が狭窄されると**腎血流量（renal blood flow：RBF）**や腎灌流圧が低下し，RAA系が亢進することで高血圧をきたす。

このような高血圧は腎血管性高血圧とよばれ，腎臓実質の疾患により引き起こされる腎実質性高血圧とともに，二次性高血圧の75％程度を占めている。

◉全身性疾患に伴う腎障害

腎障害は腎臓の病変だけではなく，さまざまな原因によって二次的に生じることがある。代表的な疾患として，糖尿病性腎症，アミロイド腎症，ループス腎症，および腎硬化症などがあり，それらは糸球体の機能低下を招く。

RBF [mL/min] の算出式

RBFは，RPFとヘマトクリット（Ht）値から次の式で算出することができる。

$$RBF = RPF\,[mL/min] \times \frac{100}{100-Ht\,[\%]}$$

ネフローゼ症候群

ネフローゼ症候群は，糸球体での高分子蛋白質の透過性亢進によって尿中に大量の蛋白質が漏れ出ることで血液中の蛋白質が減少し，低蛋白血症となる症候群である。その原因は，糸球体腎炎や膜性腎症などによる一次性のものと，糖尿病性腎症や膠原病などの全身の疾患による二次性のものとに分けられる。また，高度の蛋白尿のほかにも，低アルブミン血症，浮腫，および脂質異常症を呈する。

腎機能の急性増悪期とともにネフローゼ症候群を呈する患者に対しては，医学的治療を優先することが重要であり，積極的な運動は控えるべきとされている。

Part Ⅱ 臨床編

腎不全の病態

腎不全とは，心不全と同様に病名ではなく，GFRの低下を中心とした腎機能障害を呈する状態の総称である。腎疾患の種類にかかわらず，腎不全はその経過によって**急性腎不全**と慢性腎不全に大別される。近年では，腎不全に至る前から切れ目のない適切な治療を開始することが重要視されており，腎不全に至る前の早期の段階の腎障害を含めた**急性腎障害（acute kidney injury：AKI）や，慢性腎臓病（chronic kidney disease：CKD）**といった概念が提唱され，世界中で広く用いられるようになっている。

● 急性腎障害

AKIの原因はさまざまであり，腎前性（RBFの低下），腎性（腎臓実質の障害），および腎後性（尿路の通過障害）に分けることができる。AKIは血清Cr値の上昇と尿量減少に基づいて定義されるが，現在のところ，その診断基準・分類には，RIFLE（Risk, Injury, Failure, Loss, End-stage kidney disease）基準[4]やAKIN（Acute Kidney Injury Network）基準[5]，そしてRIFLE基準とAKIN基準を組み合わせたKDIGO（Kidney Disease Improving Global Outcomes）基準[6]が用いられている。

● 慢性腎臓病

CKDの概念は，米国腎臓財団のKidney Disease Outcomes Quality Initiativeによって提唱された[7]。CKDは，病理，血液，検尿および画像診断などで腎障害を示唆する所見が3カ月以上存在するか，GFR 60mL/min/1.73m² 未満の状態が3カ月以上持続する状態と定義される[7,8]。腎障害の所見があるとCKDのステージ1もしくはステージ2に分類され，GFRが60mL/min/1.73m² 未満になるとその値に応じてCKDのステージ3〜5に分類される。2012年からCKDの重症度分類は，CKDの各重症度に応じてより適切な治療をするために，腎機能だけではなく蛋白尿（アルブミン尿）の程度と原疾患を併せて評価することになっている[2]（**表1**）。

腎機能がある程度低下した後に起こる慢性的な腎障害の進行は，原疾患にかかわらず共通の機序で不可逆的に進むと考えられている。CKDの進行に伴い腎機能が著しく低下すると，末期腎不全（end-stage kidney disease：

> **急性腎障害，慢性腎臓病**
> AKIの発症が，必ずしもCKDにつながるわけではない。しかし，AKIが一過性であったとしても長期的にはCKDへ進展しやすく，生命予後は不良である。また，CKDのステージが進行しているほどAKIの発症リスクも増大する。つまり，AKIとCKDは双方が互いのリスクとなり，生命予後を悪化させる。外来診療で遭遇するAKIの大部分は腎前性であり，脱水症状の評価や内服薬の確認が重要となる。また，集中治療領域で発症するAKIの多くは腎性であり，多臓器不全の一症状として出現しやすい。

7章　腎機能障害と運動

運動に伴う急性腎不全

運動誘発性の急性腎不全は，ミオグロビン尿性である運動性横紋筋融解による急性腎不全と，非ミオグロビン尿性である運動後急性腎不全（acute renal failure with severe loin pain and patchy renal ischemia after anaerobic exercise：ALPE）[3]に分けられる。
前者はマラソンなど長時間の激しい運動後に脱水を伴って生じ，乏尿，赤褐色のミオグロビン尿，および筋肉の疼痛や圧痛を認める。脱水，高温多湿での運動，慣れない運動，および運動前の低K⁺血症が発症リスクとなる。後者は無酸素運動によって発症し，腰背部痛や嘔気・嘔吐を認める。非ステロイド系消炎鎮痛薬の服用後の運動や腎性低尿酸血症がALPEの発症リスクであるが，発生機序についてはいまだ不明である。
CKD患者が運動する際には，急性腎不全の発症や腎機能の低下を避けるためにも，前述の発症リスクに十分注意したうえで，運動強度は低強度〜中等度強度に留めることが望ましい。

表1　慢性腎臓病の重症度分類

原疾患	蛋白尿区分		A1	A2	A3
糖尿病	尿アルブミン定量 (mg/日)		正常	微量アルブミン尿	顕性アルブミン尿
	尿アルブミン/Cr比 (mg/gCr)		30未満	30～299	300以上
高血圧 腎炎 多発性嚢胞腎 移植腎 不明 その他	尿蛋白定量 (g/日)		正常	軽度蛋白尿	高度蛋白尿
	尿蛋白/Cr比 (g/gCr)		0.15未満	0.15～0.49	0.50以上
GFR区分 (mL/分/ 1.73m^2)	G1	正常または高値	≧90		
	G2	正常または軽度低下	60～89		
	G3a	軽度～中等度低下	45～59		
	G3b	中等度～高度低下	30～44		
	G4	高度低下	15～29		
	G5	末期腎不全（ESKD）	<15		

重症度は原疾患・GFR区分・蛋白尿区分を合わせたステージにより評価する．CKDの重症度は死亡，末期腎不全，心血管死亡発症のリスクを緑　のステージを基準に，黄　，オレンジ　，赤　の順にステージが上昇するほどリスクは上昇する．
（KDIGO CKD guideline 2012を日本人用に改変）

（文献2，p.3，表2より許可を得て転載）

ESKD）となる．ESKDになると尿毒症とよばれる全身の臓器障害を生じ，体液貯留，体液異常，消化器症状，循環器症状，神経症状，血液異常，および視力障害といった多様な臨床症状を呈する．そのため，腎代替療法である透析治療（血液透析，腹膜透析）や腎移植の導入が検討される．

腎不全と心機能

　腎臓と心臓は生理学的に密な関係にあり，安静時は心臓が腎臓へ心拍出量の20％もの血液を送ることで，腎臓はその機能を果たすことができる．心臓は循環血液量（水分過多や脱水）の影響を強く受ける器官であるが，腎臓は体内の水分量を増減させることで，心臓に負荷がかからないように調節をしている．つまり，腎臓と心臓は互いに相手を助けるように働いているが，ひとたび一方の器官に障害が発生すると，他方にも影響を及ぼし，障害が引き起こされることになる．例えば，腎不全に伴って過剰な水分と尿毒素が体内に貯留すると，その初期には心臓が代償機能を働かせて心肥大を起こすことで対応するが，最終的にはうっ血性心不全に至る．反対に，心不全が進行すると，心拍出量が低下して一定の血圧を保つことができなくなるため，腎臓での濾過に必要なRPFや血圧が確保できず，腎機能が低下して腎不全に陥る．

　このような腎臓と心臓の関係は古くから広く知られていた．近年になっ

て，CKD患者の主要な死因は心血管疾患であり，心疾患患者の生命予後は腎機能の影響を強く受けるということが多くの疫学研究で明らかにされており，心腎連関という概念で注目を集めている．米国で実施された112万人を対象とした約3年間の調査研究では，心血管疾患と腎疾患の相互関係を示しており，特にCKD患者が心血管疾患に罹患する危険性について明らかにしている[9]．この報告では，eGFRが60mL/min/1.73m^{2}以上の群の危険度を1としたときに，60mL/min/1.73m^{2}未満の群ではさまざまな因子を調整した後でもeGFRが15mL/min/1.73m^{2}ずつ減少するごとに死亡，心血管イベント，および入院の頻度が有意に上昇することが示された（図7）．この結果から，CKD患者はESKDが原因で死亡するよりも，心血管疾患で死亡する確率が高いことが判明した．わが国の久山町研究においても，米国の報告と同様にCKDを有する者は非CKD者と比べて，心血管疾患の発症頻度が高いことが示されている[10]．一方で，急性心筋梗塞を起こした患者の約1/3は，CKDのステージ3以上（eGFR＜60mL/min/1.73m^2）まで腎機能が低下していると報告されている[11]（図8）．

CKDと心血管疾患の危険因子の多くが共通していることは広く知られており，さらに心腎連関には腎臓と心臓それぞれの機能低下に加えて血管内皮細胞の障害が関与するとされている．図9は，CKDと心血管疾患に共通する危険因子について，体液調節障害と血管内皮障害をきたす因子から分類した概念図である[2]．いずれの障害も動脈硬化を促進し，細胞外液過剰によっても心血管への負荷につながる．つまり，心腎連関に対する治療方法としては，腎臓と心臓の機能低下を惹起する危険因子を是正することが極めて重要となる．

運動療法は動脈硬化やその危険因子を改善するために効果的であること

図7 腎機能別にみた死亡，心血管イベント，および入院の相対危険度

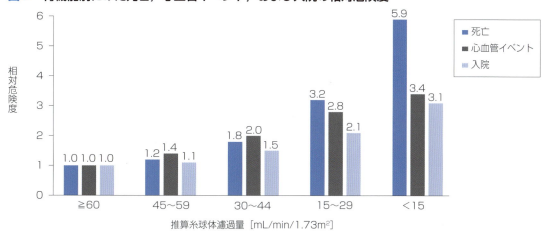

（文献9を参考に作図）

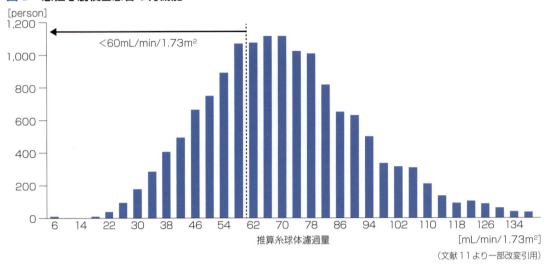

図8 急性心筋梗塞患者の腎機能

(文献11より一部改変引用)

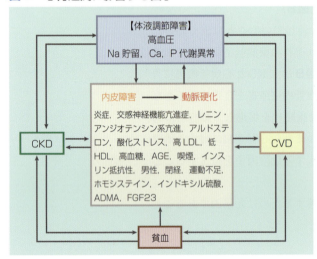

図9 心腎連関に影響する因子

AGE：終末糖化産物，ADMA：非対称性ジメチルアルギニン，FGF23：線維芽細胞増殖因子23

(文献2, p.14, 図11より許可を得て転載)

が，さまざまな疾患群やアウトカムで示されている。そのため，心腎連関の悪循環を断ち切るにあたって，運動療法は多大な効果を発揮する可能性がある。

3. 運動と腎機能

腎循環

腎臓には循環血液量の自動調節能が備わっているため，全身の血圧が70～180mmHg程度の間で変動しても，RBFやGFRはほぼ一定に維持される[12]（図10）。自動調節の主な目的は，安定したGFRの確保である。また，腎灌流圧が上昇するにつれて，尿中へのNa⁺の排泄量が増加する現象がみ

られる。これを圧利尿とよび，腎灌流圧が尿細管機能を調節することによって生じる。

　身体の各器官へと血液が十分に供給されるためには，限られた血流量を各器官へ適切に分配しなくてはならない。腎臓が尿を生成することで前述のような数多くの機能を果たすためには，腎循環への十分な血液供給が必要不可欠である。そのため，安静時において，腎臓には心拍出量の20％に当たる量の血液が絶えず流れ込んでおり，肝臓とともにすべての器官のなかで最も多くの血流配分を受けている[12]（図11）。さらに，血流量を器官の重量比に換算すると，腎臓への血流量は4mL/min/gとなり，全器官のなかで最も多くなる。この数値は，骨格筋への血流配分の実に100倍に相当する。

運動時の腎循環応答
血流再分配

　運動時には，心拍出量が運動強度に応じて安静時の約5倍まで増加するものの，腎臓への血流量は2.5mL/min/g（運動時心拍出量の2～4％）へと絶対量，相対量とも著しく減少する。このような腎循環における応答は，運動で骨格筋が必要とする血液量に対応するために生じる[12]（図11参照）。

　Flammら[13]は，身体への運動負荷が各器官への血流再分配に与える影響について，運動強度別に検討した。その結果，心臓や肺は運動中に一定の血流増加を認めたが，腹部器官への血流配分はおおむね減少し，腎臓や脾臓において血流量が大きく減少した（表2）。腎臓への血流量は，中等度の運動強度であっても有意に減少し，運動強度が増加するほどさらなる低下を示すものの，運動後には比較的早期に運動前の水準へと回復する。

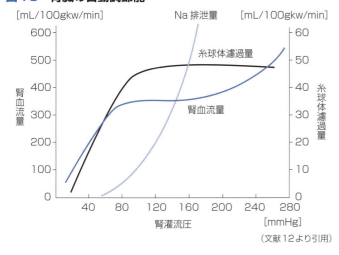

図10　腎臓の自動調節能

（文献12より引用）

図11 安静時と運動時における心拍出量の血流配分

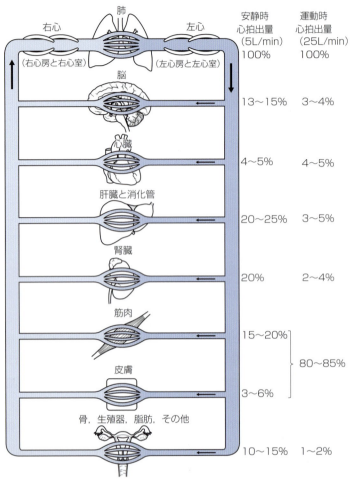

（文献12より引用）

表2 自転車エルゴメータ運動による各器官の血流変化

		ベースライン	無負荷	運動強度			回復時間	
				50%	75%	100%	5分	15分
胸郭	心臓	100	113±1**	115±2**	119±2**	124±2**	109±3**††	102±2
	肺 全体	100	118±2**	127±3**	139±3**†	150±4**†	120±6**††	109±3†
	肺 上半分	100	120±3**	132±4**	149±4**†	166±6**†	123±8**††	109±3
	肺 下半分	100	118±1**	124±3**	133±3**†	140±4**	118±4**††	109±3*
腹部	脾臓	100	105±2	92±3††	71±3**††	54±2**††	65±3**††	85±5**††
	肝臓	100	104±3	94±4	88±4*	82±4**	85±3**	86±6*
	腎臓	100	102±2	92±2*†	84±3**†	76±4**†	91±3††	94±4
	腸	100	106±1*	102±2†	99±2	98±3	98±2	103±2

運動強度は最高酸素摂取量に対する割合で示している．数値は，平均値±標準誤差で示している
*：$P<0.05$ vs. ベースライン，†：$P<0.05$ vs. 前水準，**：$P<0.01$ vs. ベースライン，††：$P<0.01$ vs. 前水準

（文献13より一部改変引用）

腎循環における血流配分の調節は，交感神経，アンジオテンシンⅡなどの血管平滑筋作動性ホルモン，血圧変動に伴う血管平滑筋への伸展刺激，および血流変動による内皮細胞へのずり応力変化など，さまざまな因子によって規定されている。

● 腎血流量と糸球体濾過量の変化

ヒトが運動すると腎臓への血流量が減少することは，1940年代からすでに知られていた[14]。1965年には，Grimbyら[15]が自転車エルゴメータを用いて，運動による心拍数上昇と腎クリアランスとの関係について報告した。この報告では，RPFは運動強度に依存して直線的に減少していくものの，GFRは運動強度が中等度までは比較的維持されるが，心拍数が150beats/minを超えるような高強度になると著しく低下することが示された（**図12**）。

1990年代に入ると，血流量が計測できるデバイスを用いて，運動時の腎循環応答を詳細に観察できるようになった。Tidgrenら[16]は，背臥位での自転車エルゴメータ駆動において運動強度の増加とともに腎静脈血流量が減少し，腎血管抵抗は増加することを報告している。また，Middlekauffら[17]は，最大随意収縮の10％で静的掌握運動を行った際に，腎皮質血流量は約15％減少し，血管抵抗は約30％増加したことを報告している。つまり，動的・静的いずれの運動形態でも，運動によって腎臓への血流量は減少する。

運動時に生じるRBFの減少は，一次的には輸入細動脈や輸出細動脈の収縮による腎血管抵抗の増大から生じ，腎血管抵抗の増大には強力な血管収縮物質であるノルアドレナリンとアンジオテンシンⅡが関与するとされている。また，RPFが減少してもGFRが維持されるのは，輸出細動脈の選択制収縮により **糸球体濾過率（filtration fraction：FF）** が増加するためである。

> **糸球体濾過率**
> FFは，RPFとGFRから次の式で算出することができる。
> $$FF = \frac{GFR\ [mL/min]}{RPF\ [mL/min]}$$

図12 健常成人における運動時の心拍数と腎血漿流量，糸球体濾過量との関係

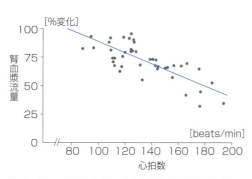
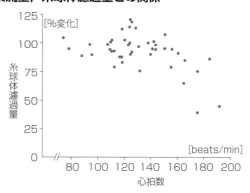

縦軸は安静時の値を100％とした変化率で表している

（文献15より一部改変引用）

腎循環応答への交感神経の関与

Muellerら[18]は，ウサギにトレッドミル運動を行わせた際の腎動脈の血流量応答について，同一個体の除神経を施した腎臓と対照の腎臓とで比較した．対照の腎臓では運動中にRBFと**腎血管コンダクタンス**が減少したが，除神経を施した腎臓ではそれらの減少応答は認められなかった．また，Momenら[19]は，腎移植を受けた患者の運動時における腎動脈血流速度を観察した．この報告では，被験者に最大随意収縮の40％で静的掌握運動を疲労困憊になるまで行わせたところ，健常成人では腎血管抵抗が増加したが，腎移植患者（移植腎には神経支配がない）では腎血管抵抗に変化を認めなかった（図13）．これらは，RBFの減少には局所的な血流の自動調節能ではなく，腎神経による腎血管の収縮が重要な役割を果たすためである．さらに，セントラルコマンドや末梢神経を介した活動筋からの出力によって交感神経が緊張する経路も，腎循環調節にかかわっている．

> **腎血管コンダクタンス**
> 腎血管コンダクタンスは，腎血流量を動脈圧で除することによって算出される指標であり，腎血管の緊張の程度を表す．腎血管抵抗とは逆数の関係であり，腎血管コンダクタンスの値が大きいほど腎臓へ血流が流れやすい状態であることを示している．

尿生成の調節

運動時の尿成分の変化には，各種のホルモンが大きく影響を及ぼしている[20]（図14）．低強度の運動では尿流量やNa$^+$排泄量は増加するが[20,21]，その際，心房性ナトリウム利尿ペプチドがわずかに増加し，バソプレシンが緩やかに減少している．一方，運動強度が強くなると，RBFの低下や交感神経系の刺激を介して，腎臓からレニンが産生される．レニンはアンジオテンシノゲンをアンジオテンシンIへ変換し，さらにアンジオテンシン変換酵素はアンジオテンシンIをアンジオテンシンIIへと変換する．その作用によって腎血管抵抗は増大し，GFRは減少することで尿生成が抑制される．さらに，アルドステロンは遠位尿細管に作用してNa$^+$と水分保持に関与し，バソプレシンは集合管に作用して水分保持と尿の濃縮に寄与する．

> **心不全患者における腎循環応答**
> 腎機能障害者だけではなく，心不全患者においても運動時に腎血流が過剰に減少することが報告されている[22]．心不全患者における運動時の過剰な腎血管収縮応答の原因としては，腎交感神経活動の過剰な賦活化と交感神経性血管収縮作用の増強の影響が示唆されている．

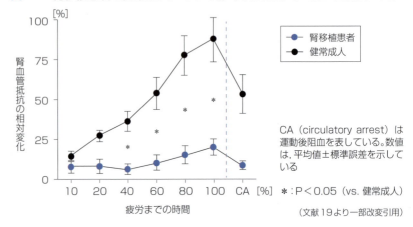

図13　腎移植患者と健常成人における静的掌握運動時の腎血管抵抗の変化

CA（circulatory arrest）は運動後阻血を表している．数値は，平均値±標準誤差を示している

＊：P＜0.05（vs. 健常成人）

（文献19より一部改変引用）

このように腎臓は，中等度以上の強度の運動時には尿を濃縮してその量を減らし，体内へNa^+や水分を保持しようとする。

蛋白負荷と腎機能
蛋白質の過剰な摂取や運動によって生じる代謝産物は，正常な腎機能であれば十分な数の糸球体によって濾過される。しかし腎機能が低下していると，残された糸球体の一つひとつがその能力を超えて濾過しようとすることで過剰濾過を生じる。ひいては糸球体高血圧が引き起こされることで腎臓に負担がかかり，腎機能の低下を加速させると考えられている。

◉ 腎機能障害者において運動が腎機能へ与える影響

運動するとRBFが低下するため，糸球体で濾過される物質の量が減ることで，水分や電解質の排泄量が減少する。一方，**運動によって蛋白異化が亢進し，それに伴って体内の老廃物が増加する**。そのため，腎機能障害者においては，運動することで腎機能のさらなる低下が懸念されることから，厳しい活動制限が勧められてきた経緯がある。

しかし近年の報告では，腎機能障害者が運動すると一過性に蛋白尿の出現やGFRの低下を認めるものの[23,24]，短期的・長期的にみると腎機能の低下を惹起することはないという報告が増えている。むしろ，今まで長い間常識とされていた腎機能障害者への不必要な活動制限は，身体機能や心理社会的側面への弊害が大きいことから，**一律に安静を強制したり運動を制限したりすべきではないとのコンセンサスが得られるようになってきている**。

運動開始時の留意点
腎疾患の種類や病態によっては活動制限が必要な場合もあるため，腎機能障害者が運動を開始するにあたっては，まず運動実施の可否を主治医に確認することが勧められる。運動を始めた後には，腎機能が変化していないかを適宜確認することが重要である。

◉ 単回の運動の影響

腎機能障害者は，健常成人とは運動に対する腎循環応答が異なる。Tavernerら[24]は，中等度の腎機能障害を有する正常血圧の患者（男性6例，年齢22～39歳，GFR 48～70mL/min/1.73m²）を対象として，運動が腎機

図14 運動による尿流量と体液調節ホルモンの変化

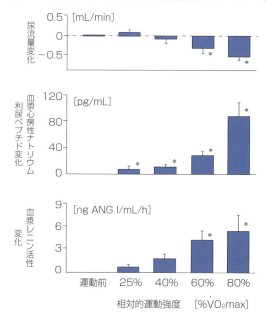
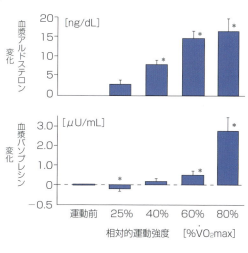

＊：$P < 0.05$（vs. 運動前）

（文献20より一部改変引用）

能へ与える影響を検討した．心拍数が110beats/minに到達するような運動強度で，自転車エルゴメータを30分間駆動したところ，RPFは健常成人と腎機能障害者の両者とも運動直後には運動前よりも有意に低下した．その一方で，GFRは腎機能障害者のみ運動直後に約26％の有意な低下を示し，運動後30分以降には回復した（図15）．

Hirakiら[25]は，外来通院しているCKD患者（男性23例，女性8例，年齢52～66歳，eGFR 20.2～49.1mL/min/1.73m^2）を対象として，トレッドミルを用いた運動が腎機能へ及ぼす影響について報告した．中等度の運動強度で20分間の運動を実施し，運動前と運動後60分以内での尿中のマーカーを評価した．その結果，CKDの重症度によらずに，運動前後において近位尿細管の機能を反映するα_1MG，NAG，およびL-FABPの値には有意な変化を認めなかった．

これらの報告で重要なことは，運動強度を中等度に設定している点である．腎機能障害者が運動する際の運動強度が中等度以下であれば，運動終了後に一定時間が経過すると低下した腎機能の回復が認められる．しかし，腎機能障害者がスポーツなどで高強度の運動を行った際の腎循環応答や腎機能の変化は，十分に明らかになっていない．そのため，腎機能障害者が高強度の運動をする場合には，運動自体がRBFやGFRを低下させるという現象を十分に考慮したうえで，個別での慎重な対応が必要となる．

● 運動療法の影響

近年，CKD患者に対する運動療法の効果に関する研究が増えており，そのなかでも運動療法がGFRの変化へ及ぼす影響についても同時に検討されている．いくつかの報告では，運動強度を低強度から中等度以下，介入

図15　単回の運動に伴う腎血漿流量と糸球体濾過量の変化

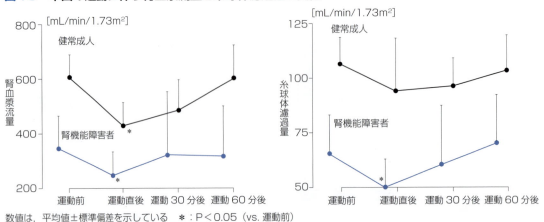

数値は，平均値±標準偏差を示している　＊：P＜0.05（vs. 運動前）

（文献24より一部改変引用）

期間を12週間～1年と設定した運動療法の前後でGFRは低下せず，むしろその低下を防いだり改善したりするというような報告がなされている[26-30]。

Greenwoodら[28]は，CKDステージ3～4の患者20例を，リハビリテーション群（以下，リハ群）10例と通常治療群10例に分けて，ランダム化比較試験を行った。リハ群（男性6例，女性2例，年齢53.8 ± 13.5歳，eGFR 36.6 ± 10.1mL/min/1.73m^2，2例が研究から脱落）は，レジスタンストレーニングと有酸素運動を週3日，12カ月間実施した。リハ群では，介入12カ月で脈波伝播速度，最高酸素摂取量，およびウエスト周囲径に有意な改善を認めた。さらに，共分散分析の結果，リハ群と通常治療群の間で，介入前12カ月間と介入後12カ月間におけるeGFRの変化率に有意な差を認め，リハ群では運動療法の実施によってeGFRの低下が緩やかになることが示された（図16）。その要因として，運動療法を行うことで得られる全身かつ局所的な血管機能の改善や心血管疾患の危険因子の是正が，CKD患者に残された腎機能の低下を遅らせる可能性が考えられている。

運動療法が腎機能を改善するか否か，そしてそのメカニズムについては未だ統一した見解はないものの，適切な運動強度での運動療法そのものが腎機能を悪化させないことは，数々の報告から明らかとなってきている。

図16　リハビリテーション介入前後における糸球体濾過量の変化

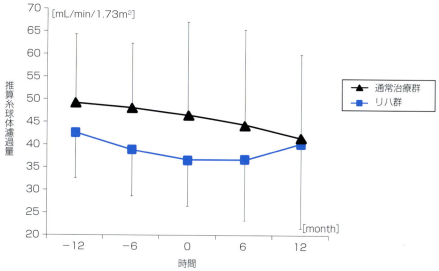

横軸の"0"は，運動療法の介入を開始した時点を表している。数値は，平均値±標準偏差を示している

（文献28より一部改変引用）

● 日常の身体活動の影響

　日常生活における身体活動量と腎機能との関連について，近年では横断研究だけではなく，いくつかの縦断研究が報告されている．

　Robinson-Cohenら[31]は，研究開始時にCKDのステージ3～4であった256例（男性209例，女性47例，平均年齢50歳代後半～60歳代前半，平均eGFR 42mL/min/1.73m^2）を対象として，余暇活動における身体活動量と腎機能の変化との関連を検討した．3.7年（中央値）の追跡調査の結果，身体活動レベルが高い患者は低い患者よりもeGFRの低下の度合いが緩やかであった．一方，Herber-Gastら[32]は，成人3,935例（男性47.9％，年齢45.2±9.8歳，eGFR 107.9±14.5mL/min/1.73m^2）を15年間追跡した結果，観察開始時の身体活動レベルや5年ごとの身体活動レベルの変化と腎機能の変化との間には有意な関連を認めなかったと報告している．

　これら2つの報告では，研究対象者の腎機能が異なるものの，身体活動量と腎機能との関係について異なった結論が得られており，いまだ一定した見解が得られていない．

腎機能障害者の体力

　CKDステージ3～5である患者の最高酸素摂取量は，健常成人の50～80％と明らかに低下していることが複数の報告で示されている[33]．また，Padillaら[34]は，CKD患者32例（男性27例，女性5例，年齢57.4±14.8歳，eGFR 29.9±17.0mL/min/1.73m^2）を対象に各種の身体機能を測定した結果，運動耐容能，歩行機能，下肢筋力，および身体面の生活の質を表す指標は，それぞれ健常成人よりも低値であることを報告した（図17）．

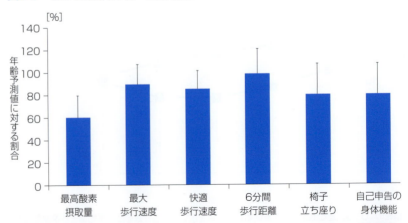

図17　慢性腎臓病患者の身体機能

年齢予測値は，同性・同年代の平均値を100％として表している．数値は，平均値±標準偏差を示している

（文献34より一部改変引用）

CKD患者においてはESKDに至る以前から身体機能が低下しているものの，CKDの重症度が年齢や併存疾患，身体不活動と独立して身体機能を低下させるかどうかは現状においては明らかでない。それに加えて，尿毒素，ビタミンD欠乏，副甲状腺機能亢進症，代謝性アシドーシス，および**貧血**などが筋の萎縮や神経筋機能の変化を惹起する可能性はあるが，そのメカニズムはいまだ不明である[33]。

ESKDに至った透析患者においても，運動耐容能，歩行機能，下肢筋力といった身体機能が著しく低下しており，生活の質は慢性心不全や慢性閉塞性肺疾患といった慢性疾患患者と同等のレベルまで著しく低下している[35]。透析患者では，週に3日，1日4～5時間の透析治療を受けることで身体活動量が制限されるため，身体機能が低下する。さらに，多くの透析患者では複数の併存疾患を有しており，これらは身体機能をさらに低下させる要因となる。

CKD患者や透析患者の体力低下を改善するために，運動療法が効果的であることは数多く報告されている[36-38]。腎機能障害者に対する運動療法の具体的な方法については他書を参照してほしいが，本章で述べてきたような腎機能障害者における運動に対する異常反応などを十分に考慮したうえで，適切な運動内容を処方することが極めて重要になることは間違いない。

> **腎性貧血**
>
> 腎臓で産生されるホルモンであるエリスロポエチンは，赤血球の造血因子である。腎機能が低下するとエリスロポエチンの産生が低下し，造血幹細胞の赤芽球への分化が障害されるため，貧血が進行する。これを腎性貧血とよぶが，自覚症状は乏しいことが多い。腎性貧血は，CKD患者の運動耐容能を低下させる要因の一つであり，その症状は運動療法の実施を妨げることが多い。そのため，腎性貧血の程度や治療状況の把握が重要となる。

【文献】

1) Matsuo S, et al.: Revised equations for estimated GFR from serum creatinine in Japan. Am J Kidney Dis 53(6): 982-992, 2009.
2) 日本腎臓学会 編: CKD診療ガイド2012, 東京医学社, 2012.
3) Ishikawa I: Acute renal failure with severe loin pain and patchy renal ischemia after anaerobic exercise in patients with or without renal hypouricemia. Nephron 91(4): 559-570, 2002.
4) Bellomo R, et al.: Acute renal failure-definition, outcome measures, animal models, fluid therapy and information technology needs: the Second International Consensus Conference of the Acute Dialysis Quality Initiative (ADQI) Group. Crit Care 8(4): R204-R212, 2004.
5) Mehta RL, et al.: Acute Kidney Injury Network: report of an initiative to improve outcomes in acute kidney injury. Crit Care 11(2): R31, 2007.
6) Kidney Disease Improving Global Outcomes (KDIGO) Acute Kidney Injury Work Group: KDIGO clinical practice guideline for acute kidney injury. Kidney Int Suppl 2: 1-138, 2012.
7) National Kidney Foundation. K/DOQI clinical practice guidelines for chronic kidney disease: evaluation, classification, and stratification. Am J Kidney Dis 39(2 Suppl 1): S1-S266, 2002.
8) Levey AS, et al.: Definition and classification of chronic kidney disease: a position statement from Kidney Disease: Improving Global Outcomes (KDIGO). Kidney Int 67(6): 2089-2100, 2005.
9) Go AS, et al.: Chronic kidney disease and the risks of death, cardiovascular events, and hospitalization. N Engl J Med 351(13): 1296-1305, 2004.
10) Ninomiya T, et al.: Chronic kidney disease and cardiovascular disease in a general Japanese population: the Hisayama Study. Kidney Int 68(1): 228-236, 2005.
11) Anavekar NS, et al.: Relation between renal dysfunction and cardiovascular outcomes after myocardial infarction. N Engl J Med 351(13): 1285-1295, 2004.
12) 小澤瀞司 ほか 監: 標準生理学 第8版, 医学書院, 2014.
13) Flamm SD, et al.: Redistribution of regional and organ blood volume and effect on cardiac function in relation to upright exercise intensity in healthy human subjects. Circulation 81(5): 1550-1559, 1990.
14) White HL, et al.: Effects of exercise and of some other influences on the renal circulation in man. Am J Physiol 152(3): 505-516, 1948.
15) Grimby G, et al.: Renal clearances during prolonged supine exercise at different loads. J Appl Physiol 20(6): 1294-1298, 1965.
16) Tidgren B, et al.: Renal neurohormonal and vascular responses to dynamic exercise in humans. J Appl Physiol 70(5): 2279-2286, 1991.
17) Middlekauff HR, et al.: Modulation of renal cortical blood flow during static exercise in humans. Circ Res 80(1): 62-68, 1997.
18) Mueller PJ, et al.: Renal hemodynamic responses to dynamic exercise in rabbits. J Appl Physiol 85(5): 1605-1614, 1998.
19) Momen A, et al.: Renal vascular response to static handgrip exercise: sympathetic vs. autoregulatory control. Am J Physiol Heart Circ Physiol 289(4): H1770-H1776, 2005.
20) Freund BJ, et al.: Hormonal, electrolyte, and renal responses to exercise are intensity dependent. J Appl Physiol 70(2): 900-906, 1991.
21) Kachadorian WA, et al.: Renal responses to various rates of exercise. J Appl Physiol 28(6): 748-752, 1970.
22) Middlekauff HR, et al.: Exaggerated renal vasoconstriction during exercise in heart failure patients. Circulation 101(7): 784-789, 2000.
23) Fuiano G, et al.: Can young adult patients with proteinuric IgA nephropathy perform physical exercise? Am J Kidney Dis 44(2): 257-263, 2004.
24) Taverner D, et al.: Effects of exercise on renal function in patients with moderate impairment of renal function compared to normal men. Nephron 57(3): 288-292, 1991.
25) Hiraki K, et al.: Moderate-intensity single exercise session does not induce renal damage. J Clin Lab Anal 27(3): 177-180, 2013.
26) Baria F, et al.: Randomized controlled trial to evaluate the impact of aerobic exercise on visceral fat in overweight chronic kidney disease patients. Nephrol Dial Transplant 29(4): 857-864, 2014.
27) Eidemak I, et al.: Exercise training and the progression of chronic renal failure. Nephron 75(1): 36-40, 1997.
28) Greenwood SA, et al.: Effect of exercise training on estimated GFR, vascular health, and cardiorespiratory fitness in patients with CKD: a pilot randomized controlled trial. Am J Kidney Dis 65(3): 425-434, 2015.
29) Howden E, et al.: Exercise training in CKD: efficacy, adherence, and safety. Am J Kidney Dis 65(4): 583-591, 2015.
30) Leehey DJ, et al.: Aerobic exercise in obese diabetic patients with chronic kidney disease: a randomized and controlled pilot study. Cardiovasc Diabetol 8: 62, 2009.
31) Robinson-Cohen C, et al.: Physical activity and change in estimated GFR among persons with CKD. J Am Soc Nephrol 25(2): 399-406, 2014.
32) Herber-Gast GC, et al.: Physical activity is not associated with estimated glomerular filtration rate among young and middle-aged adults: results from the population-based longitudinal Doetinchem study. PLoS One 10(10): e0133864, 2015.

33) Johansen KL, et al.: Exercise in individuals with CKD. Am J Kidney Dis 59(1): 126-134, 2012.
34) Padilla J, et al.: Physical functioning in patients with chronic kidney disease. J Nephrol 21(4): 550-559, 2008.
35) Painter P: Physical functioning in end-stage renal disease patients: update 2005. Hemodial Int 9(3): 218-235, 2005.
36) Cheema BS, et al.: Exercise training in patients receiving maintenance hemodialysis: a systematic review of clinical trials. Am J Nephrol 25(4): 352-364, 2005.
37) Heiwe S, et al.: Exercise training in adults with CKD: a systematic review and meta-analysis. Am J Kidney Dis 64(3): 383-393, 2014.
38) Segura-Orti E, et al.: Exercise in end-stage renal disease. Semin Dial 23(4): 422-430, 2010.

MEMO

Part II 臨床編

8 加齢と運動

河合 恒

はじめに

加齢による運動器の機能低下は，筋力低下による歩行能力低下や易転倒性の増大，尿失禁，口腔機能低下および低栄養などの生活機能低下，要介護状態をもたらす危険がある。これらの加齢によって現れる生活上の不具合の原因は「老年症候群」とよばれ，介護予防のためには老年症候群対策が重要である。「サルコペニア」「フレイル」は老年症候群と重なる部分がある概念であり，それぞれ筋肉量および筋力または身体能力が低下した状態，加齢に伴う環境因子に対する脆弱性が高まった状態と定義されている。これらはいずれも適切な介入により予防，改善が可能な可逆性を有している。

1. 加齢と老年症候群

加齢による老年症候群の分類

ADL, QOL
ADL：activities of daily living（日常生活動作）
QOL：quality of life（生活の質）

せん妄
せん妄とは軽度の意識障害で，注意力，集中力，記憶力，判断力などが障害された状態である。興奮，幻覚，妄想などを伴う。

老年症候群は高齢者によくみられる徴候で，**ADL**や**QOL**を妨げるものといわれている[1]。主な症状には身体機能障害のほか，意識障害，**せん妄**，めまい，尿失禁，摂食・嚥下障害，褥瘡などがある[2]。複数の症候を併せもつ特徴があり，症候数をGeriatric Scaleとして加齢による変化を調べると，症候数は加齢によって指数関数的に増加する傾向がある（**図1**）。

症候を加齢による発症傾向によって分類すると，加齢により変化がみられないもの（めまい，息切れ，転倒など），60歳以降からゆるやかに増加するもの（認知症，関節痛，体重減少など），80歳以降急速に増加するもの（ADL低下，尿失禁，低栄養など）に分けられる。

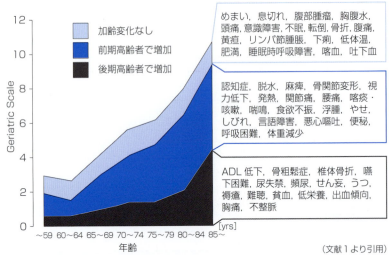

図1 加齢による老年症候群発症数の変化

（文献1より引用）

高齢者の要介護の原因

65歳以上の高齢者が要介護となる主な原因は，脳血管疾患（17.2％），認知症（16.4％），高齢による衰弱（13.9％），骨折・転倒（12.2％），関節疾患（11.0％）の順に多いが[3]（図2），これらのうち脳血管疾患以外は，明確な疾患とはいえない加齢による変化や機能低下，すなわち，要介護の主な原因は老年症候群である。高齢社会の進展により，老年症候群の概念は，前述の重篤な老年症候群の予兆となるような，尿失禁，口腔機能低下，抑うつ傾向なども含む，加齢に伴う生活機能障害全般を指すように変遷してきた[4]。

性別による要介護の原因をみると，老年症候群が占める割合は男性に比べ女性のほうが大きい（図3）。男性では疾病が要介護の原因となっているが，女性では加齢に伴う生活機能の低下により，要介護になる傾向がある。これは，閉経後の骨粗鬆症，関節疾患，筋力低下が女性のほうがより顕著であることを反映していると考えられる。

年齢による要介護の原因では，75歳以上では老年症候群の占める割合が75歳未満に比べて大きくなる（図4）。これらのことから，女性で75歳以上では，介護予防としての老年症候群対策が特に重要である。

老年症候群の特徴

老年症候群には，①明確な疾病ではない，②始まりが緩徐である，③致命的な症状ではない，といった特徴がある。これらのことから老年症候群は見過ごされがちになり，早期発見が難しい（表1）。加齢による生活障害は，歳をとると誰にでも少なからず現れるため自覚することが難しく，また，加齢による身体機能低下は不可逆的なものと考えられてきたことも，早期対処が困難となる要因である。

図2 高齢者の要介護の原因

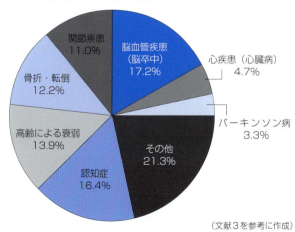

（文献3を参考に作成）

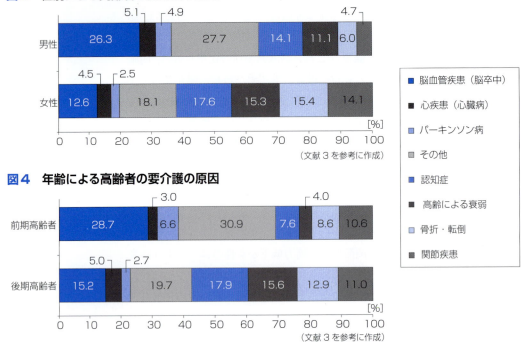

図3 性別による高齢者の要介護の原因
(文献3を参考に作成)

図4 年齢による高齢者の要介護の原因
(文献3を参考に作成)

老年症候群の早期発見のために，東京都健康長寿医療センターでは「お達者健診」[5]を開発して実施している．お達者健診では，地域在住高齢者を健診会場に招待し，頻度の高い老年症候群，転倒，尿失禁，低栄養，生活機能低下，軽度認知症，抑うつ，口腔機能などについて，詳細な検査によるスクリーニングを行っている（**表2**）．自治体でも導入可能な，より簡便な「おたっしゃ21」[6]というスクリーニングツールも開発している（**図5**）．

2. 加齢による組織/機能への影響

筋の変化

◉ 体組成の変化

加齢により体組成は変化し，筋肉量が減少する．18歳以上の日本人4,003名（男性1,702名，女性2,301名）を対象に筋肉量の測定を行った調査によると[7]，筋肉量の加齢変化には，男性のほうが女性よりも減少割合が大きい，下肢筋肉量の減少割合が最も大きいなどの特徴がある．回帰式に基づく推定**筋肉量**は，下肢の場合，女性は14.4kg（20歳）から10.3kg（80歳）と28.5％減少するのに対して，男性は20.7kg（20歳）から14.3kg（80歳）と30.9％も減少する．なお，全身筋肉量の減少率は，女性11.0％に対して，男性では16.8％にもなる（**図6**）．

> **筋肉量**
> この調査での筋肉量の推定には，BIA（bioelectrical impedance analysis）法が用いられた（Part I, 10章, p.178参照）．

Part II 臨床編

表1　老年症候群の特徴

生活障害の例	・軽い尿漏れ ・低栄養 ・認知機能低下 ・口腔機能低下 ・虚弱 ・転倒　など
特徴	・明確な疾病ではない ・始まりが緩徐である ・致命的な症状ではない 　→早期発見が難しい

表2　お達者健診の調査項目

①身体計測（身長，体重，体組成）
②血圧測定（安静時，座位，2回測定）
③採血（血算，血清総コレステロール，血清アルブミンなど）
④安静時心電図
⑤動脈硬化測定（ABI, ba-PWV）
⑥骨密度測定（DXA法による前腕骨密度測定）
⑦口腔内診査（咀嚼圧測定含む）
⑧身体機能（通常および最大歩行速度，膝伸展筋力，片脚起立時間，手伸ばし試験，ペグボードテスト，握力など）
⑨面接聞き取り調査（個人属性，生活機能としてのADL，IADL，健康度自己評価，転倒，失禁，食品摂取頻度調査，認知機能，うつ傾向，外出頻度，社会参加状況など）

図5　おたっしゃ21のチェックシート

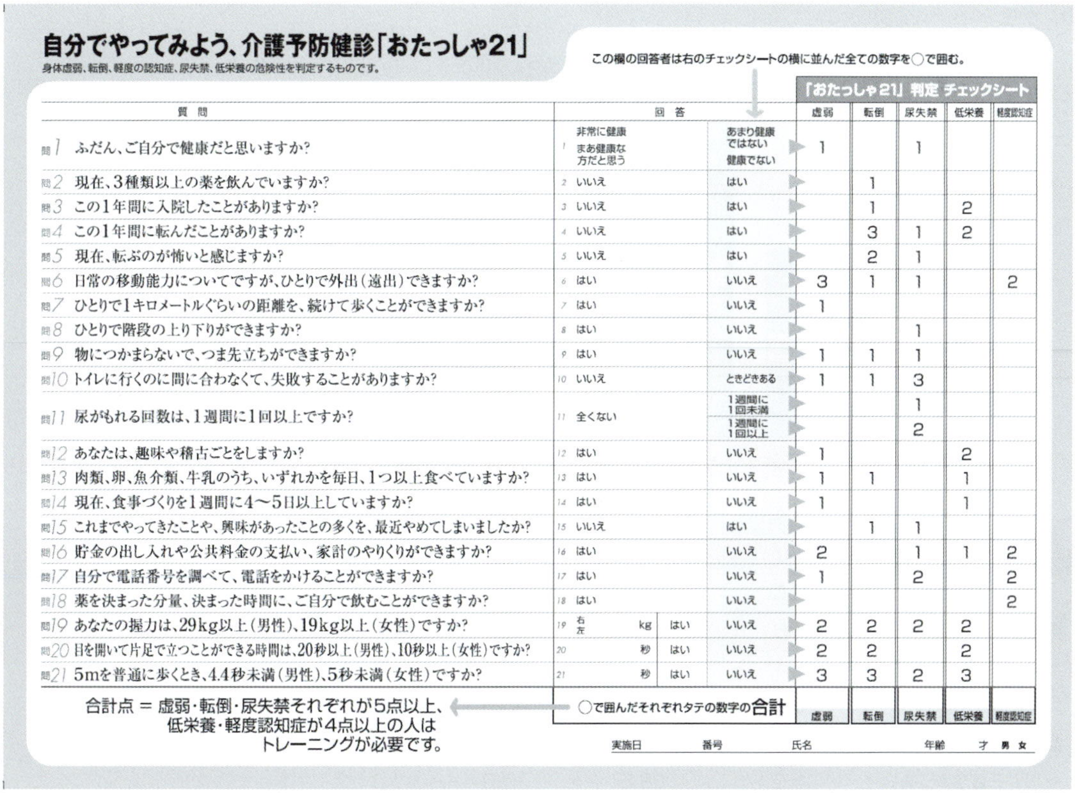

自分でやってみよう、介護予防健診「おたっしゃ21」
身体虚弱、転倒、軽度の認知症、尿失禁、低栄養の危険性を判定するものです。

この欄の回答者は右のチェックシートの横に並んだ全ての数字を○で囲む。

「おたっしゃ21」判定 チェックシート

質問	回答		虚弱	転倒	尿失禁	低栄養	軽度認知症
問1 ふだん、ご自分で健康だと思いますか？	非常に健康／まあ健康な方だと思う	あまり健康ではない／健康でない	1		1		
問2 現在、3種類以上の薬を飲んでいますか？	いいえ	はい		1			
問3 この1年間に入院したことがありますか？	いいえ	はい		1		2	
問4 この1年間に転んだことがありますか？	いいえ	はい		3	1	2	
問5 現在、転ぶのが怖いと感じますか？	いいえ	はい		2	1		
問6 日常の移動能力についてですが、ひとりで外出（遠出）できますか？	はい	いいえ	3	1	1		2
問7 ひとりで1キロメートルぐらいの距離を、続けて歩くことができますか？	はい	いいえ	1				
問8 ひとりで階段の上り下りができますか？	はい	いいえ		1			
問9 物につかまらないで、つま先立ちができますか？	はい	いいえ	1	1			
問10 トイレに行くのに間に合わなくて、失禁することがありますか？	いいえ	ときどきある	1	1	3		
問11 尿がもれる回数は、1週間に1回以上ですか？	全くない	1週間に1回未満／1週間に1回以上			1／2		
問12 あなたは、趣味や稽古ごとをしますか？	はい	いいえ				2	
問13 肉類、卵、魚介類、牛乳のうち、いずれかを毎日、1つ以上食べていますか？	はい	いいえ	1			1	
問14 現在、食事づくりを1週間に4〜5日以上していますか？	はい	いいえ	1			1	
問15 これまでやってきたことや、興味があったことの多くを、最近やめてしまいましたか？	いいえ	はい		1	1		
問16 貯金の出し入れや公共料金の支払い、家計のやりくりができますか？	はい	いいえ	2		1	1	2
問17 自分で電話番号を調べて、電話をかけることができますか？	はい	いいえ	1		2		2
問18 薬を決まった分量、決まった時間に、ご自分で飲むことができますか？	はい	いいえ					2
問19 あなたの握力は、29kg以上（男性）、19kg以上（女性）ですか？ 右／左　kg	はい	いいえ	2	2	2	2	
問20 目を開いて片足で立つことができる時間は、20秒以上（男性）、10秒以上（女性）ですか？　秒	はい	いいえ	2	2		2	
問21 5mを普通に歩くとき、4.4秒未満（男性）、5秒未満（女性）ですか？　秒	はい	いいえ	3	3	2	3	

合計点 = 虚弱・転倒・尿失禁それぞれが5点以上、低栄養・軽度認知症が4点以上の人はトレーニングが必要です。

○で囲んだそれぞれタテの数字の合計　虚弱　転倒　尿失禁　低栄養　軽度認知症

実施日　番号　氏名　　　年齢　才　男女

（文献6より転載）

筋力の変化

　筋肉量の減少に伴い筋力も低下する。筋肉量の減少が最も顕著な下肢筋力は、わが国の20〜88歳の健常者610名（男性284名，女性326名）を対象に、等尺性膝伸展筋力を調査した報告[8]によると、男性では20歳代の平

図6 文献7の調査結果に基づく回帰式による20歳時と80歳時の推定筋肉量

a. 男性

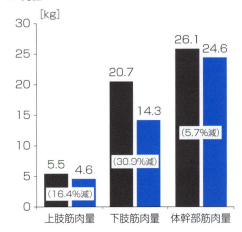
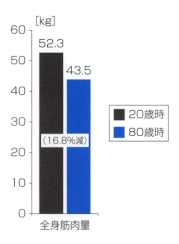

b. 女性

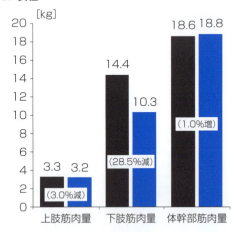
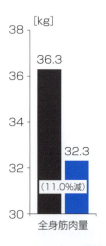

		上肢筋肉量 [kg]	下肢筋肉量 [kg]	体幹部筋肉量 [kg]	全身筋肉量 [kg]
男性	20歳時	5.5	20.7	26.1	52.3
	80歳時	4.6	14.3	24.6	43.5
	減少率 [%]	16.4	30.9	5.7	16.8
女性	20歳時	3.3	14.4	18.6	36.3
	80歳時	3.2	10.3	18.8	32.3
	減少率 [%]	3.0	28.5	−1.0	11.0

（文献7より引用）

均値が591.9Nであるのに対して，80歳代では242.1Nと約40％に，女性では363.6Nから184.2Nへと約50％に低下する（**表3**）。65歳以上では年間1〜2％低下するとの報告もある[10]。

筋力低下の要因は，筋線維数減少，特に速筋線維の萎縮などの筋組成の変化のほか，運動終板の変性，運動神経細胞の減少などの運動神経の影響

表3 等尺性膝伸展力の年代別平均値

	年代	サンプル数 [person]	等尺性膝伸展筋力値 [N]	等尺性膝伸展筋力体重比 [%]
男性	20歳代	50	591.9 ± 79.4	95.7 ± 12.9
	30歳代	41	549.8 ± 124.5	84.0 ± 14.2
	40歳代	40	484.1 ± 98.0	77.9 ± 11.9
	50歳代	41	497.8 ± 85.3	76.3 ± 15.8
	60歳代	58	392.0 ± 83.3	63.6 ± 11.6
	70歳代	33	306.7 ± 58.8	56.3 ± 9.4
	80歳代	21	242.1 ± 46.1	48.5 ± 6.6
女性	20歳代	50	363.6 ± 87.2	73.5 ± 13.8
	30歳代	44	327.3 ± 66.6	65.3 ± 12.1
	40歳代	42	326.3 ± 55.9	63.0 ± 12.4
	50歳代	44	296.0 ± 54.9	59.0 ± 12.1
	60歳代	56	256.8 ± 54.9	50.2 ± 9.6
	70歳代	54	227.4 ± 59.8	45.9 ± 10.1
	80歳代	36	184.2 ± 31.4	38.6 ± 4.9

(文献9より引用)

や，筋線維の収縮速度，筋張力の低下などの機能面の変化である[11, 12]。

関節の変化

筋・腱・関節包の変化

加齢による筋肉量・筋力低下は，筋や腱の伸長性の低下に影響し，関節の柔軟性を低下させる[13]。その一方で，靱帯や関節包がゆるくなり，関節の不安定性が増す。

地域在住高齢者でなんらかの痛みをもつ者は約7割もおり，特に膝痛は**IADL障害**や気分の障害を起こしやすく，高齢期の活動性を低下させる主要因である[14]。膝痛を引き起こす主要な因子として，膝関節の不安定性が挙げられる。靱帯，半月板，関節包など膝関節構成体の脆弱化が関節の不安定性を大きくし，変形性膝関節症など関節疾患の頻度も増す[15]。

> **IADL障害**
> instrumental activities of daily living：手段的日常生活動作。外出，買い物，食事の用意，金銭管理などを指し，これらが障害された状態。

呼吸循環の変化

最大心拍数の変化

最大心拍数は，性別や活動性とは無関係に加齢によって低下し，「220 − 年齢」の予測式で表すことができる[16]。最大心拍数の低下は最大心拍出量および一回拍出量の減少にも影響する。

図7　V̇O₂maxの加齢変化

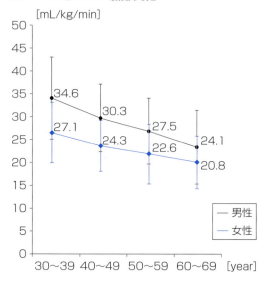

	年齢 [yrs]	最高酸素摂取量 [mL/kg/min]	
		平均値±標準偏差	対象者数
男性	30～39	34.6±8.6	132
	40～49	30.3±7.1	117
	50～59	27.5±6.9	103
	60～69	24.1±7.7	62
女性	30～39	27.1±6.3	128
	40～49	24.3±5.3	106
	50～59	22.6±6.2	95
	60～69	20.8±5.5	72

（文献18より引用）

◉最大酸素摂取量の変化

> Fickの法則
> Part I, 3章, p.47参照

　最大酸素摂取量（V̇O₂max）は，**最大心拍出量と最大動静脈酸素較差の積**で表され，最大動静脈酸素較差は，筋における血管からの酸素取り込み能力を表している．加齢により筋の酸化系酵素活性や毛細血管密度が低下するため，最大動静脈酵素較差は高齢者において低くなり，V̇O₂maxは加齢によって低下する（**図7**）．V̇O₂maxの低下には筋肉量の減少や活動性の低下も影響する[17]．

◉無酸素性作業閾値の変化

　V̇O₂maxが最大心拍出量に影響を受けるのに対して，無酸素性作業閾値（anaerobic threshold：AT）は心拍出応答のほか，血管拡張能，酸素利用能などの末梢の要素に強く影響を受ける[19]．ATは加齢によって低下していくが，V̇O₂maxに比べて減少率が小さい[20]．加齢による末梢筋の減少は速筋が中心であり，酸素利用能の高い遅筋は減少が穏やかであることが影響している[21]．活動性の低下による筋機能の低下もATに影響を及ぼす．

代謝の変化

　基礎代謝における臓器別のエネルギー消費量は，筋肉が45～55％，肝臓20～25％，脳13％，心臓3.3％などで，筋肉での消費が最も多い．このため，筋肉量の減少に伴い，基礎代謝も加齢とともに低下する[22]．

　同じ体格の場合，高齢期には成長期の半分まで基礎代謝が低下するが，トレーニングで筋肉を1kg増やすと，1日のエネルギー消費量を50～100kcal増やすことができる．

図8 加齢と血中性ホルモン

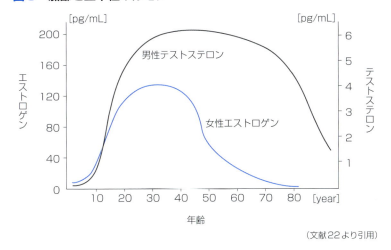

（文献22より引用）

ホルモンの変化

加齢による変化が顕著なホルモンは性ホルモンである[22]。男性におけるテストステロン分泌は加齢に伴い低下するが，70歳代でも20歳代程度に保たれる（図8）。一方，女性では更年期にエストロゲンおよびプロゲステロンが低下し，これに伴って黄体刺激ホルモン，卵胞刺激ホルモンが増加し，閉経に至る。エストロゲンには，骨吸収の抑制や，血中LDLコレステロール低下・HDLコレステロール増加などの作用があるため，閉経による女性ホルモンの減少は，骨粗鬆症や心血管疾患のリスクにつながる。

3. サルコペニア，フレイル

サルコペニア

● サルコペニアの定義

サルコペニア（sarcopenia）は元来，1989年にRosenbergにより提案された概念で，加齢による筋肉量の低下を表す。サルコペニアは近年，生活障害や死亡といった負の健康アウトカム（adverse health outcomes）に影響を及ぼす重要な概念であるとして，改めて注目されている。

欧州老年医学会は，2009年に統一的な定義や診断基準を設定するためのサルコペニア・ワーキンググループ（European Working Group on Sarcopenia in Older People：EWGSOP）を結成し，サルコペニアの定義について整理した[23]。それによると，サルコペニアは，進行性および全身性の骨格筋量および骨格筋力の低下を特徴とする症候群と定義され，筋肉量の低下と筋肉機能（筋力または身体能力）低下の両方の存在をサルコペニアの診断に用いることを推奨している。筋力は筋肉量だけに依存するものではなく，筋肉量と筋力との関係も直線的ではないため，2つの診断基準が用いられている。

骨粗鬆症患者の心血管疾患

骨粗鬆症患者で心血管疾患がみられる要因に「カルシウムパラドックス」がある。血中カルシウム濃度が低下すると，副甲状腺ホルモンが分泌されて骨からカルシウムが溶け出し，血中カルシウム濃度が上昇する。しかし，余分なカルシウムはコレステロールと混ざって血管へ沈着し，動脈硬化の原因となる。

サルコペニア

ギリシャ語で筋肉を意味する「sarco」と，喪失を意味する「penia」による。

負の健康アウトカム

障害の発生，要介護認定，生活機能低下，転倒，施設入所，死亡など。

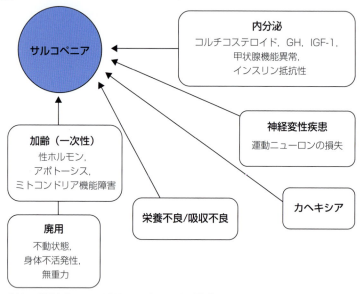

図9 サルコペニアのメカニズム

GH：成長ホルモン，IGF-1：インスリン様成長因子1

（文献23より引用）

● サルコペニアのメカニズム

サルコペニアの発病と進行には，廃用，加齢，内分泌，神経変性疾患，栄養不良，吸収不良などのいくつかのメカニズムが存在する（**図9**）。がん，うっ血性心不全，末期腎不全などの病態に付随して起こる重度の筋肉量減少である「**カヘキシア**」が関係して発病する場合もある。

> **カヘキシア**
> 悪液質ともよばれ，疾患によって脂肪組織と骨格筋の萎縮がもたらされた状態。疾患による食欲不振，エネルギー消費の亢進，代謝異常などが影響する。

● サルコペニアの分類と段階

サルコペニアは加齢以外に原因が明らかでない「一次性サルコペニア」と，加齢以外に1つ以上の原因が明らかな場合の「二次性サルコペニア」に分類される（**表4**）。二次性サルコペニアには，寝たきり，不活発なスタイルなどの活動に関するもの，重症臓器不全，炎症性疾患など疾患に関するもの，吸収不良，消化器疾患などの栄養に関するものがある。

重症度による段階には，筋肉量のみが低下した「プレサルコペニア」，筋肉量と筋力，身体能力のいずれかが低下した「サルコペニア」，すべてが低下した「重症サルコペニア」がある。筋肉量の測定には，DXA（dual-energy X-ray absorptiometry）やBIA（bioelectrical impedance analysis），筋力は握力や膝伸展筋力測定，身体能力には，歩行速度測定などが用いられる（**表5**）。EWGSOPが示した**サルコペニア判定のアルゴリズム**を**図10**に示す。

> **サルコペニア判定のアルゴリズム**
> 欧米人との人種差を考慮して，歩行速度＜1.0m/sec 握力＜25kg（男性）＜20kg（女性）が判定基準として用いられる。

Part II 臨床編

表4　原因によるサルコペニアの分類

一次性サルコペニア	加齢性サルコペニア	加齢以外に明らかな原因がないもの
二次性サルコペニア	活動に関連するサルコペニア	寝たきり，不活発なスタイル，（生活）失調や無重力状態が原因となりうるもの
	疾患に関連するサルコペニア	重症臓器不全（心臓，肺，肝臓，腎臓，脳），炎症性疾患，悪性腫瘍や内分泌疾患に付随するもの
	栄養に関連するサルコペニア	吸収不良，消化管疾患，および食欲不振を起こす薬剤使用などに伴う摂取エネルギーおよび／または蛋白質の摂取量不足に起因するもの

（文献23より一部改変引用）

表5　サルコペニア判定のための筋肉量，筋力，身体能力の測定

変　数	研　究	臨床診療
筋肉量	・CT　・MRI ・DXA　・BIA ・除脂肪軟部組織当たりの体内総または部分カリウム量測定法	・BIA ・DXA ・身体測定
筋力	・握力測定 ・膝の屈曲筋力・伸展筋力 ・最大呼気流量測定	握力測定
身体能力	・SPPB　・通常歩行速度 ・TUG　・階段駆け上がりパワーテスト	・SPPB ・通常歩行速度 ・TUGテスト

SPPB：Short Physical Performance Battery，TUG：Timed Up & GO
これらの測定法やカットオフ値については，文献23を参照してほしい

（文献23より一部改変引用）

図10　EWGSOPによるサルコペニア判定のアルゴリズム

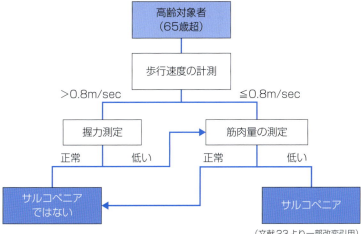

（文献23より一部改変引用）

フレイル

● フレイルの定義

「フレイル」は，虚弱を表す英語「frailty」の日本語訳である[24]。もともとfrailtyは，intact（元気）に対応する概念であった。虚弱高齢者というと疾患をもつ高齢者や要介護高齢者が含まれるが，近年，長寿命化に伴い，元気高齢者から虚弱高齢者への移行状態にあり，適切な介入により生活機能の維持・向上が可能な状態を定義する必要が生じてきた。

このような状況から，日本老年医学会では2014年5月に，「フレイルに関する日本老年医学会からのステートメント」[25]を発表し，虚弱高齢者に対して「フレイル」という用語を用いること，定義や診断基準を検討していくことを表明した。フレイルは，加齢に伴う機能変化や予備能力低下によって健康障害に対する脆弱性が増加した状態とされ（図11），身体的，精神・心理的，社会的側面の多面的要素が含まれる。早期発見，早期対処することで予防，改善が可能といった，介護予防のターゲットとしての老年症候群と同様の概念を含んでいる。

● フレイルの基準

> **CHS基準**
> Friedら[27]がCHSデータを用いて，体重減少，筋力低下，疲労感，歩行速度，身体活動の5項目によるフレイルを定義したので，こうよばれる。

フレイルの診断基準でよく知られているものとして，Friedら[27]が定義した**CHS（Cardiovascular Health Study）基準**がある。意図しない体重減少，主観的疲労感，日常性活動量の減少，身体能力（歩行速度）の減弱，筋力（握力）の低下のうち，3つ以上を有する場合をフレイル，1～2項目該当する場合をプレフレイルとする。わが国においても同様の項目による評価基準が提案されている[28]（表6）。

さらに，2006年に，介護予防における二次予防対象者のスクリーニング

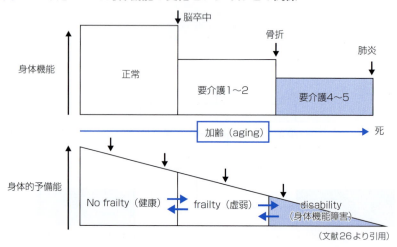

図11 疾患による身体機能の変化とフレイルとの関係

（文献26より引用）

表6　J-CHS基準によるフレイルの評価方法

項　目	評価基準
体重減少	6カ月間で2～3kg以上の体重減少（基本チェックリスト#11）
筋力低下	握力：男性＜26kg，女性＜18kg
疲労感	（この2週間）わけもなく疲れたような感じがする （基本チェックリスト#25）
歩行速度	通常歩行速度＜1.0m/sec
身体活動	①軽い運動・体操をしていますか？ ②定期的な運動・スポーツをしていますか？ 上記2つのいずれも「していない」と回答

（文献25より引用）

のために導入された基本チェックリストで，フレイルの評価基準が開発されている（**表7**）。基本チェックリストは25項目の質問からなる。1～20のうち10項目以上該当する場合に生活機能，6～10のうち3項目以上該当する場合に運動，11，12の両方に該当する場合に栄養，13～15のうち2項目以上該当で口腔機能のリスクがそれぞれ判定される[29]。16，17には閉じこもり，18～20には認知症，21～25にはうつに関する質問項目も含んでおり，フレイルの身体的，精神・心理的，社会的側面も含めて評価するツールである。

Satakeら[30]は，Friedらのフレイルの診断基準を予測するため，基本チェックリストによるカットオフ値を外来患者のデータを基に調べ，プレフレイルでは3と4の間，フレイルでは7と8の間としている。

4. 高齢者のトレーナビリティ
高齢者への運動介入に関するエビデンス

運動器の機能低下に対する運動介入の効果については十分な量の科学的な根拠があり，その質も**無作為化比較対照試験**（randomized controlled trial：RCT）により検証されており，高く保たれている。1990年のFiataroneらの研究[31,32]では，90歳を超えるナーシングホームに居住する高齢者であっても，高負荷の筋力向上トレーニングを行うことによって筋力が増加し，動作が円滑になることが報告されている。また，新井らの研究[33]では，トレーニング効果は年齢に無相関で，さらに心身機能が低いほうに効果が高いことが示されている。このように，どのような年齢でも，どのような身体機能でも，筋力向上トレーニングの有効性は期待できる。高齢者の筋力向上の要因としては，萎縮した筋線維が肥大するというよりは，活動する運動単位の増加，複数の運動単位の活動の同期など，筋-神経系の影響が強いといわれている。

運動介入の内容については，一般的な運動療法と同じように介入内容に

> **無作為化比較対照試験**
> 対象を介入群と対照群に無作為に割り付けることで外乱要因を排除し，介入効果を検討する科学的根拠レベルの高い方法。

表7 基本チェックリストの項目と二次予防対象者の判定基準

No.	質問項目	回答（いずれかに○を付けてください）		分類
1	バスや電車で1人で外出していますか	0. はい	1. いいえ	10項目以上に該当
2	日用品の買い物をしていますか	0. はい	1. いいえ	
3	預貯金の出し入れをしていますか	0. はい	1. いいえ	
4	友人の家を訪ねていますか	0. はい	1. いいえ	
5	家族や友人の相談にのっていますか	0. はい	1. いいえ	
6	階段を手すりや壁を伝わらずに登っていますか	0. はい	1. いいえ	運動 3項目以上に該当
7	椅子に座った状態から何もつかまらずに立ち上がっていますか	0. はい	1. いいえ	
8	15分ぐらい続けて歩いていますか	0. はい	1. いいえ	
9	この1年間に転んだことがありますか	1. はい	0. いいえ	
10	転倒に対する不安は大きいですか	1. はい	0. いいえ	
11	6カ月間で2～3kg以上の体重減少がありましたか	1. はい	0. いいえ	栄養 2項目に該当
12	身長　cm, 体重　kg，（BMI＝）*1			
13	半年前に比べて固いものが食べにくくなりましたか	1. はい	0. いいえ	口腔 2項目以上に該当
14	お茶や汁物などでむせることがありますか	1. はい	0. いいえ	
15	口の渇きが気になりますか	1. はい	0. いいえ	
16	週に1回以上は外出していますか	0. はい	1. いいえ	閉じこもり
17	昨年と比べて外出の回数が減っていますか	1. はい	0. いいえ	
18	周りの人から「いつも同じことを聞く」などの物忘れがあると言われますか	1. はい	0. いいえ	認知機能
19	自分で電話番号を調べて，電話をかけることをしていますか	0. はい	1. いいえ	
20	今日が何月何日かわからないときがありますか	1. はい	0. いいえ	
21	（ここ2週間）毎日の生活に充実感がない	1. はい	0. いいえ	うつ
22	（ここ2週間）これまで楽しんでやれていたことが楽しめなくなった	1. はい	0. いいえ	
23	（ここ2週間）以前は楽にできていたことが，今ではおっくうに感じられる	1. はい	0. いいえ	
24	（ここ2週間）自分が役に立つ人間だと思えない	1. はい	0. いいえ	
25	（ここ2週間）わけもなく疲れたような感じがする	1. はい	0. いいえ	

*1：BMIが18.5未満の場合に該当とする

i　No.1～20までの20項目のうち，10項目以上に該当する者
ii　No.6～10までの5項目のうち，3項目以上に該当する者
iii　No.11およびNo.12の2項目すべてに該当する者
iv　No.13～15までの3項目のうち，2項目以上に該当する者

（文献29より一部改変引用）

対する特異性が示されている．すなわち，筋力増強トレーニングでは筋力への効果，有酸素運動では持久力への効果といったように，高齢者であっても特異的な介入によって特異的な効果が認められている[34]．

包括的高齢者運動トレーニング

高齢者の筋力を向上させ，ADLの拡大やQOLの向上に有効な運動介入の例として，包括的高齢者運動トレーニング（comprehensive geriatric training：CGT）の概要を示す[34]（図12）．

トレーニングは，コンディショニング期，筋力増強期，機能的トレーニング期の3期間に分け，徐々に必要な能力を開発していく．また，このとき，支援の量を徐々に少なくし，自立した活動へとつながるよう配慮する．それぞれの期間は1カ月とし，週2回，各期8回で進める．

トレーニングを始める前に，医師，理学療法士などにより問診，理学的評価を行うことで，運動の適応や痛み，姿勢の評価など，個別に考慮しなければならない要素を列挙する．次に握力，片足立ち時間，Timed Up &

図12　包括的高齢者運動トレーニングの概要

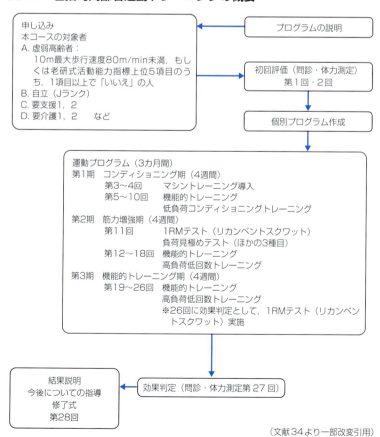

（文献34より一部改変引用）

Go Test（TUG），ファンクショナルリーチテスト，下肢伸展力の測定によって，個人の体力を評価し，さらに**SF-36®**などを用いて健康関連QOLの状態を把握する。これらを基に個別の目標を提示して，利用者と目標を共有する。

基本的には集団でのウォーミングアップ体操，主に体幹の固定性を意識した運動，マシンによるトレーニング，応用動作による機能性向上とクーリングダウンからなる運動を提供する。

> **SF-36®**
> 包括的健康関連QOL尺度で，国際的に最も普及している。身体機能，日常役割機能（身体），体の痛み，全体的健康感，活力，社会生活機能，日常役割機能（精神），心の健康の8つの下位尺度からなる。

運動介入の効果

包括的高齢者運動トレーニングのような運動器の機能向上プログラムは，老年症候群予防に有効な介護予防サービスとして，要介護リスクの高い高齢者に対して提供されている。東京都内で実施された介護予防事業データを基に効果を分析すると[35]，平成17〜19年度に累計1,900名を超える者が運動器の機能向上プログラムを受けたが，身体機能については，筋力（膝伸展筋力），バランス能力（片足立ち，ファンクショナルリーチ），歩行能力，複合的動作能力（TUG）のいずれの項目でも統計学的に有意な改善を認め，運動機能改善効果が確認されている（**表8**）。また，SF-36®で測定した健康関連QOLも，体の痛みを除くすべての項目で有意な改善を認め，健康関連QOL改善効果も確認されている（**表9**）。

体力測定基準値

高齢者への運動介入の効果は，測定値の変化量だけではなく，5段階レベルにおける変化を示すことで，生活機能の改善の程度を大まかに把握することが可能と考えられる。二次予防事業対象者と要支援者の5段階レベルを比較した報告[36]では，二次予防事業対象者と要支援者のレベルの差は，握力，開眼片足立ち時間で1段階以上，歩行速度では2段階以上であったことが報告されており，生活機能の顕著な改善には，それぞれの測定に応じたレベルの改善が必要であることを示唆している。

近年作成された，わが国の地域在住高齢者に関する統合コホート研究による体力測定基準値を**表10**に示す[37,38]。前述の地域高齢者への運動介入効果を踏まえると，1段階程度の改善は十分期待できる範囲である。

表8 運動機能改善効果

計測項目	事業前 平均値±標準偏差	事業後 平均値±標準偏差	N	有意差
開眼片足立ち [sec]	34.5 ± 23.05	37.7 ± 22.88	1,928	**
閉眼片足立ち [sec]	5.4 ± 4.92	6.2 ± 5.39	1,074	**
ファンクショナルリーチ [cm]	32.7 ± 6.87	34.1 ± 6.69	1,622	**
5m通常歩行時間 [sec]	4.0 ± 1.24	3.8 ± 0.95	1,576	**
5m最大歩行時間 [sec]	3.1 ± 0.99	2.9 ± 1.07	1,757	**
膝伸展力 [N]	211.1 ± 102.04	231.7 ± 100.61	566	**
TUG [sec]	6.7 ± 2.59	6.2 ± 2.03	1,847	**

*＜0.05，**＜0.01

（文献35より一部改変引用）

表9 健康関連QOL改善効果

計測項目	事業前 平均値±標準偏差	事業後 平均値±標準偏差	N	有意差
身体機能	45.0 ± 9.78	45.9 ± 10.24	677	**
日常役割（身体）	42.0 ± 12.12	42.9 ± 12.53	663	*
身体の痛み	45.6 ± 9.72	46.2 ± 10.17	661	ns
全体的健康感	45.1 ± 9.07	46.6 ± 9.00	665	**
活力	47.8 ± 8.32	48.9 ± 8.72	664	**
社会生活機能	44.9 ± 12.09	46.2 ± 11.62	660	**
日常役割（精神）	46.2 ± 10.52	47.5 ± 10.41	666	**
心の健康	47.0 ± 11.46	47.8 ± 11.99	670	**
身体的総合	42.0 ± 10.22	42.9 ± 10.54	648	*
精神的総合	47.1 ± 9.62	48.1 ± 9.87	648	**

ns：有意差なし，*＜0.05，**＜0.01

（文献35より一部改変引用）

表10 統合コホート研究から作成された性年齢区分別の体力測定基準値

体力測定項目	5分位	全体 男性	全体 女性	65~69 男性	65~69 女性	70~74 男性	70~74 女性	75~79 男性	75~79 女性	80~84 男性	80~84 女性	85以上 男性	85以上 女性
握力 [kg]	5(高)	38.0≦	24.0≦	40.0≦	26.0≦	39.0≦	25.0≦	35.0≦	23.0≦	32.0≦	21.0≦	27.0≦	20.0≦
	4	34.0~37.9	22.0~23.9	37.0~39.9	24.0~25.9	35.0~38.9	23.0~24.9	32.0~34.9	20.0~22.9	29.0~31.9	19.0~20.9	25.0~26.9	16.0~19.9
	3	30.0~33.9	19.0~21.9	34.0~36.9	22.0~23.9	31.0~34.9	20.0~22.9	29.0~31.9	18.0~19.9	26.0~28.9	17.0~18.9	22.0~24.9	14.0~15.9
	2	26.0~29.9	16.0~18.9	31.0~33.9	19.1~21.9	27.0~30.9	18.0~19.9	25.0~28.9	15.0~17.9	23.0~25.9	14.0~16.9	19.0~21.9	11.0~13.9
	1(低)	<26.0	<16.0	<31.0	<19.0	<27.0	<18.0	<25.0	<15.0	<23.0	<14.0	<19.0	<11.0
開眼片足立ち時間 [sec]	5(高)	60.0≦	60.0≦	60.0≦	60.0≦	60.0≦	60.0≦	60.0≦	60.0≦	60.0≦	39.0≦	56.0≦	17.0≦
	4	60.0≦	60.0≦	60.0≦	60.0≦	60.0≦	60.0≦	42.0~59.9	30.0~59.9	28.0~59.9	17.0~38.9	15.0~55.9	5.0~16.9
	3	33.0~59.9	26.0~59.9	60.0≦	60.0≦	40.0~59.9	31.0~59.9	22.0~41.9	14.0~29.9	12.0~27.9	8.0~16.9	5.0~14.9	3.0~4.9
	2	10.0~32.9	9.0~25.9	25.0~59.9	29.0~59.9	15.0~39.9	12.0~30.9	7.0~21.9	6.0~13.9	4.0~11.9	3.0~7.9	3.0~4.9	2.0~2.9
	1(低)	<10.0	<9.0	<25.0	<29.0	<15.0	<12.0	<7.0	<6.0	<4.0	<3.0	<3.0	<2.0
通常歩行速度 [m/sec]	5(高)	1.49≦	1.47≦	1.56≦	1.55≦	1.52≦	1.52≦	1.47≦	1.39≦	1.36≦	1.28≦	1.31≦	1.15≦
	4	1.35~1.48	1.32~1.46	1.43~1.55	1.43~1.54	1.39~1.51	1.39~1.51	1.32~1.46	1.25~1.38	1.25~1.35	1.14~1.27	1.15~1.30	0.94~1.14
	3	1.25~1.34	1.20~1.31	1.35~1.42	1.34~1.42	1.28~1.38	1.27~1.38	1.20~1.31	1.14~1.24	1.11~1.24	1.00~1.13	1.08~1.14	0.83~0.93
	2	1.11~1.24	1.05~1.19	1.22~1.34	1.22~1.33	1.16~1.27	1.14~1.26	1.10~1.19	0.98~1.13	0.96~1.10	0.80~0.99	0.90~1.07	0.70~0.82
	1(低)	<1.11	<1.05	<1.22	<1.22	<1.16	<1.14	<1.10	<0.98	<0.96	<0.80	<0.90	<0.70
通常歩行歩幅 [cm]	5(高)	76.0≦	69.0≦	78.0≦	71.0≦	76.0≦	70.0≦	73.0≦	66.0≦	68.0≦	63.0≦	66.0≦	56.0≦
	4	71.0~75.9	64.0~68.9	73.0~77.9	67.0~70.9	71.0~75.9	66.0~69.9	69.0~72.9	61.0~65.9	64.0~67.9	57.0~62.9	61.0~65.9	50.0~55.9
	3	66.0~70.9	60.0~63.9	70.0~72.9	64.0~66.9	68.0~70.9	62.0~65.9	64.0~68.9	57.0~60.9	59.0~63.9	51.0~56.9	54.0~60.9	45.0~49.9
	2	60.0~65.9	53.0~59.9	65.0~69.9	60.0~63.9	63.0~67.9	57.0~61.9	58.0~63.9	51.0~56.9	52.0~58.9	46.0~50.9	48.0~53.9	40.0~44.9
	1(低)	<60.0	<53.0	<65.0	<60.0	<63.0	<57.0	<58.0	<51.0	<52.0	<46.0	<48.0	<40.0
最大歩行速度 [m/sec]	5(高)	2.27≦	2.00≦	2.38≦	2.13≦	2.27≦	2.04≦	2.17≦	1.89≦	2.00≦	1.79≦	1.91≦	1.66≦
	4	2.00~2.26	1.85~1.99	2.17~2.37	2.00~2.12	2.08~2.26	1.85~2.03	1.92~2.16	1.72~1.88	1.85~1.99	1.61~1.78	1.80~1.90	1.40~1.65
	3	1.85~1.99	1.67~1.84	2.00~2.16	1.85~1.99	1.92~2.07	1.72~1.84	1.80~1.91	1.59~1.71	1.67~1.84	1.39~1.60	1.61~1.79	1.20~1.39
	2	1.68~1.84	1.47~1.66	1.86~1.99	1.72~1.84	1.72~1.91	1.56~1.71	1.61~1.79	1.39~1.58	1.45~1.66	1.21~1.38	1.32~1.60	0.96~1.19
	1(低)	<1.68	<1.47	<1.86	<1.72	<1.72	<1.56	<1.61	<1.39	<1.45	<1.21	<1.32	<0.96
最大歩行歩幅 [cm]	5(高)	91.0≦	78.0≦	93.0≦	81.0≦	93.0≦	79.0≦	88.0≦	75.0≦	83.0≦	72.0≦	81.0≦	67.0≦
	4	85.0~90.9	73.0~77.9	88.0~92.9	76.0~80.9	87.0~92.9	74.0~78.9	83.0~87.9	70.0~74.9	78.0~82.9	65.0~71.9	73.0~80.9	59.0~66.9
	3	81.0~84.9	69.0~72.9	85.0~87.9	73.0~75.9	82.0~86.9	70.0~73.9	78.0~82.9	65.0~69.9	72.0~77.9	59.0~64.9	68.0~72.9	54.0~58.9
	2	75.0~80.9	62.0~68.9	80.0~84.9	70.0~72.9	78.0~81.9	65.0~69.9	71.0~77.9	60.0~64.9	63.0~71.9	53.0~58.9	62.0~67.9	47.0~53.9
	1(低)	<75.0	<62.0	<80.0	<70.0	<78.0	<65.0	<71.0	<60.0	<63.0	<53.0	<62.0	<47.0

(文献34, 35より一部改変引用)

【文 献】

1) 鳥羽研二: 施設介護の問題点. 日本老年医学会雑誌 34(12): 981-986, 1997.
2) 東京大学高齢社会総合研究機構: 東大がつくった高齢社会の教科書. ベネッセコーポレーション, 2013.
3) 厚生労働省: 平成25年度国民生活基礎調査 (http://www.mhlw.go.jp/toukei/saikin/hw/k-tyosa/k-tyosa13/index.html, 2016年6月時点).
4) 大渕修一 ほか: 完全版 介護予防マニュアル, 法研, 2015.
5) 鈴木隆雄 ほか: 地域高齢者を対象とした要介護予防のための包括的健診(「お達者健診」)についての研究 1. 受診者と非受診者の特性について. 日本公衆衛生雑誌 50(1): 39-48, 2003.
6) 東京都健康長寿医療センター 編: いつまでもイキイキ生活, 健康と良い友だち社, 2011.
7) 谷本芳美 ほか: 日本人筋肉量の加齢による特徴. 日本老年医学会雑誌 47 (1): 52-57, 2010.
8) 平澤有里 ほか: 健常者の等尺性膝伸展筋力. 理学療法ジャーナル 38(4): 330-333, 2004.
9) 島田裕之 編: サルコペニアと運動, 医歯薬出版, 2014.
10) Skelton DA, et al.: Strength, power and related functional ability of healthy people aged 65-89 years. Age Ageing 23(5): 371-377, 1994.
11) Lexell J, et al.: What is the cause of the aging atrophy? Total number, size and proportion of different fiber types studied in whole vastus lateralis muscle from 15- to 83-year-old men. J Neurol Sci 84(2-3): 275-294, 1988.
12) Larsson L, et al.: Effects of aging on shortening velocity and myosin isoform composition in single human skeletal muscle cells. Am J Physiol 272(2 Pt 1): C638-C649, 1997.
13) 川上泰雄 ほか: 中高齢者の筋特性, 体育の科学 54(3): 197-202, 2004.
14) 大渕修一 ほか: 高齢者の痛みが活動・参加に及ぼす影響と理学療法. 理学療法ジャーナル 42(2): 123-129, 2008.
15) 大渕修一 ほか: 膝痛軽減を目的とした運動器の機能向上プログラムの有効性, 日本老年医学会雑誌 47(6): 611-616, 2010.
16) McArdle WD ほか 著, 田口貞善 ほか 監訳: 運動生理学, 杏林書院, 1994.
17) Fleg JL, et al.: Role of muscle loss in the age-associated reduction in VO2 max. J Appl Physiol 65(3): 1147-1151, 1988.
18) 太田壽城 ほか: 日本人の最高酸素摂取量, 換気性閾値及び脚伸展パワーの標準値策定の試み, 日本公衆衛生雑誌 46(4): 289-297, 1999.
19) 伊東春樹: 各種呼気ガス分析指標. 心肺運動負荷テストと運動療法(谷口興一, 伊東春樹 編), 103-120, 南山堂, 2004.
20) Itoh H, et al.: Evaluation of severity of heart failure using ventilatory gas analysis. Circulation 81(1 Suppl): II31-7, 1990.
21) 加賀谷淳子: 高齢者の筋作業能力. 体力科学 52(Suppl): 47-54, 2003.
22) 中島澄夫: 高齢者医療 - 健康長寿と全人的ケアを目指して, オーム社, 2008.
23) 厚生労働科学研究補助金 (長寿科学総合研究事業)高齢者における加齢性筋肉減弱現象 (サルコペニア)に関する予防対策確立のための包括的研究 研究班: サルコペニア: 定義と診断に関する欧州関連学会のコンセンサスの監訳とQ&A. 2012.
24) 荒井秀典: フレイルの意義. 日本老年医学会雑誌 51(6): 497-501, 2014.
25) 日本老年医学会: フレイルに関する日本老年医学会からのステートメント, 2014.
26) 葛谷雅文 ほか 編: フレイル 超高齢社会における最重要課題と予防戦略, 医歯薬出版, 2014.
27) Fried LP, et al.: Frailty in older adults: evidence for a phenotype. J Gerontol A Biol Sci Med Sci 56(3): M146-156, 2001.
28) 佐竹昭介 ほか: フレイルの進行にかかわる要因に関する研究, 長寿医療研究開発費 平成26年度総括報告書, 2015.
29) 厚生労働省: 介護予防マニュアル改訂版, 2012.
30) Satake S, et al.: Validity of the Kihon Checklist for assessing frailty status. Geriatr Gerontol Int 2015 Jul 14. doi: 10.1111/ggi.12543. [Epub ahead of print].
31) Fiatarone MA, et al.: High-intensity strength training in nonagenarians. Effects on skeletal muscle. JAMA 263(22): 3029-3034, 1990.
32) Fiatarone MA, et al.: Exercise training and nutritional supplementation for for physical frailty in very elderly people. N Engl J Med 330(25): 1769-1775, 1994.
33) 新井武志 ほか: 地域在住高齢者の身体機能と高齢者筋力向上トレーニングによる身体機能改善効果との関係. 日本老年医学会雑誌 43(6): 781-788, 2006.
34) 内山 靖 編: 実践的なQ&Aによるエビデンスに基づく理学療法 第2版, 医歯薬出版, 2015.
35) 鈴木隆雄 ほか 監: 完全版介護予防マニュアル, 法研, 2015.
36) 大渕修一 ほか: 介護予防対象者の運動器関連指標評価基準: 介護予防ケアマネジメントのために, 日本公衆衛生雑誌 57: 988-995, 2010.
37) Seino S, et al.: Reference values and age and sex differences in physical performance measures for community-dwelling older Japanese: a pooled analysis of six cohort studies. PLoS ONE 9(6): e99487, 2014.
38) 河合 恒 ほか: 大規模コホートデータによる地域高齢者の体力評価シートの作成. 体力科学 64(2): 261-271, 2015.

索引

あ

アグリカン 94
足関節上腕血圧比 302
アシドーシス 360
圧受容器反射 70
圧容量曲線 287
圧利尿 369
圧量関係 25
アディポサイトカイン 330
アディポネクチン 331
アデノシン一リン酸 321
アデノシン三リン酸 321
アデノシン二リン酸 321
アドレナリン 69
アネロビックパワー 49
アポクリン腺 112
アポ蛋白 147, 323
アミノ酸 136
アルカローシス 362
アルドステロン 165
アルブミン 146
──尿 365
鞍関節 99
アンチトロンビン 308
アンドロゲン 167
アンモニア 260

い

意識性の原則 192
一酸化窒素 69, 74, 85
一軸性関節 98
一次性骨粗鬆症 339
一次性サルコペニア 388
一回換気量 25, 28, 42, 272
一回拍出量 47, 62, 87
一価不飽和脂肪酸 136
一定負荷シャトルウォーキングテスト 230
イヌリンクリアランス 362
胃抑制ポリペプチド 166
インクレチン 166
インスリン 147, 166
──受容体基質 319
──抵抗性の増大 320
──様成長因子 195

う

ウィンドケッセル効果 67
羽状筋 3
右心不全 284
宇宙酔い 343
うっ血 282
運動後急性腎不全 365
運動時のエネルギー代謝 150
運動時筋肥大 252
運動性皮質 9
運動単位 11, 244
──の種類 244
運動による脂質代謝改善 326
運動の正確さ 188
運動誘発性低酸素血症 269
運動療法の急性効果 321
運動療法の慢性効果 321

え

栄養 104
──サポートチーム 154
──素 134
腋窩温 107
エクリン腺 112
エストロゲン 167
エネルギー 149
エリスロポエチン 377
遠位尿細管 356
遠心性収縮 13
エンドフィール 262

お

横隔膜 21
凹凸の法則 101
オータコイド 70
オートレギュレーション 77
お達者検診 382
温受容器 115
温度感受性TRPチャネル 115
温度感受性ニューロン 115
温ニューロン 115
温熱性発汗 112

か

外因性経路 324
外因性発熱物質 116
下位運動ニューロン 245
開眼片足起立運動 352
外呼吸 264
外層温 106
解糖系 4
概日リズム 107
解熱期 116
解剖学的シャント 266
解剖学的断面積 9
外膜 57
カイロミクロン 146, 323
化学受容器 39
化学受容器反射 72
下気道 18
可逆性の原理 191
拡散 58, 265
──障害 265
核心温 106
拡張期血圧 70
拡張能 284
顆状関節 99
過剰心音 60
ガス交換 42
ガスの拡散 19
仮性肥大 246
家族性高コレステロール血症 325
下腿型深部静脈血栓症 310
滑液 96, 101
──包 98
褐色脂肪組織 111
活動代謝 151
滑膜 95
──性関節 92
──ヒダ 98
滑り運動 100
カテコールアミン 68, 73
──受容体 168
可動関節 92
過負荷の原理 191
カヘキシア 388
過膨張 272
カリウムイオン（K⁺） 359
下臨界温 110
カルシウムイオン（Ca²⁺） 258, 360
カルシウム自己チェック表 349
カルシウムの推奨摂取量 350
カルシウムパラドックス 386
加齢性筋肉減少症 303
カロリー（cal） 134, 234
換気 38, 42, 264
──血流比不均等 265
──閾値 49, 196
──量の増加幅 30
間欠性跛行 300
間欠的空気圧迫法 312
冠血流 56
肝性リパーゼ 324
関節 74
──円板 96
──障害 261
──唇 96
──軟骨 92
──の加齢変化 92
──包 94
──靱帯 95
──内運動 100
──の障害 263
──内靱帯 95
──の癒着・短縮 263
汗腺 112
寒冷血管反応 120
寒冷順化 118, 129

き

奇異呼吸 277
期外収縮 60, 292
機械的仕事 120
幾何学的形状 338
気化熱 110
気管 18
器質的狭窄 290
基礎代謝量 150
気道 18
──総断面積 19
──抵抗 27
機能的残気量位 20, 24
逆サイズの原理 11
球関節 100
吸気筋 21
吸気補助筋 21, 23
休止期骨芽細胞 343
吸収 143
求心性収縮 13, 15
急性腎障害 365
急性心不全 284
急性腎不全 365
境界潤滑 103
胸郭 20
起立性低血圧 288, 314
筋・腱の短縮 262
筋萎縮 246
近位尿細管 356
筋機械受容器反射 82
筋緊張亢進 263
筋原性酵素 251
筋原線維 2
筋持久力 16
筋ジストロフィー 249
筋収縮 2
筋性動脈 58
筋節 2
筋線維 2, 6
──径 8
──束 2
──組成 9
──の増大 252
筋組織 237
筋代謝受容器反射 82
筋内膜 2
筋肉量 382
筋の横断面積 9
筋の収縮様式 13
筋の張力 12
筋パワー 15
筋無力症候群 245
筋力 15
──増強の過程 15
──トレーニング 193

く

くさび効果 103

け

グリコーゲンとグルコースの違い	166
グルカゴン	166
グルコース輸送担体	166
クレアチニン	362
クレアチンキナーゼ	251
クロ値	114
経皮的動脈血酸素分圧	224
血圧	69
血液の濾過	358
血管運動中枢	72
血管抵抗	58
血流再分配	369
健康寿命	336
原尿	357
原発性骨粗鬆症	339
原発性肥満	329

こ

高LDLコレステロール血症	322
効果量	232
口腔温	107
高体温	117
——期	116
高代謝回転型（I型）骨粗鬆症	344
高張尿	360
抗凍傷指数	129
行動性体温調節反応	114
行動体力	187
高トリグリセライド血症	322
高比重リポ蛋白	323
後負荷	65, 270, 284
興奮収縮連関	11
抗利尿ホルモン	289
高炭酸ガス血症	267
コールドショック反応	120
呼気筋	22
呼気終末肺容積	31
呼吸器系	17
呼吸筋	20
——の圧量関係	28
呼吸性アシドーシス	362
呼吸性アルカローシス	362
呼吸性洞性不整脈	292
呼吸中枢	34
呼吸に伴う熱放散	110
呼吸不全	264
呼吸ポンプ作用	65
呼吸予備能	30, 274
五大栄養素	134
骨運動	100
骨格筋	2, 8
——への糖の取り込み	3
——ポンプ作用	63, 312
骨芽細胞	343
骨型アルカリフォスターゼ	344
骨型酒石酸抵抗性酸性ホスファターゼ-5b	344
骨吸収マーカー	344
骨形成マーカー	344
骨質	338
骨折	337
骨粗鬆症	338
——患者の心血管疾患	386
——治療薬の種類	348
——に対する運動の効果	351
——の危険因子	341
——の診断	345
——の有病率	339
——リエゾンサービス	342
骨代謝マーカー	344
骨盤型深部静脈血栓症	310
骨リモデリング	343
個別性の原則	192
鼓膜温	107
固有筋力	15
固有心筋	58
コラーゲン	94
コルチゾール	164
コレステロール	136
——エステル転送蛋白	325
——逆転送系	325
転がり運動	100
混合潤滑	103
コンパートメント症候群	248

さ

サーカディアンリズム	107
最終域感	262
サイズの原理	12, 244
最大アネロビックパワー	49
最大換気量	28, 274
最大吸気量	274
最大酸素借	47
最大酸素摂取量	48, 87, 385
最大心拍出量	385
最大心拍数	66, 385
——の予測値	67
最大動静脈酸素較差	385
最大反復回数	193
最大反復法	256
細動波	292
細動脈	58
サイトカイン	260
細胞外液	140
細胞外基質	93
細胞内液	140
細胞内受容体	161
細胞内情報伝達機構	161
細胞膜受容体	161
サイロキシン	169
作業性筋肥大	252
左室駆出率	284
左心不全	284
サルコペニア	303, 387
——のメカニズム	388
酸塩基平衡	360
残気量	25
酸素解離曲線	45
酸素含量	45
酸素借	47
酸素摂取量	47, 235
酸素瀑布	43
酸素負債	47
酸素分圧	43

し

シーソー呼吸	277
耳温	107
糸球体	356
——疾患	364
——濾過率	371
——濾過量	358, 362
持久力トレーニング	193
死腔	43
死腔負荷	34
軸回旋	100
仕事率	234, 235
脂質	135
——異常症	322, 325
——代謝	323
——と運動の関係	136
四肢の熱放散能力	118
視床下部温	115
湿球黒球温度	119
自動体外式除細動器	295
自動調節能	77
自動的張力	13
自動能	60
シバリング	110
しびれ	301
脂肪酸の摂取比率	137
脂肪酸のβ酸化	6
脂肪体	98
車軸関節	99
縦隔	54
収縮期血圧	70
収縮能	284
重症下肢虚血	301
重症筋無力症	245
重症サルコペニア	388
修正Borg Scale	223
自由度	98
重力圧	76
手段的日常生活動作	385
腫脹・浮腫	262
順化	118
潤滑	102
循環器系	39
上位運動ニューロン	245
消化	140
——管	143
状況把握	188
上室性期外収縮	292
脂溶性ビタミン	138
蒸発	110
——性熱放散	109
静脈	58
——血栓塞栓症	308
——弁	58
上臨界温	110
食事摂取基準	140
食事誘発性熱産生	109, 150
食道温	107
食物繊維	135
暑熱順化	118, 128
徐脈	66
自律性体温調節反応	110
腎盂	356
心音	60
心筋	2, 290
——虚血	290
——収縮力	65
神経筋接合部の障害	10
神経支配比	11
腎血管コンダクタンス	372
腎血管性疾患	364
腎血漿流量	362
腎血流量	364
心雑音	60
心室	54
心室期外収縮	292
心室細動	295
心室頻拍	295
心周期	59
腎障害	364
腎小体	356
腎錐体	356
腎性代償	360
腎性貧血	377
心臓	54
——弁膜疾患	296
腎臓	356
靱帯	94
身体活動	189
腎乳頭	356
心拍血圧積	85
心拍出量	47, 67
心拍数	47, 65, 235
深部静脈	308
——血栓症	308

索引

401

──の危険因子 309
心不全 282
腎不全 365
深部体温 106
心房 54
　──期外収縮 292
　──細動 293
　──性ナトリウム利尿ペプチド 73, 289
　──粗動 293
腎門 356
自己リン酸化 319

す

随意最大筋力 15
髄核 96
推算GFR 363
錐体外路 10
錐体路 10
水分補給量の上限 131
水溶性ビタミン 138
スクイズ作用 103
ストレッチング 193
スポーツ心臓 197
ずり応力 74

せ

静止長 13
脆弱性骨折 337
性周期 108
正常洞調律 291
精神性発汗 112
静水圧 76
成長ホルモン 167
性ホルモン 167
生理学的運動強度 234
生理学的シャント 267
生理学的断面積 9
セットポイント 116
セロトニン 260
線維性連結 92
線維輪 96
前傾起座位 24
全身持久力 17
漸進性の原則 192
漸増シャトルウォーキングテスト 222, 225
浅速呼吸 274
前庭-心血管反射 289
セントラルコマンド 82, 121
全肺気量 25
前負荷 65, 197, 284
全面性の原則 191
せん妄 380
線溶能 310

そ

早期離床 312

相対湿度 127
僧帽弁狭窄症 296
僧帽弁閉鎖不全症 296
速筋線維の選択的肥大 195
足細胞 358
続発性骨粗鬆症 339
　──の原因 347
阻血性筋萎縮 248
粗動波 292
ソマトスタチン 166

た

体温 106
　──上昇期 116
　──調節 110
　──機構 115
　──行動 114
体感温度 131
大気圧 43
対向流交換系 358
対向流増幅系 358
代謝回転速度 146
代謝性アシドーシス 362
代謝性アルカローシス 362
代償機転 285
代償性心不全 285
大腿型深部静脈血栓症 310
大動脈弁狭窄症 296
大動脈弁閉鎖不全症 298
ダイナミックフラミンゴ療法 352
体熱バランス 108
体表面からの熱放散 109
対流 109
体力 186
楕円関節 99
多価不飽和脂肪酸 136
多軸性関節 98
他動の張力 13
多尿 360
多発性筋炎 251
ダブルプロダクト 85
多モード適応潤滑 103
多量ミネラル 137
短期寒冷順化 118
短期暑熱順化 118
炭水化物 135
弾性ストッキング 312
弾性動脈 57
弾性流体潤滑 103
蛋白異化 373
蛋白質 6, 136
蛋白尿 365
蛋白負荷 373

ち

中間比重リポ蛋白 323
中枢温度受容器 115

中枢神経虚血反応 72
中枢性疲労 124, 256
中性温度域 110
中性脂肪 135
中膜 57
中和温域 110
長期寒冷順化 118
長期暑熱順化 118
超低比重リポ蛋白 323
蝶番関節 98
直腸温 107
沈黙の疾患 338

つ・て

椎間板 96
低HDLコレステロール血症 322
抵抗血管 58
低酸素血症 267, 269
低酸素性肺血管攣縮 270
定常状態 51
低体温 117
低代謝回転型（II型）骨粗鬆症 344
低張尿 360
低拍出 282
低比重リポ蛋白 160, 323
定量的超音波測定法 339
テストステロン 254
電解質コルチコイド 165
電子伝達系 6
伝導 109
　──系 58
　──障害 294

と

洞結節 59
糖質 135
　──コルチコイド 164
等尺性収縮 13
動静脈酸素較差 47
糖新生 148
等速性収縮 15
糖代謝 143
等張性収縮 15
疼痛 262
糖尿病 318
動脈 57
　──圧受容器反射 82
　──硬化 324
糖輸送体 319
特異性の原理 191
特殊心筋 58
トランスロケーション 319
トリグリセライド 135
努力依存性 27
努力性肺活量 26
努力非依存性 28

トルク-速度関係 49
トレーニングの五大原則 191
トレーニングの三大原理 191

な

内因性経路 324
内因性発熱物質 116
内呼吸 264
内臓脂肪型肥満 328
内膜 57
ナトリウムイオン（Na⁺） 359
軟骨基質 94
軟骨細胞 92
軟骨終板 96
軟骨性連結 92

に

二軸性関節 98
二次性骨粗鬆症 339
二次性サルコペニア 303, 388
二次性肥満 329
二重エネルギーX線吸収測定法 339
二重積 291
乳酸 5, 150
　──閾値 50, 196
乳頭筋 56
尿管 356
尿細管間質性疾患 364
尿生成 357
尿素窒素 146
尿道 356
尿量 360

ね

ネガティブフィードバック 116
熱けいれん 119
熱産生 108
　──促進反応 110
熱失神 119
熱射病 119
熱出納 108
熱中症 119
熱疲労 119
熱放散 108
熱量素 135
ネフローゼ症候群 364
ネフロン 356

の

脳性ナトリウム利尿ペプチド 74
能動的血管拡張システム 112
ノルアドレナリン 69

は

- 肺活量 25
- 肺気量分画 25
- 肺血栓塞栓症 308
- 肺コンプライアンス 271
- 肺線維症 271
- 肺の動的過膨張 275
- 肺胞 18
  - ——換気量 32, 42
  - ——気-動脈血酸素分圧較差 265
  - ——気酸素分圧 44
  - ——低換気 264
- 廃用性筋萎縮 247
- 破骨細胞 343
- バソプレシン 73
- 発汗 112
  - ——潜時 118
- 発熱 116
- パラアミノ馬尿酸 358
- 針筋電図 23
- パワー-速度関係 49
- 半月板 96
- パンティング 112
- 反復性の原則 192

ひ

- 非運動性活動熱産生 108
- 非温熱性要因 116
- 皮質脊髄路 10
- 微小骨折 338
- 非蒸発性熱放散 109
- ビスフォスフォネート製剤 348
- 非代償性心不全 285
- ビタミン 138
  - ——欠乏症 138
- 必須アミノ酸 137
- 必須脂肪酸 136
- 泌尿器系 356
- 皮膚温 106
- 皮膚温度受容器 115
- 皮膚筋炎 251
- 皮膚血管拡張 113
  - ——閾値 122
- 皮膚血管コンダクタンス 122
- 皮膚血管反応 112
- 非ふるえ熱産生 111
- 肥満 328
  - ——症 328
- 微量ミネラル 138
- ビリルビン酸 6
- 頻脈 66

ふ

- フィードバック制御 162
- フィードフォワード 116
- フィラメント滑走説 2
- フェン効果 120
- フォルクマン拘縮 248
- 負荷-速度関係 49
- 不感蒸泄 110
- 不揮発性酸 362
- 腹横筋 22
- 輻射 109
  - ——熱 127
- 副腎髄質ホルモン 165
- 副靭帯 95
- 副腎皮質ホルモン 164
- 腹部肥満 330
- 不整脈 60, 291
- 物理的運動強度 278
- 不動結合関節 92
- 負の健康アウトカム 387
- 不飽和脂肪酸 136
- ふるえ熱産生 110
- フレイル 390
- プレサルコペニア 388
- フローボリューム曲線 26
- プロテインC 308
- プロテインS 308
- プロテオグリカン 94
- 分岐鎖アミノ酸 137
- 分時換気量 31, 42
- 分時肺胞換気量 33

へ

- 平均血圧 70
- 平均皮膚温 124
- 閉塞的換気障害 270
- 平面関節 100
- ヘンレループ 356

ほ

- 防衛体力 188
- 包括的高齢者運動トレーニング 393
- 膀胱 356
- 房室ブロック 294
- 放射 109
- 紡錘状筋 2
- ボウマン嚢 356
- 飽和脂肪酸 136
- ボーア効果 46
- 歩行トレーニング 305
- 補充収縮 294
- 補充調律 294
- ホメオスタシス 39
- ホルモン 158

ま

- 末期腎不全 365
- 末梢性疲労 124, 256
- 末梢動脈疾患 300
- 慢性腎臓病 365

- 慢性心不全 284
- 慢性腎不全 365
- 慢性閉塞性肺疾患 270

み

- ミオパチー 248
- 味覚性発汗 112
- 水 139
- ミネラル 137
- 脈圧 70

む

- ムーンフェイス 343
- 無機質 137
- 無効発汗 112
- 無作為化比較対照試験 391
- 無酸素性作業閾値 49, 196, 386
- 無尿 360

め・も

- メサンギウム 358
- メタボリックシンドローム 190, 330
- メタボリックドミノ 332
- メッツ 235
- メディエーター 116
- 毛細血管 58

ゆ・よ

- 有効発汗 112
- 有酸素系 5
- ユビキチン-プロテアソーム系 248
- 腰椎の骨粗鬆症 339
- 容量血管 58
- 予測FEV$_{1.0}$ 27
- 予測FVC 26
- 予測最大HR 274
- 予測肺活量の算出式 25
- 四大骨折 337

ら・り

- ライニング細胞 343
- ランプ負荷 49
- リポ蛋白 323
  - ——リパーゼ 324
- 流体潤滑 102
- 量-反応関係 189
- 臨界深部体温 124
- リンパ液 54

れ・ろ・わ

- 冷感 301
- 冷受容器 115
- 冷ニューロン 115
- レジスタンストレーニング 307

- レニン-アンジオテンシン-アルドステロン系 72, 286, 360
- レニン-アンジオテンシン系 360
- レプチン 320
- レベリングオフ 48
- 老年症候群 380
- 濾過 58
- ワット 234

A

- A-aDO$_2$ 265
- abdominal paradox 277
- acute kidney injury (AKI) 365
- adaptive multimode lubrication 104
- adenosine diphosphate (ADP) 321
- adenosine monophosphate (AMP) 321
  - —— activated protein kinase (AMPK) 321
- adenosine triphosphate (ATP) 3, 321
  - ——CP系 4
- ADL 380
- adverse health outcomes 387
- afterload 284
- aggrecan 94
- alveolar ventilation per minute ($\dot{V}_A$) 33
- alveolar ventilation (V_A) 33
- anaerobic capacity 47
- anaerobic threshold (AT) 49, 196, 386
- ankle brachial pressure index (ABI) 302
- antidiuretic hormone (ADH) 289
- aortic regurgitation (AR) 298
- aortic stenosis (AS) 296
- arterial-venous oxygen (a-vO$_2$) difference 47
- articular capsule 94
- articular cartilage 92
- atrial natriuretic peptide (ANP) 74, 289
- automated external defibrillator (AED) 223, 296

B

- baroreceptor reflex 72

索引

403

basal energy expenditure (BEE) —— 150
biaxial joint —— 98
blood urea nitrogen (BUN) —— 147
Body Mass Index (BMI) —— 328
bone mineral density (BMD) —— 338
bone quality —— 338
bone specificalkaline phosphatase (BAP) —— 344
boundary lubrication —— 103
brain natriuretic peptide (BNP) —— 74
branched chain amino acid (BCAA) —— 137
breathing reserve (BR) —— 31, 274
brown adipose tissue (BAT) —— 111

C

CaO_2 —— 45
cardiac output (Q) —— 47
cardiomegaly —— 288
Cardiovascular Health Study (CHS) 基準 —— 390
cerebral ischemic response —— 72
chemoreceptor reflex —— 72
cholesterol ester transfer protein (CETP) —— 325
chronic kidney disease (CKD) —— 365
chronic obstyuctive pulmonary disease (COPD) —— 270
clo 値 —— 114
CO_2 負荷 —— 33
cold shock response —— 120
comprehensive geriatric training (CGT) —— 391
concentric contraction —— 13
condylar joint —— 99
congestion —— 282
cortical porosity —— 338
creatine kinase (CK) —— 251
creatinine (Cr) —— 362
—— clearance (C_{cr}) —— 362
critical core temperature —— 124
critical limb ischemia (CLI) —— 301

D

dead space —— 43

deep vein thrombosis (DVT) —— 308
diarthrosis —— 92
diastolic blood pressure (DBP) —— 70
diet-induced thermogenesis (DIT) —— 151
disease of silence —— 338
double product —— 85
dual-energy X-ray absorptiometry (DXA) —— 339

E

eccentric contraction —— 13
effort dependent —— 27
effort independent —— 27
elastohydrodynamic lubrication (EHL) —— 103
ellipsoid joint —— 99
end-expiratory lung volume (EELV) —— 31
end-stage kidney disease (ESKD) —— 365
Endureance Shutttle Walking Test (ESWT) —— 225, 230
estimated GFR (eGFR) —— 363
excess postexercise oxygen consumption (EPOC) —— 48
exercise induced hypoxemia (EIH) —— 269

F

$FADH_2$ —— 145
Female Osteoporosis Self-assessment Tool for Asians (FOSTA) —— 346
Fick の法則 —— 47, 385
Fick の理論式 —— 47, 86
filtration fraction (FF) —— 371
FITT —— 193
Fontaine 分類 —— 300
forced expiratory volume in 1 second ($FEV_{1.0}$) —— 27
forced vital capacity (FVC) —— 26
Forrester 分類 —— 282
forward lean siting —— 24
Fracture Risk Assessment Tool (FRAX®) —— 339, 341
Frank-Starling 曲線 —— 287
Frank-Starling の法則 —— 63
functional residual capacity (FRC) 位 —— 21, 25
F 波 —— 292
f 波 —— 292

G

geometry —— 338
GIP —— 166
glomerular filtration rate (GFR) —— 358
—— 推算式 —— 363
GLP-1 —— 166
glucose transporter type 4 (GLUT 4) —— 166, 319

H

HbA1c —— 318
heart failure with mid-range ejection fraction (HFmrEF) —— 285
heart failure with preserved ejection fraction (HFpEF) —— 285
heart failure with reduced ejection fraction (HFrEF) —— 285
heart rate (HR) —— 47
hepatic lipase (HL) —— 324
Hering-Breuer 反射 —— 38
high density lipoprotein (HDL) —— 323
high energy fracture —— 337
hinge joint —— 99
Homans'sign —— 310
hydrodynamic lubrication —— 103
hypoxic pulmonary vasoconstriction (HPV) —— 270

I

Incremental Shuttle Walking Test (ISWT) —— 222
inspiratory capacity (IC) —— 275
instrumental activities of daily living (IADL) —— 385
IADL 障害 —— 385
insulin receptor substrate (IRS) —— 319
insulin-like growth factor-1 (IGF-1) —— 195, 254
intermediate density lipoprotein (IDL) —— 323
intermittent claudication (IC) —— 301
inulin clearance (C_{in}) —— 362
isokinetic contraction —— 15
isometric contraction —— 13
isotonic contraction —— 15

K・L

Kidney Disease Improving Global Outcomes (KDIGO) 基準 —— 365
lactate threshold (LT) —— 50, 196
left ventricular ejection fraction (LVEF) —— 284
lipoprotein lipase (LPL) —— 324
liver type fatty acid binding protein (L-FABP) —— 363
low density lipoprotein (LDL) —— 160, 323
low output —— 282
Lown 分類 —— 295
lung dynamic hyperinflation —— 276
lung hyperinflation —— 272
L 型脂肪酸結合蛋白 —— 363

M

matabolic equivalents (METs) —— 235
maximal voluntary ventilation (MVV) —— 28, 274
maximum oxygen uptake —— 48
micro crack —— 338
micro densitometry (MD) 法 —— 339
minimal clinically important difference (MCID) —— 232
mitral regurgitation (MR) —— 296
mitral stenosis (MS) —— 296
mixed lubrication —— 103
motor unit —— 11
muscle mechanoreflex —— 82

N

n-3 系 —— 136
n-6 系 —— 136
N-acetyl-β-D-glucosaminidase (NAG) —— 363
NADH —— 144
nicotinamide adenine dinucleotide phosphate (NADPH) —— 145
nitric oxide (NO) —— 69, 74, 85
Nohria-Stevenson 分類 —— 282
nonexercise activity thermogenesis (NEAT) —— 108
normal sinus rhythm (NSR) —— 291
nutrition support —— 151
—— team (NST) —— 154

O

O_2 カスケード —— 43

onset of blood lactate accumulation (OBLA) 50, 196
orthostatic hypotension (OH) 314
osteoporosis 338
―― liaison service (OLS) 342
oxygen debt 47
oxygen uptake 47

P

P_AO_2 44
para-aminohippuric acid (PAH) 358
―― clearance (C_{PAH}) 362
peak $\dot{V}O_2$ 274
peripheral arterial disease (PAD) 300
phosphatidylinositol 3-kinase (PI3-K) 319
pivot joint 99
plane joint 100
PO_2 43
Poiseuille の法則 27
polyaxial joint 98
preload 284
premature ventricular contraction (PVC) 293
proteoglycan monomer 94
pulmonary thromboembolism (PTE) 308

Q・R

QOL 380
quantitative ultrasound (QUS) 法 339, 346
randomized controlled trial (RCT) 391
rapid-shallow breathing pettern 274
rate pressure product 85
rating of perceived exertion (RPE) 235
renal blood flow (RBF) 364
renal plasma flow (RPF) 362
renin-angiotensin system (RA系) 360
renin-angiotensin-aldosterone system (RAA系) 286, 360
residual volume (RV) 位 25
Rutherford 分類 300

S

saddle joint 100
SF-36® 394
shear stress 74
Six-minute Walk Test (6MWT) 222
slow vita lcapacity (SVC) 25
spheroid joint 100
SpO_2 224
stroke volume (SV) 47, 63
synarthrosis 92
synovial fluid 96
synovial joint 92
synovial membrane 96
systolic blood pressure (SBP) 70

T・U

tartrate-resistant acid phosphatase-5b (TRACP-5b) 344
TCA 回路 6
tidal volume (TV, V_T) 23, 30, 42, 272
total lung capacity (TLC) 位 25
transient receptor potential (TRP) 115
triglyceride (TG) 136
Type IIa 線維 8
Type IIb 線維 8
Type I 線維 8
uniaxial joint 98

V

$\dot{V}_E$ 42
venous foot pump 312
venous thromboembolism (VTE) 308
ventilation threshold (VT) 30, 50, 196
ventricular fibrillation (VF) 295
ventricular tachycardia (VT) 295
very low density lipoprotein (VLDL) 323
vital capacity (VC) 25
$\dot{V}O_2$ 47, 235
―― max 48, 87, 274, 385

W・Y・Z

Watt 234
wet bulb globe temperature (WBGT) 119
young adult mean (YAM) 345
zone of apposition 21, 272

数字・記号・その他

1,500m走 222, 228
15m漸増シャトル・ウォーク・アンド・ランテスト 228
1 repetition muximun (1RM) 193
1秒量 26
2,3-diphosphoglycerate (DPG) 45
200m歩行試験 230
20mシャトルランテスト 222, 227
2型糖尿病 320
6分間歩行試験 222, 231
I型呼吸不全 267
I型コラーゲン 95
I型肺胞上皮細胞 19
II型呼吸不全 267
II型肺胞上皮細胞 19
α_1ーミクログロブリン (microglobulin：α_1MG) 363
α作用 286
β作用 286
β酸化 146

リハビリテーション運動生理学

2016年10月10日	第1版第1刷発行
2017年 3月31日	第2刷発行
2018年 3月20日	第3刷発行
2019年 3月 1日	第4刷発行
2020年 3月 1日	第5刷発行
2020年 9月 1日	第6刷発行
2021年 3月20日	第7刷発行
2022年 2月20日	第8刷発行
2023年 4月10日	第9刷発行

- ■監　修　玉木　彰　　たまき　あきら
- ■編　集　解良武士　　けら　たけし
- ■発行者　吉田富生
- ■発行所　株式会社メジカルビュー社
　〒162-0845　東京都新宿区市谷本村町2-30
　電話　03(5228)2050(代表)
　ホームページ　https://www.medicalview.co.jp

　　営業部　FAX　03(5228)2059
　　　　　　E-mail　eigyo@medicalview.co.jp

　　編集部　FAX　03(5228)2062
　　　　　　E-mail　ed@medicalview.co.jp

- ■印刷所　シナノ出版印刷株式会社

ISBN 978-4-7583-1719-1　C3047

©MEDICAL VIEW, 2016.　Printed in Japan

・本書に掲載された著作物の複写・複製・転載・翻訳・データベースへの取り込みおよび送信（送信可能化権を含む）・上映・譲渡に関する許諾権は，(株)メジカルビュー社が保有しています．

　JCOPY〈出版者著作権管理機構 委託出版物〉
　本書の無断複製は著作権法上での例外を除き禁じられています．複製される場合は，そのつど事前に，出版者著作権管理機構（電話 03-5244-5088, FAX 03-5244-5089, e-mail：info@jcopy.or.jp）の許諾を得てください．

・本書をコピー，スキャン，デジタルデータ化するなどの複製を無許諾で行う行為は，著作権法上での限られた例外（「私的使用のための複製」など）を除き禁じられています．大学，病院，企業などにおいて，研究活動，診察を含み業務上使用する目的で上記の行為を行うことは私的使用には該当せず違法です．また私的使用のためであっても，代行業者等の第三者に依頼して上記の行為を行うことは違法となります．